Apothekenpraxis für PTA

Von
Josef Fischer, Augsburg
Dieter Kaufmann, Augsburg
Wolfgang Kircher, Peißenberg
Horst Wunderer, München

Unter Mitarbeit von
Dorothea Erfurt, Frankfurt/M.
Friedlinde Wilson, München

Mit 63 Abbildungen und 86 Tabellen

2. vollständig überarbeitete und erweiterte Auflage

DAV

Deutscher Apotheker Verlag Stuttgart 2002

Anschriften der Autoren:

Apotheker
Josef Fischer
Alpenstr. 27
86159 Augsburg

Apotheker
Dieter Kaufmann
Ifenstr. 2 1/2
86163 Augsburg

Pharmazierat
Dr. Wolfgang Kircher
Hauptstr. 24
82380 Peißenberg

Priv.-Doz.
Dr. Horst Wunderer
Hippmannstr. 6
80639 München

Studienrätin
Dorothea Erfurt
Sternstr. 29
60318 Frankfurt/M.

Apothekerin
Friedlinde Wilson
Kunigundenstr. 23
80802 München

Die Deutsche Bibliothek – CIP-Einheitsaufnahme

Apothekenpraxis für PTA : mit 86 Tabellen / von Josef Fischer .... –
2., vollst. überarb. und erw. Aufl.. – Stuttgart : Dt. Apotheker-Verl., 2002
(pta)
ISBN 3-7692-3027-2

Birkenwaldstr. 44, 70191 Stuttgart
Printed in Germany
Satz: primustype Robert Hurler GmbH, Notzingen
Druck: Hofmann, Schorndorf
Umschlaggestaltung: deblik, Berlin

Vorwort zur 2. Auflage

Nach dem Erscheinen der 1. Auflage erreichten uns viele positive Rückmeldungen von ApothekerInnen und PTAs, die das Buch als wertvolle Hilfe zur Praktikumsbegleitung und Prüfungsvorbereitung schätzen gelernt haben und es ebenso gerne als Nachschlagewerk am Arbeitsplatz weiterhin verwenden möchten.

Wir haben uns entschlossen, für diese zweite Auflage das Grundkonzept beizubehalten, d. h. uns vor allem an den Lerninhalten für das Praktikum zu orientieren und die einzelnen Kapitel dabei zu vertiefen, sodass das Buch auch als Begleitlektüre für das Fach „Apothekenpraxis" eingesetzt werden kann. Dazu war es notwendig, vier weitere Teile neu aufzunehmen:

Die neuen Teile VIII und IX beschäftigen sich mit Verbandstoffen und Medizinprodukten. Es werden die verschiedenen Wundarten und ihre Versorgung vorgestellt. Zusammen mit den Kapiteln „Inkontinentenversorgung", „Blutdruckmessgeräte" sowie „Medizinprodukte für Diabetiker" werden die Kenntnisse für eine professionelle Kundenberatung auf diesen Gebieten vermittelt.

Der ebenfalls neu aufgenomme Teil X ist der Ernährungsberatung gewidmet. Der Kontakt zwischen den Pharmazeuten und den Kunden sollte Anlass sein, eine über die Medikamentengabe hinausgehende Informations- und Beratungstätigkeit wahrzunehmen, wenn es darum geht, dem kranken Menschen weiter zu helfen; dazu kann es erforderlich sein, im Bedarfsfalle auf die Ernährung einzugehen. Dem Gesunden sollen die Apothekenmitarbeiter Ratschläge zur Vorbeugung ernährungsbedingter Krankheiten geben können. Im Kapitel „Ernährungsberatung" stehen nicht die ernährungsphysiologischen Aspekte im Vordergrund, sondern vielmehr die kommunikativen bzw. organisatorischen Aspekte. Ziel ist es, das im Unterrichtsfach „Ernährungslehre" Gelernte so umzusetzen, dass es im Gespräch mit dem Kunden sinnvoll und erfolgversprechend eingesetzt werden kann.

Für die Teile VIII, IX und X waren wir auf der Suche nach KollegInnen, die uns bei der Arbeit unterstützen und sind sehr froh, mit Frau Friedlinde Wilson aus München und Frau Dorothea Erfurt aus Frankfurt/Main zwei ausgesprochene Kennerinnen gewonnen zu haben. Wir sprechen hiermit diesen beiden Kolleginnen unseren besonderen Dank dafür aus, dass sie bereit waren, unser Buch um diese drei wesentlichen Kapitel zu bereichern.

Teil XI entstand auf Grund der Anregung von ausbildenden KollegInnen, ein einführendes Kapitel zum Thema „Warenbewirtschaftung" aufzunehmen. Es will nicht in eine spezielle Apotheken-EDV einführen, sondern die grundsätzlichen Möglichkeiten einer EDV-gestützten Warenbewirtschaftung aufzeigen.

Wir danken Frau Apothekerin Christiane Fahrmbacher-Lutz, Augsburg, für die wertvolle Unterstützung bei der Überarbeitung des Kapitels über Betäubungsmittel, sowie Herrn Dr. Eberhard Scholz und Frau Antje Piening vom Deutschen Apotheker Verlag für die angenehme, gedeihliche Zusammenarbeit und die stets prompt erfolgte Hilfe, wenn wir darum baten.

Das Autorenteam
Frühjahr 2002

Vorwort zur 1. Auflage

Gemäß der neuen Ausbildungs- und Prüfungsordnung werden PTA-AnwärterInnen nach dem zweijährigen Lehrgang sechs Monate lang in einer Apotheke ausgebildet und legen im Anschluss daran eine Prüfung im Fach „Apothekenpraxis" ab. Die Inhalte dieser praktischen Ausbildung sind im Gegensatz zur alten Ausbildungsordnung in Form eines Lernzielkataloges verbindlich vorgegeben.

Begleitende Unterrichtsveranstaltungen, wie sie bei der Apothekerausbildung stattfinden, sind nicht vorgesehen. Die Vorbereitung auf das Praktikum findet während des Lehrganges im Unterrichtsfach „Apothekenpraxis" statt. Die endgültigen Lehrpläne für dieses Fach liegen in den meisten Bundesländern allerdings noch nicht vor, so dass sich die Ausgestaltung der Unterrichtsinhalte noch im Fluss befindet und an den verschiedenen Lehranstalten unterschiedlich vorgegangen wird.

Die Autoren sind sich durchaus bewusst, dass es deshalb im derzeitigen Stadium schwierig ist ein Lehrbuch zu gestalten, das allen Wünschen und Vorstellungen entspricht. Wir verstehen das Werk daher als eine Anregung für alle, die mit der Ausbildung beschäftigt sind. In diesem Sinne sind alle Benutzer zu konstruktiver Kritik ausdrücklich eingeladen.

Ein besonderes Anliegen der Autoren war es, allen am Apothekenpraktikum Beteiligten ein Buch in die Hand zu geben, das dabei hilft, die vom Gesetzgeber geforderten Lernziele in die Praxis umzusetzen. Für die ApothekerInnen bietet es eine Unterstützung ihrer Ausbildungstätigkeit, den Praktikantinnen soll es ein begleitendes Lehrbuch sein, das ihnen auch hilft, sich auf die Abschlussprüfung nach dem Praktikum umfassend vorzubereiten.

Um das Buch zudem zu einem kompakten Nachschlagewerk für Fragestellungen der täglichen Apothekenpraxis zu machen, wurden zahlreiche Tabellen aufgenommen, die sowohl bei der Herstellung von Arzneimitteln (z. B. Unverträglichkeiten von Rezepturbestandteilen) als auch bei der Beratung von Kunden (z. B. Einnahmehinweise) wertvolle Dienste leisten können.

Es liegt in der Natur einer praktischen Ausbildung, dass einige Details nicht theoretisch vermittelt werden können. Deshalb haben wir darauf verzichtet, das Thema „Beschaffung von Informationen über Arzneimittel und apothekenübliche Waren unter Verwendung von Literatur und EDV" zu bearbeiten. Dies kann wesentlich besser vor Ort unter fachlicher Anleitung der/des Ausbilders/Ausbilderin geschehen.

Das Thema „Kenntnis der Fertigarzneimittel" ist sicher ein Teilbereich der sortimentsspezifisch in jeder Ausbildungsapotheke genauer zu erarbeiten ist. Zigtausende von Produkten können hier weder ausführlich beschrieben noch von den AnwärterInnen gelernt werden. Was wir hier als besonders wichtig erachtet haben, ist eine Kenntnis der **richtigen Anwendung** der verschiedenen Arzneimittel/Arzneiformen. Weil hier der Information bei der Abgabe eine besondere Bedeutung zukommt, entschlossen wir uns dazu, diesem Thema entsprechend viel Raum zu widmen.

Wir erachteten es auch als unerlässlich, dass die/der PTA die wichtigsten Wechselwirkungen der Selbstmedikationsarzneimittel mit verordneten Medikamenten bzw. zwischen Arzneimitteln und Nahrungsmitteln kennt und haben deshalb auch dieses Thema ausführlich behandelt. Bei mehreren Millionen PTA/Kundenkontakten pro Tag dürfte es außer Frage stehen, dass bei diesen Wissensgebieten eine entsprechende Sicherheit unerlässlich ist, nicht nur um erforderliche Arzneimittelsicherheit zu gewährleisten und die Compliance zu verbessern, sondern auch, um zum Ansehen der Apotheke in der Öffentlichkeit beizutragen.

Das Lernziel „Umweltgerechte Entsorgung etc." muss auf Grund unterschiedlicher kommunaler Regelungen in jeder Ausbildungsapotheke selbst erarbeitet werden. Es mag einer weiteren Auflage vorbehalten sein, einige der Themen zu vertiefen oder neue aufzunehmen, wenn die Diskussion um die Ausbildungsinhalte fortgeschritten ist.

Besonderer Dank gilt allen Kolleginnen und Kollegen, die unsere Arbeit durch wertvolle Hinweise und Verbesserungsvorschläge unterstützt oder Korrektur gelesen haben, vor allem den Pharmazieräten Jürgen Lehmann und Stefan Ott für die fachkundige Durchsicht der apotheken- und arzneimittelrechtlichen Abschnitte, Frau Apothekerin Fahrmbacher-Lutz für die Beratung bei der Erstellung des Kapitels „Betäubungsmittel" sowie Herrn Apotheker Dr. Viktor Gusowski für die kritische Prüfung des Abschnittes „Qualitätssicherung".

Für das Autorenteam
Dieter Kaufmann
Sommer 2000

Inhaltsverzeichnis

Teil II
Informationen bei der Abgabe von Arzneimitteln

(Kircher)

Teil III
Spezielle Wechselwirkungen bei Arzneimitteln
(Wunderer)

Teil V
Verkehr mit Betäubungsmitteln (Kaufmann)

Teil VI
Apothekenübliche Waren (Kaufmann)

Teil VII
Gefahrstoffe (Kaufmann)

Teil XI
Warenbewirtschaftung (Fischer)

Teil XII
Preisberechnungen (Fischer)

Anhang

Abkürzungsverzeichnis

AB	Arzneibuch (umfasst das Deutsche Arzneibuch 2001 und die Pharmakopoea Europaea 1997 inklusive Nachtrag 2001)
AEK	Apothekeneinkaufspreis
AM	Arzneimittel
AMG	Arzneimittelgesetz
AMK	Arzneimittelkommission der Deutschen Apotheker
AMPreisV	Arzneimittelpreisverordnung
ApBetrO	Apothekenbetriebsordnung
ApoG	Apothekengesetz
ASS	Acetylsalicylsäure
BtM	Betäubungsmittel
BtMG	Betäubungsmittelgesetz
BtMVV	Betäubungsmittel-Verschreibungsverordnung
Ch	Charrière
DAC	Deutscher Arzneimittel-Codex 1999
FAM	Fertigarzneimittel
FP	Flammpunkt
GefStoffV	Gefahrstoffverordnung
HAB	Homöopathisches Arzneibuch
l	Liter
min	Minute
ml	Milliliter
MTX	Methotrexat
MwSt.	Mehrwertsteuer
NRF	Neues Rezeptur-Formularium, 15. Ergänzungslieferung 1998
NSAR	Nichtsteroidale Antirheumatika

PTAG	PTA-Gesetz
PTA-APrV	Ausbildungs- und Prüfungsverordnung für PTA
SR	Standardrezepturen
TFG	Transfusionsgesetz
TTS	Transdermales therapeutisches System
VbF	Verordnung über brennbare Flüssigkeiten

Einleitung

Die PTA-Ausbildung

Seit 1. August 1998 ist die neue Ausbildungs- und Prüfungsordnung für pharmazeutisch-technische Assistenten in Kraft und löst damit die seit mittlerweile fast dreißig Jahren geltende Ausbildungs- und Prüfungsordnung ab. Die Änderungen waren notwendig, um die gesamte Ausbildung dem sich inzwischen stark veränderten Berufsbild anzupassen und um dadurch die Auszubildenden besser auf die Erfordernisse eines modernen Apothekenbetriebes vorzubereiten.

Die Ausbildung umfasst
1. einen zweijährigen Lehrgang an einer PTA-Lehranstalt,
2. ein Praktikum von 160 Stunden in einer Apotheke,
3. eine Ausbildung in erster Hilfe,
4. eine praktische Ausbildung von sechs Monaten in einer Apotheke.

Der Lehrgang

Der Lehrgang an der PTA-Lehranstalt umfasst die folgenden theoretischen und praktischen Fächer:

1.	Arzneimittelkunde	280 Std.
2.	Allgemeine und pharmazeutische Chemie	200 Std.
3.	Galenik	140 Std.
4.	Botanik und Drogenkunde	100 Std.
5.	Gefahrstoff- Pflanzenschutz- und Umweltschutzkunde	80 Std.
6.	Medizinproduktekunde	60 Std.
7.	Ernährungskunde und Diätetik	40 Std.
8.	Körperpflegekunde	40 Std.
9.	Physikalische Gerätekunde	40 Std.
10.	Mathematik (fachbezogen)	80 Std.
11.	Pharmazeutische Gesetzeskunde, Berufskunde	80 Std.
12.	Allgemeinbildende Fächer: Deutsch, Fachlatein, Kommunikation, WiSo	240 Std.
13.	Chemisch-pharmazeutische Übungen einschließlich Untersuchung von Körperflüssigkeiten	480 Std.

14. Übungen zur Drogenkunde 120 Std.
15. Galenische Übungen 500 Std.
16. Apothekenpraxis einschließlich EDV 120 Std.

Das 160-Stunden-Praktikum

Dieses Praktikum wird in Blöcken von mindestens fünf zusammenhängenden Arbeitstagen während des Lehrganges, aber außerhalb der Unterrichtszeiten (in den Ferien) abgeleistet. Es soll den Auszubildenden einen Einblick in die Betriebsabläufe einer Apotheke vermitteln. Ein verbindlicher Ausbildungsplan existiert nicht; die Apothekenleitung entscheidet, für welche Arbeiten sie die Praktikanten einteilt. Pharmazeutische Tätigkeiten sind naturgemäß Bestandteil der Ausbildung, allerdings unter ständiger Aufsicht eines Apothekers. Ausbildungsort kann eine öffentliche Apotheke oder eine Krankenhausapotheke sein. Für Apothekenhelfer, PKA, Apothekenfacharbeiter und pharmazeutische Assistenten entfällt dieses Praktikum.

Die Ausbildung zum Ersthelfer

Außerhalb der schulischen Ausbildung ist ein Erste-Hilfe-Kurs abzuleisten, der mindestens acht Doppelstunden umfasst.

Die praktische Ausbildung in der Apotheke

Auch die „alte" Ausbildungs- und Prüfungsordnung sah ein halbjähriges Apothekenpraktikum nach Abschluss des zweijährigen Lehrganges vor, machte aber keine detaillierten Angaben zu den Ausbildungsinhalten. Die neue Ausbildungs- und Prüfungsordnung hingegen konkretisiert diesen Ausbildungsabschnitt, indem eine Aufstellung der zu vermittelnden Lerninhalte vorgegeben wird (s. unten).

Dieses Praktikum darf nur Tätigkeiten umfassen, die die Ausbildung fördern. Die Auszubildenden sollen ihre während des Lehrganges erworbenen Kenntnisse vertiefen und erlernen, diese im Berufsalltag praktisch einzusetzen.

Lerninhalte der praktischen Ausbildung in der Apotheke:

1. Rechtsvorschriften über den Apothekenbetrieb sowie über den Verkehr mit Arzneimitteln, Betäubungsmitteln und Gefahrstoffen, soweit sie die Tätigkeit des pharmazeutisch-technischen Assistenten berühren
2. Fertigarzneimittel, deren Anwendungsgebiete sowie ordnungsgemäße Lagerung
3. Gefahren bei der Anwendung von Arzneimitteln

4. Merkmale eines Arzneimittelmissbrauchs und einer Arzneimittelabhängigkeit
5. Notfallarzneimittel nach den Anlagen 3 und 4 der Apothekenbetriebsordnung
6. Prüfung von Arzneimitteln, Arzneistoffen und Hilfsstoffen in der Apotheke
7. Herstellung von Arzneimitteln in der Apotheke
8. Ausführung ärztlicher Verschreibungen
9. Beschaffung von Informationen über Arzneimittel und apothekenübliche Waren unter Nutzung wissenschaftlicher und sonstiger Nachschlagewerke einschließlich EDV-gestützter Arzneimittelinformationssysteme
10. Berechnung der Preise von Fertigarzneimitteln, Teilmengen eines Fertigarzneimittels, Rezepturarzneimitteln sowie apothekenüblichen Medizinprodukten
11. Informationen bei der Abgabe von Arzneimitteln, insbesondere über die Anwendung und die ordnungsgemäße Aufbewahrung sowie Gefahrenhinweise
12. Aufzeichnungen nach § 22 der Apothekenbetriebsordnung
13. Apothekenübliche Waren, insbesondere diätetische Lebensmittel, Mittel der Säuglings- und Kinderernährung, Mittel und Gegenstände der Körperpflege, Verbandstoffe und andere apothekenübliche Medizinprodukte sowie die Beratung zur sachgerechten Anwendung dieser Waren
14. Umweltgerechte Entsorgung von Arzneimitteln, Chemikalien, Medizinprodukten und Verpackungen sowie rationale Energie- und Materialverwendung.

Ausbildungsorte sind öffentliche Apotheken oder Krankenhausapotheken

Tagebuch

Die Auszubildenden haben während des halbjährigen Praktikums ein Tagebuch zu erstellen, in dem

- vier Prüfungen von Arzneimitteln,
- vier Herstellungen von Arzneimitteln sowie
- zwei weitere Tätigkeiten aus den vorgegebenen Lerngebieten

beschrieben werden.

Hinweis: Die Einzelheiten zur Gestaltung des Praktikums und die Führung des Tagebuches können dem „Leitfaden für die praktische Ausbildung von PTA-Anwärtern in Apotheken" von Dr. H. Gebler, erschienen im GOVI-Verlag, entnommen werden.

Prüfungen

Im Anschluss an den zweijährigen Lehrgang findet der **erste Prüfungsabschnitt** statt. Er besteht aus einem theoretischen und einem praktischen Teil und erfolgt

schriftlich in den Fächern
- Arzneimittelkunde
- Allgemeine und pharmazeutische Chemie
- Galenik
- Botanik und Drogenkunde

mündlich in den Fächern
- Gefahrstoff-, Pflanzenschutz- und Umweltschutzkunde
- Medizinproduktekunde
- Pharmazeutische Gesetzeskunde, Berufskunde

praktisch in den Fächern
- Chemisch-pharmazeutische Übungen (Prüfung von zwei Arzneimitteln)
- Übungen zur Drogenkunde (Prüfung einer Droge und Bestimmung eines Drogengemisches)
- Galenische Übungen (Herstellung von vier galenischen Zubereitungen, davon zwei Rezepturen).

Sind alle Fächer bestanden, kann das sechsmonatige Apothekenpraktikum begonnen werden.

Nach dem Praktikum absolvieren die Auszubildenden den **zweiten Prüfungsabschnitt,** der sich auf das Fach „Apothekenpraxis" erstreckt.

Es handelt sich dabei um ein Prüfungsgespräch, das die einzelnen Punkte des Lernzielkataloges für das Praktikum (s. Anlage 1 zur PTA-APrV Teil B; S. 425) sowie das selbst erstellte Tagebuch zum Inhalt hat.

Teil I

Apothekenbetrieb

Josef Fischer
Dieter Kaufmann

1 Einführung

Für die Apotheke gelten eine Reihe von Sonderregeln, die vom normalen Handelsrecht abweichen. Handelt es sich dabei um lästige Vorschriften, die den Arbeitsablauf behindern und nur Kosten verursachen?

Durch das Apothekengesetz ist unser Auftrag innerhalb der Gesellschaft definiert:

> Den Apotheken obliegt die im öffentlichen Interesse gebotene Sicherstellung einer ordnungsgemäßen Arzneimittelversorgung der Bevölkerung (§ 1 ApoG).

Die apothekenrechtlichen Vorschriften stehen im Dienste dieser Aufgabe. Das Arzneimittel wird vom Gesetzgeber als eine „Ware besonderer Art" gesehen und ihre Abgabe ist, abgesehen von den frei verkäuflichen Arzneimitteln, den Apotheken vorbehalten. Die Berechtigung dieser Beschränkung des Vertriebsweges wurde in jüngster Zeit sowohl von Institutionen, die am Arzneimittel ausschließlich kommerzielles Interesse haben, als auch von Persönlichkeiten der Politik in Zweifel gestellt. Diesen Zweifel zu zerstreuen und zu zeigen, dass wir alle unseren Auftrag ernst nehmen, ist unser aller Pflicht. Dazu gehört auch, dass die – vielleicht manchmal lästigen – gesetzlichen Vorschriften beachtet werden. Denn was kurzfristig vielleicht wirtschaftlichen Gewinn bringt, kann sich langfristig gesehen als fataler Fehler erweisen. Ein Beispiel soll dies verdeutlichen:

Durch das Arzneimittelgesetz wurde der Versandhandel mit apothekenpflichtigen Arzneimitteln verboten. Damit ist der Gesetzgeber den Forderungen der ABDA gefolgt und es ist ein Leichtes, sich vorzustellen, welche Verwunderung es in der Politik gäbe, stellte sich heraus, dass gerade dies von den Mitgliedern des Berufsstandes nicht beachtet wird und Arzneimittel auf telefonische Bestellung dem Kunden nach Hause geliefert werden, und insbesondere dann, wenn mit dieser Serviceleistung auch noch geworben wird*.

Die Apothekenleitungen sind dafür verantwortlich, dass ihre Betriebe nach den gültigen Vorschriften betrieben werden. Alle Angestellten sind aufgefordert, sie dabei zu unterstützen. Deshalb finden sich im Teil I dieses Buches unter anderem all die Vorschriften des Apotheken- bzw. Arzneimittelrechts zusammengefasst, die für die Berufsausübung der PTA von Belang sind.

* Dies entspricht der rechtlichen Situation zur Zeit der Drucklegung dieses Buches. Ob sich diesbezüglich in Zukunft Änderungen ergeben, ob der Arzneimittelversand eingeschränkt erlaubt wird, wie die Apotheken eingebunden werden usw. ist noch nicht vorhersehbar.

2 Vorschriften über die Herstellung von Arzneimitteln in der Apotheke

Unter „Herstellen“ im arzneimittelrechtlichen Sinne verstehen wir das **Gewinnen, Anfertigen, Zubereiten, Be- oder Verarbeiten, Umfüllen, Abfüllen, Abpacken** und **Kennzeichnen.**

Es handelt sich also nicht nur dann um eine Eigenherstellung, wenn das Arzneimittel selbst aus einzelnen Grundstoffen angefertigt wird, sondern auch bereits dann, wenn es beispielsweise nur aus dem Standgefäß abgefüllt, gekennzeichnet und abgegeben wird.

Beispiel:
Ein Kunde wünscht 20 g Glaubersalz, das ihm aus dem Standgefäß in eine Kruke abgefüllt wird.
Die Apotheke ist in diesem Falle Hersteller des Arzneimittels, auch wenn sie das Glaubersalz als Ausgangssubstanz von einer anderen Firma bezogen hat.

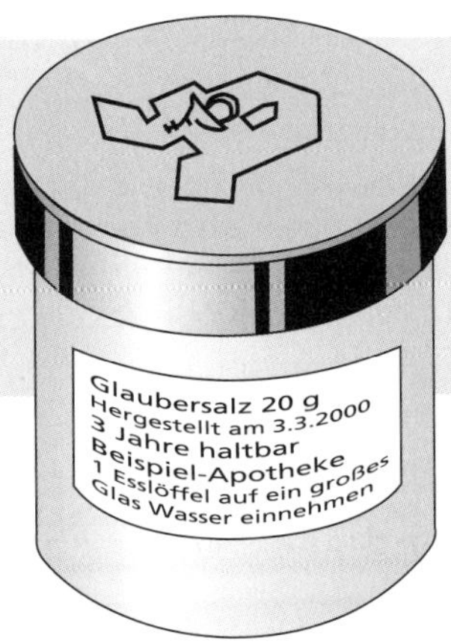
Glaubersalz 20 g
Hergestellt am 3.3.2000
3 Jahre haltbar
Beispiel-Apotheke
1 Esslöffel auf ein großes
Glas Wasser einnehmen

Wir unterscheiden in der Apotheke drei Herstellungsarten, die sich hinsichtlich der gesetzlichen Bestimmungen wie Zulassung, Kennzeichnung etc. unterscheiden.

Rezeptur Defektur Großherstellung

Der Umfang der Herstellung darf den „Rahmen des üblichen Apothekenbetriebes“ nicht übersteigen, d. h. der Verkauf ist nur an die eigene Kundschaft erlaubt (bzw. an ein Krankenhaus, wenn der Lieferung ein Versorgungsvertrag zugrunde liegt). Auch eine Weiterverarbeitung von Halbfertigware darf nur in der Herstellerapotheke erfolgen. Ein regelmäßiger gewerblicher Weiterverkauf an andere Apotheken, Großhändler etc. macht eine behördliche Herstellungserlaubnis nach § 13 AMG erforderlich (darauf wird in diesem Buch nicht eingegangen). Außerdem ist es den Apotheken nicht gestattet, ohne Herstellungserlaubnis Blutzubereitungen herzustellen (z. B. homöopathische Eigenblutzubereitungen, auch wenn sie ärztlich verordnet wurden).

2.1 Rezepturarzneimittel

2.1.1 Was sind Rezepturarzneimittel?

Unter „Rezeptur" versteht man die **Einzelherstellung** eines Arzneimittels auf Kundenwunsch oder Verschreibung eines Arztes bzw. Heilpraktikers. Das Besondere daran ist, dass das Arzneimittel **nicht im Voraus** abgabefertig hergestellt wurde.

Rezepturarzneimittel können somit sein

- aus einem Standgefäß abgefüllte Einzelstoffe bzw. Drogen (z. B. Glaubersalz, Leinsamen, Brennnesselblätter etc.),
- aus einem Standgefäß abgefüllte Arzneimittel, die zuvor selbst angefertigt wurden (Bulkware, z. B. Teemischungen, Zinksalbe etc.),
- frisch für die Abgabe hergestellte und abgepackte Arzneimittel (z. B. Salben auf ärztliche Verordnung).

Um Rezepturarzneimittel, die häufig ärztlich verordnet werden, bei Bedarf griffbereit zu haben, werden diese als sog. „verlängerte Rezeptur" im Voraus hergestellt (s. Kap. 2.2).

2.1.2 Substitutionsverbot

Die Apotheke ist an die Verschreibung gebunden, d. h. es dürfen ohne Einverständnis des Verschreibenden keine anderen Bestandteile als angegeben verwendet werden.

Dieses Verbot gilt nicht für Bestandteile, die keine arzneiliche Wirkung haben. Solche können auch ohne Zustimmung des Verordners ausgetauscht oder zugesetzt werden. Allerdings ist diese Regelung mit Zurückhaltung in die Tat umzusetzen, da es oft nicht möglich ist zu beurteilen, in wieweit ein Hilfsstoff an der arzneilichen Wirkung beteiligt ist. Wird dies dennoch einmal als notwendig erachtet, sollte mit dem Verordner Rücksprache gehalten werden (zur Beachtung: Salbengrundlagen und Konservierungsstoffe sind als wirksame Bestandteile zu betrachten).

2.1.3 Kontrahierungszwang

Die Apotheke ist verpflichtet, die Verschreibung eines Arztes oder Heilpraktikers zu beliefern (s. Kap. 11.2). Die Ausführung darf nicht aus Gründen der Rentabilität, Aufwendigkeit o. ä. verweigert werden.

2.1.4 Verbot der Ausführung einer Verschreibung

Auch beim Anfertigen einer Rezeptur ist selbstverständlich auf die Verschreibungspflicht zu achten; enthält sie eine verschreibungspflichtige Substanz, darf die Anfertigung nur auf ärztliche Verordnung erfolgen (Näheres zur Verschreibungspflicht s. Kap. 9).

Wir sind zwar dazu verpflichtet, ärztliche Verordnungen und solche von Heilpraktikern zu beliefern, enthält eine Verschreibung allerdings einen erkennbaren Irrtum oder ergeben sich sonstige Bedenken, so darf das Arzneimittel erst hergestellt werden, nachdem die Unklarheit beseitigt wurde. Dies kann beispielsweise sein bei

- Unverträglichkeiten einzelner Bestandteile untereinander
- Rezepten, bei denen der Verdacht einer Fälschung besteht
- Verordnungen von als bedenklich eingestuften Inhaltsstoffen (Näheres hierzu unter Kap. 4.3.2)
- Unleserlichkeiten etc.
- Dosierungsüberschreitungen (s. Normdosentabelle bzw. pädiatrische Dosistabelle).

Im Zweifelsfalle empfiehlt sich immer eine Rücksprache mit dem Verordner.

2.1.5 Kennzeichnung von Rezepturarzneimitteln

Auf dem Behältnis sind in gut lesbarer Schrift und dauerhaft die in Tabelle 2.1 aufgeführten Angaben zu machen.

Der Name des Patienten muss zwar nicht angegeben werden, doch im Falle einer Individualrezeptur erscheint dies aus Gründen der Arzneimittelsicherheit sinnvoll, da der Arzt die Risikoabwägung genau für diesen Patienten vorgenommen hat und eine Verwendung durch andere Personen nicht vorgesehen ist. Außerdem besteht eine Verwechslungsmöglichkeit, z. B. wenn sich mehrere gleichartig aufgemachte Gefäße mit verschiedenen Rezepturen im Familienarzneischrank befinden.

Tab. 2.1: **Kennzeichnungsangaben bei Rezepturarzneimitteln.**

Vorgeschriebene Angaben	Erläuterungen
1. Der Name oder die Firma des Inhabers der Apotheke und deren Anschrift	
2. Der Inhalt nach Gewicht, Rauminhalt oder Stückzahl	Es sind die gesetzlich vorgeschriebenen Einheiten zu verwenden (z. B. g, kg, ml). z. B. „Inhalt: 50 g"
3. Die Art der Anwendung und gegebenenfalls die in der Verschreibung angegebene Gebrauchsanweisung	Die Angabe „innerlich" oder „äußerlich" ist nicht ausreichend. Der Patient soll dieser Angabe eindeutig entnehmen können, wie er das Arzneimittel anwenden soll (z. B. „zum Auftragen auf die Kopfhaut", „zum Inhalieren", „zum Einträufeln in die Nase" etc.). Hat der Arzt auf dem Rezept eine Gebrauchsanweisung angegeben, muss diese auf das Etikett übertragen werden. Handelt es sich um ein verschreibungspflichtiges Arzneimittel, ist in jedem Falle eine Gebrauchsanweisung anzugeben. Fehlt diese auf der Verordnung, ist sie nach Rücksprache mit dem Arzt zu ergänzen. Ist eine Rücksprache nicht möglich, ist in dringenden Fällen eine Gebrauchsanweisung nach pharmazeutischem Sachverstand vom Apotheker zu erstellen.
4. Die wirksamen Bestandteile nach Art und Menge	Wirksame Bestandteile bei Rezepturarzneimitteln sind alle arzneilich wirksamen Stoffe sowie Hilfsstoffe, die die Wirkung des Arzneimittels beeinflussen. Eine Entscheidung ist nicht immer einfach. Um hier sicherzugehen, ist es empfehlenswert, alle Bestandteile anzugeben, obwohl dies nicht vorgeschrieben ist. Für die Mengenangaben sind die gebräuchlichen Maßeinheiten zu verwenden (g, mg, ml etc.). Eine Mengenangabe ohne Einheit (z. B. 200.0) ist somit unzureichend, da nicht eindeutig ersichtlich ist, ob es sich um die Masse oder das Volumen handelt. Zur Beachtung: Auch bei der Herstellung nach einheitlichen Rezeptursammlungen ist es nicht ausreichend, nur auf die Vorschrift zu verweisen (z. B. bei NRF-Rezepturen). Auch hier sind alle wirksamen Bestandteile namentlich zu nennen, außer Art und Menge des Arzneistoffes sind aus der Bezeichnung des Arzneimittels eindeutig zu erkennen. Wird ein Fertigarzneimittel eingearbeitet, so gilt dessen Name als wirksamer Bestandteil. Dies gilt ebenso für die Arzneiträger des Arzneibuches bzw. des DAC (Hydrophile Salbe bzw. Basiscreme DAC), auch hier ist der Name als wirksamer Bestandteil anzugeben. Wie oben erwähnt, müssen Hilfsmittel ohne arzneiliche Wirkung nicht genannt werden. Es ist jedoch trotzdem sinnvoll, diese anzugeben, um im Bedarfsfalle die Zusammensetzung nachvollziehen zu können (bei allergischen Reaktionen, wenn der Kunde eine wiederholte Herstellung wünscht etc.). Außerdem ist nur durch die vollständige Nennung aller Inhaltsstoffe gewährleistet, dass das betroffene Arzneimittel im

Tab. 2.1: **Kennzeichnungsangaben bei Rezepturarzneimitteln (Fortsetzung).**

Vorgeschriebene Angaben	Erläuterungen
	Bedarfsfalle auch wiederholt hergestellt bzw. von einem anderen Arzt unter Verwendung des Etiketts nachverodnet werden kann. Es empfiehlt sich, die Bezeichnung der Inhaltsstoffe in deutscher Sprache vorzunehmen, obwohl dies nicht ausdrücklich gefordert ist. Es wäre demnach auch möglich, sich für lateinische Namen zu entscheiden.
5. Herstellungsdatum	z. B. „Hergestellt am 25. 10. 2000". Achtung, nicht immer ist das Abgabedatum dem Herstellungsdatum gleichzusetzen (Bulkware, die nur noch abgefüllt wird)!
6. Ein Hinweis auf begrenzte Haltbarkeit	Um dieser Forderung nachzukommen, genügt zwar ein kurzer Hinweis wie beispielsweise „begrenzt haltbar", doch sollte diese Angabe für den pharmazeutischen Laien etwas präzisiert werden, indem eine konkrete Verwendbarkeitsfrist genannt wird (z. B. verwendbar bis...)

2.1.6 Zusätzliche Angaben in besonderen Fällen

Alkoholwarnhinweis

Folgende Arzneimittel sind mit dem Alkoholwarnhinweis zu versehen, wenn der Ethanolgehalt pro Einzelgabe nach Dosierungsanleitung mindestens 0,05 g beträgt. Betroffen sind sowohl Rezeptur- als auch Fertigarzneimittel. Die erforderlichen Angaben sind gestaffelt nach der Einnahmedosis:

1. Flüssige Zubereitungen für die orale Einnahme im Abgabebehältnis (s. Tab. 2.2).
2. Injektionslösungen, Infusionslösungen, Mund- oder Rachendesinfektionsmittel im Abgabebehältnis werden wie folgt gekennzeichnet:
   "Enthält... Vol. – % Alkohol"

Es ist natürlich nicht möglich, alles von Hand auf das Etikett zu schreiben. Die Etiketten sind deswegen mit Hilfe geeigneter EDV auszudrucken oder durch Aufkleber zu ergänzen, die über die Fachverlage erhältlich sind.

Substitutionsmittel als Take-Home-Verordnungen

„Nicht zur Injektion, Lebensgefahr!"
„Für Kinder unzugänglich aufbewahren"
„Achtung! Die enthaltene Einzeldosis kann für nicht gewöhnte Personen tödlich sein!"

Tab. 2.2: Alkoholhinweise für flüssige orale Zubereitungen.

Maximale Einzeldosis nach Dosierungsanleitung	Angaben auf dem Gefäß	Angaben in der Packungsbeilage Wird keine solche verwendet (z. B. Rezeptur, verlängerte Rezeptur), sind die Angaben dieser Spalte auf dem Behältnis anzubringen, wobei die Angaben der mittleren Spalte entfallen.
Über 0,05 g bis 0,5 g	„Enthält... Vol.% Alkohol"	„Enthält... Vol.% Alkohol"
Über 0,5 g bis 3,0 g	„Enthält... Vol.% Alkohol, Packungsbeilage beachten!"	„Warnhinweis. Dieses Arzneimittel enthält... Vol.-% Alkohol. Bei Beachtung der Dosierungsanleitung werden bei jeder Einnahme (... Tropf.; ... Meßlöffel) bis zu...g Alkohol zugeführt. Ein gesundheitliches Risiko besteht u. a. bei Leberkranken, Alkoholkranken, Epileptikern, Hirngeschädigten, Schwangeren und Kindern. Die Wirkung anderer Arzneimittel kann beeinträchtigt oder verstärkt werden."
Über 3,0 g	"Enthält... Vol.% Alkohol, Packungsbeilage beachten!"	„Warnhinweis. Dieses Arzneimittel enthält... Vol.-% Alkohol. Bei Beachtung der Dosierungsanleitung werden bei jeder Einnahme (... Tropf. ... Meßlöffel) bis zu...g Alkohol zugeführt. Vorsicht ist geboten. Dieses Arzneimittel darf nicht angewendet werden bei Leberkranken, Epileptikern, Hirngeschädigten, Schwangeren und Kindern. Die Wirkung anderer Arzneimittel kann beeinträchtigt oder verstärkt werden. Im Straßenverkehr und bei der Bedienung von Maschinen kann das Reaktionsvermögen beeinträchtigt werden."

Anwendungs- oder Lagerungshinweise für den Verwender

Beispiele: „Vor Gebrauch schütteln"
„Kühl aufbewahren etc."
„Nicht in die Augen bringen"
„Nicht in offene Wunden bringen"
„Kontakt mit Schleimhäuten vermeiden"
„Nach dem Öffnen innerhalb von.....aufbrauchen"

Ergänzende Hinweise bei der Abgabe von Rezepturarzneimitteln, die dem Kunden ggf. mündlich gegeben werden

- Verfärbungen von Kleidung, Wäsche und Gegenständen durch Zubereitungen mit:
  Iod
  Kaliumpermanganat
  Gentianaviolett

Brillantgrün
Dithranol
Ethacridinlactat
Perubalsam.

- Schwarzfärbung von Silberschmuck durch Schwefel.
- Farbige Gewebe können bei Kontakt mit Benzoylperoxid und anderen Peroxiden gebleicht werden.
- Zubereitungen, die Glukokortikoide enthalten, dünn auftragen, nicht in die Augen und auf Schleimhäute bringen.
- Bei stark keratolytisch wirkenden Zubereitungen (Hühneraugen- und Warzentinkturen bzw. entsprechenden Salben): Hinweis auf Schutz der umgebenden Haut durch eine Abdeckpaste oder ein entsprechend ausgeschnittenes Pflaster.
- Erklärung der Handhabung von Unguator- bzw. Topitec-Kruken.
- Hinweise bei Einreibungen die stark hyperämisierende Bestandteile wie Benzylnicotinat enthalten: Nicht in die Augen, auf Schleimhäute oder offene Wunden bringen. Unmittelbar nach dem Auftragen nicht baden duschen oder versuchen die Zubereitung abzuwaschen.
- „Kopfspiritus", z. B. Lösungen mit Minoxidil, dürfen nicht wie ein Haarwasser angewendet werden, sondern werden auf die Kopfhaut aufgebracht. Zu diesem Zweck Tropfpipette mitgeben.
- Macrogolhaltige Dermatika: Hinweis, dass Kunststoff- und Horngegenstände, z. B. Brillengestelle, angelöst werden können.
- Pulver und Kapseln mit viel Flüssigkeit, am besten Wasser, einnehmen. Kapseln können vor der Einnahme mit Wasser angefeuchtet und damit gleitfähiger gemacht werden.
- Homöopathie: Globuli und Tabletten langsam im Mund zergehen lassen; Dilutionen ebenfalls möglichst lange im Mund belassen, nicht mit einem Metalllöffel einnehmen.
- Nach der Einnahme homöopathischer Arzneimittel nichts nachtrinken und die Zähne nicht mit mentholhaltiger Zahnpaste reinigen.
- Suppositorien lassen sich leichter einführen, wenn sie zuvor kurz in Wasser getaucht werden.

Rezepturarzneimittel mit gefährlichen physikalischen Eigenschaften

Ein Arzneimittel besitzt gefährliche physikalischen Eigenschaften, wenn es

- leicht- bzw. hochentzündlich,
- brandfördernd oder
- explosionsgefährlich

ist. In diesen Fällen müssen das Gefahrensymbol, sowie die R-und S-Sätze gemäß GefStoffV aufgebracht werden. Bei Gefäßen unter 125 ml Füllmenge kann man auf die Angabe der Sätze verzichten; es genügt, wenn das Gefahrsymbol aufgeklebt wird.

In den meisten Fällen dürfte es sich um leichtentzündliche Rezepturarzneimittel handeln, die Ethanol oder Isopropanol enthalten. Die Konzentrationsgrenzen sind 70 % **m/m** Ethanol bzw. 40% **m/m** Isopropylalkohol. Dies entspricht 77 % Vol. bzw. 48% Vol. Unterhalb dieser Konzentrationen ist keine entsprechende Kennzeichnung erforderlich.

Ab den genannten Konzentrationen ist das Gefahrensymbol „Leichtentzündlich" aufzukleben:

Leichtentzündlich

Sicherheitsratschläge für die genannten alkoholischen Zubereitungen: Darf nicht in die Hände von Kindern gelangen – Behälter dicht geschlossen halten – Von Zündquellen fernhalten, nicht rauchen.

Verordnung	**Ausführung der Kennzeichnung**
Rp. Bismutum subnitr. Natrium citr. aa 25.0 O1. Cinnamomi gtt. III Aqua conservata NRF ad. 300.0 s. 3 x tgl. 5 ml v.d.E. Abgabe in einer Medizinflasche bzw. im Weithalsglas	Für Frau Carla Richtig — Inhalt 300 g Basisches Bismutnitrat 25 g Natriumcitrat 25 g Wasser 250 g Zimtöl 3 Tropfen Konserviert mit 0,19 g Merthyl-4-Hydroxybenzoat u. 0,063 g Propyl-4-Hydroxybenzoat *3-mal tägl. 1 Messkappe voll (5ml) vor dem Essen einnehmen.* 3 Monate verwendbar Hergestellt am 25.10.2001 Vor Gebrauch gut schütteln! **Paragraphen Apotheke** **Rechtsweg 2** **82135 Korrektberg** **0821/2621359**

Verordnung	**Ausführung der Kennzeichnung**
Rp. Estradiolbenzoat 0,02 Isopropylalk. 70 % ad 100,0 s. Abends 3–5 Pipetten in die Kopfhaut einmassieren	Für Herrn Kurt Feurig — Inhalt 100 g Estradiolbenzoat 0,02 g Isopropylalkohol 70 % 99,98 g Hergestellt am 12.12.2002 verwendbar bis 12.12.2003 *Abends 3–5 Pipetten in die Kopfhaut einmassieren*  Leichtentzündlich **Apotheke am** **Durchlauferhitzer** **Im Bad 1** **82135 Brandern** **09876/12345**

Abb. 2.1: Kennzeichnungsbeispiele für Rezepturarzneimittel.

2.2 Defektur

Unter Defektur verstehen wir die Anfertigung von Arzneimitteln **im Voraus** im Rahmen des üblichen Apothekenbetriebes, begrenzt auf

100 abgabefertige Packungen pro Tag	oder	eine Menge im Vorratsgefäß, die maximal 100 Einzelportionen entspricht.
Hier handelt es sich um **Fertigarzneimittel.** Diese sind im Normalfall zulassungspflichtig. Eine Herstellung ist möglich ■ mit Einzelzulassung, ■ als „verlängerte Rezeptur", ■ mit Standardzulassung, ■ als STADA-Präparat.		Hierbei kann es sich um **Halbfertigware bzw. Bulkware** handeln, die in einem späteren Arbeitsgang weiterverarbeitet oder bei Bedarf nur noch abgefüllt und gekennzeichnet wird.

Der Begriff „Defektur" ist somit vor allem eine Mengenbegrenzung und hat nichts damit zu tun, ob die Herstellung auf ärztliches Rezept erfolgt oder nicht. Auch das Abfüllen eines einfachen Tees in Beutel zur Bereitstellung für die Abgabe im Sichtwahlregal ist eine defekturmäßige Arzneimittelherstellung.

2.2.1 Fertigarzneimittel

Fertigarzneimittel sind im Voraus hergestellte Arzneimittel, die sich in einer abgabefertigen Verpackung befinden.

Zulassung

Fertigarzneimittel dürfen nur mit einer behördlichen Zulassung in Verkehr gebracht werden. Eine Zulassung (Einzelzulassung) wird erteilt, wenn der Hersteller **Wirksamkeit, Unbedenklichkeit** und **pharmazeutische Qualität** seines Präparates nachgewiesen hat. Dafür sind umfangreiche und teure klinische, pharmakologische, toxikologische und analytische Untersuchungen erforderlich, die sich über Jahre erstrecken. Eine Einzelzulassung scheidet für Apotheken somit aus. In Frage kommen die „verlängerte Rezeptur", Standardzulassungen und STADA-Arzneimittel.

Homöopathische Arzneimittel, die nach den Vorschriften des HAB hergestellt sind, sind von der Zulassungspflicht befreit. Sie werden in ein Register eingetragen und erhalten anstelle der Zulassungsnummer eine Registriernummer. Es dürfen allerdings keine Anwendungsgebiete genannt werden.

Kennzeichnung von Fertigarzneimitteln

Die Kennzeichnung von Fertigarzneimitteln hat nach § 10 AMG zu erfolgen und ist ausführlicher als bei der Rezeptur. Auf dem Behältnis müssen die in Tabelle 2.3 genannten Angaben gemacht werden.

Tab. 2.3: Kennzeichnung von Fertigarzneimitteln nach § 10 AMG.

Vorgeschriebene Angaben nach § 10 AMG	Erläuterungen
1. Der Name oder die Firma des Inhabers der Apotheke und deren Anschrift	
2. Die Bezeichnung des Arzneimittels	Wird ein Arzneimittel in mehreren verschiedenen Stärken bzw. Darreichungsformen in Verkehr gebracht, sind diese jeweils mit der Bezeichnung anzugeben. Ist nur ein wirksamer Bestandteil enthalten, muss dieser zusammen mit dem Hinweis „Wirkstoff:..." angegeben werden außer, er ist im Namen bereits enthalten. Ggf. der Hinweis „Homöopathisches Arzneimittel". Bei der „Verlängerten Rezeptur" entfällt diese Angabe, wenn der Arzt keine Bezeichnung angegeben hat.
3. Die Zulassungsnummer	Abkürzung: „Zul.Nr.": ... Entfällt bei der Verlängerten Rezeptur, da diese von der Zulassungspflicht freigestellt ist. Bei homöopathischen Arzneimitteln, die nicht der Zulassungspflicht unterliegen und lediglich registriert sind, ist die Registriernummer anzugeben. „Reg.Nr.: ...
4. Die Chargenbezeichnung; wenn es nicht chargenweise in Verkehr gebracht wird, das Herstellungsdatum	Abkürzung „Ch.-B." bzw. „Hergestellt am..."
5. Die Darreichungsform*)	

*) Für Ampullen und kleine Gefäße unter 3 ml Rauminhalt s. § 10 Abs. 8 AMG.

Tab. 2.3 **Kennzeichnung von Fertigarzneimitteln nach § 10 AMG (Fortsetzung).**

Vorgeschriebene Angaben nach § 10 AMG	Erläuterungen
6. Der Inhalt nach Gewicht, Rauminhalt oder Stückzahl	Die Füllmenge ist mit dem Namen der Einheit anzugeben, also Milliliter, Gramm (bzw. ml, g) etc.
7. Die Art der Anwendung	
8. Die arzneilich wirksamen Bestandteile nach Art und Menge; bei Arzneimitteln zur Injektion und zur topischen Anwendung, einschließlich zur Anwendung am Auge, alle weiteren Bestandteile nach der Art	Internationale Kurzbezeichnungen, falls nicht vorhanden, gebräuchliche wissenschaftliche Namen der Bestandteile. Zur Bezeichnung der Menge sind die SI-Maßeinheiten zu verwenden (g, mg, ml etc.). So sind beispielsweise bei Salben, Cremes, Gelen, Augentropfen alle enthaltenen Hilfsstoffe (ohne Mengenangabe) zu nennen.
9. Das Verfalldatum	„Verwendbar bis... (Mon./Jahr)".
10. Der Status „apothekenpflichtig" bzw. „verschreibungspflichtig"	Kann über die Verordnung über verschreibungspflichtige Arzneimittel herausgefunden werden. Näheres s. Kap. 9.2.
11. Der Hinweis „Arzneimittel für Kinder unzugänglich aufbewahren"	Kann bei registrierten homöopathischen Arzneimitteln entfallen.
12. Nur bei regstrierten homöopathischen Arzneimitteln ist ein weiterer Hinweis erforderlich:	„Registriertes homöopathisches Arzneimittel, daher ohne Angabe einer therapeutischen Indikation. Bitte bei fortdauernden Krankheitssymptomen während der Anwendung medizinischen Rat einholen."

Anmerkung zu dieser Auflistung: Auf einige Angaben, die für die Eigenherstellung der Apotheken unerheblich sind, wurde verzichtet. Diese beziehen sich auf Impfstoffe, gentechnisch hergestellte Arzneimittel, unverkäufliche Muster etc., deren Anfertigung nicht in Apotheken erfolgt.

Zusätzliche Kennzeichnung in besonderen Fällen

- Alkoholwarnhinweis (s. Kap. 2.1.6.).
- Erforderliche Lagerungs- und Anwendungshinweise z. B. **„Kühl lagern"** etc.
- Warnhinweise, die durch die Standardzulassung vorgegeben sind z. B. „Vor Feuer schützen".

Packungsbeilage

Fertigarzneimittel sind mit einer Packungsbeilage zu versehen, welche alle im § 11 AMG geforderten Angaben enthält (s. Kasten. Sind keine Wechselwirkungen, Gegenanzeigen oder Nebenwirkungen bekannt, so genügt der Hinweis „Nicht bekannt").

Diese Angaben können auch auf der Verpackung selbst angebracht werden, wenn genügend Platz zur Verfügung steht; es ist dann kein extra Schriftstück notwendig. Auf Doppeltnennungen kann verzichtet werden.

§ 11 AMG
Packungsbeilage
(um einige Details gekürzt)

1) Name und Anschrift des Herstellers,
2) Bezeichnung des Arzneimittels,
3) die arzneilich wirksamen Bestandteile nach Art und Menge, sonstige Bestandteile nach der Art,
4) die Darreichungsform und den Inhalt nach Gewicht, Rauminhalt oder Stückzahl,
5) die Stoff- oder Indikationsgruppe oder die Wirkungsweise,
6) die Anwendungsgebiete,
7) Vorsichtsmaßnahmen für die Anwendung, falls erforderlich,
8) die Gegenanzeigen,
9) die Nebenwirkungen und falls erforderlich, zu ergreifende Gegenmaßnahmen,
10) Hinweis, dass neu auftretende Nebenwirkungen dem Arzt oder Apotheker zu melden sind,
11) Wechselwirkungen,
12) Hinweise auf den Fall einer Überdosierung oder einer unterlassenen Einnahme, falls erforderlich,
13) Dosierungsanleitung mit Einzel und Tagesgabe und dem Hinweis **„soweit nicht anders verordnet"**,
14) die Art der Anwendung und bei Arzneimitteln, die nur eine begrenzte Zeit eingenommen werden sollen, die Dauer der Anwendung,
15) Haltbarkeitshinweise,
16) das Datum der Fassung der Packungsbeilage,
17) ggf. Warnhinweise.

2.2.2 „Verlängerte Rezeptur"

Einen Sonderfall der Defektur stellt die sogenannte „verlängerte Rezeptur" dar, auch „100er Regel" genannt.

Verordnet ein Arzt häufig dieselbe Rezeptur, ist es ausnahmsweise erlaubt, diese im Defekturmaßstab bereits im Voraus (und somit als Fertigarzneimittel) ohne Zulassung herzustellen. Die häufige ärztliche Verordnung ist allerdings im Bedarfsfalle nachzuweisen. Dazu sollte man sich einige Kopien der Rezepte anfertigen. Die Kennzeichnung erfolgt nicht wie bei der Rezeptur, sondern nach den Regeln für Fertigarzneimittel (s. Kap. 2.2.1), allerdings ohne Zulassungsnummer, da keine Zulassung existiert. Eine Bezeichnung muss dem Arzneimittel nur dann gegeben werden, wenn der Arzt auf dem Rezept eine solche vermerkt hat. Eine Packungsbeilage ist in diesem Falle nicht erforderlich.

Ist das Arzneimittel nicht verschreibungspflichtig, so kann es auf Kundenwunsch auch ohne ärztliches Rezept abgegeben werden, wenn keine Bedenken dagegen bestehen. Diese Art der Herstellung von Fertigarzneimitteln ohne Zulassung beschränkt sich auf Arzneimittel zur Anwendung bei Menschen. Arzneimittel für Tiere dürfen nicht als verlängerte Rezeptur hergestellt werden.

Kennzeichnungsbeispiel: Ein Arzt verordnet folgende Rezeptur, die in einer Apotheke als „verlängerte Rezeptur" hergestellt wird:

Rp.
Salicylsäure 10%
Propylenglykol 5,0
Ethanol 70% 35,0
Aqua purificata ad 50,0

s. mehrmals täglich auf die betroffenen Hautstellen auftragen.

Das Etikett könnte beispielsweise so aussehen:

Inhalt: 50 g Lösung

Salicylsäure	5.0 g
Propylenglycol	5.0 g
Ethanol 70 % Vol.[3]	35.0 g
Aqua purificata	5.0 g [2]

Mehrmals täglich auf die betroffenen Hautstellen auftragen.

Ch.-B: 051198-B[1]
Verwendbar bis 12/2002
Arzneimittel für Kinder unzulänglich aufbewahren
Apothekenpflichtig

Paragraphen-Apotheke
Am Rechtsweg 10
99221 Ordnungstal
Tel. 08653/6565

1 Wird nicht chargenweise hergestellt, ist das Herstellungsdatum anzugeben.
2 Bei den Hilfsstoffen könnte auf die Angabe der Menge verzichtet werden.
3 Ein Gefahrensymbol „Leichtentzündlich" wäre erst ab einer Ethanolkonzentration von 70 % **m/m** (77 % Vol.) erforderlich. Dies ist zwar ohnehin nur bei Rezepturen vorgeschrieben, doch da hier kein entsprechender Warnhinweis angegeben wird (wie es sonst bei Fertigarzneimittel die Zulassungsunterlagen fordern) müsste aus Sicherheitsgründen ein Symbol „Leichtentzündlich" aufgebracht werden.

2.2.3 Standardzulassungen

Arzneimittel, die hinreichend bekannt sind und von denen keine Gesundheitsgefährdung ausgeht, können von der **Pflicht der Einzelzulassung** befreit werden.

Dies geschieht auf dem Weg über eine Rechtsverordnung. Das BMG (Bundesgesundheitsministerium) hat eine Auflistung aller von der Einzelzulassung befreiten Fertigarzneimittel veröffentlicht. Diese können von allen Betrieben, die eine Erlaubnis zur Herstellung von Arzneimitteln besitzen bzw. von der Erlaubnispflicht freigestellt sind (Apotheken) angefertigt werden; sie sind „standardzugelassen" (Beispiel s. Abb. 2.2).

Zu jedem dieser Arzneimittel wurde eine Monographie erstellt. Die Herstellung hat nach den Anforderungen der jeweiligen Monographie zu erfolgen. Die Sammlung mit den entsprechenden Monographien ist Bestandteil der **Verordnung über standardzugelassene Arzneimittel.**

Standardzulassung Natriumsulfat-Dekahydrat

1. Bezeichnung des Fertigarzneimittels.
Natriumsulfat-Dekahydrat
2. Darreichungsform
Pulver
3. Behältnisse
Dosen aus Propylen
4. Kennzeichnung
Nach § 10 AMG, insbesondere
4.1. Zulassungsnummer
1 399.99.99
4.2. Art der Anwendung
Zum Einnehmen nach Auflösen in Wasser
4.3. Hinweis
Nicht über 25°C lagern
5. Packungsbeilage
Nach § 1 1 AMG, insbesondere
5.1. Anwendungsgebiete
Verstopfung
5.2. Gegenanzeigen
Natriumsulfat-Dekahydrat ist nicht anzuwenden bei Vorliegen von Herzschwäche (Herzinsuffizient), Bluthochdruck, eingeschränkter Nierenfunktion Darmverschluss sind Störungen des Wasser- sowie Elektrolythaushalts.
5.3. Nebenwirkungen
Bei häufiger Einnahme konzentrierter Natriumsulfatlösungen ist ein erhöhter Verlust von Wasser und Salzen, insbesondere von Kalium möglich. Eine vermehrte Aufnahme von Natrium kann zu einer Speicherung von Wasser im Körper und zu Bluthochdruck führen.
5.4. Wechselwirkung mit anderen Mitteln
Aufgund erhöhter Kaliumverluste kann die Wirkung von Herzglykloside (Digitalis, Strophantin) verstärkt werden.
5.5 Dosierungsanleitung und Art der Anwendung
Soweit nicht anders verordnet, nehmen Erwachsene im Allgemeinen 10 bis 15 g (2 - 3 Teelöffel) gelöst in ca. 200 ml Wasser ein; Kinder über sechs Jahre die Hälfte. Die abführende Wirkung, setzt nach 8 bis 10 Stunden ein. Für eine rasche Entleerung des gesamten Darmes in 3 bis 4 Stunden müssen im Allgemeinen 20 bis 30 g (1 bis 2 Esslöffel) in ca 500 ml Wasser eingenommen werden.
5.6. Dauer der Anwendung
Nur kurzzeitig anwenden.
5.7. Hinweis
Nicht über 25°C aufbewahren.

Abb. 2.2: Beispiel für eine Standardzulassung.

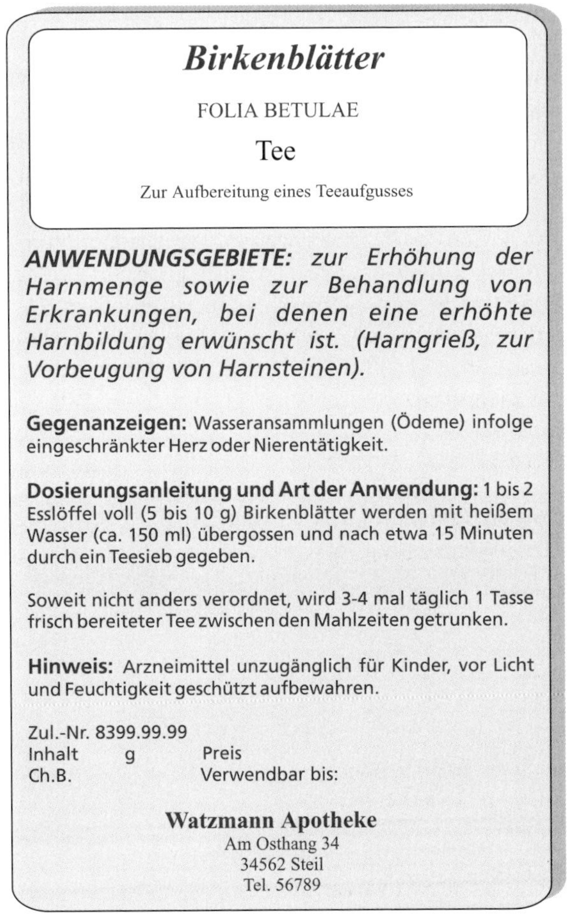

Birkenblätter

FOLIA BETULAE

Tee

Zur Aufbereitung eines Teeaufgusses

ANWENDUNGSGEBIETE: *zur Erhöhung der Harnmenge sowie zur Behandlung von Erkrankungen, bei denen eine erhöhte Harnbildung erwünscht ist. (Harngrieß, zur Vorbeugung von Harnsteinen).*

Gegenanzeigen: Wasseransammlungen (Ödeme) infolge eingeschränkter Herz oder Nierentätigkeit.

Dosierungsanleitung und Art der Anwendung: 1 bis 2 Esslöffel voll (5 bis 10 g) Birkenblätter werden mit heißem Wasser (ca. 150 ml) übergossen und nach etwa 15 Minuten durch ein Teesieb gegeben.

Soweit nicht anders verordnet, wird 3-4 mal täglich 1 Tasse frisch bereiteter Tee zwischen den Mahlzeiten getrunken.

Hinweis: Arzneimittel unzugänglich für Kinder, vor Licht und Feuchtigkeit geschützt aufbewahren.

Zul.-Nr. 8399.99.99
Inhalt g Preis
Ch.B. Verwendbar bis:

Watzmann Apotheke
Am Osthang 34
34562 Steil
Tel. 56789

Abb. 2.3: Im Handel erhältlicher Aufkleber für Teetüten (Beispiel).

Diese Monographien enthalten Angaben über die Kennzeichnung, Packungsbeilage, Verpackung, Haltbarkeit etc., die bindend sind. Kennzeichnungsangaben und Angaben für die Packungsbeilage müssen wörtlich übernommen werden. Die Bezeichnung des Arzneimittels ist frei wählbar.

Es dürfte schwierig sein, alle geforderten Angaben von Hand zu schreiben. Für häufig vorkommende standardzugelassene Präparate stehen im Handel bereits fertig bedruckte Tüten oder Aufkleber (s. Abb. 2.3) zur Verfügung. Außerdem ist es inzwischen möglich, Kennzeichnungsaufkleber und Packungsbeilagen mittels geeigneter EDV-Programme auszudrucken.

2.2.4 STADA-Präparate

Das Arzneimittelgesetz ermöglicht es einem pharmazeutischen Unternehmer, der die Zulassung für ein Arzneimittel besitzt, dieses auch in anderen Betrieben, die zur Herstellung berechtigt sind, herstellen zu lassen. Diese sind an die einheitliche Herstellungsvorschrift gebunden und brauchen dann selbst keine Zulassung zu beantragen. Der Inhaber der Zulassung ist in der Kennzeichnung als Hersteller zu nennen.

Die STADA ist eine Aktiengesellschaft, die Arzneimittel entwickelt und dafür die Zulassungen erwirbt. Öffentliche Apotheken und Krankenhausapotheken können eine Lizenz erwerben, um diese Arzneimittel herzustellen. Von der STADA werden dazu sogenannte „Fertigsets" inkl. Verpackung und Packungsbeilage bezogen, aus denen nach einer einheitlichen Vorschrift, die den Zulassungsunterlagen entspricht, die fertigen Arzneimittel hergestellt werden (Baukastensystem).

2.2.5 Halbfertigware, Bulkware

Werden Arzneimittel im Voraus hergestellt, aber noch nicht in eine Endverbraucherpackung abgefüllt bzw. zur Weiterverarbeitung bevorratet, spricht man von Bulkware bzw. Halbfertigware.

Beispiele:

- Eine fertige **Hustenteemischung** im Vorratsgefäß. Verlangt ein Kunde einen Hustentee, kann daraus durch Abfüllen und Kennzeichnen ein Rezepturarzneimittel hergestellt werden.
- Eine **Salicylsäure-Stammverreibung 1:1.** Hierbei handelt es sich um ein Zwischenprodukt, aus dem bei Bedarf Verdünnungen verschiedener Konzentration hergestellt werden.

Kennzeichnung der Vorratsgefäße

- Bezeichnung des Inhalts. Bei selbsthergestellten Mischungen kann der Name natürlich frei gewählt werden.

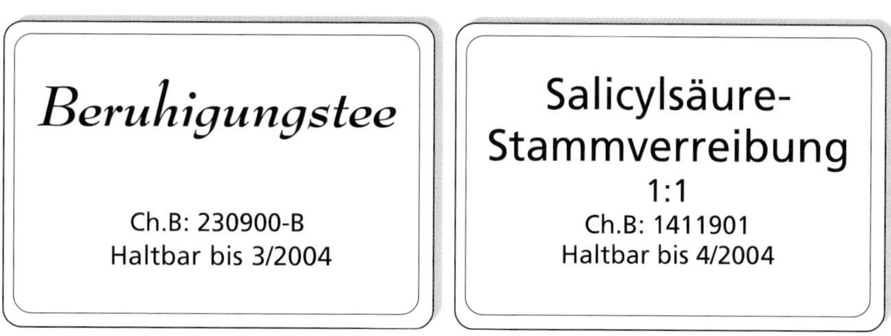
Beruhigungstee
Ch.B: 230900-B
Haltbar bis 3/2004
Salicylsäure-Stammverreibung
1:1
Ch.B: 1411901
Haltbar bis 4/2004

Abb. 2.4: Kennzeichnung von Vorratsgefäßen für Halbfertigware.

Die Inhaltsstoffe sind über das Herstellungsprotokoll zugänglich, sie müssen nicht auf das Vorratsgefäß übernommen werden (s. Abb. 2.4).
- Interne Chargennummer. Über diese Nummer wird die Beziehung zum Herstellungs- bzw. Prüfprotokoll hergestellt. Sie wird nach einem apothekeninternen Schlüssel erstellt.

Außerdem ist es empfehlenswert, das Verfalldatum aufzutragen, um im Falle des Abfüllens für die Abgabe schnell auf diese Information zugreifen zu können.

Die Aufschrift ist in roter Schrift auf weißem Grund auszuführen, wenn der Inhalt ein Separandum ist. Dies ist beispielsweise dann der Fall, wenn es sich um ein verschreibungspflichtiges Arzneimittel handelt.

Ist der Inhalt ein Gefahrstoff, muss zusätzlich ein Gefahrensymbol aufgeklebt werden (z. B. Bleipflastersalbe; näheres s. Teil VIII 6.)

2.2.6 Herstellungsprotokoll

Über die Herstellung von Defekturarzneimitteln ist ein **Herstellungsprotokoll** (Abb. 2.5) anzufertigen und drei Jahre aufzubewahren. Dabei spielt es keine Rolle, ob ein Fertigarzneimittel oder Halbfertigware/Bulkware angefertigt wurde. Somit ist beispielsweise auch die Herstellung eines standardzugelassenen Arzneitees, der lediglich in Tüten abgefüllt wird oder von STADA-Arzneimitteln protokollpflichtig.

Wird eine Ausgangssubstanz zurückgerufen, kann festgestellt werden kann, ob die betroffene Charge in den hergestellten Arzneimitteln enthalten ist oder nicht.

Das Protokoll muss die folgenden Angaben enthalten:
- Die Bezeichnung und die Darreichungsform,
- Art, Menge, Qualität, Chargenbezeichnung oder Prüfnummer der verwendeten Ausgangsstoffe,
- die der Herstellung des Arzneimittels zugrundeliegenden Herstellungsvorschriften,
- das Herstellungsdatum oder die Chargenbezeichnung,
- das Verfalldatum,
- das Namenszeichen des verantwortlichen Apothekers.

2.2.7 Prüfung defekturmäßig hergestellter Arzneimittel

Nach der Herstellung sind Defekturarzneimittel zu prüfen. Es ist dabei festzustellen, ob sie die nach der pharmazeutischen Wissenschaft erforderliche Qualität aufweisen. Diese Prüfung ist zu dokumentieren. Der Apotheker, der die Prüfung durchgeführt oder beaufsichtigt hat, bestätigt durch seine Unterschrift, dass das Arzneimittel die erforderliche Qualität besitzt.

Herstellungsprotokoll

Präparat

Datum der Herstellung	Bezeichnung / Darreichungsform	Chargengröße	Chargen-/Prüf-Nr. des Präparats
27.05.99	Wollwachsalkoholsalbe AB	500,0g	Ungt 9/27599

Ausgangsstoffe

Bezeichnung	Soll-Einwaage	Chargen-/Prüf-Nr.	Ist-Einwaage	Namens-zeichen
1. Cetylstearylalkohol	2,5 g	C 17/13199	2,6 g	AS
2. Wollwachsalkohole	30,0 g	W 8/24399	30,2 g	AS
3. Weißes Vaselin	467,5 g	V 1/12299	468,2 g	AS
4.				
5.				
6.				
7.				
8.				
9.				
10.				

Substanz-Nr. / evtl. Pharmazentral-Nr.

1. C 17/13199	2. W 8/24399	3. V 1/12299	4.	5.
6.	7.	8.	9.	10.

Herstellungsvorschrift

Herstellungsvorschrift	In-Prozeß-Kontrollen	Literatur
Die Substanzen werden in einer Fantaschale bis zum Schmelzen erwärmt. Anschließend wird unter wiederholtem Abschaben bis zum Erkalten gerührt. Beschreibung des Endproduktes: Durchscheinende, gelblichweiße, geschmeidige Salbe; Geruch nach Wollwachsalkoholen.	Temp. Wasserbad: 73°C Temp. Schmelze: 64°C alle Bestandteile geschmolzen	DAB Prüfung des Endproduktes: ☐ ja/siehe Prüfprotokoll ☒ Qualität durch Herstellungsverfahren gesichert Unterschrift des(r) Herstellenden A. Super (PTA) Verpackung: Standgefäß Aufbewahrung: Haltbarkeit: 6 Monate Freigabe durch Apotheker(in) Datum Unterschrift 19.9.2000 K. Kling

Deutscher Apotheker Verlag Stuttgart, Vordruck F 4190/2

Zur Dokumentation ggf. Muster-Etikett des hergestellten Präparates auf Rückseite kleben.

Abb. 2.5: Herstellungsprotokoll.

Von einer Prüfung kann abgesehen werden, soweit die pharmazeutische Qualität durch das Herstellungsverfahren gewährleistet ist. Dies ist im Herstellungsprotokoll zu vermerken.

Die Entscheidung hängt u. a. auch davon ab, wie komplex die Herstellung ist; handelt es sich um ein einfaches Abfüllen oder um mehrere Teilschritte, die Fehlermöglichkeiten in sich bergen. Dies sollte in jedem Einzelfall durch die Apothekenleitung bzw. den/die zuständige(n) Apotheker(in) entschieden werden. Möglicherweise ist auch eine Qualitätsprüfung nach längerer Lagerzeit erforderlich, wenn mit einem Qualitätsverlust zu rechnen ist.

3 Prüfung von Arzneimitteln

Alle Arzneimittel, die in der Apotheke hergestellt werden, müssen die nach der pharmazeutischen Wissenschaft erforderliche Qualität aufweisen. Diese Regeln finden sich insbesondere im Arzneibuch (DAB, Ph.Eur., HAB) bzw. im DAC und NRF. Vor einer Herstellung sind alle Ausgangsstoffe auf ihre einwandfreie Qualität hin zu überprüfen.

Außerdem werden Fertigarzneimittel, die nicht selbst hergestellt wurden, stichprobenweise geprüft.

3.1 Prüfung von Ausgangsstoffen

Wir dürfen zur Herstellung von Arzneimitteln nur Ausgangsstoffe verwenden, deren einwandfreie Qualität zuvor festgestellt wurde. Unter der **einwandfreien Qualität** ist hier vor allem die Erfüllung der Anforderungen **Identität, Reinheit** und **Gehalt** zu verstehen, die den entsprechenden Arzneibuchmonographien der Ausgangsstoffe zu entnehmen sind. Existiert keine Monographie im DAB bzw. EuAB, werden der DAC oder Arzneibücher anderer Länder herangezogen. Wird man bei seltenen Stoffen oder Drogen auch dort nicht fündig, sollte man sich mit dem Hersteller wegen einer geeigneten Prüfvorschrift in Verbindung setzen. Es ist nicht zulässig, auf eine Prüfung zu verzichten, weil keine geeignete Prüfanweisung vorhanden ist.

Es sind auch andere als die im Arzneibuch aufgeführten Prüfmethoden erlaubt, wenn damit vergleichbare Ergebnisse erzielt werden. Gerade die Identitätsfeststellung bei Drogen lässt sich unter Zuhilfenahme von Lehrbüchern mit Farbfotos sehr vereinfachen.

Als **Ausgangsstoffe** kommen in Betracht:

- Drogen
- Chemikalien (z. B. Natriumsulfat, PHB-Ester etc.)
- Galenika (z. B. Salbengrundlagen, Tinkturen etc.).

Die Untersuchungen (Identität, Reinheit und Gehalt) sind zum Teil sehr aufwendig, weswegen es möglich ist, sie auch außerhalb der Apotheke von berechtigten Betrieben durchführen zu lassen. Dort muss die Durchführung der Prüfung vom Verantwortlichen mittels eines **Prüfzertifikats** bescheinigt werden. Dieses ist der Lieferung beizulegen.

Nach Erhalt der Lieferung ist in jedem Falle mindestens die Identität zu bestimmen, auch wenn ein Zertifikat vorliegt!

Es ist inzwischen üblich, dass die Hersteller ihre Substanzen bereits mit Prüfzertifikat ausliefern.

3.1.1 Prüfprotokoll

Über die durchgeführte Prüfung sind Aufzeichnungen mit den Prüfergebnissen zu machen. Der Gesetzgeber schreibt keine bestimmte Form dafür vor. Wird auf ein Prüfzertifikat Bezug genommen, so ist dieses mit dem Protokoll zusammen aufzubewahren.

Ausführung

Die Apothekenbetriebsordnung macht keine Aussagen darüber, wie detailliert die Angaben sein müssen. Nach Auffassung der Kommentatoren wird ein pauschales „entspricht", das für alle Einzelprüfungen zusammen gilt, als nicht ausreichend angesehen. Es muss ersichtlich sein, welche einzelnen Prüfungen durchgeführt wurden; ergibt eine Untersuchung ein zahlenmäßiges Ergebnis (Schmelzpunkt, relative Dichte etc.), wird der ermittelte Wert angegeben. Bei Drogenuntersuchungen kann angegeben werden, welche Bestandteile gesehen wurden (z. B. beidseits behaarte Blätter, Stengelteile mit Mark gefüllt, zahlreiche lila Blüten etc.). Für die organoleptische Identitätsprüfung von Drogen ist das Buch „Teedrogen und Phytopharmaka" von Max Wichtl, erschienen bei der Wissenschaftlichen Verlagsgesellschaft mbH Stuttgart, eine fast unverzichtbare Hilfe.
Wird nur die Identitätsprüfung dokumentiert, ist das Prüfzertifikat dem Protokoll beizufügen. Üblicherweise werden dafür von den Herstellern Klebeetiketten verwendet, die abgezogen und in das Protokoll geklebt werden können.

Durch diese Dokumentation soll gewährleistet werden, dass eventuelle Fehler bei der Arzneimittelherstellung vollständig zurückverfolgt werden können. Abbildung 3.1 zeigt ein exemplarisches Prüfprotokoll.

Das Prüfprotokoll muss drei Jahre aufbewahrt werden und ist der zuständigen Behörde bzw. dem Pharmazierat auf Verlangen vorzuzeigen.

Die Interne Chargen- bzw. Prüfnummer. Der Inhalt einer geprüften Packung wird mit einer **internen Prüfnummer (bzw. internen Chargenbezeichnung)** versehen, damit eine Verwechslung mit anderen Lieferungen dieser Substanz verhindert wird. Diese Nummer wird in das Prüfprotokoll übernommen **und auf das Vorratsgefäß** aufgetragen. Damit ist das Prüfprotokoll eindeutig dem Inhalt im entsprechenden Vorratsgefäß zugeordnet.

Prüfprotokoll

Prüfung von Ausgangsstoffen, Drogen und in der Apotheke hergestellten Arzneimitteln

Datum der Lieferung	23.5.2000
Lieferant/ Hersteller	Phytopharm
Chargenbez. des Lieferanten/ Herstellers	FO-PF-9283
ZL-Prüfzeichen	
Prüfdatum	24.5.2000

Literatur: Wichtl/Teedrogen DAB 1999

Stoff / Droge / Zubereitung: Brennesselblätter Urticae folium conc.

Bestellmenge	Pharm-ZNr oder Bestell-Nr.	EK
500 g	2345678	8,75-

Interne Chargen-/Prüf-Nr.: DK 24500

Bearbeiter(in): Hannah Seidel

Identität / Reinheit

Beschreibung:

Makroskopisch:
Stark geschrumpfte, knäuelig eingerollte Blattstückchen.
Farbe oberseits dunkelgrün, unterseits heller grün.
Behaarung deutlich sichtbar.

Mikroskopische Untersuchung der pulverisierten Droge:
Vereinzelte große Brennhaare mit mehrzelligem Sockel.
Zahlreiche kleinere spitzige Borstenhaare.

Geschmack und Geruch unspezifisch

Ergebnis: Identität entspricht

Eingeklebtes Prüfzertifikat des Lieferanten bzw. Herstellers

Bemerkungen

Gehalt

Ist	
Soll	
Abweichung	

Freigabe durch Apotheker(in)

24.5.2000
Datum

Unterschrift

Deutscher Apotheker Verlag Stuttgart, Vordruck F 4190/2

Abb. 3.1: Prüfprotokoll.

Nach welchem Schlüssel diese Nummer erstellt wird, bestimmt die jeweilige Apothekenleitung nach eigenem Ermessen.

3.1.2 Ungeprüfte Ware

Alle Ausgangsstoffe, deren ordnungsgemäße Qualität **noch nicht** festgestellt wurde, sind als solche kenntlich zu machen und gesondert zu lagern, um eine Verwendung auszuschließen („Quarantäne").

3.1.3 Wiederholungsprüfungen

Werden Ausgangsstoffe längere Zeit gelagert, so sind die Prüfungen in angemessenen Zeitabständen zu wiederholen. Dies betrifft vor allem die Faktoren, die sich im Laufe der Zeit ändern und die Qualität des Arzneistoffes nachteilig beeinflussen. Was eine angemessene Zeitspanne ist, kann nicht allgemein formuliert werden und hängt von der Haltbarkeit des entsprechenden Arzneimittels sowie den Lagerungsbedingungen ab. Die Apothekenleitung sollte entsprechende Anweisungen erteilen. Qualitätsminderungen sind z. B. zu erwarten bei fetten Ölen, Gerbstoffdrogen, Ätherisch-Öl-Drogen.

3.2 Stichprobenweise Prüfung von Fertigarzneimitteln

Fertigarzneimittel, die nicht in der Apotheke hergestellt worden sind, müssen stichprobenweise geprüft werden. Dabei kann man sich auf eine Sinnesprüfung beschränken, wenn kein Verdacht auf weitere Qualitätsmängel besteht. Diese Maßnahme dient der Erkennung von Gefahren, die durch fehlerhafte Arzneimittel entstehen.

Über die Zahl der vorzunehmenden Prüfungen macht der Gesetzgeber keine Angaben. Empfohlen wird **eine** Prüfung pro Tag. Damit wird auch der Sinn dieser Vorschrift erfüllt, nämlich eine flächendeckende Kontrolle des kaum überschaubaren Fertigarzneimittelmarktes.

Dass diese Maßnahme trotz der geringen Zahl von Prüfungen, die in der einzelnen Apotheke vorgenommen werden, durchaus sinnvoll ist, ergibt sich aus der Tatsache, dass durch die Beteiligung aller deutschen Apotheken ca. 22 000 Stichproben pro Tag durchgeführt werden. Wird dabei ein Qualitätsmangel entdeckt, erfahren alle anderen über die Fachpresse davon. Deshalb ist es unerlässlich, dass das gesamte pharmazeutische Personal wöchentlich die „Wichtigen Mitteilungen" der AMK in der Fach-

Tab. 3.1: Inhalt der Sinnesprüfung und wahrnehmbare Qualitätsveränderungen.

Prüfgegenstand	Qualitätsveränderung
Tabletten	Sprünge, Risse, Krümel, Verfärbungen, Gasaustritt bei Brausetabletten
Dragees	Sprünge, Risse, Verfärbungen, Verklebungen
Kapseln	Verformungen, Austreten des Inhalts
Suppositorien	Bruch, Verfärbungen
Lösungen	Niederschlag, Trübung, Geruchsveränderungen
Salben	Verfärbung, Phasentrennung, Geruchsveränderungen
Pulver	Verklebung, Feuchtigkeitseintritt
Packungsbeilagen	fehlend, falsch, unvollständig
Verpackungen	defekt, falscher Inhalt
Applikationshilfen	fehlend, funktionsuntüchtig

presse liest. Mittlerweile sind die AMK-Meldungen auch im Internet bzw. über die Apothekensoftware zugänglich.

Dringende Mitteilungen erreichen die Apotheken per Fax bzw. über „Rote-Hand-Briefe" etc..

Werden Mängel festgestellt, die eindeutig auf den Hersteller zurückzuführen sind, hat die Apothekenleitung unverzüglich die zuständige Behörde zu benachrichtigen.

Über die Prüfung wird ein Protokoll angefertigt, das mindestens folgende Angaben enthält:

- den Namen oder die Firma des pharmazeutischen Unternehmers,
- die Bezeichnung und die Darreichungsform des Arzneimittels,
- die Chargenbezeichnung,
- das Prüfdatum,
- Prüfungsergebnisse,
- Unterschrift des prüfenden oder die Prüfung beaufsichtigenden Apothekers.

Tab. 3.2: Protokollierung von Fertigarzneimittelprüfungen.

Pharmazeutischer Unternehmer	Bezeichnung, Darreichungsform	Chargenbez.	Datum	Prüfungsergebnis	Unterschrift
Baiershausen AG	Corplan Tbl.	65-A-221	2.12.02	In Ordnung	
Ophtan GmbH	Okulin Augentropfen	CF-3021	3.12.02	In Ordnung	

Prüfprotokoll* APV

Überprüfung von Fertigarzneimitteln in Apotheken
Prüfprotokoll

—/—
(lfd. Nr./Jahr)

1. Beschreibung

1.1 ______ (Bezeichnung/Pharm.U.) ______ (Darreichungsform) ______ (Packungsgröße)

______ (Zul.-Nr./Reg.-Nr.) ______ (Ch.-B.) ______ (Verfalldatum)

(evtl. lt. Chargenschl.) ______ (Herstellungsdatum) ______ (mind. haltbar bis)

1.2 Herkunft
- ☐ Lager
- ☐ Neulieferung
- ☐ Kundenrückgabe

______ (Lieferant/Rg.-Nr./Dat.)

1.3 Grund der Prüfung
- ☐ Routine
- ☐ Reklamation
- ☐ Import
- ☐ Literatur/Rückruf

1.4 Anzahl der Prüfmuster ______

1.5 Zerstörende Prüfung ☐ ja ☐ nein

2. Prüfkriterien	entspr. ja	entspr. nein	entfällt nicht gepr.	Bemerkungen
2.1 Anzahl, Volumen, Masse	☐	☐	☐	
2.2 Form (z.B. bei Tabl., Supp., Kaps)	☐	☐	☐	
2.3 Farbe (gleichmäßig)	☐	☐	☐	
2.4 Geruch (ohne/charakteristisch)	☐	☐	☐	
2.5 Oberflächenbeschaffenheit	☐	☐	☐	
2.6 Homogenität(z.B. bei Salben)	☐	☐	☐	
2.7 Aufschüttelbarkeit (Suspension)	☐	☐	☐	
2.8 Klarheit (Lösungen)	☐	☐	☐	
2.9 Vergleich mit Lagermuster	☐	☐	☐	
2.10 Sonstiges = ______ (Art)	☐	☐	☐	
2.11 Verpackung	☐	☐	☐	

3. Untersuchungsergebnis

3.1 Soweit geprüft keine Beanstandungen ☐

3.2 Beanstandungen siehe Bemerkungen ☐

3.3 Überwachungsbehörde/Arzneimittelkommission/Hersteller benachrichtigt ☐

3.4 Bemerkungen

3.5 ______ / ______ (Datum) (Unterschrift)

Deutscher Apotheker Verlag, Stuttgart, Vordruck F 4197/1

* Anlage zu Ziff. 5 der APV-Richtlinie zur Prüfung von Fertigarzneimitteln in der Apotheke

Abb. 3.2: Prüfprotokoll der APV.

Die Ausführung des Protokolls wird von der Apothekenbetriebsordnung nicht näher geregelt. Es existiert eine Richtlinie der „Arbeitsgemeinschaft für Pharmazeutische Verfahrenstechnik" (APV), die detaillierte Aufzeichnungen über die einzelnen Prüfungen fordert. Die Apothekenleitung legt jeweils fest, wie ausführlich die Protokollierung zu erfolgen hat.

Im einfachsten Fall wird man als Prüfungsergebnis „in Ordnung" eintragen, wenn keine Beanstandungen vorliegen.

Für eine ausführliche Protokollierung steht ein Formular der APV zur Verfügung, das standardisierte Vorgaben für die Durchführung der Prüfung enthält (Abb. 3.2). Sicherlich werden nicht in jedem Falle alle dort genannten Einzelprüfungen durchzuführen sein. Das Formular eignet sich allerdings hervorragend als Gedächtnisstütze zur Erinnerung, auf welche mit den Sinnen wahrnehmbaren Merkmale geachtet werden soll.

Verfolgt man die „Wichtigen Mitteilungen der AMK" in der Fachpresse, so wird aus der Zahl der Beanstandungen, die durch diese stichprobenweise Überprüfung von Fertigarzneimitteln aus den Apotheken gemeldet wird, ersichtlich, dass die Apotheken damit einen wesentlichen Beitrag zur Arzneimittelsicherheit leisten.

4 Qualitätssicherung bei der Arzneimittelherstellung in der Apotheke

4.1 Rechtliche Voraussetzungen

4.1.1 Allgemeines

Die 2. Verordnung über den Betrieb von Apotheken (Apothekenbetriebsordnung – ApoBetrO) enthält in den §§ 6–11 Regelungen für alle Arten der Arzneimittelherstellung in der Apotheke.

Auszug aus der Apothekenbetriebsordnung
„Arzneimittel, die in der Apotheke hergestellt werden, müssen die nach der pharmazeutischen Wissenschaft erforderliche Qualität aufweisen. Sie sind nach den anerkannten pharmazeutischen Regeln herzustellen und zu prüfen."

Analoge Anforderungen sind im Gesetz über den Verkehr mit Arzneimitteln (Arzneimittelgesetz – AMG) für die industrielle Herstellung von Fertigarzneimitteln postuliert.

Um eine weitestgehende Qualitätssicherung bei der Herstellung von Arzneimitteln zu erreichen, gelten im Bereich der Bundesrepublik Deutschland die PIC-GMP-Richtlinien. Die Pharmazeutische Inspektions-Convention (PIC) regelt die Inspektion in Bezug auf die Herstellung pharmazeutischer Produkte.

Die Good Manufacturing Practices (GMP) regeln die gute Herstellungspraxis für Arzneimittel.

Die GMP-Leitlinien gelten in ihren wesentlichen Punkten sowohl für die industrielle Großherstellung als auch für die Kleinherstellung in der Apotheke.

4.1.2 Chargen

Unter einer **Charge** versteht man die in einem Herstellungsgang angefertigte bzw. abgepackte Menge eines Arzneimittels. Innerhalb einer Charge herrscht Einheitlichkeit des Produktes (Chargenhomogenität). Zwischen verschiedenen Chargen des gleichen Arzneimittels sollte Übereinstimmung (Konformität) bestehen. Das heißt, die Herstellungsverfahren müssen wiederholbar (reproduzierbar) sein und damit stets zu den gleichen Ergebnissen führen.

Um dies zu erreichen, ist eine ständige systematische Überprüfung der Herstellungsmethoden, aber auch der eingesetzten Geräte erforderlich. Man bezeichnet ein solches Vorgehen als **Validierung.**

4.1.3 GMP-Richtlinien

Die GMP-Richtlinien sind ein wichtiges Regulativ im Rahmen der Qualitätssicherung bei der Arzneimittelherstellung. Es sei hier nochmals darauf hingewiesen, dass diese Vorgaben auch für die Herstellung im Bereich der Apotheke anzuwenden sind! GMP-gerechtes Arbeiten ist gegeben, wenn insbesondere die folgenden Punkte eingehalten werden:

Die **Herstellungsabläufe** sind eindeutig festgelegt, überprüft und abgesichert. Das ist üblicherweise der Fall, wenn man auf eine Arzneibuch-Vorschrift, eine standardisierte Rezeptur (Magistralverordnung) oder eine apothekenintern ausgearbeitete und validierte Formulierung Bezug nimmt. Davon ist bei der Herstellung im Defekturbereich üblicherweise auszugehen.

Vor der Anfertigung von Rezepturen ist die Vorgehensweise gründlich zu überlegen, insbesondere ist auf mögliche Inkompatibilitäten zu achten (s. Kap. 4.3.1). Als zweckmäßig erweist es sich, in Vorschriftensammlungen, z. B. NRF oder Standardrezepturen (SR), nach Belegrezepturen zu suchen, deren Herstellungsmethoden als validiert gelten können. Allerdings gilt auch hier der alte Grundsatz: „Ausnahmen bestätigen die Regel".

Die Wahl eines geeigneten **Herstellungsverfahrens** sichert die Qualität des Endproduktes, so dass im Falle einer Defektur die Erstellung eines Prüfprotokolls entfallen kann. Man sollte dann aber auf dem Herstellungsprotokoll eine kurze, aussagekräftige Beschreibung des Endproduktes anfügen, im Falle der Wollwachsalkoholsalbe z. B. eine Formulierung wie: „Gelblichweiße, geschmeidige Salbe, Geruch nach Wollwachsalkoholen".

Es wird ausschließlich qualifiziertes und entsprechend eingewiesenes **Personal** eingesetzt, das sich seiner Verantwortung bei der Arzneimittelherstellung bewusst ist. Dadurch ist gewährleistet, dass sowohl die Herstellung als auch die Verpackung und Lagerung mit der nötigen Sorgfalt und Sachkenntnis erfolgen.

Es sind geeignete und ausreichend große Produktionsräume vorhanden. Um weitestgehende Produktionshygiene zu erreichen, sollten Produktionsräume möglichst geringer Staub- und Keimbelastung ausgesetzt sein; sie sollten leicht gereinigt werden können, Arbeitstische müssen desinfiziert werden können; es darf möglichst keine Frequentation durch Personen, die nicht im Zusammenhang mit der Arzneimittelherstellung stehen, erfolgen; notwendige Anschlüsse (Wasser, Gas, Strom) müssen vorhanden sein; alle zur Herstellung und Konfektionierung nötigen Gerätschaften sollten sich im Produktionsraum befinden. In der Apotheke können diese Vorgaben erreicht werden, wenn der Rezepturbereich eine abgeschlossene Einheit darstellt. Ist dies nicht der Fall, so ist das Apothekenlabor zur Durchführung bestimmter Arbeiten wie z. B. Kapselanfertigung, Sterilfiltration oder Durchführung einer Dampfsterilisation besser geeignet.

Materialien und Behältnisse müssen einwandfrei sein. Ausgangsubstanzen sind auf Identität geprüft. Die Reinheitsanforderungen sind durch Verwendung zertifizierter Produkte erfüllt. Überprüfung der Zertifikate nicht vergessen! Ist solche Ware nicht erhältlich, so müssen die entsprechenden Prüfungen in der Apotheke im Rahmen der Eingangskontrolle durchgeführt werden!

Es ist weiterhin dafür zu sorgen, dass alle Behältnisse von Ausgangssubstanzen korrekt gekennzeichnet und mit Chargenbezeichnungen versehen sind. Es muss ferner sichergestellt sein, dass noch ungeprüfte Ware nicht versehentlich in den Produktionskreislauf gelangt. Die Einhaltung dieser Vorgaben ist ein wesentlicher Schutz zur Vermeidung von Verwechslungen und Verunreinigungen.

Behältnisse müssen mikrobiologisch einwandfrei und qualitativ zur Aufnahme von Arzneimitteln geeignet sein. Es dürfen keine Reaktionen zwischen den abgefüllten Arzneizubereitungen und den Materialien der Behältnisse und Verschlüsse auftreten. So sollen keine Bestandteile der Behältnisse und deren Verschlüsse an die Arzneizubereitung abgegeben werden (Alkalien, Weichmacher). Andererseits muss gewährleistet sein, dass das Verpackungsmaterial nicht durch Arzneistoffe oder Hilfsstoffe verändert wird. Es empfiehlt sich die Beschaffung hochwertiger, geprüfter Ware, wie es beispielsweise die Aponorm® Produkte sind.

Die sorgfältige, lückenlose **Dokumentation** der verwendeten Ausgangsmaterialien, der abgewogenen Mengen, des Herstellungsverlaufes der Inprozesskontrollen, der Abgabebehältnisse und der Endkontrollen (Defektur, Großherstellung, s. Kap. 2.2.6) ist unerlässlich.

Für Rezepturarzneimittel ist zwar kein Prüfprotokoll vorgesehen, doch empfiehlt es sich, soweit möglich, eine Rezeptur einige Stunden nach der Herstellung noch einmal auf galenische Stabilität hin zu überprüfen.

Manche Apotheken führen die Tradition des Rezeptabschreibebuches fort. In einem Rezeptabschreibebuch werden von jeder angefertigten Rezeptur das Herstellungsdatum, die Zusammensetzung, der Name des Patienten und des Verschreibers sowie etwaige Besonderheiten der Herstellung festgehalten. Diese Daten können natürlich auch im Rahmen von Taxations- oder Rezepturprogrammen in der Apotheken-EDV gespeichert werden.

Verpackung und Lagerung müssen produktgerecht sein. Arzneimittel sollten unmittelbar nach der Fertigstellung unter keimarmen Bedingungen in geeignete Gefäße abgefüllt werden. Nicht einzeldosierte Arzneiformen, die zur Einnahme vorgesehen sind, müssen mit einer geeigneten Dosierungsvorrichtung versehen sein. Das sind beispielsweise genormte Tropfeinsätze, beigelegte Dosierlöffel oder Dosierpipetten. Sehr zweckmäßig sind auch Eng- und Weithalsgläser, bei denen der Schraubverschluss als Messbecher geeignet ist (Aponorm® Medizingläser).

4.2 Rezepturmäßig hergestellte Arzneimittel

Rezepturen machen zwar nur einen geringen Teil des Gesamtumsatzes einer Apotheke aus, dennoch sind sie ein wichtiger und unverzichtbarer Teil unserer Arzneimittel.

Gründe für die Verordnung von Rezepturarzneimitteln

- Der Arzneistoff ist aus wirtschaftlichen oder Stabilitätsgründen als Fertigarzneimittel nicht im Handel.
- Der Arzneistoff ist in der gewünschten Darreichungsform als Fertigarzneimittel nicht verfügbar.
- Der Arzneistoff ist in der gewünschten Konzentration als Fertigarzneimittel nicht erhältlich.
- Aus therapeutischen Gründen sind bestimmte Arzneistoffkombinationen erforderlich.
- Der Patient reagiert auf Bestandteile des Fertigarzneimittel allergisch.
- Die Compliance ist höher.
- Durch Verordnung eines Rezepturarzneimittels können u. U. die Therapiekosten gesenkt werden.

Anforderungen bei der Herstellung von Rezepturarzneimitteln

Da Rezepturen ausschließlich in Apotheken hergestellt werden können, tragen sie wesentlich dazu bei, dass die Institution Apotheke unverzichtbar ist und bleibt. Hinzu kommt, dass sowohl der verordnende Arzt als auch der Patient hohe Erwartungen an Rezepturarzneimittel stellen. Für die Apotheke ist dies Auftrag und Herausforderung zugleich.

Es bedeutet:

- Sorgfältige Prüfung aller Ausgangsstoffe
- Gründliche Planung des Herstellungsganges
- Gewissenhafte Anfertigung
- Korrekte Kennzeichnung.

4.3 Therapeutische Qualität

4.3.1 Unverträglichkeiten

Bei der Herstellung von Defekturen nach validierten Vorschriften sowie bei der Anfertigung standardisierter Rezepturen sind Unverträglichkeiten (Inkompatibilitäten) zumeist nicht zu erwarten.

Bei freien Rezepturen können jedoch chemische oder physikalische Reaktionen zwischen Wirkstoffen, Hilfsstoffen und Arzneistoffträgern auftreten, die entweder eine Herstellung von vornherein unmöglich machen oder spätestens bei der Lagerung zu einer wahrnehmbaren Veränderung führen – **manifeste Inkompatibilitäten:**

- Ungenügende Löslichkeit, Rekristallisationserscheinungen (Prednisolon in O/W-Emulsionen), Ausfällungen z. B. bei der Mischung wässriger und ethanolischer Lösungen oder auf Grund chemischer Reaktionen.
  Häufig erweist es sich aus diesem Grund als notwendig, die Löslichkeit eines Arzneistoffes in verschiedenen Lösungsmitteln zu kennen. Wenn sich im Arzneibuch bzw. im DAC keine oder nur unzureichende Angaben finden, so sollte die Pharmazeutische Stoffliste herangezogen werden.
- Verflüssigung oder Phasentrennung bei der Verarbeitung von W/O-Emulsionen oder W/O-Cremes mit entsprechenden O/W-Zubereitungen – häufig bei der Verarbeitung von Fertigarzneimitteln anzutreffen.
- Verflüssigung oder Phasentrennung bei der Verarbeitung anionischer Tenside (z. B. Natriumcetylstearylsulfat) oder anionischer Hydrogelbildner (Carbomere) mit kationischen Wirkstoffen (Diphenhydramin-HCl, Gentamicinsulfat).
- Verflüssigung oder Phasentrennung bei der Kombination von Tensiden auf Macrogolbasis (Polysorbate, Macrogolfettsäureester) oder nichtionischen Hydrogelbildnern (Hydroxyethylcellulose) mit phenolischen Stoffen (Salicylsäure, Resorcin).
- Verflüssigung beim Verreiben von Feststoffen oder Trocknen von Feststoffgemischen wegen der Bildung eines Eutektikums, z. B. Campher mit Menthol oder Acetylsalicylsäure mit Phenyldimethylpyrazolon.

Daneben treten auch **larvierte Inkompatibilitäten** auf. Sie sind optisch nicht wahrnehmbar, können aber zu einer Verminderung der Haltbarkeit oder Wirksamkeit führen.

- Chemische Reaktionen wie hydrolytische Spaltungen, (Acetylsalicylsäure, Atropin), oxidative Veränderungen, Decarboxylierungen oder Isomerisierung.
- Abnahme der Wirksamkeit durch pH-verändernde Zusätze: Wirkungsminderung von Erythromycin bei Zugabe von sauer reagierenden Substanzen wie Salicylsäure, Abnahme der antimikrobiellen Wirksamkeit von PHB-Estern bei pH-Werten > 8.
- Inaktivierung kationischer Wirkstoffe durch Reaktion mit anionischen Hilfsstoffen:

Gentamicinsulfat mit Natriumcetylstearylsulfat (s. auch manifeste Inkompatibilitäten).

- Abnahme der Wirkkonzentration von Konservierungsstoffen durch Sorption an Gummiverschlüsse.

Es ergibt sich hieraus, dass Rezepturen mit mehreren Arzneistoffen aus galenischer Sicht Problemrezepturen darstellen, die vor der Anfertigung sorgfältig auf Kompatibilität überprüft werden müssen. Eine Hilfestellung soll die Übersicht in Tabelle 4.1 geben.

Sollen Wirkstoffe in Fertiggrundlagen der pharmazeutischen Industrie eingearbeitet werden, so können von den einzelnen Herstellern Kompatibilitätstabellen der jeweiligen Produkte angefordert werden.

Die folgenden Kompatibilitätstabellen (Tab. 4.3 bis 4.12) stellen eine Auswahl von Grundlagen dar, die häufiger in der dermatologischen Rezeptur Verwendung finden.

Tab. 4.1: Unverträglichkeiten.

Wirkstoff	Unverträglichkeit
Acetylsalicylsäure	Basisch reagierende Stoffe, Phenazon
Alkaloidsalze	Basisch reagierende Substanzen, Carbonate, Metallsalze, Iod, Iodsalze, Gerbstoffe
Aluminiumoxid, wasserhaltig	Sauer reagierende Stoffe
Ammoniumbituminosulfonat	Basisch und sauer reagierende Substanzen, Erdalkali- und Schwermetallsalze
Ascorbinsäure	Basisch reagierende Substanzen, Oxidationsmittel
Benzalkoniumchlorid	Anionische Tenside, Citrate, Nitrate, Tartrate, Salicylate
Benzoylperoxid, wasserhaltig	Sauer und basisch reagierende Substanzen, Alkohole, Amine, leich oxidierbare und reduzierende Stoffe
Bismutgallat, basisches	Basisch reagierende Stoffe
Butoxycain-HCl	Basisch reagierende Substanzen
Campher	Verflüssigung mit Menthol, β-Naphthol, Resorcin, Thymol
Chinolinolsulfat-Kaliumsulfat (Chinosol)	Basisch reagierende Substanzen, Erdalkali- und Schwermetallionen, Iod, Iodide, Oxidationsmittel
Chloramphenicol	Basisch reagierende Substanzen
Clioquinol	Basisch reagierende Substanzen, starke Oxidationsmittel, Zinkoxid
Clotrimazol	Sauer reagierende Substanzen
Dithranol	Basisch reagierende Substanzen, Oxidationsmittel
Erythromycin	Sauer reagierende Substanzen (pH-Wert < 7)
Ethacridinlactat	Basisch und sauer reagierende Substanzen, Oxidationsmittel

Tab. 4.1: Unverträglichkeiten (Fortsetzung).

Wirkstoff	Unverträglichkeit
Gelatine	Gerbstoffe, Zinksalze
Gentamicinsulfat	Anionische Arzneistoffe und Tenside
Harnstoff	Herstellung wässriger Lösungen unter Erwärmen
Hydrocortison	Stark sauer oder basisch reagierende Substanzen
Menthol	Verflüssigung mit Campher, β-Naphthol, Resorcin, Thymol
Milchsäure, Lactate	Albumin, Iodide, Oxidationsmittel
β-Naphthol	Verflüssigung mit Campher, Menthol, Resorcin, Thymol
Nystatin	Wärme (Lagerung zwischen 2 und 8 °C)
Parabene	Basisch reagierende Substanzen (pH > 8), Eisen(III)-Salze
Phenazon	Acetylsalicylsäure, Eisen(III)-salze, Natriumsalicylat, Tannin
Resorcin	Basisch reagierende Stoffe, Eisen(III)-Salze, Oxidationsmittel, Verflüssigung mit Campher, Menthol, β-Naphthol, Thymol
Salicylsäure	Eisen(III)- Salze, Carbonate, Hydrogencarbonate, Iod
Silbereiweiß, Silbereiweißacetyltannat	Alkaloidsalze, Aluminium- und Schwermetallsalze, Chloride, Gerbstoffe, sauer reagierende Stoffe
Sorbinsäure	pH-Werte > 6
Tannin	Basisch reagierende Substanzen, Oxidationsmittel, Eisen- und Schwermetallsalze, Eiweiße
Thymol	Eisen(III)-salze, Oxidationsmittel, Verflüssigung mit Campher, Menthol, ß-Naphthol, Resorcin
Tetracain-HCl	Basisch reagierende Substanzen, Oxidationsmittel
Tretinoin	*
Zinksulfat	Ammoniumbituminosulfonat, Ammoniumsulfobitol, basisch reagierende Substanzen, Chinosol, Gelatine

* Bei Tretinoin sind Unverträglichkeitsreaktionen nicht zu erwarten, die Substanz ist aber ein die Haut, Schleimhäute und die Augen reizender Gefahrstoff, der zudem stark teratogen wirkt. Bei der Verarbeitung ist deshalb höchste Aufmerksamkeit erforderlich. Hautkontakt sowie das Einatmen von Stäuben sind unbedingt zu vermeiden (Handschuhe, Mundschutz). Besondere Vorsicht ist für Frauen in gebärfähigem Alter geboten!

Unverträglichkeiten zwischen Arzneistoffen und offizinellen Salben- und Hydrogelgrundlagen können der folgenden Übersicht in Tabelle 4.2 entnommen werden.

Tab. 4.2: Unverträglichkeiten zwischen Arzneistoffen und Grundlagen.

Arzneistoff	Wollwachsalkoholsalbe AB	Wasserhaltige Wollwachsalkoholsalbe	Wasserhaltige hydrophile Salbe AB	Nichtionische hydrophile Creme AB	Kühlsalbe AB	Polyethylenglykolsalbe DAB 8	Hydroxyethylcellulosegel	Wässeriges Polyacrylatgel (Carbomergel)
Aluminiumacetat-tartrat-Lösung	-	-	-	-	S	V	-	S
Aluminiumchlorid 10%	F	L	S	-	V	V	-	SV
Ammoniumsulfobiol 10%	-	S	-	-	V	-	-	V
Bamipin-HCl 2%	-	-	S	-	-	-	-	SV
Benzalkoniumchlorid 0,5 %	-	S	S	-	L	-	-	V
Benzocain 10%	-	-	-	-	-	-	-	-
Benzoylperoxid 5%	-	-	-	-	-	-	-	-
Betamethason 0,1%	-	-	-	-	-	-	-	-
Basisches Bismutgallat 10%	-	-	-	-	-	-	-	V
Basisches Bismutnitrat	-	-	-	-	-	-	-	V
Bufexamac 5%	-	-	-	-	-	-	-	-
Campher 5%	-	-	-	-	-	-	-	-
Cetylpyridiniumchlorid 0,5%	-	S	L	-	S	-	-	V
Chloramphenicol 1%	-	-	-	-	-	-	-	-
Clioquinol 5%	-	-	-	-	-	-	-	-
Clotrimazol 1%	-	-	-	-	-	-	-	-
Dexamethason 0,1%	-	-	-	-	-	-	-	-
Dexpanthenol 5%	-	-	-	-	-	-	-	-
Dimeticon 10%	-	-	-	-	-	-	-	-
Diphenhydramin-HCl 2%	-	S	S	-	-	-	-	V
Dithranol	-	L	LF	F	-	F	F	S
Erythromycin 2%	-	-	-	-	-	-	-	-
Ethacridinlactat 1%	-	-	S	-	-	-	-	V
Gentamicinsulfat	-	-	L	-	-	-	-	V
Harnstoff 10%	-	-	-	-	-	-	-	-
Hydrocortison 1%	-	-	-	-	-	-	-	-
Hydroxychinolinsulfat 0,5%	-	-	-	-	-	-	-	V
Latschenkiefernöl 1,5%	-	-	-	-	-	-	-	-
Lebertran 10%	-	-	-	-	-	-	S	-
Menthol 5%	-	S	-	-	-	-	-	-

Tab. 4.2: Unverträglichkeiten zwischen Arzneistoffen und Grundlagen (Fortsetzung).

Arzneistoff	Wollwachsalkoholsalbe AB	Wasserhaltige Wolwachsalkoholsalbe	Wasserhaltige hydrophile Salbe AB	Nichtionische hydrophile Creme AB	Kühlsalbe AB	Polyethylenglykolsalbe DAB 8	Hydroxyethylcellulosegel	Wässeriges Polyacrylatgel (Carbomergel)
Methylsalicylat 5%	-	-	-	-	-	-	-	S
Milchsäure 5%	-	-	-	-	L	-	-	V
Myrrhentinktur 3%	-	S	-	-	-	-	-	-
ß-Naphthol 6%	-	-	-	S	-	-	-	-
Natriumchlorid 10%	-	L	-	-	L	-	-	V
Neomycinsulfat 0,5%	-	-	-	-	-	-	-	V
Nicotinsäurebenzylester 3%	-	L	-	-	-	-	-	-
Nipagin® 0,2%	-	-	-	-	-	-	-	-
Nystatin	-	-	-	-	-	-	-	-
Perubalsam 10%	-	-	-	-	-	-	-	L
Polidocanol (Thesit®) 3%	-	S	-	-	-	-	-	-
Polyvidon-Iod 10%	-	-	-	-	-	-	-	-
Rotes Quecksilbersulfid 1%	-	-	-	-	-	-	-	-
Resorcin 5%	-	S	-	S	-	F	-	-
Salicylsäure 5%	-	-	-	L	-	-	-	V
Schwefel 5%	-	-	-	-	-	-	-	-
Silbernitrat 1%	F	F	F	F	F	F	F	V
Sorbinsäure 0,1%	-	-	-	-	-	-	-	-
Steinkohlenteer-Lösung (LCD) 10%	-	S	-	-	S	-	-	-
Tannin 1%	-	-	-	L	-	-	S	-
Tetracain-HCl 0,5%	-	-	L	-	-	-	-	V
Thymianöl 1,5%	-	-	-	-	-	F	S	-
Tretinoin 0,1%	-	-	-	-	-	-	-	-
Triamcinolonacetonid	-	-	-	-	-	-	-	-
Tyrothricin 0,1%	-	S	-	-	-	-	-	L
Zinkoxid 10%	-	-	-	-	-	-	-	-

– = keine Unverträglichkeit
L = leichte Inhomogenität
S = starke Inhomogenität
V = Verflüssigungen
F = Farbänderung

Sie beruhen auf den Angaben der einzelnen Hersteller und geben zumeist die Arzneistoffkonzentration an, die maximal eingearbeitet werden kann, ohne dass Stabilitätsprobleme zu erwarten sind. Es ist zu beachten, dass die angegebenen Werte bei der Einarbeitung eines weiteren Arzneistoffes nicht mehr herangezogen werden können.

Wird bei der Planung einer Rezeptur eine Unverträglichkeit festgestellt, so sollte nach einer Lösungsmöglichkeit gesucht werden. Häufig genügt es bereits, die Arzneistoffkonzentration zu verringern.

Ein Austausch des Arzneistoffträgers ist dem Zusatz von Hilfsstoffen vorzuziehen. So ist z. B. beim Konflikt zwischen einem kationischen Arzneistoff und dem anionischen Emulgator der wasserhaltigen hydrophilen Salbe die Verwendung der nichtionischen hydrophilen Creme in Erwägung zu ziehen.

Auf alle Fälle hat Rücksprache mit dem verordnendem Arzt zu erfolgen. Es empfiehlt sich, den Arzt nicht nur auf die Unverträglichkeit hinzuweisen, sondern ihm auch gleich einen plausiblen Lösungsvorschlag zu unterbreiten.

Lassen sich Rezepturprobleme trotz aller Bemühungen nicht beheben, so kann auf die **NRF-Rezeptur-Fax-Hotline** (Fax 06196/92 83 30) zurückgegriffen werden. Man sollte in diesem Fall die Rezepturvorschrift, die bisherigen Herstellungsversuche, die auftretenden Unverträglichkeitserscheinungen, und die Hersteller-Chargenbezeichnungen der Ausgangsstoffe (bei Problemen mit NRF-Formulierungen) mitteilen.

Neben den bisher erwähnten Inkompatibilitäten sei noch kurz auf Reaktionen zwischen Arznei- bzw. Hilfsstoffen und Verpackungsmaterial bzw. Gegenständen hingewiesen (siehe Kasten).

Inkompatibilitäten zwischen Arznei-/Hilfsstoffen und Geräten/Packmaterial

Campher und **Menthol** dürfen nicht mit Horn- oder Plastiklöffeln abgefasst werden.
Carbomer-(Polyacrylat)Gele dürfen nicht mit dem Aponorm®-Tubenfüllgerät abgefüllt werden.
Fette Öle, Fette und **Paraffine** greifen Gummiverschlüsse an.
Macrogole sind inkompatibel mit Phenoplasten (Bakelitkruken, Kunststoffkartenblättern, -löffeln, -brillengestellen [!]).
Polidocanol greift die meisten Lacke (Schutzlackierung von Tuben) an.
Quecksilberhaltige Salben (sollten eigentlich obsolet sein) dürfen nicht in Blechtuben ohne Innenlackierung abgefüllt werden.
Salicylsäure und andere Phenolderivate können mit Eisen Verfärbungen hervorrufen. Sie dürfen daher nicht mit Eisengegenständen wie Spateln, Spatelmessern, oder Metallsieben in Berührung kommen. Ebensowenig dürfen Salben, die Salicylsäure enthalten, in Blechtuben ohne Innenlackierung abgefüllt werden.
Schwefel bildet bei Kontakt mit Silbergegenständen schwarzes Silbersulfid. Hierauf sollte man den Patienten bei der Abgabe einer entsprechenden Zubereitung hinweisen.

Tab. 4.3: **Kompatibilitätstabelle für Abitima® Creme.**

Arzneistoff	Kompatible Arzneistoff-Konzentration
Ammoniumbituminosulfonat	-----
Bamipin-HCl	2%
Benzalkoniumchlorid	1%
Benzocain	-----
Benzoylperoxid	10%
Clioquinol	-----
Clotrimazol	2%
Dimetindenmaleat	0,1%
Dithranol	4%
Erythromycin	2%
Ethacridinlactat	0,5%
Gentamicin	1%
Harnstoff	10%
Hydrocortison	2%
Metronidazol	2%
Miconazol	2%
Milchsäure	1%
Nystatin	100 000 IE/g
Perubalsam	20%
Polidocanol	5%
Prednisolon	0,5%
Propylenglycol	40%
Resorcin	-----
Salicylsäure	5%
Steinkohlenteerlösung	20%
Schwefel	10%
Tetracain	0,5%
Triamcinolon	0,1%
Vitamin-A-Palmitat	0,05%

----- nicht kompatibel

Tab. 4.4: Kompatibilitätstabelle für Asche Basispräparate. Bis zu den angegebenen Konzentrationen sind Arzneistoff und Grundlage kompatibel.

Arzneistoffe	Asche Basis Creme®	Asche Basis Salbe®	Asche Basis Fett-salbe®	Asche Basis Lotio®
Ammoniumbituminosulfonat	10%	-----	5%	-----
Benzocain	-----	10%	10%	-----
Betamethasonvalerat	0,1%	0,1%	0,1%	0,1%
Chloramphenicol	0,75%	2%	2%	0,75%
Chlorquinaldol	2%	2%	2%	2%
Clioquinol	10%	10%	10%	10%
Clotrimazol	2%	2%	5%	2%
Dexamethason	0,02%	-----	0,02%	-----
Dithranol	-----	0,75%	0,75%	-----
Erythromycin	2%	2%	2%	1%
Gentamicinsulfat	-----	0,5%	0,5%	-----
Harnstoff	10%	-----	40%	20%
Hydrocortisonacetat	1%	1%	1%	1%
Metronidazol	3%	2%	3%	2,5%
Milchsäure	-----	15%	15%	-----
Nachtkerzensamenöl	10%	10%	10%	10%
Neomycinsulfat	-----	0,5%	0,5%	-----
Olivenöl	5%	5%	20%	20%
Polidocanol	10%	-----	5%	5%
Salicylsäure	-----	5%	5%	-----
Steinkohlenteerlösung	10%	-----	10%	10%
Titandioxid	10%	10%	10%	10%
Tretinoin	0,2%	0,2%	0,2%	0,05%
Triamcinolonacetonid	0,1%	0,1%	0,1%	0,1%
Weißes Vaselin	50%	50%	-----	-----
Zinkoxid	1%	20%	20%	1%

----- nicht kompatibel

Tab. 4.5: Kompatibilitätstabelle für Basodexan®-Präparate. Bis zu den angegebenen Konzentrationen sind Arzneistoff und Grundlage kompatibel.

	Basodexan® Creme	Basodexan® Soft Creme	Basodexan®S Salbe
Ammoniumbituminosulfonat	2%	2%	2%
Clioquinol	3%	3%	3%
Clotrimazol	1%	-----	1%
Erythromycin	2%	2%	2%
Ethanol	-----	20%	20%
Eucerin anhydricum®	50%	50%	50%
Harnstoff (zusätzlich)	10%	20%	10%
Lanolin	50%	50%	50%
Menthol	-----	1%	1%
Nystatin	3%	3%	3%
Polidocanol	3%	3%	3%
Resorcin	-----	1%	1%
Salicylsäure	5%	10%	10%
Schwefel	10%	10%	10%
Steinkohlenteerlösung	-----	10%	-----
Tretinoin	0,025%	0,025%	0,025%
Vaseline	50%	50%	50%
Wollwachs	50%	50%	50%
Zinkoxid	20%	-----	10 %

----- nicht kompatibel

Tab. 4.6: Kompatibilitätstabelle für Unguentum Cordes®. Bis zu den angegebenen Konzentrationen sind Arzneistoff und Grundlage kompatibel.

Wirkstoff	Konzentration
Ammoniumbituminosulfonat	20%
Clioquinol	3%
Clotrimazol	1%
Cordes Beta Salbe®	50%
Cordes VAS Creme®	50%

Tab. 4.6: Kompatibilitätstabelle für Unguentum Cordes®. Bis zur angegebenen Konzentration sind Arzneistoff und Grundlage kompatibel (Fortsetzung).

Wirkstoff	Konzentration
Harnstoff	10%
Hydrocortison	1%
Nystatin	100 000 I.E./g
Olivenöl	20%
Polidocanol	5%
Salicylsäure	2,5%
Gereinigtes Wasser	50%
Zinkoxid	10%

Tab. 4.7: Kompatibilitätstabelle für Dermatop®-Präparate. Bis zu den angegebenen Konzentrationen sind Arzneistoff und Grundlage kompatibel.

Wirkstoff	Dermatop® Basiscreme	Dermatop® Basissalbe	Dermatop® Basisfettsalbe
Ammoniumbituminosulfonat	2%	2%	2%
Chloramphenicol	2%	2%	2%
Clioquinol	10%	10%	10%
Erythromycin	2%	-----	2%
Harnstoff (gelöst)	10%	10%	10%
8-Hydroxychinolin	10%	10%	10%
Lotio Cordes®	25%	25%	25%
Polidocanol	4%	-----	-----
Wasserhaltige hydrophile Salbe	80%	-----	80%
Salicylsäure	10%	10%	10%
Schwefel	10%	10%	10%
Steinkohlenteerlösung	5%	-----	5%
Wasser	50%	33%	60%
Vaselin	-----	75%	< 100%
Zinkoxid	30%	30%	30%

----- nicht kompatibel

Tab. 4.8: Kompatibilitätstabelle für Eucerinum®-Grundlagen. Bis zu den angegebenen Konzentrationen sind Arzneistoff und Grundlage kompatibel.

Wirkstoff	Eucerinum® anhydricum	Eucerinum® cum Aqua	Eucerinum® O/W-Grundlage	Eucerin® W/O-Grundlage
Aluminiumacetat-tartrat-Lsg.	-----	10%	-----	-----
Aluminiumchlorid	-----	10%	-----	-----
Ammoniumbituminosulfonat	5%	20%	10%	5%
Benzocain	-----	2%	-----	20%
Betamethasonvalerat	-----	0,1%	0,1%	0,1%
Chorhexidindigluconat	-----	1%	-----	0,5%
Clioquinol	-----	5%	-----	-----
Clotrimazol	-----	1%	2%	2%
Dexamethason	-----	0,05%	-----	-----
Dexpanthenol	-----	-----	5%	-----
Dithranol	1%	-----	-----	-----
Erdnussöl	-----	25%	-----	-----
Harnstoff	-----	7,5%	20%	20%
Hydrocortison	2%	2%	2%	2%
Hydrocortisonacetat	2%	2%	2%	2%
Lebertran	5%	-----	-----	-----
Mandelöl	-----	25%	-----	-----
Menthol	1%	-----	5%	-----
Milchsäure	-----	10%	-----	-----
Neomycinsulfat	-----	0,5%	-----	-----
Nystatin	-----	2%	2%	-----
Olivenöl	-----	20%	-----	20%
Polidocanol	5%	-----	5%	-----
Prednisolon	1%	1%	-----	-----
Prednisolonacetat	-----	1%	-----	-----
Salicylsäure	10%	10%	10%	-----
Steinkohlenteerlösung	-----	-----	10%	10%
Triamcinolonacetonid	-----	0,1%	-----	-----
Tretinoin	-----	0,05%	0,2%	-----
Zinkoxid	50%	25%	20%	20%

----- nicht kompatibel

Tab. 4.9: Kompatibilitätstabelle für Excipial®-Präparate.

Wirkstoff und Konzentration	U Hydro-lotio	U Lipo-lotio	Creme	Fett-Creme	Mandelöl-salbe
Ammoniumbituminosulfonat 5%	k	k	k	k	k
Betamethasonvalerat 0,1%	k	k	k	k	k
Bufexamac 5%	k	k	k	k	k
Clotrimazol 2%	k	k	k	k	k
Diphenhydramin HCl 2%	-----	V	k	k	-----
Dithranol 2%	-----	k	-----	k	k
Harnstoff 10%	k	k	k	k	k
Hydrcortisonacetat 2,5%	k	k	k	k	k
Lidocain HCl 2%	k	k	k	k	k
Menthol 3%	k	k	k	k	-----
Metronidazol 1%	k	-----	k	k	-----
Polidocanol	k 1%	-----	k	k	k
Prednisolonacetat 0,25%	k	k	k	k	k
Resorcin 5%	-----	-----	k	-----	-----
Salicylsäure 10%	k	k	k	k	g
Schwefel 10%	k	k	k	k	k
Steinkohlenteerlösung 10%	-----	-----	k	-----	k
Testosteronpropionat 2%	-----	k	k	-----	-----
Titandioxid 10%	k	k	k	k	k
Tretinoin 0,05%	k	k	k	k	k
Triamcinolonacetonid 0,1%	k	k	k	k	k
Zinkoxid 30%	k	k	k	k	k

-----: nicht kompatibel
k: kompatibel bis zur angegebenen Konzentration
V: Verflüssigung
g: Zubereitung wird körnig

Tab. 4.10: Kompatibilitätstabelle für Roche-Posay®-Produkte. Bis zu den angegebenen Konzentrationen sind Arzneistoff und Grundlage kompatibel.

Arzneistoff	Cold Cream	Onguent
Aluminiumacetat-tartrat-Lösung	20%	10%
Ammoniumbituminosulfonat	10%	10%
Betamethasonvalerat	0,1%	0,1%
Chloramphenicol	3%	3%
Dexamethason	0,05%	0,05%
Dexpanthenol	5%	5%
Dithranol (+ 3% Salicylsäure)	Max. 3%	Max. 3%
Erythromycin	5%	5%
Gentamicin	1%	1%
Harnstoff	20%	15%
Hydrocortisonacetat	1%	1%
Metronidazol	2%	2%
Milchsäure	10%	-----
Polidocanol	5%	5%
Prednisolon	0,5%	0,5%
Resorcin	10%	10%
Salicylsäure	15%	15%
Schwefel	10%	10%
Steinkohlenteerlösung	20%	20%
Tannin	5%	5%
Tretinoin	0,1%	0,1%
Triamcinolonacetonid	0,1%	0,1%
Wasser	25%	10%
Zinkoxid	5%	5%

----- nicht kompatibel

Tab. 4.11: Kompatibilitätstabelle für Topisolon® Basissalbe. Bis zu den angegebenen Konzentrationen sind Arzneistoff und Grundlage kompatibel.

Arzneistoff	Konzentration
Chloramphenicol	2%
Clioquinol	10%
Clotrimazol	2%
Erythromycin	2%
Eucerinum anhydricum®	50%
Harnstoff	10%
8-Hydroxychinolin	1%
Hydrocortisonacetat	1%
Metronidazol	1%
Nystatin	100 000 I.E./g
Resorcin	5%
Wasserhaltige hydrophile Salbe	75%
Salicylsäure	5%
Schwefel	10%
Vaselin	80%
Gereinigtes Wasser	40%
Zinkpaste	75%

Tab. 4.12: Kompatibilitätstabelle der Fa. Wolff für Linola®-Präparate und Wolff Basiscreme halbfett®. Bis zu den angegebenen Konzentrationen sind Arzneistoff und Grundlage kompatibel.

Arzneistoff	Linola®	Linola®-Fett N	Wolff Basiscreme®
Aureomycin	2%	2%	2%
Bufexamac	5%	5%	5%
Clotrimazol	1%	-----	1%
Erythromycin *	2%	2%	2%
Estriol	-----	0,1%	-----
Harnstoff	20%	10%	20%
Hydrocortison	1%	1%	1%

* Das Verarbeiten der Substanz wird durch Anreiben mit einer 10%igen wässrigen Lösung von Polysorbat 20 erleichtert.

Tab. 4.12: Kompatibilitätstabelle der Fa. Wolff für Linola®-Präparate und Wolff-Basiscreme halbfett®. Bis zu den angegebenen Konzentrationen sind Arzneistoff und Grundlage kompatibel (Fortsetzung).

Arzneistoff	Linola®	Linola®-Fett N	Wolff Basiscreme®
Hydrocortisonacetat	1%	1%	1%
Lidocain-HCl	4%	4%	4%
Metronidazol	2%	2%	2%
Menthol	5%	5%	5%
Salicylsäure	5%	5%	5%
Schwefel	10%	10%	10%
Testosteronpropionat	-----	2%	-----
Tretinoin	0,05%	-----	0,05%
Zinkoxid	30%	30%	30%

----- nicht kompatibel

4.3.2 Bedenkliche Rezepturarzneimittel

Arzneimittel, die vom Bundesinstitut für Arzneimittel und Medizinprodukte (BfArM) als bedenklich beurteilt wurden, dürfen nicht in den Verkehr gebracht werden. Dies gilt in gleicher Weise auch für Rezepturarzneimittel. Folgende Rezepturarzneimittel dürfen deshalb auch auf ausdrücklichen Wunsch des verordnenden Arztes nicht angefertigt und abgegeben werden:

- Schlankheitsrezepturen mit zahlreichen stark wirksamen Bestandteilen wie Appetitzüglern, Diuretika, Schilddrüsenhormonen und Antidiabetika,
- Quecksilberhaltige Schlankheitsrezepturen
- Germaniumhaltige Arzneimittel
- Rezepturen mit Phenobarbital und Natriumbromid als Sedativum
- Rezepturen mit Phenacetin
- Rezepturen mit Borsäure, Ausnahme als Hilfsstoff in Augenarzneimitteln
- Rezepturen mit Phenol, Ausnahme als Konservierungsmittel in Konzentrationen bis 0,5 %, in Kosmetika in Konzentrationen bis 1 % und zur Sklerosierung in öliger Lösung bis maximal 5 %
- Rezepturarzneimittel mit Benzol
- Rezepturarzneimittel mit Chloroform
- Rezepturarzneimittel mit Furfurol
- Rezepturarzneimittel mit Hydrazin
- Rezepturarzneimittel mit 2-Naphthol (β-Naphthol)

- Rezepturarzneimittel mit Quecksilber (I)-chlorid
- Rezepturarzneimittel mit Quecksilber (II)-oxid.

Schwefel und Resorcin werden vom BfArM zwar auf Grund ihres ungünstigen Nutzen/Risiko-Verhältnisses ebenfalls negativ beurteilt, da jedoch noch Fertigarzneimittel mit diesen Stoffen verkehrsfähig sind, kann die Anfertigung entsprechender Rezepturen nicht abgelehnt werden.

4.4 Pharmazeutische Qualität

Es gilt, die Vorgaben der GMP-Richtlinien so umzusetzen, dass Arzneimittel, die in der Apotheke hergestellt wurden, qualitativ Fertigarzneimitteln der pharmazeutischen Industrie gleichwertig sind.

4.4.1 Gehalt

Eine der wichtigsten Anforderungen an ein Arzneimittel ist, dass es richtig dosiert ist, das heißt der Arzneistoff ist in der vorgegebenen Menge genau abgewogen worden und liegt im Arzneistoffträger homogen verteilt vor. Um diesem wichtigen Gebot der Arzneimittelsicherheit gerecht werden zu können sind folgende Punkte zu beachten:

- Berechnungen stets schriftlich vornehmen, bis zum Abschluss der Rezepturbearbeitung aufbewahren und im Zweifelsfalle einer Kollegin oder einem Kollegen zur Kontrolle vorlegen. Das Ergebnis auf Plausibilität überprüfen.
- Dosierung überprüfen. Dies kann an Hand der Normdosentabelle erfolgen. Bei dermatologischen Rezepturen können die obersten Richtkonzentrationen dermatologischer Wirkstoffe der Anlage „Tabellen für die Praxis" des DAC/NRF entnommen werden. Mitunter kann man sich auch an der Dosierung des Wirkstoffes in entsprechenden Fertigarzneimitteln orientieren. Im Zweifelsfall darf die Verordnung nicht ausgeführt werden.
- Das Abwiegen der einzelnen Rezepturbestandteile hat auf Waagen mit entsprechender Genauigkeit zu erfolgen. Wenn nötig, muss das Abwiegen auf einer Analysenwaage vorgenommen werden.

4.4.2 Galenik

Die Herstellung von Arzneimitteln hat nach den anerkannten Regeln der pharmazeutischen Wissenschaft zu erfolgen. Pharmazeutisch-technische Assistenten sind dazu auf Grund ihrer schulischen Ausbildung befähigt. Bei Rezepturproblemen greift man zweckmäßigerweise auf die technolgische Fachliteratur zurück (s. auch Literaturverzeichnis).

In den Anlagen des DAC finden sich wichtige Angaben zur Herstellung von Augentropfen (Anlagen A, B), zur Dosierung von Suppositorien (Anlage F) und zur Herstellung von Hartgelatine-Steckkapseln (Anlage G).

4.4.3 Stabilität

Stabilität und Lagerfähigkeit sind wesentliche Qualitätsmerkmale eines Arzneimittels. Veränderungen bei der Lagerung lassen sich in drei Gruppen einteilen:

- Chemische Reaktionen wie Hydrolyse, Oxidationsvorgänge, Decarboxylierungsreaktionen und Isomerisierung führen zu einer Abnahme der Wirkstoffkonzentration und damit gleichzeitig zu einer Zunahme von möglicherweise physiologisch nicht unbedenklichen Abbauprodukten.
- Galenische Veränderungen, z. B. Änderung der Zerfallszeiten oder Zerbröckeln von Tabletten, Auskristallisation, Verflüssigung von Gelen oder Phasentrennung von Emulsionen oder Cremes, können die Folgen ungeeigneter Formulierungen, falscher Lagerung oder von Herstellungsfehlern sein.
- Mikrobielle Veränderungen sind auf die Kontamination durch Mikroorganismen und deren Vermehrung zurückzuführen.

Der Gesetzgeber verlangt auch bei Rezepturarzneimitteln einen Hinweis auf die begrenzte Haltbarkeit. Zwar genügen allgemeine Formulierungen wie „begrenzt verwendbar" oder „zum alsbaldigen Gebrauch bestimmt", doch sind sie für den Anwender wenig hilfreich. Es sollten daher auf den Abgabebehältnissen ganz konkrete Aufbrauchfristen (Tab. 4.13, 4.14, 4.15), wie „... Monate verwendbar", „verwendbar bis..." oder „nach dem ... nicht mehr verwenden" angebracht werden, auch wenn dies nicht immer auf die Gegenliebe des verordnenden Arztes oder des Patienten stößt. Auch hier gilt: Arzneimittelsicherheit hat den höchsten Stellenwert.

Werden Rezepturarzneimittel nach standardisierten Vorschriften angefertigt, so findet man beispielsweise im NRF sowohl Aufbrauchsfristen für die Rezepturherstellung als auch Haltbarkeitsfristen bei der Herstellung auf Vorrat (NRF Allgemeine Hinweise 1.4.) Bei diesen Fristen sind mögliche chemische, galenische und mikrobielle Veränderungen miteinbezogen.

Bei freien Verordnungen wird man die Aufbrauchsfrist in erster Linie auf mikrobielle Veränderungen hin ausrichten. Dies setzt einen Ausschluss von Inkompatibilitäten, korrekte Herstellung und weitestgehende Vermeidung mikrobieller Kontamination voraus. Kühle Lagerung ist vor allem in den Sommermonaten bei wässrigen Lösungen, Hydrogelen und F/W-Zubereitungen empfehlenswert, allerdings nur dann, wenn Ausfällungen (konzentrierte Lösungen), Wasseraustritt aus Quasiemulsionen (Kühlsalbe) oder Rekristallisationen (Prednisolon in F/W-Emulsionen) nicht zu erwarten sind.

Tab. 4.13: Aufbrauchfristen rezepturmäßig häufiger hergestellter Arzneiformen. Die Fristen sind auch auf Anbrüche vor Fertigarzneimitteln anwendbar.

Arzneiform	Aufbrauchfrist
Flüssige Arzneiformen	
Augentropfen konserviert	4 Wochen
Emulsionen, Supensionen, Lösungen zum Einnehmen, Lösungen zur äußerlichen Anwendung oder Mundspülungen unkonserviert	1 Woche
Emulsionen, Supensionen, Lösungen zum Einnehmen, Lösungen zur äußerlichen Anwendung oder Mundspülungen konserviert	6 Monate
Nasentropfen unkonserviert	24 Stunden
Nasentropfen konserviert, im Pipettenglas oder in der Quetschflasche	2 Wochen
Nasentropfen konserviert, in Flasche mit Druckzerstäuberpumpe	6 Monate
Ohrentropfen wasserfrei	6 Monate
Halbfeste Arzneiformen*	
Hydrogele, hydrophile Cremes unkonserviert in der Tube	1 Woche
Hydrogele, hydrophile Cremes konserviert in der Tube	6 Monate
Hydrophobe Cremes unkonserviert in der Tube	1 Monat
Hydrophobe Cremes konserviert in der Tube	1 Jahr
Wasserfreie Salben in der Kruke	6 Monate
Wasserfreie Salben in der Tube	3 Jahre
Feste Arzneiformen	
Granulate	1 Jahr (trockene Lagerung)
Kapseln im Weithalsglas	1 Jahr
Pulver	1 Jahr (trockene Lagerung)
Suppositorien in der Kruke	1 Jahr
Suppositorien in der Gießfolie	3 Jahre
Teemischungen geschnitten, ohne flüchtige Bestandteile	3 Jahre
Teemischungen geschnitten, mit flüchtigen Bestandteilen	6 Monate
Teemischungen mit angestoßenen flüchtigen Bestandteilen	2 Wochen

* Wasserhaltige Salben sollten nicht in Kruken abgefüllt werden. Die für Tuben angegeben Werte gelten auch für Unguator®- und Aponorm TopiTec®-Kruken.

Tab. 4.14: **Aufbrauchfristen spezieller Salbengrundlagen.**

Salbengrundlage	Aufbrauchfrist
Hydrophobe Grundlagen	
Vaseline	1 Jahr
Wachssalbe (Oxidationsprozesse)	3 Monate
Zinkpaste	1 Jahr
Weiche Zinkpaste	1 Jahr
Absorptionsbasen W/F und deren wasserhaltige Zubereitungen (hydrophobe Cremes)	
Wollwachsalkoholsalbe (Eucerinum anhydricum®)	1 Jahr
Wasserhaltige Wollwachsalkoholsalbe (Eucerinum cum aqua)	1 Monat unkonserviert 6 Monate konserviert
Absorptionsbasen F/W und deren wasserhaltige Zubereitungen (hydrophile Cremes)	
Hydrophile Salbe	1 Jahr
Wasserhaltige hydrophile Salbe	1 Woche unkonserviert* 6 Monate konserviert
Nichtionische hydrophile Creme	1 Woche unkonserviert* 6 Monate konserviert
Unguentum Cordes®	1 Jahr
≤ 30 % Wasser – W/F-Creme	1 Monat unkonserviert 6 Monate konserviert
> 50 % Wasser – F/W-Creme	1 Woche unkonserviert* 6 Monate konserviert
Hydrogele	1 Woche unkonserviert 6 Monate konserviert
Hydrogele In der Regel enthalten sowohl rezepturmäßig hergestellte Hydrogele als auch entsprechende FAM Ethanol, Isopropylalkohol und bzw. oder Propylenglykol, sodass sich hieraus in vielen Fällen bereits eine ausreichende Konservierung ergibt.	
Basiscreme DAC (ambiphile Creme)	6 Monate
Basiscreme DAC ist durch den Gehalt an Propylenglykol ausreichend konserviert. Bei der weiteren Einarbeitung von Wasser bleibt der konsevierende Effekt nur dann gewährleistet, wenn die Propoylenglykol-Konzentration in der Wasserphase > 10 % ist.	
Zinkoxidschüttelmixtur (Herstellung nach NRF)	1 Monat
Antibakteriell wirksame Zusätze wie z. B. Schieferölprodukte oder LCD verlängern die Aufbrauchfrist auf	3 Monate
Kühlsalbe	1 Monat unkonserviert 6 Monate konserviert

* 2 Wochen bei Lagerung im Kühlschrank vertretbar.

Tab. 4.15: Aufbrauchfristen von Rezepturen mit Fertigarzneimittel-Grundlagen.

Fertigarzneimittel-Grundlage		Aufbrauchfrist
Abitima Creme (Sorbinsäure)		6–8 Wochen*
Abitima face (Parabene)		6–8 Wochen*
Alfason BasisCreSa (Methyl-4-hydroxybenzoat)		4–8 Wochen*
Asche Basiscreme (Benzylalkohol)		6 Wochen*
Ellsurex Paste		3–4 Wochen*)
Excipial Produkte		8 Wochen*
Exoderil Gel (Isopropylalkohol/Propylenglykol)		4 Wochen*
Wolff -Produkte		
Linola Creme (Parabene)		6 Monate*
Wolff Basiscreme halbfett (Parabene)		6 Monate*
Ausnahmen (beide Produkte)	mit Erythromycin	8 Wochen*
	mit Metronidazol	3 Monate*
	mit Tretinoin	8 Wochen*

* jeweils Herstellerangaben

4.4.4 Kennzeichnung

Zur Qualität eines in der Apotheke hergestellten Arzneimittels zählt auch eine vollständige und korrekte Kennzeichnung (Näheres s. 2.1.5).

4.5 Mikrobiologische Qualität

4.5.1 Arten von Mikroorganismen

Bakterien sind einzellige Lebewesen. Ihre Größe liegt zwischen 0,1 µm und 1,5 µm. Sie unterscheiden sich nicht nur in der Größe, sondern auch im Aussehen, im chemischen Aufbau ihrer Zellwand und in ihren pathogenetischen Eigenschaften. Manche Bakterien schützen sich beim Vorliegen ungünstiger Lebensverhältnisse, indem sie durch Verkapselung Dauerformen, die sogenannten Sporen, bilden. Man unterscheidet u. a. kugelförmige bis ovale Bakterien (Kokken), Stäbchenbakterien, die in verschiedenen Varianten vorkommen können (nicht sporenbildend, z. B. *Pseudomonas*, und sporenbildend, z. B. *Clostridium tetani* und *Clostridium botulinum*) sowie spiralig geformte, lange dünne Bakterien (Spirochäten).

Pilze sind etwa 10mal größer als Bakterien, ihr mittlerer Durchmesser liegt bei 10 µm. Pilze können aus einzelligen Gebilden zu großen, vielzelligen Lebewesen heranwachsen. Man unterscheidet zwischen Hefen (Candida), Myzelien (Schimmelpilze, Dermatophyten) und dimorphen Pilzen. Letztere können sowohl Hefezellen durch Sprossung produzieren als auch Myzelien bilden.

Viren sind im Vergleich zu Bakterien etwa 10mal kleiner. Sie können nur in Verbindung mit oder als Bestandteil von anderen Lebewesen existieren. Eine Kontamination mit Viren ist daher für Arzneimittel, die in der Apotheke hergestellt werden, nicht von Bedeutung.

4.5.2 Mikrobielle Reinheit von Arzneimitteln

An Arzneimittel werden hohe Anforderungen in Bezug auf ihre mikrobielle Reinheit gestellt (Tab. 4.16). Man kann diese Anforderungen in zwei Gruppen unterscheiden:

- Zubereitungen, die steril sein müssen.
- Zubereitungen, bei denen eine bestimmte Keimzahl nicht überschritten wird. Diese Begrenzung weist darauf hin, dass diese Keimzahlen auch bei der Lagerung nicht ansteigen dürfen, dass also durch Verwendung geeigneter Konservierungsmittel die Vermehrung dieser geduldeten Keime zu unterbinden ist.

Tab. 4.16: Mikrobiologische Reinheitsforderungen für pharmazeutische Zubereitungen (Ph.Eur. Allg. Texte 5.1.4).

Kategorie	Zubereitung (Auswahl)	Anforderungen je g bzw. ml
1	Parenteralia, Ophthalmica	Müssen der Prüfung auf Sterilität entsprechen
2	Zubereitungen zur topischen Anwendung oder zur Anwendung im Respirationstrakt, soweit sie nicht steril sein müssen	Höchstens 10^2 aerob wachsende Keime, maximal 10 Enterobakterien; Abwesenheit von *Pseudomonas aeruginosa* und *Staphylococcus aureus*
3	Zubereitungen zur oralen und rektalen Anwendung.	Höchstens 10^3 aerob wachsende Bakterien und 10^2 Pilze; Abwesenheit von *Escherichia coli*
4 A	Pflanzliche Arzneimittel, denen vor der Anwendung siedendes Wasser zugesetzt wird (Arzneitees)	Höchstens 10^7 aerob wachsende Bakterien und 10^5 Pilze; maximal 10^2 *Escherichia coli*
4 B	Andere pflanzliche Arzneimittel	Höchstens 10^5 aerob wachsende Bakterien und 10^4 Pilze; maximal 10^3 Enterobakterien und bestimmte andere gramnegative Bakterien; Abwesenheit von *Escherichia coli* und Salmonellen

Tab. 4.17: Konservierungsstoffe für rezepturmäßig hergestellte Arzneimittel.

Konservierungsmittel	Normkonzentration	Bemerkungen
PHB-Ester	0,1 %–0,15 %	> pH 8 rasche Hydrolyse
Sorbinsäure und Salze*	0,1 %–0,15 %	> pH 6 unwirksam
Benzoesäure und Salze	0,1 %–0,15 %	> pH 5 unwirksam
Propylenglykol	> 10 %	
Ethanol	> 15 %	

* Wenn Salze der Sorbinsäure verwendet werden, ist der Zusatz von Citronensäure erforderlich.

4.5.3 Konservierungsmittel

Konservierungsmittel verhindern die Vermehrung und das Ausbreiten von Keimen. Zu diesem Zweck greifen sie entweder an der Zellmembran (quartäre Ammoniumverbindungen, Invertseifen) an oder im Zellinneren, nachdem sie die Zellmembran permeiert haben (fast alle übrigen Konservierungsmittel). Um die Zellmembran durchdringen zu können, ist eine ausreichende Lipoidlöslichkeit erforderlich. Tabelle 4.17 gibt eine Übersicht über Konservierungsmittel für rezepturmäßig hergestellte Arzneimittel.

Man sollte mit den verordnenden Ärzten abklären, ob generell eine Konservierung von Rezepturarzneimitteln, bei denen ein hohes Verkeimungsrisiko besteht, erwünscht ist. Im Falle der Nichtkonservierung muss auf die erheblich verkürzten Aufbrauchfristen hingewiesen werden.

Angaben zur Konservierung von Augentropfen finden sich im DAC, Anlage A. Augentropfen sind stets zu konservieren. Werden Augentropfen nicht mit antimikrobiell wirksamen Zusätzen hergestellt, so sollten sie in Einzeldosisbehältnissen abgegeben werden.

4.5.4 Räumliche Voraussetzungen

Wie unter 4.1.3 bereits aufgeführt, werden an die Herstellungsörtlichkeiten hohe Anforderungen gestellt, die im Apothekenlabor erfüllt sein dürften.

Ungünstiger erweist sich die Situation bei der Herstellung am Rezepturplatz. Ist dieser nicht Bestandteil der Offizin und auch nicht in einem Durchgangsbereich der Apotheke untergebracht, also vor Publikumsverkehr und somit vor Staub- und Keimbefall geschützt, sind ferner die nötigen Anschlüsse und Gerätschaften vorhanden, so ist gegen eine Arzneimittelherstellung nichts einzuwenden. Wenn hingegen die Rezeptur Bestandteil der Offizin ist, werden allein durch die sich öffnende und schließende Eingangstür permanent Schmutzteilchen und Keime auf den Arbeitsplatz gewirbelt.

Auch die Apothekenkunden selbst sind verständlicherweise sehr häufig Keimausscheider. Zudem dürfte ungestörtes Arbeiten erschwert sein.

In diesen Fällen sollten aseptische Herstellungen oder Sterilfiltrationen nach Möglichkeit im Apothekenlabor auch wenn dieses für die Arzneimittelherstellung nicht vorgesehen ist durchgeführt werden. Auch andere aufwendigere Rezepturen, z. B. die Füllung von Hartgelatinekapseln oder das Ausgießen von Suppositorien, sollte im Labor erfolgen. Unter Umständen kann die Situation am Rezepturplatz in der Offizin ohne großen Aufwand schon allein durch das Anbringen eines Windschutzes deutlich verbessert werden.

4.5.5 Ungestörte Rezepturbearbeitung

Das Herstellen von Arzneimitteln verlangt ein Höchstmaß an Konzentration und Sauberkeit. Es sollte daher nach Möglichkeit durch keine anderen Tätigkeiten wie das Bedienen von Kunden oder das Führen von Telefonaten unterbrochen werden. Durch diese Ablenkungen besteht die Gefahr, dass

- Bestandteile vergessen oder doppelt eingewogen werden,
- falsche Mengen abgewogen werden,
- vermehrt Keime in die Rezeptur eingeschleppt werden,
- geschmolzene Bestandteile zwischenzeitlich erstarren.

Man sollte deshalb nach Möglichkeit die Herstellung von Arzneimitteln auf Zeiten geringeren Kundenaufkommens legen. Ist es dennoch einmal unvermeidbar, eine Rezepturarbeit unterbrechen zu müssen, so sollten zumindest alle Einwaagen getätigt sein. Bei der Herstellung von Salben in geschlossenen Systemen, z. B. dem Unguator®-System, dem TopiTec®-Rührsystem oder dem Tubag®-System, ist nach dem Verschließen der Kruke oder des Folienbeutels eine Arbeitsunterbrechung unproblematisch.

4.5.6 Vorbehandlung von gereinigtem Wasser

Gereinigtes Wasser ist ein ideales Substrat für Mikroorganismen. Es darf daher nur Wasser, das durch geeignete Maßnahmen der Keimzahlverminderung entkeimt worden ist, oder Wasser, dessen einwandfreie mikrobiologische Qualität gewährleistet ist, verwendet werden. Für die Umsetzung in der Apotheke ergeben sich daraus folgende Möglichkeiten:

- Bei Bedarf Eigenherstellung von Wasser für Injektionszwecke mit einem geeignetem Gerät, z. B. dem Muldestor®. Nachteilig sind hierbei der hohe Energie- und vor allem Wasserverbrauch.

- Verwendung von Wasser für Injektionszwecke aus Ampullen oder Infusionsflaschen. Bei der Entnahme ist darauf zu achten, dass das in der Infusionsflasche verbleibende Wasser nicht kontaminiert wird.
- Verwendung von gereinigtem Wasser, das durch frisches Aufkochen unter mindestens 5 min langem Sieden keimreduziert wurde. Bewährt haben sich hierfür Wasserkochgeräte mit Zeitschaltuhren, die vom Fachhandel (Fischer-Lauer, WEPA) angeboten werden. Dieses Wasser lässt man anschließend bedeckt abkühlen. Kurzes Aufkochen oder das Aufkochen mittels eines Mikrowellengerätes sind keine ausreichenden Maßnahmen. Dieses Wasser darf maximal 24 Stunden in einem Vorratsgefäß gelagert werden, wenn dieses sterilisiert oder einem keimzahlvermindernden Verfahren unterzogen wurde.

In diesem Zusammenhang sei erwähnt, dass Wasser aus Ionentauschern oftmals stark keimbelastet ist, da im Ablaufschlauch Wasser zurückbleiben kann. Hier können sich nun Mikroorganismen ansiedeln, vermehren und in die Ionentauscherharze hineinwachsen. Es empfiehlt sich daher den Ablaufschlauch des Gerätes mindestens einmal wöchentlich innen zu desinfizieren. Gut geeignet zu diesem Zweck ist Wasserstoffperoxid-Lösung 3 % m/m mit einem Zusatz von 0,5 % m/m Milchsäure. Überdies sollte bei der Entnahme von Wasser, das der Arzneimittelherstellung dienen soll, ein Vorlauf von ca. 1/2 Liter Wasser verworfen werden.

4.5.7 Vorbehandlung des Arbeitsplatzes

Am Arbeitsplatz sollten sich nur die Behältnisse und Geräte befinden, die zur Herstellung der jeweiligen Aufgabe erforderlich sind. Das Anfertigen von mehreren Arzneimitteln gleichzeitig sollte unterbleiben.

Zu Beginn wird der Arbeitsplatz desinfiziert. Bewährt hat sich das Besprühen der Arbeitsfläche mit Isopropylalkohol 70 % V/V. Zum Aufsprühen eignet sich ein einfacher Pflanzenbesprüher. Dass diese Desinfektionsmaßnahme nur durchgeführt werden darf, wenn sich keine offenen Flammen oder andere Zündquellen im Raume befinden, versteht sich von selbst.

Spatel, Löffel, Fantaschalen, Pistille sowie Rührer werden ebenfalls mit Isopropylalkohol 70 % V/V oder einem anderen geeigneten Desinfektionsmittel desinfiziert.

4.5.8 Hygienische Maßnahmen des Herstellers

Das Tragen sauberer Arbeitskleidung ist in der Apotheke ohnehin obligatorisch. Für eine Herstellung unter aseptischen Bedingungen sollte allerdings frische Arbeitskleidung angelegt werden. Die Hände sind zu waschen und werden anschließend desinfiziert. Als Desinfektionslösung wird z. B. der Desinfektionsspiritus NRF 11.27 empfohlen.

Auch das Überziehen steriler Einmalhandschuhe sowie das Abdecken der Haare mit einer Schutzhaube sind dazu geeignet, die Keimbelastung bei der Herstellung von Arzneimitteln gering zu halten. Während diese Schutzmaßnahmen in der Pharmaindustrie und auch im Bereich der Lebensmittelverarbeitung selbstverständlich sind, werden sie in der Apotheke bedauerlicherweise mit Skepsis betrachtet, wenn nicht gar abgelehnt. Hier sind Umdenkprozesse dringend erforderlich!

4.5.9 Behältnisse

Behältnisse müssen ebenfalls mikrobiologisch einwandfrei sein. Sie werden zumeist in PE-Folie eingeschweißt geliefert. Man sollte sie in dieser Folienverpackung belassen, da sie hier sehr gut vor Verschmutzung und Keimbefall geschützt sind. Zur Entnahme einzelner Gefäße wird die Folie nicht großflächig aufgerissen, sondern es wird eine kleine Entnahmeöffnung geschaffen. Keinesfalls sollten Behältnisse mit abgenommenem Verschluss gelagert werden.

4.5.10 Entsorgung kontaminierten Materials

Zellstofftupfer oder Einmalkartenblätter mit denen Rührflügel, Fantaschalen oder Pistille abgewischt bzw. abgeschabt wurden, dürfen nicht zum normalen Abfall gegeben werden. Sie sollten vielmehr in einem kleinen Auffangbehälter mit eingelegtem Müllbeutel gesammelt werden. Dieser Beutel wird am Abend verschlossen und dann dem Müll zugeführt. Auf diese Weise wird sichergestellt, dass Reinigungspersonal nicht mit Arzneimittelresten in Kontakt kommt. Selbstverständlich sollte es auch sein, dass Laborgeräte, Salbenschalen u. ä. nicht zusammen mit dem Gebrauchsgeschirr gespült werden.

5 Sammlung von Arzneimittelrisiken

Alle Apotheken sind zusammen mit Ärzten, Krankenhäusern, Herstellern und Gesundheitsbehörden in ein (nationales und internationales) Erfassungssystem für Arzneimittelrisiken eingebunden und zur Mitwirkung verpflichtet. Ziel dieses Systems (Abb. 5.1) ist eine Dauerüberwachung aller Arzneimittel, die sich in Verkehr befinden, um mögliche Gefahren von der Bevölkerung abzuwenden.

Zentrale Stelle für die Sammlung von Arzneimittelrisiken ist das BfArM (Bundesinstitut für Arzneimittel und Medizinprodukte). Dort laufen alle Meldungen zusammen, werden ausgewertet und erforderliche Maßnahmen getroffen.

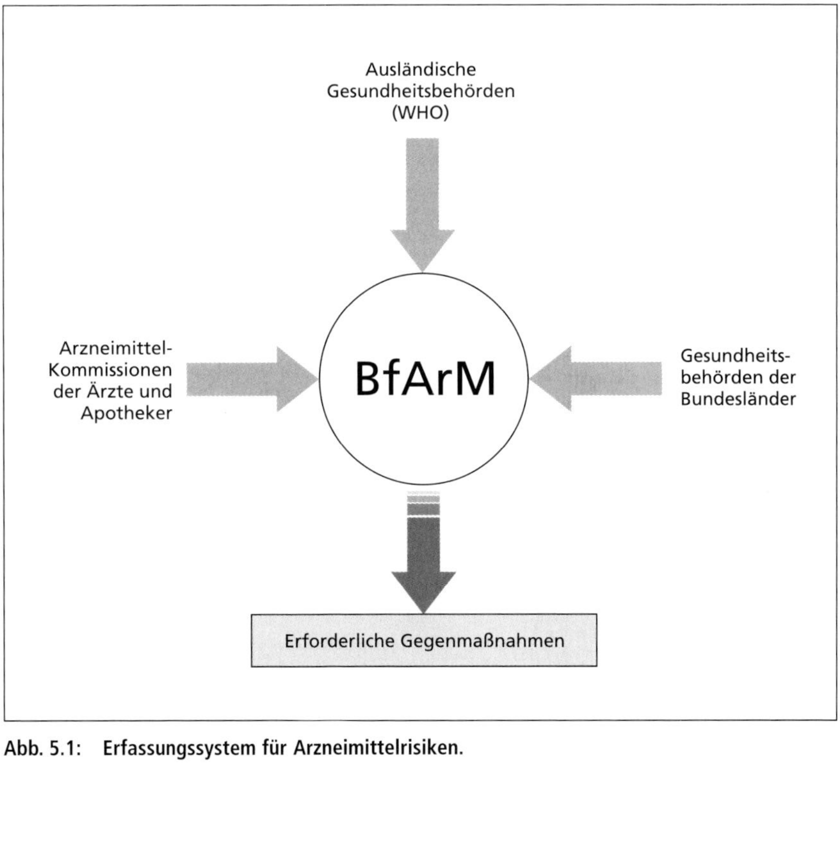

Abb. 5.1: Erfassungssystem für Arzneimittelrisiken.

Berichtsbogen

zur Meldung von Arzneimittelrisiken nach Stufenplan

AMK ARZNEIMITTEL KOMMISSION

Nicht ausfüllen; nur für interne Zwecke

am: ....

Einsendung: ☐

Weitergeleitet an: ....

....

am: ....

Arzneimittelkommission der Deutschen Apotheker
Postfach 5722
65732 Eschborn
Carl-Mannich-Straße 26
65760 Eschborn

Apothekenstempel

Bearbeitet von:

Bezeichnung des Arzneimittels:[1] ....

Darreichungsform:[2] ....
Packungsgröße:[3] ....
Hersteller:[4] ....
Chargen-Bez.:[5] ....
auf Faltschachtel und innerem Behältnis stimmen überein ☐ ja ☐ nein

Bezogen von:[6] ....
Bezugsdatum:[7] ....
Verfalldatum:[8] ....
Anbruch:[9] ....
(bzw. vom Patienten zurückgegeben) ☐ ja ☐ nein

I. Beobachtungen zur pharmazeutischen Qualität

Grund der Beanstandung:[10]
(Deklaration, Verpackungsfehler, Beschädigung der Oberfläche, Verdunstung, Zersetzung, Verfärbung, Ausfällung, Trübung, Entmischung, Verwechslung, andere Mängel) ....

Sind in der Apotheke weitergehende Untersuchungen erfolgt?[11]

....

Es wird gebeten, bei Beanstandungen zum Punkt 10 das Arzneimittel oder den Ausgangsstoff im Original-Behältnis mit einzusenden. (Die Verpflichtung des Apothekers nach § 21 Abs. 3 ApBetrO bleibt unberührt.)

II. Andere Beobachtungen nach § 62 AMG und Stufenplan

Unerwünschte Arzneimittelwirkungen:[12] ....

Anwendung von .... bis .... Dosierung (tgl.) ....
Erfolgte die Anwendung auf ärztliche Verordnung? ☐ ja ☐ nein
Weitere Anwendung nach Auftreten der Nebenwirkung? ☐ ja ☐ nein
Bestehen Nebenwirkungen nach Absetzen weiter? ☐ ja ☐ nein
Welche anderen Arzneimittel werden (wurden) angewendet?

....

Verdacht auf Mißbrauch oder Vielverbrauch[13]

....

Angaben zur Person des Patienten[14]
Pat.-Initialen .... Alter: .... Jahre männl. ☐ weibl. ☐
Der Patient ist aufzufordern, die Beobachtungen auch dem behandelnden Arzt mitzuteilen.
Mit der Weitergabe der Apothekenanschrift bin ich einverstanden[15] ☐ ja ☐ nein

Abb. 5.2: Stufenplan-Berichtsbogen der Arzneimittelkommission.

Welche Arzneimittelrisiken können in der Apotheke festgestellt werden?

- Pharmazeutische Mängel an Arzneimitteln werden durch die Eingangsprüfung der Ausgangsstoffe, stichprobenweise Überprüfung von FAM oder durch zufällige Beobachtung festgestellt. Es kann sich dabei um Verwechslungen, fehlende Packungsbeilagen etc. handeln. Näheres ist in den entsprechenden Kapiteln bereits beschrieben.
- Nebenwirkungen, Unverträglichkeiten, Missbrauch etc., die noch nicht bekannt sind. Festgestellt werden sie durch Kundenbeobachtungen oder Meldungen, die von Kunden an das Apothekenpersonal herangetragen werden.
- Mitteilungen aus der Fachpresse, Rote-Hand-Briefe, Mitteilungen der Apothekerkammer etc.

Maßnahmen zur Gefahrenabwehr

Die selbst durch Prüfungen bzw. Kundenbeobachtungen festgestellten Risiken werden der Apothekenleitung gemeldet und von dieser beurteilt. Ist dies nicht eindeutig möglich, kann das betreffende Arzneimittel zur Begutachtung an die Arzneimittelkommission der Deutschen Apotheker (AMK) geschickt werden.

Bei eindeutigen Herstellerfehlern muss die zuständige Behörde benachrichtigt werden.

Als problematisch kann sich die Bewertung der von Kunden gemachten Beanstandungen bezüglich neuer Nebenwirkungen, Unverträglichkeiten etc. erweisen. Selbstverständlich interessieren in diesem Zusammenhang ausschließlich neue, bisher unbekannte Erscheinungen. Man wird in entsprechenden Verdachtsfällen ebenfalls die AMK benachrichtigen.

Für alle Meldungen an die AMK soll das dafür vorgesehene Formular verwendet werden (s. Abb. 5.2).

Arzneimittelrisiken, die der AMK bekannt sind und allen Apotheken mitgeteilt werden müssen, werden in der wöchentlich erscheinenden Rubrik „Wichtige Mitteilungen der AMK" in der Fachpresse veröffentlicht. Das Lesen dieser Mitteilungen ist auch deshalb für alle pharmazeutischen Mitarbeiter unerlässlich.

6 Bedenkliche und nicht verkehrsfähige Arzneimittel

Es ist verboten, bedenkliche Arzneimittel in Verkehr zubringen. Dabei spielt es keine Rolle, ob es sich um Rezepturarzneimittel oder um Fertigarzneimittel handelt.

Was sind „bedenkliche Arzneimittel"?

Eine Antwort darauf gibt das Arzneimittelgesetz im § 5

> Ein Arzneimttel gilt als bedenklich, wenn es im begründeten Verdacht steht, dass es bei bestimmungsgemäßem Gebrauch schädliche Wirkungen hat, die über ein nach den Erkenntnissen der medizinischen Wissenschaft vertretbares Maß hinausgehen.

Welche Arzneimittel davon betroffen sind, erfahren die Apotheken durch die AMK-Mitteilungen in der Fachpresse (DAZ, PZ) bzw. über die Rundschreiben der Landesapothekerkammern. Es wird dringend empfohlen, dass die AMK-Meldungen von jedem pharmazeutischen Mitarbeiter gelesen werden. Die Rundschreiben der Kammern werden an die Mitglieder versandt, d. h. an die Apotheker, sollten aber bezüglich dieser Meldungen den PTAs ebenfalls zur Lektüre vorgelegt werden.

Da es immer wieder vorkommt, dass Rezepturen mit bedenklichen Bestandteilen in Apotheken vorgelegt werden, wäre es wünschenswert, wenn eine Liste mit den betroffenen Stoffen existieren würde. Problematisch ist allerdings dabei, dass manche Stoffe nicht generell verboten sind, sondern eine patientenbezogene Nutzen/Risiko-Abwägung vorzunehmen ist.

Ein eindrucksvolles Beispiel für eine Nutzen/Risiko-Bewertung ist die Substanz „Thalidomid", die 1957 unter dem Namen „Contergan®" als Schlafmittel auf den Markt kam und, wie sich später herausstellte, für schwerste Missbildungen bei Kindern verantwortlich war, deren Mütter während der Schwangerschaft das Mittel eingenommen hatten. 1998 erhielt eine amerikanische Firma die Zulassung für ein Thalidomid haltiges Arzneimittel. Diese Zulassung bezieht sich aber ausschließlich auf die sogenannte Leprareaktion, eine lebensbedrohliche immunologische Begleiterscheinung mancher Leprafälle, die mit Thalidomid behandelbar ist.

Des Weiteren könnte eine Auflistung bedenklicher Stoffe dazu verleiten, alle nicht genannten Stoffe automatisch als nicht-bedenklich anzusehen, was auf keinen Fall getan werden darf, denn die Erfahrung der vergangenen Jahre hat gezeigt, dass immer wieder neue Substanzen auftauchen oder alte, längst vergessene Arzneistoffe zu neuem Leben erwachen und für Indikationen eingesetzt werden, bei denen eine Gefahr für die Anwender besteht.

Deshalb ist vom Apotheker jede Rezeptur zu überprüfen, ob damit nicht vertretbare Risiken für den Patienten entstehen. Eine Hilfestellung dafür stellen die „AMK-Empfehlungen zu bedenkliche Arzneimitteln" dar (veröffentlicht in der Deutschen Apotheker Zeitung, Nr. 30/2001; s. Kasten).

AMK-Empfehlungen zu bedenklichen Arzneimitteln

1. Die pharmazeutische Qualität kann nicht sichergestellt werden, weil weder eine Prüfvorschrift noch ein Prüfzertifikat nach § 6 ApBetrO vorliegen: Das Arzneimittel darf nicht angefertigt und nicht abgegeben werden.
2. Es liegt eine veröffentlichte Stellungnahme des Bundesinstituts für Arzneimittel und Medizinprodukte beziehungsweise des Paul-Ehrlich-Instituts vor, die das fragliche Arzneimittel als bedenklich einstuft: Das Arzneimittel darf nicht angefertigt und nicht abgegeben werden.
3. Die Zulassungen von Fertigarzneimitteln mit bestimmten Wirkstoffen wurden widerrufen: Die Apotheke sollte Rücksprache mit dem verordnenden Arzt halten und ihn über die Bewertung der Bundesoberbehörden informieren. Rücksprache und Information sollten in der Apotheke dokumentiert werden. Auf Grund einer individuellen Nutzen/Risiko-Abschätzung durch den Arzt ist im Einzelfall eine Abgabe auf Privatrezept möglich. Eine Abgabe ohne ärztliche Verschreibung sowie die defekturmäßige Herstellung sind nicht erlaubt.
4. Es liegt eine Aufbereitungsmonographie vor, in der das Nutzen/Risiko-Verhältnis für bestimmte Indikationen negativ beurteilt wird: Die Apotheke sollte Rücksprache mit dem verordnenden Arzt halten und ihn über die Bewertung der Aufbereitungskommission informieren. Rücksprache und Information sollten in der Apotheke dokumentiert werden. Auf Grund einer individuellen Nutzen/Risiko-Abschätzung durch den Arzt ist im Einzelfall eine Abgabe auf Privatrezept möglich. Eine Abgabe ohne ärztliche Verschreibung sowie die defekturmäßige Herstellung sind nicht erlaubt.
5. Es liegt eine Aufbereitungsmonographie vor, in der die medizinische Anwendung auf Grund von Risiken als nicht vertretbar beurteilt wird: Das Arzneimittel darf nicht angefertigt und nicht abgegeben werden.
6. Bedenken auf Grund von Mitteilungen über Risiken in der Literatur: Es wird empfohlen, den Arzt entsprechend zu informieren und dies auch zu dokumentieren. Bleibt der Arzt in Kenntnis der Risiken bei seiner Verordnung, kann sie beliefert werden. In Einzelfällen können die dokumentierten Risiken aber so schwerwiegend sein (zum Beispiel Kanzerogenität), dass die Abgabe zu verweigern ist. Eine Abgabe ohne ärztliche Verschreibung sowie die defekturmäßige Herstellung sind nicht erlaubt.
7. Bedenken wegen unzureichender Daten über den Stoff oder die Stoffkombination oder die verordnete Dosierung oder die Anwendung bei der vorgesehenen Indikation: Die Apotheke sollte sich beim Arzt über die Hintergründe der Verordnung informieren. Eine Abgabe ohne ärztliche Verschreibung sowie die defekturmäßige Herstellung sind nicht erlaubt.

AMK-Empfehlungen zu bedenklichen Arzneimitteln (aus Deutsche Apotheker Zeitung Nr. 30/2001)

Die AMK veröffentlichte darüber hinaus eine Zusammenstellung von Stoffen, deren Abgabe verboten ist. Aus dem Fehlen von Stoffen darf nicht der Schluss gezogen werden, dass sie unbesehen in Rezepturen verarbeitet werden dürfen (s. Kasten)

Bedenkliche Stoffe/Rezepturen, deren Abgabe verboten ist:

- Aristolochiasäure-haltige Drogen: alle Drogen der Gattung Aristolochia einschließlich homöopathischer Verdünnungen bis D10 (Zulassungswiderruf, Pharm. Ztg. Nr. 28 vom 9.7.1981, Seite 1374),
- Amine, aliphatische (Di- und Triethanolamin): unvermeidliche Nitrosamin-Bildung (Pharm. Ztg. Nr. 1/2 vom 9.1.1986, Seite 43, und Nr. 39 vom 24.9.1987, Seite 2375)
- Benzol (Literatur: Knochenmarkstoxizität, Kanzerogenität),
- Borsäure mit Ausnahme der Homöopathika, Mineralwässer und Puffer in Augentropfen (Zulassungswiderruf, Pharm. Ztg. Nr. 47 vom 25.11.1999, Seite 8),
- Chloroform (Pharm. Ztg. Nr. 50 vom 10.12.1981, Seite 2616),
- Chrom(VI)-Verbindungen (Pharm. Ztg. Nr. 10 vom 11.3.1999, Seite 44),
- Crotonöl (Literatur: hoch toxisch, stark hautreizend, kokarzinogen),
- Epinephrin hochkonzentriert zur Blutstillung im Dentalbereich (Zulassungswiderruf, Bundesgesundheitsbl. Nr. 4, April 1987, Seite 154),
- Furfurol (Pharm. Ztg. Nr. 36 vom 4.9.1997, Seite 86),
- Germanium-Verbindungen einschließlich homöopathischer Verdünnungen bis D4 (Pharm. Ztg. Nr. 43 vom 28.10.1999, Seite 9),
- Hydrazin (Literatur: Krampfgift, karzinogen, hautschädigend, neuro-, hepato- und pneumotoxisch)
- Immergrünkraut (Vinca minoris Herba) (Zulassungswiderruf, Pharm. Ztg. Nr. 30 vom 23.7.1987, Seite 1826),
- Krappwurzel (Rubia tinctorum Radix) (Zulassungswiderruf, Pharm. Ztg. Nr. 11 vom 18.3.1993, Seite 6),
- Mandelonitril und Mandelonitril-Glykoside (Amygdalin, Laetrile, „Vitamin B17") (Pharm. Ztg. Nr. 36 vom 7.9.1978),
- 2-Naphthol (Literatur: starke Nephrotoxizität, auch bei äußerlicher Anwendung),
- Phenacetin als Wirkstoff (Pharm. Ztg. Nr. 23 vom 5.6.1997, Seite 8),
- Phenobarbital mit Natriumbromid als Sedativum (Information des BfArM, Pharm. Ztg. Nr. 51/52 vom 19.12.1996, Seite 9),
- Phenol-haltige Arzneimittel zur Anwendung auf der Haut und Mundschleimhaut (Negativmonographie, Pharm. Ztg. Nr. 46 vom 13.11.1997, Seite 9 und Nr. 50 vom 10.12.1998, Seite 8),
- Pyrrolizidinalkaloid-haltige Drogen: Symphyti Folium, Borago, Cynoglossi Herba, Senecionis Herba, Petasitidis Folium, Brachyglottis, Cineraria, Alkanna, Erechthites, Eupatorium außer E. perfoliatum, Anchusa, Heliotropium und Lithospermum (Zulassungswiderruf, Pharm. Ztg. Nr. 32 vom 6.8.1992, Seite 84),
- Quecksilber(I)-chlorid (Aufbereitungsmonographie: Mutagenität, Teratogenität, neuro- und nephrotoxisch),
- Quecksilber(II)-Oxid (Aufbereitungsmonographie: Mutagenität, Teratogenität, neuro- und nephrotoxisch),
- Quecksilber-haltige Schlankheitsrezepturen mit Kalium jodatum D3, Ammonium bromatum D6, Argentum nitricum D8, Lycopodium D6, Phytolacca D2, Calomel D3, Adonis D2, Galega D2, aa trit. 25 mg, Amfepramon 15 mg (Pharm. Ztg. Nr. 51/52 vom 18.12.1997, Seite 8),
- Schlankheitsrezepturen, die eine Kombination stark wirksamer Bestandteile wie Appetitzügler, Diuretika, Schilddrüsenhormone und Antidiabetika enthalten (Pharm. Ztg. Nr. 35 vom 31.8.1995, Seite 6).

Bedenkliche Stoffe und Rezepturen, deren Abgabe verboten ist, Stand März 2001, veröffentlicht in der Deutschen Apotheker Zeitung Nr. 30/2001

Nicht zugelassene Fertigarzneimittel

Fertigarzneimittel sind nicht verkehrsfähig, wenn sie keine Zulassung besitzen (Ausnahme: Verlängerte Rezeptur). Manche Hersteller versuchen, Produkte als Nahrungsergänzungsmittel auf den Markt zu bringen, deren Zweckbestimmung diese allerdings zu Arzneimitteln macht. Dazu gehören beispielsweise die zahlreichen „Schlankheitsmittel" oder die durch Beeinflussung der Körperfunktion Arzneimittel (nach § 2 Abs. 1 Nr. 5 AMG) darstellen. Im Zweifelsfalle ist dies von den Überwachungsbehörden festzustellen. Wird ein derartiges Produkt den Arzneimitteln zugerechnet, darf es auf Grund seiner fehlenden Zulassung nicht in Verkehr gebracht werden. Leider wird immer wieder versucht, auch mit Hilfe groß angelegter Werbekampagnen, die Apotheken vor den Karren dubioser Geschäftemacher zu spannen. Der Kunde soll durch die Aussage „Nur in Apotheken" ein falsches Bild von der Seriosität des beworbenen Produktes erhalten. Man sollte sich entschieden dagegen wehren und im Berufsalltag zeigen, dass man seinen Auftrag, die „ordnungsgemäße Arzneimittelversorgung der Bevölkerung" ernst nimmt. Darin ist auch ein entscheidender Beitrag zum Ansehen der Apotheke in der Öffentlichkeit zu sehen. Die Laienpresse und das Fernsehen haben es immer wieder demonstriert, wie „wild" sie darauf sind, dem Leser bzw. Zuschauer zu zeigen, dass Apotheken doch nur auf das Geld der armen Kranken aus sind; was Apotheken wirklich leisten, wird selten gezeigt, deshalb sollte darauf geachtet werden, kein Futter für derartige Kampagnen zu liefern. Dem Verfasser ist sehr wohl aus dem eigenen Berufsleben bekannt, dass es manchmal unmöglich ist, jemandem seinen Kaufwunsch „auszureden"; dass die Abgabe nicht verkehrsfähiger Arzneimittel eine Straftat darstellt, sollte jedoch nicht vergessen werden.

Ein möglicher Ausweg ist es vielleicht, durch entsprechende Mühe und Kommunikationsfähigkeit, dem Kunden mit dem Wunsch nach zweifelhaften Produkten eine ernsthafte Alternative anzubieten.

Beispiele für nicht verkehrsfähige Arzneimittel

Calix®– Kapseln, Navol®-Pulver, Papaia-Zyme®, Drenol®, Pyrovatin® Extra Kapseln wurden von den Herstellern zwar als Nahrungsergänzungsmittel in Verkehr gebracht, jedoch von den Überwachungsbehörden als Arzneimittel eingestuft, die wegen fehlenden Zulassungen nicht verkehrsfähig sind.

Medizinprodukte

Medizinprodukte können auch Stoffe sein mit einer Wirkung, die mit den Arzneimitteln vergleichbar ist. Dies wird beispielsweise bei Nasentropfen deutlich, die als Wirkstoff Salzlösungen enthalten. Manche der derzeit im Handel befindlichen Nasentropfen sind Medizinprodukte, andere dagegen Arzneimittel. Ein Medizinprodukt darf also auch Indikationen besitzen, die man sonst von Arzneimitteln kennt, die Wirkung darf nur nicht auf pharmakologische Weise zustande kommen. Meist ist dies stattdessen ein physikalischer Effekt, z. B. Osmose oder Adsorption von anderen Stoffen.

Schlankheitsmittel oder Mittel zur Senkung der Blutfette werden oftmals als Medizinprodukte in Verkehr gebracht, da sie lediglich „Fett aufsaugen"

Im Gegensatz zu den Arzneimitteln durchlaufen Medizinprodukte kein Zulassungsverfahren und sind deshalb oftmals rechtmäßig im Verkehr.

Es ist allerdings zu beachten, dass Medizinprodukte keinen Wirksamkeitsnachweis zu erbringen haben und nicht immer alles gehalten wird, was der Hersteller möglicherweise verspricht. Deshalb empfiehlt sich für Apotheken, die entsprechende Produkte verkaufen, sich über deren Seriosität zu informieren. Auch zu diesem Thema sei allen pharmazeutischen Mitarbeitern die Lektüre des AMK-Mitteilungen empfohlen.

7 Import von Arzneimitteln durch Apotheken

Fertigarzneimittel dürfen nur dann importiert werden, wenn sie zugelassen sind, **Ausnahme:** „Kleinimport".

Apotheken dürfen im Einzelfall nicht zugelassene Fertigarzneimittel aus dem Ausland einführen, wenn die folgenden Voraussetzungen erfüllt sind:

- Das Arzneimittel ist im Herkunftsland verkehrsfähig und
- die Bestellung erfolgt auf konkreten Kundenwunsch.

Eine Bevorratung ist somit nicht zulässig, da für die Bestellung der Auftrag eines Kunden vorliegen muss.

Außerdem muss unterschieden werden, ob die Einfuhr aus einem EG-Land erfolgt oder nicht.

Für den Import aus Nicht-EG-Ländern ist immer eine ärztliche Verordnung erforderlich, unabhängig davon, ob das Arzneimittel verschreibungspflichtig ist oder nicht.

Aus EG-Ländern hingegen können nichtverschreibungspflichtige Arzneimittel auch ohne ärztliche Verordnung eingeführt werden.

Protokollpflicht

Nach erfolgtem Kleinimport sind Aufzeichnungen anzufertigen, die folgende Angaben enthalten:

- Bezeichnung des eingeführten Arzneimittels
- Name und die Anschrift des Herstellers
- Menge und Darreichungsform
- Name und Anschrift des Lieferanten
- Name und Anschrift des Kunden
- Ggf. Name und Anschrift des verschreibenden Arztes
- Datum von Bestellung und Abgabe
- Unterschrift des abgebenden bzw. die Abgabe beaufsichtigenden Apothekers.

Zur Beachtung

Ausländische Arzneimittel müssen in jedem Falle sorgfältig geprüft werden, bevor sie in die Hände des Endverbrauchers gelangen, um haftungsrechtliche Konsequenzen zu vermeiden. In keinem Falle sollte eine Bestellung ohne Rücksprache mit der Apothekenleitung erfolgen. Im Zweifelsfalle kann bei der zuständigen Überwachungsbehörde bzw. der Arzneimittelkommission nachgefragt werden.

Arzneimittel, die in Deutschland als bedenklich eingestuft sind, dürfen nicht über den Weg des „Kleinimportes" in den Handel gebracht werden, auch wenn sie in anderen Ländern in Verkehr sind.

Beispiele:

- Bei der Bestellung von Beres® plus Tropfen erhält man möglicherweise eine Packung mit ungarischer Aufschrift und ungarischer Packungsbeilage. Eine Abgabe verbietet sich schon deshalb, weil weder Gegenanzeigen noch Anwendungsgebiete oder Nebenwirkungen in Erfahrung gebracht werden können, um den Kunden ggf. darauf hinzuweisen. Außerdem sind Beres® plus Tropfen, die in Österreich bestellt werden können, dort nicht verkehrsfähig, wodurch ein Import ohnehin verboten ist.
- In der Vergangenheit wurden des Öfteren asiatische Fertigarzneimittel gegen Rheuma, Krebsleiden, Asthma etc. beworben. Bei Untersuchungen wurde festgestellt, dass diese häufig nicht deklarierte stark wirksame Stoffe wie beispielsweise Cortison enthielten (z. B. Amborum® spezial).
- Rumalon® ist vom BfArM als bedenklich eingestuft worden. In der Schweiz ist es noch zugelassen. Es darf nicht importiert werden, da es in jedem Falle verboten ist, bedenkliche Arznmeimittel in Verkehr zu bringen, auch wenn diese im Ausland verkehrsfähig sind!
- Mit der Anwendung des Importpräparates Germanium-132 Kapseln aus Österreich (Hersteller: Ökopharm) ist die Gefahr ernsthafter Gesundheitsschäden mit der in der Gebrauchsinformation angegeben Dosierung verbunden. Es soll sich nach Herstellerangaben um ein Nahrungsergänzungsmittel handeln. Germaniumverbindungen in Arzneimitteln sind als bedenklich eingestuft worden! Für verantwortungsvoll handelnde Apotheken ist die Bestellung abzulehnen.
- Für die heilpraktikerliche Arzneimitteltherapie werden gelegentlich homöopathische Arzneimittel der Firma LaboLife in Spanien verlangt. Ein Import verbietet sich deshalb, weil sie im Herkunftsland nicht legal im Verkehr sind.
- Produkte, die das Hormon DHEA (Dehydroepiandrosteron) enthalten, gelten in Deutschland als Arzneimittel; in den USA sind DHEA-Produkte als Nahrungsergänzung legal im Verkehr. Es kann legal nach Deutschland eingeführt werden, wird aber hier als Arzneimittel behandelt (auch wenn es in den USA ein NEM ist!). Ein Import auf Kundenwunsch ist möglich, vorausgesetzt, es liegt eine ärztliche Verordnung vor. Ein Inverkehrbringen in Deutschland als Nahrungsergänzungsmittel ist nicht statthaft.

Es empfiehlt sich, vor einem Import die Zustimmung der örtlichen Überwachungsbehörde einzuholen.
Zu beachten ist allerdings, dass der Apothekenleiter für die Qualität des importierten Produktes Verantwortung trägt und Lebensmittel herstellende Betriebe nicht der strengen Überwachung unterliegen wie die Arzneimittelhersteller.

8 Besondere Lagerungsvorschriften

8.1 Kühllagerung

8.1.1 Vor Wärme geschützt

Einige Arzneistoffe und FAM sind „vor Wärme geschützt" aufzubewahren. Dies bedeutet bei einer Temperatur unter 20 °C. Jede Apotheke muss gemäß Apothekenbetriebsordnung über eine Möglichkeit der Lagerung unter 20 °C verfügen. Um die Temperatur überprüfen zu können, muss sich in diesem Raum ein Thermometer befinden.

Beispiele: Solan® M Augentropfen, Neda® Würfel, Duofilm® Lösung.

8.1.2 Im Kühlschrank zu lagernde Arzneimittel

Eine Reihe von Arzneistoffen ist im Kühlschrank zu lagern. Dieser muss auf einen Temperaturbereich von +2 bis +8° C eingestellt sein. Zu diesen Arzneimitteln gehören insbesondere Impfstoffe und Sera, Peptid-Wirkstoffe (z. B. Decapeptyl®, Erypo®), Interferone, AIDS-Mittel (Norvir®) u. a.

In diesem Zusammenhang stellt sich die Frage, wie lange ein Präparat außerhalb dieses Temperaturbereiches aufbewahrt werden darf, ohne Schaden zu erleiden. Man unterscheidet hierzu die kühl zu lagernden Arzneimittel in die **kühlkettenpflichtigen** und die **nicht kühlkettenpflichtigen**.

Bei **kühlkettenpflichtigen** Präparaten ist eine lückenlose Kühllagerung vom Hersteller bis zum Anwender erforderlich. Während dies bis zur Anlieferung in der Apotheke durch den jeweiligen Lieferanten zu gewährleisten ist, hat ab der Übernahme die Apothekenleitung die Verantwortung für die ordnungsgemäße Lagerung. Die Bestellung erfolgt deshalb am besten zu einem Zeitpunkt, der garantiert, dass die Lieferung unmittelbar nach dem Eintreffen ausgepackt wird (v. a. im Sommer).

Dieser korrekten Lagerung von Arzneistoffen, die kühl aufzubewahren sind, sollte ein besonderes Augenmerk geschenkt werden, bedenkt man, dass eine ernsthafte Gesundheitsgefahr für den Verwender besteht, wenn durch zeitweise Warmlagerung eine Inaktivierung erfolgt sein kann, die dem Arzneimittel nicht angesehen wird. Der Patient vertraut darauf, dass sein Arzneimittel in Ordnung ist!

Außerdem ist zu beachten, dass durch die gesetzliche Regelung der Apothekenpflicht für Impfstoffe ein Direktversand an Ärzte verhindert wurde und schon deshalb der Pflicht zur ordnungsgemäßen Lagerung mit besonderer Sorgfalt nachzukommen ist, um sich keinen Vertrauensverlust zuzuziehen.

Auch wenn die Kühlschranktemperatur mittels eines Thermostates im richtigen Bereich gehalten wird, ist mit einem zeitweisen Temperaturanstieg zu rechnen, wenn beispielsweise die Tür nicht richtig geschlossen wurde, ein technischer Defekt vorliegt oder des Nachts vorübergehend der Strom ausgefallen ist.

Um diese Zwischenfälle erkennbar zu machen, werden Minimum-Maximum-Thermometer eingesetzt, die eine Feststellung von Temperaturüberschreitungen ermöglichen. **Diese sollten jeden Tag bei Arbeitsbeginn überprüft werden.**

Im Handel sind elektronische Geräte erhältlich, die ein einfaches Ablesen durch Digitalanzeige ermöglichen. Ein Nachteil dieser Geräte ist, dass sie sehr sensibel auf kleine Temperaturschwankungen reagieren. Dadurch kann beim Öffnen des Kühlschrankes durch kurzzeitiges Einfließen warmer Luft eine Maximaltemperatur angezeigt werden, die nicht dem tatsächlichem Wert entspricht.

Eine andere Bauart ist das in Abbildung 8.1 gezeigte Gerät, das folgendermaßen abgelesen wird: Die Höhe der beiden Flüssigkeitssäulen gibt jeweils die augenblickliche Temperatur an (hier 20 °C). Auf beiden Säulen sitzt ein sog. „Reiter", der beim Ansteigen mit nach oben geschoben wird. Sinkt die Säule wieder ab, bleiben die beiden Reiter allerdings in der höchsten erreichten Position hängen. Das besondere an diesem Thermometer ist nun, dass die eine Flüssigkeitssäule mit sinkenden Temperaturen ansteigt (Minimum-Anzeige), die andere dagegen mit steigenden (Maximum-Anzeige). Die Position der beiden Reiter gibt somit die jeweils höchste bzw. tiefste Temperatur an, die seit dem letzten Zurückstellen erreicht wurde (hier –8 °C bzw. +28 °C). Zurückgestellt wird nach dem Ablesen durch Drücken des Rückstellknopfes, wobei das Thermometer senkrecht zu halten ist.

Auf einfache Weise lässt sich der zeitliche Temperaturverlauf im Kühlschrank verfolgen, indem eine Liste angefertigt wird, in die täglich neben dem Datum die aktuelle Temperatur sowie das abgelesene Temperaturminimum und -maximum eingetragen und anschließend das Thermometer zurückgestellt wird (Abb. 8.2). Dadurch ist im Bedarfsfalle nachzuvollziehen, wie lange eine Überschreitung der erlaubten Temperatur etwa angedauert hat.

Ebenso kritisch wie die Überschreitung ist eine Unterschreitung der zulässigen Lagerungstemperatur. Ein Gefrieren ist unbedingt zu vermeiden, weil dadurch Haarrisse in Ampullen und folglich Sterilitätsverlust verursacht werden können. Ebenso kann sich das Adsorptionsverhalten der Adsorbatimpfstoffe nachteilig verändern. Insulin erfährt bei Abkühlung unter 2 °C einen Wirkungsverlust.

Bei der Abgabe dieser Arzneimittel ist der Kunde darauf hinzuweisen, wie die weitere Aufbewahrung bis zur Verwendung erfolgen muss. Eine Unterbrechung der Kühlkette von höchstens 3–4 Stunden ist bei den Impfstoffen tolerierbar. Danach darf allerdings keine weitere Lagerung mehr erfolgen, d. h. es muss eine unmittelbare Verwendung stattfinden.

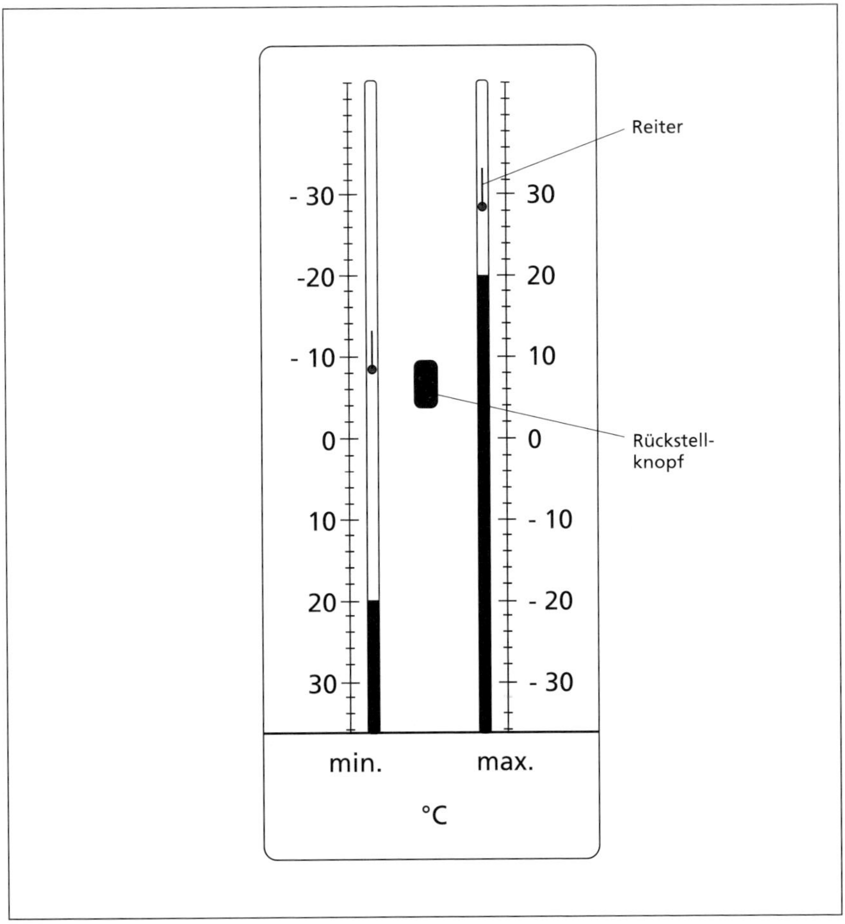

Abb. 8.1: Minimum-Maximum-Thermometer.

Datum Uhrzeit	Abgelesene Temperatur	Maximal-temperatur	Minimal-temperatur	Name
24.11.2000 9⁰⁰	6°C	8°C	3°C	[illegible]
24.11.2000 18⁰⁰	5°C	7°C	3°C	[illegible]
25.11.2000 9⁰⁰	5°C	8°C	3°C	[illegible]

Abb. 8.2: Dokumentation des Temperaturverlaufs im Kühlschrank.

Beispiele für kühlkettenpflichtige Arzneimittel:
- Impfstoffe gegen Masern, Mumps, Röteln, Pneumokokken, Thyphus oral, Poliomyelitis nach Sabin
- Peptidhormone (z. B. Decapeptyl®)
- Einige Zytostatika (z. B. Leustatin®, Carmubris®, Taxotere®)
- Das AIDS-Arzneimittel Norvir®
- Stutenmilch

Nicht kühlkettenpflichtige Präparate

Wie lange kühl zu lagernde aber nicht kühlkettenpflichtige Präparate außerhalb des Kühlschrankes aufbewahrt werden dürfen, kann nicht pauschal gesagt werden. Es sind die Angaben der Hersteller zu beachten. Bei den folgenden Impfstoffen kann davon ausgegangen werden, dass eine Unterbrechung der Kühlkette von bis zu drei Tagen toleriert werden kann: Cholera, Diphtherie, FSME, Tetanus, Tollwut.

8.2 Lagerung von Betäubungsmitteln

Teilnehmer am legalen BtM-Verkehr sind verpflichtet, ihren BtM-Bestand gesondert aufzubewahren und gegen unbefugte Entnahme zu sichern. BtM sind somit von den Nicht-BtM getrennt und unter Verschluss in Sicherheitsschränken zu lagern. Der Schlüssel bzw. die Zahlenkombination darf für Betriebsfremde und auch für Betriebsangehörige, denen von der Apothekenleitung der Zugriff nicht gestattet wird, nicht zugänglich sein.

Dieser Schrank sollte auch für den Publikumsverkehr oder durch ein Fenster nicht sichtbar sein, so dass potentielle Einbrecher nicht wissen, wo sich die BtM befinden.

8.3 Lagerung brennbarer Flüssigkeiten

Flüssigkeiten wie Benzin, Aceton, Isopropylalkohol etc. sind deshalb gefährlich, weil sich oberhalb einer bestimmten Temperatur über ihrer Oberfläche entzündliche Dämpfe bilden. Diese Temperatur nennt man „Flammpunkt".

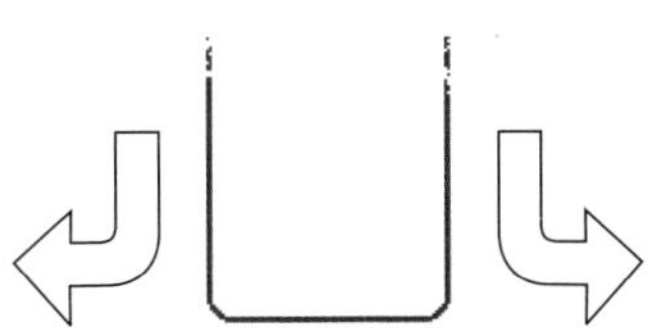

Beispiel: Der Flammpunkt von Ethanol liegt bei 12 °C. Deshalb bilden sich oberhalb dieser Temperatur über der Flüssigkeitsoberfläche entzündliche Dämpfe.

Besonders gefährlich sind Flüssigkeiten bei denen der Flammpunkt unterhalb der Raumtemperatur (21 °C) liegt. Meist sind diese Dampf-Luft-Gemische schwerer als Luft und sinken zu Boden, wo sie sich dann nicht durch ihren Geruch verraten.

Die Einteilung der brennbaren Flüssigkeiten erfolgt nach deren Flammpunkt und Löslichkeit. Mit Wasser nicht mischbare Substanzen werden der Gefahrenklasse A zugeordnet, die wasserlöslichen der Klasse B. Die Klasse A wird weiter unterteilt in AI, AII und AIII, mit abnehmender Gefährlichkeit (FP = Flammpunkt):

Gefahrklasse AI
Wasserunlösliche Flüssigkeiten mit FP unter 21 °C
Beispiele: Benzol, Chlorethyl, Wundbenzin, Ether, Pentan, Toluol
Gefahrklasse AII
Wasserunlösliche Flüssigkeiten mit FP von 21 °C bis 55 °C
Beispiele: Xylol, Terpentinöl
Gefahrklasse AIII
Wasserunlösliche Flüssigkeiten mit FP über 55 °C bis 100 °C
Beispiele: Heizöl, Paraffinöl, Vaselinöl
Gefahrklasse B
Wasserlösliche Flüssigkeiten mit FP unter 21 °C
Beispiele: Ethanol >70 % m/m, Methanol,
Isopropylalkohol > 40 % m/m, Aceton

Es ist zu beachten, dass nicht nur Reinsubstanzen, sondern auch verschiedene Fertigprodukte und Arzneimittel brennbare Flüssigkeiten sein können, siehe Tabelle 8.1.

In Apotheken werden verschiedene Arten brennbarer Flüssigkeiten vorrätig gehalten. Trotz der relativ geringen Mengen stellen diese eine Gefahrenquelle dar, so dass es erforderlich ist, entsprechende Schutzmaßnahmen zu ergreifen.

Richtige **Lagerung** und Beachtung der Vorschriften für den **Umgang** mit brennbaren Flüssigkeiten sind notwendige Voraussetzungen für die innerbetriebliche Sicherheit zum Schutz der Beschäftigten.

Die Lagerung ist verboten in Arbeitsräumen (z. B. im Labor), Durchgängen, Fluren, auf Treppen u. a. Sie hat in den dafür vorgesehenen **Vorrats**- bzw. **Lagerräumen** oder in eigens dafür vorgesehenen Sicherheitsschränken zu erfolgen.

Am Arbeitsplatz darf nur die Menge an brennbaren Flüssigkeiten aufbewahrt werden, die für den laufenden Arbeitsprozess erforderlich ist.

Auf den Unterschied zwischen einem **Vorrats**- und einem **Lagerraum** wird an dieser Stelle nicht eingegangen. Die meisten Apotheken besitzen einen Vorratsraum, wes-

Tab. 8.1: Arzneimittel, die brennbare Flüssigkeiten sind.

Zubereitung	Gefahrenklasse
Aloetinktur	B
Baldriantinktur, etherische	B
Baldriantinktur, zusammengesetzte	B
Benzoetinktur	B
Benzoetinktur, zusammengesetzte	B
Cayennepfeffertinktur	B
Collodium	A
Etherweingeist	B
Myrrhentinktur	B
Pfefferminzspiritus	B
Produkte, die mehr als 70% m/m bzw. 77% Vol. Ethanol enthalten	B
Produkte, die mehr als 40% m/m bzw. 48% Vol. Isopropylalkohol enthalten	B
Rainfarnöl	AII
Senföl	AII
Senfspiritus	B
Terpentinöl	AII
Wacholderholzöl	AII
Wermutöl	AII

halb sich alle folgenden Ausführungen darauf beziehen. Außerdem werden in Apotheken (v. a. bei Neugründungen) zunehmend Sicherheitsschränke mit technischem Abluftsystem eingesetzt.

Vorratsräume dienen der vorübergehenden Aufbewahrung brennbarer Flüssigkeiten; sie müssen von angrenzenden Räumen mindestens **feuerhemmend** abgetrennt sein. Die feuerhemmenden Türen (T 30) müssen nach außen aufschlagen und selbstschließend sein.

Arbeiten und Umfüllen ist in Vorratsräumen nicht erlaubt. Das Umfüllen brennbarer Flüssigkeiten hat entweder unter dem laufenden Abzug zu erfolgen oder, wenn dies möglich ist, im Freien.

Außerdem dürfen brennbare Flüssigkeiten nur bis zu den gesetzlich zulässigen Höchstmengen gelagert werden:

Wie aus Tabelle 8.2 ersichtlich ist, hängen die Lagermengen u. a. von der Art der verwendeten Gefäße ab.

Tab. 8.2: **Höchstlagermengen in Vorrats- und Verkaufsräumen des Einzelhandels.**

Raumgröße Spalte 1	Art der Behälter Spalte 2	Lagermenge in Litern AI Spalte 3	 AII oder B Spalte 4
Grundfläche: bis zu 60 m²	Zerbrechliche Gefäße Sonstige Gefäße	5 60	10 120
Grundfläche: 60 bis 500 m²	Zerbrechliche Gefäße Sonstige Gefäße	20 200	40 400

Als **zerbrechliche** Gefäße gelten beispielsweise Glas- und Keramikgefäße, **sonstige** Gefäße sind bruchsichere Behälter (z. B. Metallbehälter).

Zur Beachtung: Als Lagermenge ist jeweils der Rauminhalt der Behälter ohne Rücksicht auf den Grad ihrer Füllung anzusehen.

Größere Lagerungsmengen sind in Vorratsräumen des Einzelhandels nicht erlaubt. Sollte dies dennoch erforderlich sein, muss ein Lagerraum errichtet werden, an den wesentlich höhere sicherheitstechnische Anforderungen gestellt werden. Für Apotheken müssten allerdings die in obiger Tabelle genannten Mengen ausreichen.

Zusammenlagerung, Gesamtlagermenge

In der Regel werden Flüssigkeiten verschiedener Klassen und in unterschiedlichen Behältern zusammengelagert. Die zulässigen Gesamtlagermengen sind auf folgende Weise zu ermitteln:

Die Mengen der Spalten 3 und 4 dürfen zur Ermittlung der Gesamtlagermenge addiert werden, d. h. in einem Vorratsraum bis 60 m² dürfen beispielsweise insgesamt 5 l der Klasse AI und zusätzlich 10 l der Klasse B oder AII in zerbrechlichen Gefäßen gelagert werden.

Die untereinanderstehenden Mengen für zerbrechliche und sonstige Gefäße hingegen dürfen nicht aufaddiert werden. Die zulässige Gesamtmenge für die Lagerung in beiden Gefäßarten entspricht dem Grenzwert für die „sonstigen" Gefäße.

Beispiel: In einem Vorratsraum bis 60 m² werden 5 l Flüssigkeit der Klasse AI in Glasgefäßen gelagert. In sonstigen Gefäßen dürfen dann nur noch insgesamt 55 l Flüssigkeit der Klasse AI gelagert werden, da die Gesamtmenge von 60 l nicht überschritten werden darf.

9 Verschreibungspflichtige Arzneimittel

Arzneistoffe die bei bestimmungsgemäßem Gebrauch zu einer Gefährdung der Gesundheit führen können und deren Einnahme deshalb unter ärztlicher Überwachung stehen muss, dürfen nur auf schriftliche Anordnung eines Arztes abgegeben werden. Sie unterliegen der **Verschreibungspflicht.**

Ebenso können Stoffe der Verschreibungspflicht unterstellt werden, wenn durch ihre Einnahme Missbrauch getrieben werden kann. Um unmissverständlich festzulegen, um welche Arzneimittel es sich handelt, wurde vom BMG eine Verordnung erlassen, in der alle entsprechenden Arzneistoffe namentlich aufgelistet sind, die **Verordnung über verschreibungspflichtige Arzneimittel,** welche auch die formellen Einzelheiten der Verschreibung näher regelt.

9.1 Abgabe verschreibungspflichtiger Arzneimittel

Verschreibungspflichtige Arzneimittel dürfen nur nach Vorlage eines gültigen Rezeptes eines Arztes, Zahnarztes oder Tierarztes abgegeben werden.

Das Rezept muss alle notwendigen Angaben enthalten und die **Gültigkeitsdauer** darf nicht überschritten sein:

Notwendige Angaben auf dem Rezept
1. Name, Berufsbezeichnung u. Anschrift des Arztes
2. Datum
3. Name des Empfängers
4. Bezeichnung des AM und abzugebende Menge
5. Gültigkeitsdauer
6. Gebrauchsanweisung (nur bei Rezepturen erforderlich)
7. Unterschrift des Verschreibenden

Die **Gültigkeitsdauer** darf nicht verwechselt werden mit der **Erstattungsfähigkeit** von zu Lasten der Krankenkassen verordneter Arzneimittel! Während eine Verordnung (egal ob Privat- oder Kassenrezept) im Sinne der Verschreibungspflicht sechs Monate gültig ist (außer der Arzt gibt eine kürzere Dauer an), wird der Preis von den Kassen innerhalb eines Zeitraumes erstattet, der mit den Apothekerverbänden vereinbart wurde und durchaus bei den verschiedenen Kassen unterschiedlich sein kann.

Jeder Arzt darf dabei nur verschreibungspflichtige Arzneimittel aus seinem Fachgebiet verordnen, d. h. ein Tierarzt darf ausschließlich verschreibungspflichtige Arzneimittel für Tiere verordnen (also nicht nur typische Tierarzneimittel; er kann auch ein Humanarzneimittel verordnen, wenn es für die Anwendung bei einem Tier vorgesehen ist, z. B. Voltaren® Tabletten für einen Hund).

An Ärzte, Zahnärzte und Tierärzte dürfen verschreibungspflichtige Arzneimittel auch ohne Vorlage eines Rezeptes abgegeben werden, wenn man sich Gewissheit über ihre Person verschafft hat.

9.2 Anlage zur Verordnung über verschreibungspflichtige Arzneimittel

Die „Anlage zur Verordnung über verschreibungspflichtige Arzneimittel" ist eine Auflistung aller Arzneistoffe und Drogen, die der Verschreibungspflicht unterliegen. Alle Arzneimittel, die einen darin genannten Stoff enthalten, sind verschreibungspflichtig. Dabei spielt es keine Rolle, ob es sich um ein Fertigarzneimittel oder ein Rezepturarzneimittel handelt.

Die Auflistung wird turnusmäßig jeweils am 1. Januar und am 1. Juli eines Jahres aktualisiert. Dabei können Arzneistoffe aufgenommen oder freigestellt werden.

Zahlreiche Stoffe bzw. Drogen sind allerdings teilweise freigestellt. Die jeweiligen Freistellungsregelungen werden in der Auflistung genannt.

Beispiele für Freistellungen von der Verschreibungspflicht:

- Freistellung für **bestimmte Indikationen**
  Beispiel: Acetylcystein – freigestellt für die orale Anwendung bei akuten Erkältungskrankheiten.
- Freistellung für den **äußerlichen Gebrauch** (Anwendung auf Haut, Haaren und Nägeln)
  Beispiel: Belladonnae folium und seine Zubereitungen
- Freistellung bis zu **bestimmten Dosierungen**
  Beispiel: Ibuprofen – zur oralen Anwendung in Monopräparaten bis zu einer Einzeldosis von 400 mg und einer Tagesdosis von 1200 mg

Es kann somit der Fall eintreten, dass ein Fertigarzneimittel auf Grund seiner Angaben in der Packungsbeilage verschreibungspflichtig ist, während ein identisches Präparat mit anderen Angaben unter die Freistellungsregelung fällt.

Beispiel: Zovirax Creme. Anw.: Schmerzen und Juckreiz bei rezidivierendem Herpes labialis und Herpes genitalis → verschreibungspflichtig.
Zovirax Lippenherpescreme. Anw.: Schmerzen u. Juckreiz bei rezidivierendem Herpes labialis → nicht verschreibungspflichtig.
In beiden Präparaten ist derselbe Wirkstoff in derselben Dosierung enthalten: 5 % Aciclovir.

Auszug aus der „Anlage zur Verordnung über verschreibungspflichtige Arzneimittel" Stand 1. 1. 2002

Aciclovir – ausgenommen in Zubereitungen als Creme zur Anwendung bei Herpes labialis in Packungsgrößen bis zu 2 g und einer Konzentration bis zu 100 mg.
Acetylcystein – ausgenommen zur oralen Anwendung bei akuten Erkältungskrankheiten beim Menschen.
Aconiti tubera und deren Zubereitungen – ausgenommen zum äußeren Gebrauch in Salben.
Antihistaminika – zur Anwendung bei Erbrechen in der Schwangerschaft.
Antimonverbindungen – ausgenommen Antimon(III)-sulfid und Antimon(V)-sulfid.
Arsen und seine Verbindungen – Abgabe auch auf Verschreibung eines Dentisten für den Praxisbedarf zulässig.
Atropin und seine Salze.
Bacitracin und seine Salze – ausgenommen Zubereitungen zur örtlichen Anwendung auf Haut oder Schleimhaut, sofern sie je Stück abgeteilter Arzneiform nicht mehr als 500 I.E. Bacitracin enthalten.
Baclofen
Beclometason, seine Ester und Salze – ausgenommen Beclometasondipropionat zur intranasalen Anwendung bei Kurzzeitbehandlung der saisonalen allergischen Rhinitis in Packungsgrößen bis zu 5,5 mg Beclometasondipropionat, sofern auf den Behältnissen und äußeren Umhüllungen angegeben ist, dass die Anwendung auf Erwachsene und Kinder ab dem vollendeten 12. Lebensjahr beschränkt ist.
Betamethason, seine Ester sowie deren Salze.
Belladonnae folium, und deren Zubereitungen – ausgenommen zum äußeren Gebrauch.
Bismut und seine Verbindungen zur oralen Anwendung – ausgenommen in Tagesdosen bis zu 1,5 g Bismut und in Packungsgrößen bis zu 50 g Wismut.
Blutzubereitungen humanen Ursprungs – zur arzneilichen Anwendung am oder im menschlichen Körper.
Calabar semen und dessen Zubereitungen.
Cantharides und deren Zubereitungen – ausgenommen zum äußeren Gebrauch in Pflastern, Salben oder ähnlichen Zubereitungen.
Chinin und seine Salze – zur Anwendung bei Malaria.
Chloroform – ausgenommen in Zubereitungen zum äußeren Gebrauch in einer Konzentration bis zu 50%.
Clotrimazol und seine Salze
– ausgenommen zum äußeren Gebrauch,
– ausgenommen zur vaginalen Anwendung in Packungsgrößen mit einer Gesamtmenge von bis zu 600 mg Clotrimazol, verteilt auf bis zu 3 Einzeldosen, und für eine Anwendungsdauer bis zu 3 Tagen.

Coffein in Zubereitungen mit einem oder mehreren der folgenden analgetisch wirksamen Stoffe
a) Paracetamol
b) Salicylsäurederivate
c) Pyrazolonderivate
– ausgenommen in Einzeldosen bis zu 500 mg u. einer Gesamtmenge bis zu 10 g je Pckg. für die analgetischen Wirkstoffe.
Colchici, Flores, Semen et Tubera und deren Zubereitungen.
Colchicumalkaloide und ihre Salze.
Colecalciferol (Vitamin $D_{3)}$ – ausgenommen in Zubereitungen zur Anwendung am Menschen, sofern auf dem Behältnis eine Tagesdosis bis zu 1000 I.E. angegeben ist.
Convallaria-Glykoside
Crotonis oleum
Crotonis semen und dessen Zubereitungen.
Dexamethason, seine Ester sowie deren Salze.
Digitalis folium und deren Zubereitungen.
Digitalis-Wirkstoffe, genuine und teilabgebaute Glykoside.
Dimethylsulfoxid – ausgenommen zur cutanen Anwendung bei Menschen in einer Konzentration bis zu 15%.
Dithranol
Ephedrin sowie seine Salze zur oralen Anwendung
a) in Zubereitungen, denen als wirksamer Bestandteil nur dieser Stoff oder dieser Stoff zusammen mit Coffein zugesetzt ist,
b) in anderen Zubereitungen, sofern auf den Behältnissen und äußeren Umhüllungen eine Einzeldosis von mehr als 10 mg oder bei Retardzubereitungen eine Tagesdosis von mehr als 40 mg, berechnet als Ephedrinbase, angegeben ist oder diese Zubereitungen Coffein enthalten.
Erythromycin, seine Salze und Ester sowie deren Salze.
Filicis rhizoma und dessen Zubereitungen.
Flufenaminsäure und ihre Salze – ausgenommen zur cutanen Anwendung
Fluoride, sofern nicht auf den Behältnissen eine Tagesdosis angegeben ist, die einem Fluoridgehalt bis zu 2 mg entspricht – ausgenommen in Zubereitungen als Gel zur lokalen Anwendung an den Zähnen in Packungsgrößen bis zu 25 g, sofern auf den Behältnissen angegeben ist, dass die Anwendung auf Erwachsene und Kinder ab dem vollendeten 6. Lebensjahr sowie auf die einmalige Dosis pro Woche, die einem Fluoridgehalt bis 7 mg entspricht, beschränkt ist.
Gelsemii rhizoma und dessen Zubereitungen
Hexachlorophen – ausgenommen zum äußeren Gebrauch in einer Konzentration bis zu 1%.
Hydrocortison, seine Ester sowie deren Salze – ausgenommen in Zubereitungen zum äußeren Gebrauch in einer Konzentration bis zu 0,25% Hydrocortison oder Hydrocortisonacetat, und in Packungsgrößen bis zu 50 g, sofern auf den Behältnissen und

äußeren Umhüllungen eine Beschränkung der Anwendung auf Erwachsene und Kinder ab dem vollendeten 6. Lebensjahr angegeben ist.

Hyoscyami folium und **herba** und deren Zubereitungen – ausgenommen zum äußeren Gebrauch.

Hyoscyamin und seine Salze.

Ibuprofen und seine Salze – ausgenommen zum äußeren Gebrauch in einer Konzentration bis 5%

– ausgenommen zur oralen Anwendung ohne Zusatz weiterer arzneilich wirksamer Bestandteile in einer Konzentration bis zu 400 mg je abgeteilte Form und in einer Tagesdosis bis zu 1200 mg bei leichten bis mittelstarken Schmerzen und Fieber.

– ausgenommen zur oralen Anwendung in flüssigen Zubereitungen ohne Zusatz weiterer arzneilich wirksamer Bestandteile für Erwachsene und Kinder ab 6 Monaten in Einzeldosen bis zu 10 mg/kg Körpergewicht (bis zu einer maximalen Einzeldosis von 400 mg) und in einer Tagesdosis bis zu 30 mg/kg Körpergewicht (bis zu einer maximalen Tagesdosis von 1200 mg) bei leichten bis mittelstarken Schmerzen und Fieber.

– ausgenommen in Darreichungsformen zur rektalen Anwendung ohne Zusatz weiterer arzneilich wirksamer Bestandteile in Einzeldosen bis 10 mg/kg Körpergewicht (maximal 600 mg pro Einzeldosis) und in einer Tagesdosis bis zu 30 mg/kg Körpergewicht (maximale Tagesdosis 1800 mg) bei leichten bis mäßig starken Schmerzen und Fieber.

Intrauterinpessare zur Schwangerschaftsverhütung.

Isoconazol und seine Salze – ausgenommen zum äußeren Gebrauch.

Ipecacuanhae radix und deren Zubereitungen.

Jodlösungen und Zubereitungen aus Jod zur Herstellung von Lösungen – ausgenommen zum äußeren Gebrauch.

Jodverbindungen, organische, als Röntgenkontrastmittel.

Kaliumdichromat

Ketoprofen – ausgenommen in Zubereitungen zur Anwendung auf der Haut in einer Konzentration bis zu 2,5%.

Loperamid – ausgenommen in festen Zubereitungen zur oralen Anwendung bei akuter Diarrhoe in Tagesdosen bis zu 12 mg und in Packungsgrößen bis zu 24 mg, sofern auf den Behältnissen angegeben ist, dass die Anwendung auf Personen über 12 Jahre beschränkt ist.

Mandragorawurzel und deren Zubereitungen – ausgenommen zum äußeren Gebrauch.

Methylergometrin und seine Salze – ausgenommen zur Anwendung bei Nachgeburtsblutungen in einer Konzentration bis zu 0,3 mg/ml und einer Einzeldosis bis zu 1 ml zur Abgabe an Hebammen für den Praxisbedarf.

Naproxen und seine Salze – ausgenommen in festen Zubereitungen zur oralen Anwendung ohne Zusatz weiterer arzneilich wirksamer Bestandteile in Einzeldosen bis zu 220 mg, in einer Tagesdosis bis zu 660 mg und in Packungsgrößen bis zu

6600 mg zur Anwendung bei Erwachsenen und Kindern ab 12 Jahren bei leichten bis mäßig starken Schmerzen und Fieber.
Natamycin – ausgenommen zum äußeren Gebrauch.
Nicotin und seine Salze – ausgenommen zur oralen Anwendung als Kaugummi oder Sublingualtablette ohne Zusatz weiterer arzneilich wirksamer Bestandteile in einer Konzentration bis zu 4 mg Nicotin je abgeteilter Arzneiform und in einer Tagesdosis bis zu 64 mg
– ausgenommen zur transdermalen Anwendung als Pflaster ohne Zusatz weiterer arzneilich wirksamer Bestandteile in einer Konzentration bis zu 52,5 mg Nicotin je abgeteilter Arzneiform bzw. auch in höheren Konzentrationen, sofern die Wirkstofffreigabe von im Mittel 35 mg Nicotin pro 24 Stunden nicht überschritten wird.
Nifedipin
Omoconazol
Oxytocin und seine Salze – ausgenommen zur Anwendung bei Nachgeburtsblutungen in einer Konzentration bis zu 3 I.E./ml und einer Einzeldosis bis zu 1 ml zur Abgabe an Hebammen für den Praxisbedarf.
Piroxicam und seine Salze – ausgenommen zum äußeren Gebrauch.
Prednisolon, seine Ester sowie deren Salze.
Prednison und seine Ester.
Pulsatillae, Herba und dessen Zubereitungen.
Ranitidin und seine Salze – ausgenommen in Zubereitungen zur oralen Anwendung in einer Konzentration von bis zu 75 mg je abgeteilte Arzneiform und in Packungsgrößen bis zu 1050 mg, sofern die Anwendung für Erwachsene und Kinder ab dem vollendeten 16. Lebensjahr auf die Anwendungsgebiete „Bei Sodbrennen und/oder saurem Aufstoßen" und auf eine maximale Therapiedauer von 14 Tagen beschränkt ist.
Rauwolfia-Alkaloide
Rauwolfia und ihre Zubereitungen.
Scopolamin und seine Salze.
Selenverbindungen – ausgenommen Selendisulfid zum äußeren Gebrauch in einer Konzentration bis zu 2,5% in Suspensionen
– ausgenommen zum inneren Gebrauch in einer Tagesdosis bis zu 50 µg Selen.
Silbernitrat – ausgenommen zum äußeren Gebrauch und in Augentropfen zur Blenorrhoeprophylaxe.
Steinkohlenteer und seine Zubereitungen.
Strychni semen, und dessen Zubereitungen.
Stramonii, Folia et Semen, und deren Zubereitungen – ausgenommen zum Rauchen und Räuchern.
Streptokinase – ausgenommen zur buccalen oder oralen Anwendung.
Terfenadin
Testosteron und seine Ester.
Thalidomid und seine Salze.
Triamcinolon, seine Ester, Ether sowie deren Salze.

Verapamil und seine Salze.
Vitamin A und seine Ester – ausgenommen zum inneren Gebrauch in Zubereitungen mit einer Tagesdosis bis zu 10 000 I.E. und zum äußeren Gebrauch in Zubereitungen mit einer Tagesdosis bis zu 50 000 I.E.
Wachstumshormone
Zinkoxid zur oralen Anwendung bei Menschen – ausgenommen in Tagesdosen bis zu 25 mg Zink.
Yohimbin und seine Salze.
Zinksalze – ausgenommen
a) zum äußeren Gebrauch
b) in Augentropfen
c) zur oralen Anwendung bei Menschen, sofern auf den Behältnissen und äußeren Umhüllungen eine Tagesdosis angegeben ist, die einem Zinkgehalt bis zu 25 mg entspricht.

9.3 Verschreibungspflichtige Rezepturarzneimittel

Die Feststellung der Verschreibungspflicht bereitet i. d. R. keine Probleme, wenn es sich um ein industriell gefertigtes Fertigarzneimittel handelt (Packungsaufdruck, Lauer-Taxe).

Anders dagegen bei Rezepturarzneimitteln; folgende Fälle wären beispielsweise denkbar:

- Ein Kunde bekam vom Arzt eine Salbe verordnet, bringt nach einiger Zeit die Kruke in die Apotheke und möchte die Salbe nachkaufen.
- Ein Kunde legt ohne Arztbeteiligung eine Rezeptur vor und bittet um Anfertigung.
- Kunden verlangen nach Teedrogen, die in der Apotheke abgepackt werden sollen.

In diesen Fällen muss man sich vor einer Abgabe kundig machen, ob das verlangte Arzneimittel verschreibungspflichtig ist oder nicht.

Beispiel 1: Kunde wünscht ein verordnetes Rezepturarzneimittel nachzukaufen.

Clotrimazol	0,5 g
Hydrocortison	0,5 g
Eucerin c. Aqua	49,0 g

▶ Clotrimazol ist für den äußeren Gebrauch nicht verschreibungspflichtig. Hydrocortison ist in dieser Konzentration (1 %) verschreibungspflichtig. Diese Salbe darf somit nicht auf alleinigen Kundenwunsch nochmals hergestellt und abgegeben werden.

Beispiel 2: Ein Jugendlicher wünscht 50 g Stechapfelblätter zur Teebereitung.
▶ Stechapfelblätter (Stramonii folium) zur Teebereitung sind verschreibungspflichtig.

Beispiel 3: Wunsch eines Kunden: Eine Rezeptur, die ihm in seiner Heimat Jugoslawien früher öfters hergestellt wurde. Ein vergleichbares Fertigarzneimittel wird nicht gewünscht.

Bismutum subnitricum	45 g
Natrium citricum	45 g
Ol. Cinnamomi	gtt. III
Aqua purificata	250 g

▶ Hier ist die Verschreibungspflicht abhängig von der täglich zugeführten Dosis an Bismutum subnitricum. Ein Blick in die Normdosentabelle gibt Auskunft darüber, dass die Einzeldosis für den erwachsenen Menschen 0,5 g beträgt. Diese darf bis zu 3 x täglich verabreicht werden. Eine Abgabe ohne Rezept ist nur erlaubt mit einer entsprechenden Einnahmevorschrift.

Es sei hier außerdem daran erinnert, dass eine mündliche Information über Einnahmedauer, Nebenwirkungen etc. in diesem Falle unerlässlich ist.

Beispiel 4: Eine Kundin wünscht 100 ml Bilsenkrautöl für Einreibungen.

▶ Einer Abgabe steht nichts im Wege. Zubereitungen aus Hyoscyami folium sind von der Verschreibungspflicht freigestellt. Auf das Etikett muss allerdings der Vermerk: „Nur für die äußerliche Verwendung. Zum Einreiben in die Haut" o. Ä.

10 Besonderheiten bei Tierarzneimitteln

10.1 Erwerb verschreibungspflichtiger Tierarzneimittel

Über den Erwerb von verschreibungspflichtigen Arzneimitteln, die zur Anwendung bei Tieren bestimmt sind, sind Nachweise zu führen. Als ausreichender Nachweis ist die geordnete Zusammenstellung der Lieferscheine, Rechnungen oder Warenbegleitscheine anzusehen, wenn sich daraus der Lieferant, sowie die Art und Menge des Arzneimittels ergeben. Diese sind mindestens 3 Jahre aufzubewahren.

10.2 Abgabe verschreibungspflichtiger Arzneimittel für Lebensmitteltiere

Verschreibungspflichtige Arzneimittel zur Anwendung bei Tieren, die der Lebensmittelgewinnung dienen, müssen auf einem dreiteiligen Rezept erfolgen. Dazu ist kein bestimmtes Formblatt vorgesehen, d. h. der Tierarzt kann auch selbst zwei Kopien anfertigen. Der Tierhalter erhält das Original und eine Kopie zur Vorlage in der Apotheke, die zweite Kopie behält der Tierarzt. Das Original verbleibt beim Tierhalter, eine Kopie in der Apotheke, wo sie 3 Jahre lang aufzubewahren ist. Nicht verschreibungspflichtige Arzneimittel sind von dieser Regelung nicht betroffen.

Tiere, die der Gewinnung von Lebensmitteln dienen, sind z. B:

- Rinder, Schweine, Schafe, Ziegen, Pferde, Kaninchen, die als Haustiere gehalten werden, wenn ihr Fleisch zum menschlichen Genuss bestimmt ist.
- Hühner, Puten, Perlhühner, Enten, Gänse, die als Haustiere gehalten werden.
- Karpfen, Forellen, Schleien.

10.3 Kleinimport

Während die Einfuhr eines bei uns nicht zugelassenen Arzneimittels zur Anwendung bei Menschen im Einzelfall auf speziellen Wunsch eines Kunden grundsätzlich möglich ist, sind derartige Importe für Lebensmitteltiere nicht erlaubt.

10.4 Rezeptur

Die rezepturmäßige Herstellung von Tierarzneimitteln für Einzeltiere ist erlaubt. Nicht zulässig ist allerdings eine Herstellung im Voraus als „Verlängerte Rezeptur".

Die Kennzeichnung erfolgt analog den Humanarzneimitteln (s. Kap. 2.1.5), außer es handelt sich um ein Lebensmitteltier, in diesem Falle sind alle Angaben nach § 10 AMG zu machen, d. h. Kennzeichnung wie ein Fertigarzneimittel inkl. Packungsbeilage (s. Kap. 2.2.1).

11 Abgabe von Arzneimitteln und Ausführung ärztlicher Verschreibungen

Eine ordnungsgemäße Arzneimittelabgabe auf Rezept beschränkt sich nicht nur auf das Aushändigen dessen, was der Arzt verordnet hat, sondern ist eine letzte Kontrollinstanz vor der Einnahme.

Der Arzneimittelabgabe kommt besondere Bedeutung zu, wenn es sich um eine Selbstmedikation handelt. Der Kontakt bei der Abgabe ist ein möglicher Anknüpfungspunkt für ein Gespräch über das Arzneimittel und seine sachgemäße Anwendung.

Eine **Beratung** oder **Information** ist immer vorzunehmen, wenn dies aus Gründen der Arzneimittelsicherheit erforderlich ist. Dabei ist allerdings zu beachten, dass bei einer Abgabe auf Rezept dadurch die ärztliche Therapie nicht beeinträchtigt wird.

Mögliche Inhalte einer Kundeninformation bei der Abgabe

- Korrekte Anwendung/Verwendung
- Verwendung von Einnahmehilfen
- Richtige Aufbewahrung
- Einnahme vor oder nach den Mahlzeiten
- Aufbrauchsfrist nach dem Öffnen
- Wie lässt sich die Verträglichkeit verbessern
  u. v. mehr. Ausführliche Informationen zu diesem Thema können im Teil II dieses Buches nachgelesen werden.

Alle Informationen sind in einer für den Kunden verständlichen Form wiederzugeben.

Außerdem ist das pharmazeutische Personal verpflichtet, einem erkennbaren Missbrauch entgegenzuwirken. Dadurch soll dazu beigetragen werden, Gefahren vom Anwender abzuwenden (Näheres s. Teil IV).

Beispiele:

- Petroleum für die innerliche Anwendung darf nicht abgegeben werden
- Kältespray wird missbräuchlich zum Schnüffeln verwendet
- Lidocain zur Injektion wird in Suchtkreisen als Kokainersatz missbraucht
- Solanaceendrogen als Tee zur Rauscherzeugung (hier ist außerdem die Verschreibungspflicht zu beachten).

In allen Fällen sollte der beabsichtigte Verwendungszweck genau erfragt werden. Im Verdachtsfall ist die Abgabe zu verweigern.

11.1 Abgabeberechtigte Personen, Selbstbedienung

Arzneimittel dürfen nur **vom pharmazeutischen Personal abgegeben** werden. Einer Helferin oder PKA ist dies nicht erlaubt, auch wenn sie die Medikamente vor der Abgabe kontrollieren lässt. Diese Regelung betrifft die nichtapothekenpflichtigen Arzneimittel gleichermaßen, denn es ist davon auszugehen, dass der Kunde eine Apotheke aufsucht, in der Erwartung, dort von ausgebildetem Personal bedient zu werden.

Eine **Selbstbedienung** ist nur erlaubt bei nichtapothekenpflichtigen Arzneimitteln.

11.2 Abgabe auf Verschreibung

Der Arzt verwendet für seine Verordnung entweder ein Privatrezept oder ein „Kassenrezept".

Für Verschreibungen von Arzneimitteln auf Kosten der gesetzlichen Krankenkassen muss das abgebildete Formular (Muster 16) verwendet werden (Abb. 11.1). Es dürfen maximal drei verschiedene Arzneimittel auf einem Formular stehen.

Der Patient bezahlt seinen gesetzlich vorgeschriebenen „Rezeptanteil" (außer er ist davon befreit) und lässt das Rezept in der Apotheke. Diese stellt den Restbetrag der Krankenkasse in Rechnung. Der Krankenkasse muss ein Rabatt von 6 % des Verkaufs-

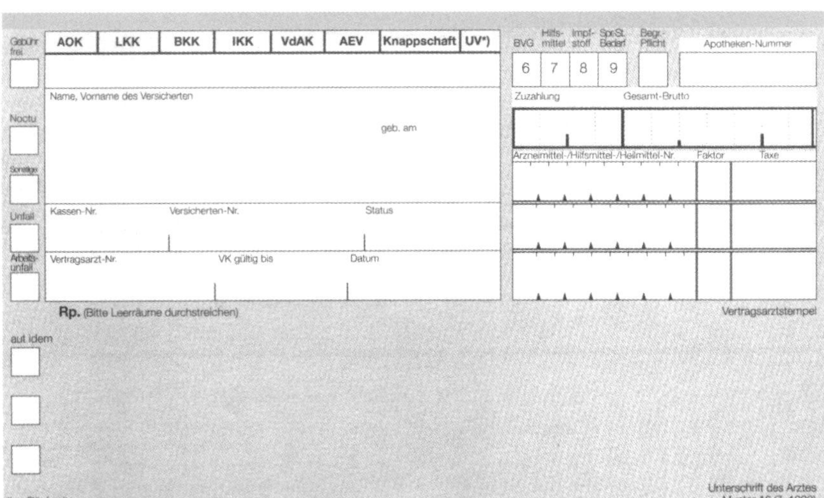

Gebühr frei

AOK | LKK | BKK | IKK | VdAK | AEV | Knappschaft | UV*)

BVG | Hilfsmittel | Impfstoff | Spr.St. Bedarf | Begr.-Pflicht | Apotheken-Nummer

6 | 7 | 8 | 9

Name, Vorname des Versicherten

geb. am

Noctu

Sonstige

Unfall

Arbeitsunfall

Kassen-Nr. | Versicherten-Nr. | Status

Vertragsarzt-Nr. | VK gültig bis | Datum

Zuzahlung | Gesamt-Brutto

Arzneimittel-/Hilfsmittel-/Heilmittel-Nr. | Faktor | Taxe

Rp. (Bitte Leerräume durchstreichen)

Vertragsarztstempel

aut idem

*) s. Rückseite

Unterschrift des Arztes

Muster 16 (7. 1993)

Abb. 11.1: Rezeptvordruck der gesetzlichen Krankenkassen (Originalfarbe: rosa).

preises gewährt werden, dies ist gesetzlich vorgeschrieben. Es handelt sich dabei um eine Ausnahme, da es ansonsten nicht gestattet ist, auf Arzneimittel, die der Arzneimittelpreisverordnung unterstellt sind, Preisnachlässe zu gewähren.

Legt der Kunde ein Privatrezept vor, hat er den Gesamtpreis der Arzneimittel in der Apotheke selbst zu bezahlen. Er bekommt sein Rezept quittiert, nimmt es wieder mit und reicht es selbst zur – teilweisen oder vollständigen – Kostenerstattung bei seiner Krankenkasse ein. Rabatte dürfen nicht gewährt werden.

Für Privatrezepte ist kein spezielles Formular erforderlich. Ist das Arzneimittel verschreibungspflichtig, muss es allerdings alle dafür vorgeschriebenen Angaben enthalten (s. Kap. 9.1).

Nach erfolgter Belieferung sind folgende Angaben auf dem Rezept zu machen:

1. Adresse, Name des Inhabers der Apotheke
2. Namenszeichen des Apothekers, der das Arzneimittel abgegeben oder die Abgabe beaufsichtigt hat
3. Datum der Abgabe
4. Preis des Arzneimittels

Darüberhinaus müssen Rezeptformulare, die mit Krankenkassen abgerechnet werden, weitere Angaben gemäß Arzneimittelabrechnungsvereinbarung enthalten. Auf der Verpackung von Arzneimitteln, die zu Lasten der Krankenkassen verordnet werden, muss der Verkaufspreis angegeben werden.

Die Befugnis zur Abzeichnung von Rezepten kann die Apothekenleitung auf pharmazeutisch-technische Assistenten übertragen. Sie wird dies nach pflichtgemäßem Ermessen tun, wenn sie sich von deren Fähigkeiten und Zuverlässigkeit ausreichend überzeugt hat. Ein entsprechender Eintrag in die Personalakte ist empfehlenswert.

Der/Die PTA hat jedes Rezept nach erfolgter Abgabe dem Apotheker zur Kontrolle vorzulegen. Bei Privatrezepten hat dies zwangsläufig vor der Abgabe zu erfolgen, da es vom Kunden wieder mitgenommen wird.

Kontrahierungszwang

Verschreibungen von Personen, die zur **Ausübung der Heilkunde** berechtigt sind, müssen **unverzüglich** ausgeführt werden. Man nennt dies Kontrahierungszwang. Zur Ausübung der Heilkunde sind berechtigt: Ärzte, Zahnärzte, Tierärzte und Heilpraktiker.

Unter bestimmten Umständen können für das Apothekenpersonal Probleme bei der Abgabe auf Verschreibung entstehen, so z. B.:

- Bei erkennbarem Irrtum
- Bei Unleserlichkeit
- Bei sonstigen Bedenken.

In diesen Fällen ist mit dem Apotheker Rücksprache zu halten und die Abgabe darf erst erfolgen, wenn die Unklarheit beseitigt ist. Muss eine Änderung der Verschreibung vorgenommen werden, so ist dies auf dem Rezept zu vermerken.

Substitutionsverbot

Das abgegebene Arzneimittel muss der Verschreibung entsprechen. Ohne Zustimmung der verschreibenden Person darf ein verordnetes Arzneimittel in der Apotheke nicht durch ein anderes ersetzt werden, auch wenn es sich um identische Mittel von verschiedenen Herstellern handelt („Substitutionsverbot" bzw. „Aut-simile-Verbot").

Ausnahmen:
- Der Arzt hat auf dem Rezept das Kästchen „aut idem" angekreuzt.*
- Während des Notdienstes darf ein anderes Arzneimittel abgegeben werden, wenn ein dringender Fall vorliegt und das verordnete Medikament nicht verfügbar ist. Es muss allerdings nach Anwendungsgebiet, Art und Menge der Inhaltsstoffe mit dem verordneten identisch und nach der Darreichungsform vergleichbar sein.

* Zur Zeit der Erstellung dieses Textes war die politische Diskussion über eine neue Art der „Aut-idem-Regelung" noch nicht abgeschlossen. Es kann somit sein, dass bis zum Erscheinen dieses Buches bereits eine andere Regelung in Kraft ist.

11.3 Abgabe von Importarzneimitteln auf ärztliche Verordnung

Klärung der Begriffe Importarzneimittel, Reimporte, Originale

In Teil I, Kapitel 6, wird der durch Apotheken durchgeführte Import von Arzneimitteln behandelt, der in Einzelfällen auf Kundenwunsch durch die Apotheke erfolgt. Dabei wird es sich in aller Regel um Präparate handeln, die auf dem inländischen Markt nicht zur Verfügung stehen und auch somit keine Zulassung besitzen. Man nennt dies Kleinimport.

Davon zu unterscheiden ist die Verpflichtung zur Abgabe von Importpräparaten auf ärztliche Verordnung mit dem Ziel der Kostenreduktion für die Krankenkassen. Die Einfuhr erfolgt hier nicht durch die Apotheke selbst, sondern wird professionell und im großen Stil von Importfirmen ausgeführt, die dann wiederum die Apotheken beliefern, die sogenannten Importfirmen.

Wenn in diesem Kapitel von Importpräparaten die Rede ist, sind damit ausschließlich in Deutschland zugelassene Fertigarzneimittel gemeint, die in der Taxe aufgeführt sind. Diese werden in einem anderen europäischen Land hergestellt und anschließend nach Deutschland eingeführt. Wird das Arzneimittel in Deutschland gefertigt, anschließend ausgeführt und danach wieder re-importiert, spricht man von Reimporten. Der Einfachheit halber sollen in diesem Kapitel die Nicht-Import-Präparate als Originale bezeichnet werden. Dieser Begriff darf nicht mit den Originalen in Bezug auf die Generika verwechselt werden.

Weshalb können Importpräparate preisgünstiger sein?

Die Tatsache, dass in den verschiedenen europäischen Ländern die Fertigung aufgrund niedrigerer Löhne etc. billiger ist, mag sich sicher auch auf die Preisunterschiede auswirken. Ein anderer Marktmechanismus dürfte hier allerdings der entscheidende Faktor sein: Arzneimittel werden in einem europäischen Land für einen bestimmten Zielmarkt produziert. Dieser Zielmarkt ist für den Preis ausschlaggebend. So kann es durchaus der Fall sein, dass eine größere Menge eines Arzneimittels in Deutschland hergestellt wird, ein Teil davon für den deutschen, ein anderer Teil für den portugiesischen Markt vorgesehen ist. Für den Zielmarkt Portugal wird der Preis deutlich niedriger sein als für den Zielmarkt Deutschland.

Eine Importfirma nützt nun die Preisdifferenz für die unterschiedlichen Zielmärkte aus und kauft günstige Ware ein. Die Präparate werden anschließend umkonfektioniert und in einem teureren Zielmarkt in Verkehr gebracht und zwar etwas günstiger als die dort angebotene Originalware.

Ein Beispiel mit dem erdachten Präparat „Europix depot Tbl. 50 mg" soll helfen, den Sachverhalt zu verdeutlichen.

Europix depot Tbl. 50 mg werden in Italien gefertigt, verblistert und verpackt. Für zwei verschiedene Zielmärkte werden die folgenden Produkte zu unterschiedlichen Preisen bereitgestellt:

Zielmarkt	Packungsgröße	Blistereinheit	Aufdruck/ Sprache	EK pro Packung/ Tablette
Deutschland	30 Stück	3 Blister à 10 Tbl.	deutsch	€ 51,– / € 1,70
Spanien	50 Stück	2 Blister à 25 Tbl.	spanisch	€ 40,– / € 0,80

Ein Importeur erwirbt nun die für Spanien vorgesehene Ware, konfektioniert sie für Deutschland um, führt sie rechtmäßig nach Deutschland ein und verkauft sie zu einem Preis, der etwas unter dem des Originals liegt. Der Importeur nützt also für sich die Preisdifferenz der Warenströme in diese beiden Länder.

Besonderheiten bei Importpräparaten

In anderen Ländern sind die Packungen häufig anders gestaltet und tragen natürlich die Aufschrift in der jeweiligen Landessprache. Werden diese Packungen in Deutschland in Verkehr gebracht, sind sie oftmals mit Schildern beklebt, die den erforderlichen Kennzeichnungstext in deutscher Sprache enthalten (s. Abb. 11.2).

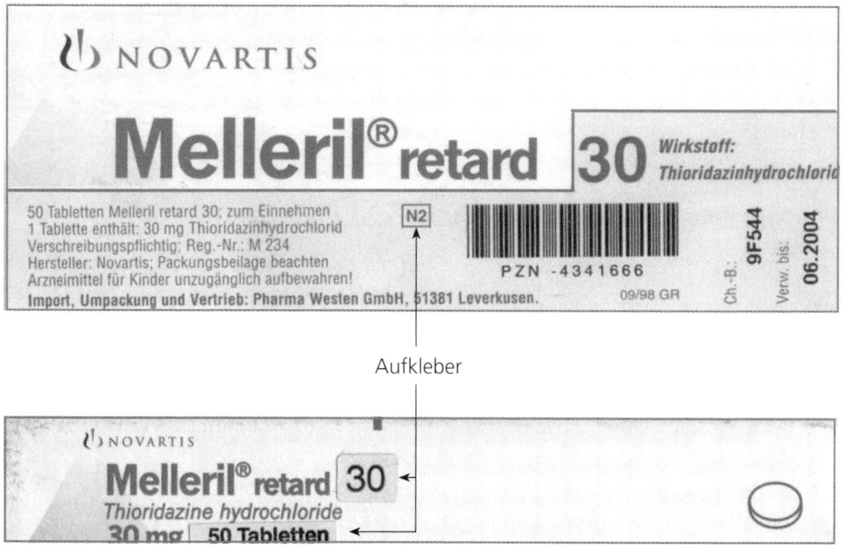

Abb. 11.2 Melleril retard 30 mit zugeschnittenen Aufklebern versehen

Die Packungsgrößen können in verschiedenen Ländern unterschiedlich groß sein. Da in unserem erdachten Beispiel die Blistergröße der spanischen Ware von Europix eine andere ist, werden 25er Blister vom Importeur mit der Schere so zugeschnitten, dass die Packung mit 30 Tbl. befüllt werden kann.

Abbildung 11.3 zeigt einen Blister des importierten Fertigarzneimittels „Sempera 7". Bei der vom Importeur eingekauften Ware handelte es sich um Blister à 5 Kapseln. Um für den deutschen Markt eine Packung mit 14 Kapseln zur Verfügung zu stellen, wurde aus einem der drei Blister eine Kapsel mit der Schere ausgeschnitten. Außerdem sind die Blister mit dem Namen „Sporanox" versehen; das ist die Bezeichnung des ausländischen Arzneimittels, das in Deutschland unter der Bezeichnung „Sempera" im Verkehr ist. Ein Aufkleber auf dem Blister weist darauf hin.

Desweiteren kommt es vor dass Form und Farbe von Tabletten und Kapseln des Originals sich vom Import unterscheiden.

Abgabeverpflichtung

Gemäß dem Rahmenvertrag über die Arzneimittelversorgung nach § 129 SGB V sind Apotheken verpflichtet bei Verordnungen zu Lasten der Primär- und Ersatzkassen im bestimmten Umfang Importpräparate abzugeben. Der Umfang dieser Verpflichtung richtet sich nach der Quote, die für jede Apotheke pro Krankenkasse vereinbart wurde. Diese Importquote beträgt seit dem 1. April 2002 5,5 % des anrechenbaren Umsatzes pro Kasse und erhöht sich ab dem 1. Januar 2003 auf 7 %. Nicht anrechen-

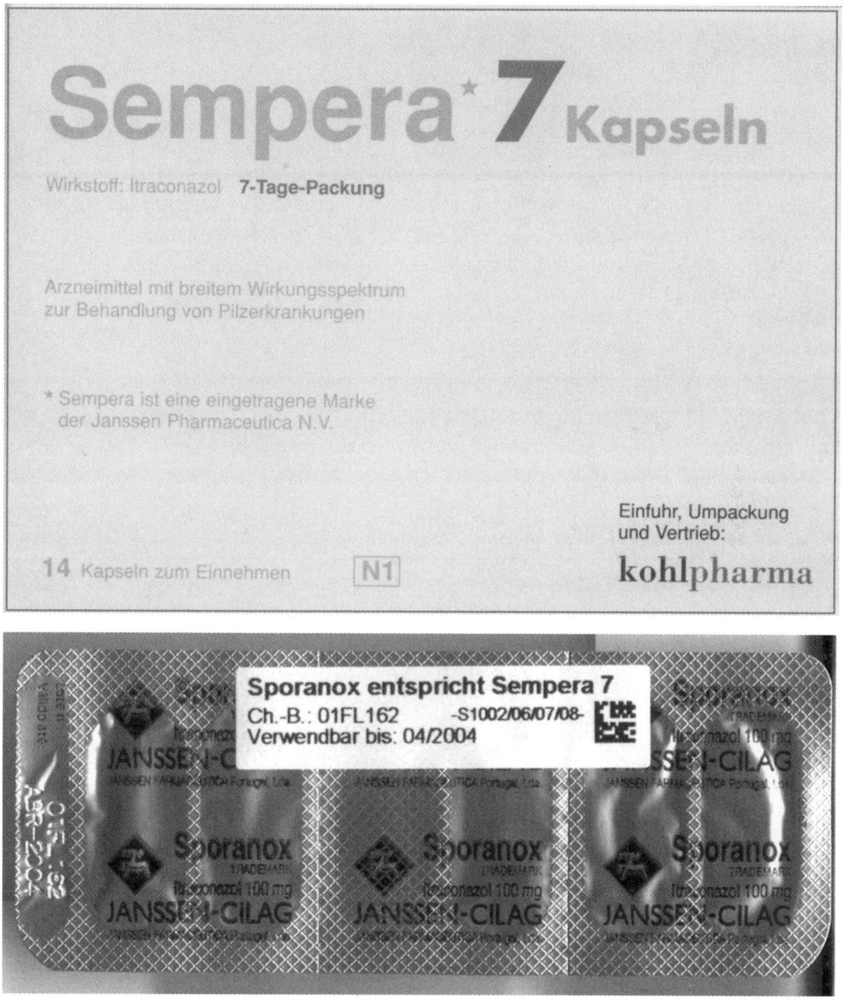

Abb. 11.3 Der Blister trägt die Aufschrift „Sporanox", die Umverpackung „Sempera 7"

bar auf die Importquote sind z. B. Umsätze, die sich aus der Abgabe von Rezepturen, Pflastern oder Teststreifen ergeben.

Die Importquote von 5,5 bzw. 7 % kann sich verringern, wenn der importfähige Umsatz unter 25 % des jeweiligen Kassenumsatzes liegt. Pro 5 % Unterschreitung ermäßigt sich die Quote um 0,6 %; die niedrigst mögliche Quote liegt allerdings bei 0,9 %; diese wird nur in Rechnung gestellt, wenn sie mindestens 5 € beträgt. „Importfähig" heißt, dass diese Präparate als Importe angeboten werden.

Beispiel 1:
Umsatz AOK: € 20 000,–
Importfähig sind davon Präparate im Wert von € 6000,–, also über 25 %
Importquote: 5,5 % von € 20 000,– = € 1100,– (ab 1. 1. 2003 7 %).
Folge: Im Abrechnungszeitraum sind für € 1100,– Importpräparate auf AOK-Rezepte abzugeben. Werden z. B. nur für € 800,– Importe abgegeben, ergibt sich ein Minusbetrag (Malus) von € 300,–. 10 % dieses Betrages, also € 30,– werden der Apotheke abgezogen. Werden dagegen mehr Importe abgegeben als erforderlich, so kann dieses „Guthaben" mit einem Malus der Folgemonate verrechnet werden.

Beispiel 2:
Umsatz BKK Stadt Augsburg: € 8000,–
Importfähig sind davon Präparate im Wert von 1040,–, also 13 %, d. h. die Importquote kann um zweimal 0,6 % gesenkt werden.
Importquote: 5,5 % – 1,2 % = 4,3 % von € 8000,– = € 344,– (ab 1. 1. 2003 7 % - 1,2 % = 5,8 %).

Die Ermittlung des Umsatzes pro Krankenkasse, der durch Importe gedeckt werden muss, erfolgt durch die Verrechnungsstellen.
Diese Regelung bedeutet, dass nicht mehr bei jeder Verordnung überprüft werden muss, ob eine Importalternative besteht. Jede Apotheke kann selbst entscheiden, ob sie die Quote durch die Abgabe weniger, hochpreisiger Arzneimittel oder vieler günstiger Arzneimittel erreichen will. Retaxationen auf Grund der Nichtabgabe von Importarzneimitteln sind nicht mehr möglich.

11.4 Aut-idem-Regelung

Am 23. Februar 2002 ist das Arzneimittelausgaben-Begrenzungs-Gesetz (AABG) in Kraft getreten. Es enthält die sogenannte Aut-idem-Regelung. Diese besagt, dass unter gegeben Voraussetzungen vom Arzt verordnete FAM in der Apotheke durch gleichwertige preisgünstige Präparate zu ersetzen sind (Aut-idem-Substitution).

Betroffen von dieser Neuregelung sind ausschließlich Arzneimittelverordnungen zu Lasten der GKV. Sie gilt nicht für Privatrezepte, bei denen ein Austausch auch weiterhin nur dann erlaubt ist, wenn der Arzt den Wirkstoff verschreibt oder „aut idem" ausdrücklich genehmigt.

Die Entscheidung für ein Alternativpräparat trifft ein Apotheker, weswegen an dieser Stelle nicht detailliert auf die Auswahlkriterien eingegangen wird. Da zu erwarten ist, dass PTAs mit dem Problem konfrontiert werden, müssen sie wissen, wann ein Apotheker einzuschalten ist. Außerdem sollen sie im Kundengespräch in der Lage sein, den Sachverhalt zu erläutern.

Welche Arzneimittel gelten als „preisgünstig"?

Ein Arzneimittel gilt nach dem derzeitigen Stand (Frühjahr 2002) als preisgünstig im Sinne dieser Vorschrift, wenn sein Preis im unteren Drittel des Preisspektrums liegt. Dieses untere Drittel wird folgendermaßen ermittelt: Von den in Frage kommenden Präparaten wird der Durchschnittspreis der drei teuersten und der drei billigsten Präparate ermittelt. Ein Drittel der Preisdifferenz zwischen diesen beiden Durchschnittspreisen wird zur unteren addiert. Der sich ergebende Wert ist die Preislinie.

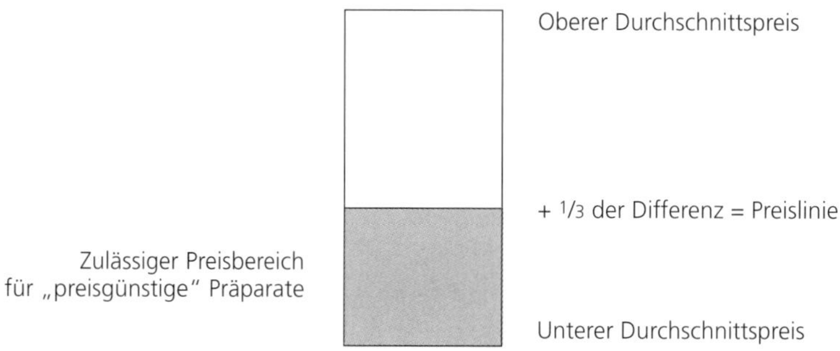

Ein Zahlenbeispiel soll helfen, diesen vielleicht etwas verwirrenden Sachverhalt zu verstehen.

Die drei teuersten Präparate kosten:

FAM 1 € 36,–
FAM 2 € 31,– } Oberer Durchschnittspreis € 32,–
FAM 3 € 29,–

Die drei billigsten Präparate kosten:

FAM 4 € 22,–
FAM 5 € 21,– } Unterer Durchschnittspreis € 20,–
FAM 6 € 17,–

Differenz zwischen oberem und unterem Durchschnittspreis = € 12,– ein Drittel davon = € 4,– wird zum unteren Durchschnittspreis addiert. Damit ergibt sich eine Preislinie von € 24,– als höchstmöglichen Preis für das abzugebende Medikament.

Befinden sich weniger als fünf Arzneimittel im preisgünstigen Bereich, dann dürfen, unabhängig von der berechneten Preislinie, die fünf günstigsten Präparate verwendet werden.

Die Preislinien müssen nicht für jedes Arzneimittel von jeder Apotheke gesondert berechnet werden; der Bundesausschuss der Ärzte und Krankenkassen legt sie jeweils für ein Quartal fest und gibt sie bekannt. Es ist davon auszugehen, dass diese von den Softwarehäusern in die Warenbewirtschaftungsprogramme eingearbeitet werden.

Voraussetzungen für eine Arzneimittelauswahl

Das von der Apotheke ausgewählte Arzneimittel muss folgende Voraussetzungen erfüllen

- Wirkstoff, Wirkstärke und Packungsgröße müssen mit dem verordneten Präparat identisch sein.
- Die Darreichungsform muss mit dem verordneten Präparat identisch oder vergleichbar sein.
- Es muss für denselben Indikationsbereich zugelassen sein.

In welchen Fällen sind die Apotheken zur Auswahl eines preisgünstigen Arzneimittels verpflichtet?

In den folgenden Fällen müssen Apotheken ein FAM aus dem Bereich der preisgünstigen Präparate auswählen:

- Der Arzt verschreibt das Arzneimittel unter seiner Wirkstoffbezeichnung (z. B. Diclofenac Tbl. 50 mg), oder
- der Arzt verordnet ein FAM mit Markennamen, dessen Preis über dem „zulässigen" Bereich liegt. Hat er allerdings auf dem Rezept das Kästchen „aut idem" angekreuzt, darf nicht substituiert werden.

  Außerdem darf eine Substitution nicht erfolgen, wenn pharmazeutische Bedenken dagegen bestehen. Zum Beispiel, wenn der Patient Vorbehalte gegen das Austauschpräparat anmeldet, die darauf schließen lassen, dass er es nicht verwenden wird. In solchen Fällen wird es nötig sein, sich mit dem Arzt in Verbindung zu setzen.

Ist das vom Arzt verordnete Arzneimittel bereits „preisgünstig", darf in der Apotheke keine Auswahl erfolgen; es ist in jedem Falle das verordnete Präparat abzugeben.

11.5 Arzneimittelabgabe an Kinder und Jugendliche

Eine Arzneimittelabgabe an Kinder ist in der Apothekenbetriebsordnung nicht geregelt. Das gesamte pharmazeutische Personal hat hier eine besondere Sorgfaltspflicht walten zu lassen.

Die Bundesapothekerkammer hat Handlungsempfehlungen für Apotheker veröffentlicht, die im Folgenden wiedergegeben werden:

Handlungsempfehlung der Bundesapothekerkammer zur Arzneimittelabgabe an Kinder

„Arzneimittel, die von Kindern im „Botengang" auf Rezept abgeholt werden, sollten grundsätzlich nur gut verpackt und mit dem Namen des Patienten versehen übergeben werden. Damit sollte auch die Aufforderung an die Kinder verbunden werden, die Arzneimittel umgehend dem Empfänger zu überbringen. Es empfiehlt sich die Zufügung schriftlicher Informationen über die richtige Anwendung der Arzneimittel, sofern der Arzt auf dem Rezept keine speziellen Angaben gemacht hat. Auch das schriftliche Angebot zu einer telefonischen Rücksprache wäre hilfreich. Es empfiehlt sich, hierfür die „rote Karte" zu verwenden. Anhand der dort aufgelisteten Fragen kann der Empfänger der Arzneimittel überprüfen, ob er alles notwendige über die richtige Anwendung der Arzneimittel weiß und wird ggf. motiviert, weitere Informationen beim Apotheker einzuholen.

Besonders problematisch ist die Abgabe von Arzneimitteln im Rahmen der Selbstmedikation. Die Verpflichtung zu einer Beratung kann eigentlich in den Fällen nicht wahrgenommen werden, in denen das Kind aufgrund eines Symptoms ein Arzneimittel entweder für sich selbst oder aber für Dritte verlangt. Hier sollte die Arzneimittelabgabe verweigert werden, sofern keine telefonische Rücksprache mit einem Erziehungsberechtigten oder dem Auftraggeber möglich ist.

Verlangt das Kind ein spezielles Arzneimittel, sollte nachgefragt werden, für wen das Arzneimittel bestimmt ist und ob es dem Anwender bereits aus Erfahrung bekannt ist. Sollte das Kind keine eindeutigen Auskünfte geben können, empfiehlt es sich, die Abgabe zu verweigern. Im Falle einer Abgabe ist eine schriftliche Begleitinformation hinsichtlich der richtigen Anwendung und der Hinweis auf die Ausführungen des Beipackzettels dringend zu empfehlen.

Besonderer Augenmerk ist in diesem Zusammenhang auch auf die Abgabe von Arzneimitteln mit Diphenhydramin oder Paracetamol an Jugendliche zu richten. Neben den Benzodiazepinen und trizyklischen Antidepressiva handelt es sich dabei um die Arzneistoffe, die von Jugendlichen am häufigsten in suizidaler Absicht eingenommen werden. Nach Auskunft der Landesberatungsstelle für Vergiftungserscheinungen, Berlin, nehmen Jugendliche mit Selbstmordabsichten zwar zumeist bereits im Haushalt vorhandene, durch andere Angehörige erworbene Arzneimittel ein, jedoch kann ein systematischer Erwerb in Apotheken nicht ausgeschlossen werden."

12 Versendung von Arzneimitteln

Der Versand apothekenpflichtiger Arzneimittel an Endverbraucher ist verboten. Dies schließt somit auch die Werbung für die „Belieferung frei Haus" aus (Apotheken sind eben kein „Pizza-Service für Arzneimittel").

Eine **Zustellung** durch **Boten** ist nur im **begründeten Einzelfall** zulässig. Ein begründeter Einzelfall liegt vor, wenn der Kunde bzw. Patient selbst zum Beispiel aus Krankheitsgründen oder wegen einer Behinderung verhindert ist, die Apotheke selbst aufzusuchen. Ebenso kann eine Zustellung durch Boten erwogen werden, wenn der Kunde bereits in der Apotheke war, sein Medikament aber nicht erhalten hat und dieses nachgeliefert bekommt. In diesem Falle war die Möglichkeit einer Beratung ja gegeben.

Hat der Kunde nur „keine Zeit", zum Beispiel aus beruflichen Gründen, so wird das nicht als Argument für einen Lieferservice anerkannt.

In allen Fällen einer Zustellung sind die Arzneimittel für jeden Empfänger getrennt zu verpacken. Die Verpackung ist mit dem vollständigen Namen und der Adresse des Empfängers zu versehen. Es empfiehlt sich, der Verpackung ggf. entsprechende Einnahmehinweise etc. in schriftlicher Form beizulegen mit dem Hinweis, dass die Apotheke für telefonische Rückfragen bereitstehe.

Ein systematischer Versand, der darauf abzielt, dem Kunden eine bequeme Art des Arzneimittelbezuges anzubieten, ist somit in keinem Falle gestattet! Ebenso ist es nicht statthaft, mit Zustelldiensten zu werben (s. auch Fußnote S. 3).

13 Die Notfallarzneimittel der Apothekenbetriebsordnung

Damit die Apotheke ihrer gesetzlichen Verpflichtung, der ordnungsgemäßen Arzneimittelversorgung der Bevölkerung, nachkommen kann, ist es erforderlich, einen Vorrat an Medikamenten zu halten, der zur Behandlung von Vergiftungen oder anderer lebensbedrohlicher Erkrankungen kurzfristig zur Verfügung stehen muss.

Die Apothekenbetriebsordnung fordert dazu die in Tabelle 13.1 genannte Ausstattung (Anlage 3 zur ApBetrO).

Welche Handelspräparate jeweils bereitgehalten werden, entscheidet die Apothekenleitung; die Menge muss ausreichend sein, um eine unmittelbare Erstversorgung

Tab. 13.1: Notfallarzneimittel laut Apothekenbetriebsordnung, Anlage 3. Mit Ausnahme der Positionen 4, 5 und 6 muss es sich um parenteral anzuwendende Arzneiformen handeln.

Indikationsgruppe	Beispiele für Handelspräparate
1. Antidote gegen Vergiftungen bzw. Überdosierungen mit	
1.1 Opiaten	Narcanti® Ampullen
1.2 Cholinesterase-Hemmern	Atropinsulfat-100 mg Antidot Amp. Toxogonin® Amp.
1.3 Cyanid	4-DMAP Amp. S-Hydril Amp.
1.4 Methämoglobinbildnern	Toluidinblau Antidot Amp.
2. Emetika	Apomorphin Teclapharm 0,01 Amp.
3. Corticoid, hochdosiert, zur Injektion	Solu Decortin H® 250 Amp. Urbason solubile® forte Amp.
4. Mittel zur Behandlung von Rauchgasvergiftungen	Auxiloson®Dosieraerosol
5. Antischaummittel zur Behandlung von Tensid-Vergiftungen	Lefax® Tropfen Sab® simplex Suspension Elugan® Tropfen
6. Medizinische Kohle	
7. Tetanus-Impfstoff	Tetanol® Amp. Tetavax® Amp. Wellcovax® Amp.
8. Tetanus-Hyperimmun-Globulin 250 I.E.	Tetagam® Amp. Tetanabulin® Amp.

zu gewährleisten, eine Weiterbehandlung dürfte ohnehin in einer Klinik erfolgen. Die ABDA hat ein Merkblatt erstellt, das über die Landesapothekerkammern allen Apotheken zur Verfügung gestellt wurde. Es enthält Empfehlungen für geeignete Handelspräparate und zusätzliche Kurzinformationen zur Anwendung bzw. Dosierung. Es muss für alle Mitarbeiter einsehbar aufbewahrt werden. Die Präparate in obiger Tabelle entstammen diesem Merkblatt.

Es empfiehlt sich, die Arzneimittel des Notfalldepots gesammelt an einem besonderen Ort aufzubewahren und alle Mitarbeiter darüber zu informieren, wo sich dieser befindet. Dadurch wird verhindert, dass unbeabsichtigt eine Aussortierung erfolgt. An diesem Ort sollte auch eine kurze Aufstellung erforderlicher Ersthilfemaßnahmen bei den entsprechenden Vergiftungen greifbar sein. Außerdem muss daran gedacht werden, das Notdepot zu „pflegen", d. h. die Verfalldaten einer sorgfältigen Kontrolle zu unterstellen und im Bedarfsfalle einen Austausch vorzunehmen. Man stelle sich nur einmal vor, es wird ein lebenswichtiges Antidot gebraucht und vor den Anwendung stellt man fest, dass das Verfalldatum überschritten ist!

Darüber hinaus haben die Apotheken die Aufgabe, eine Reihe lebensrettender Sera, Impfstoffe etc. für dringende Notfälle bereitzustellen (Anlage 4 zur ApBetrO):

- Botulismus-Antitoxin vom Pferd
- Diphtherie-Antitoxin vom Pferd
- Gasbrand-Antitoxin
- Schlangengift-Immunserum polyvalent, Europa
- Tollwut-Impfstoff
- Tollwut-Immunglobulin
- Tetanus-Immunglobulin 2500 I.E.
- Prothrombinkonzentrat (PPSB)
- Polyvalentes Immunglobulin
- Röteln-Immunglobulin
- Varizella-Zoster-Immunglobulin
- Hepatitis B-Immunglobulin.

Diese müssen nicht von jeder Apotheke vorrätig gehalten werden, aber kurzfristig beschaffbar sein. Deshalb haben die Landesapothekerkammern Notfalldepots eingerichtet. Sie befinden sich in Krankenhäusern, so dass ein Zugriff rund um die Uhr möglich ist. Telefonnummer und Adresse des nächstgelegenen Notdepots müssen in der Apotheke an gut sichtbarer Stelle angebracht sein.

Wichtig! Alle im Kundenverkehr tätigen Mitarbeiter sollten wissen, welche Arzneimittel sich in den Notfalldepots befinden, so dass im Bedarfsfalle schnell gehandelt werden kann und man nicht erst eine Bestellung beim Großhändler vornimmt. Dazu ist es empfehlenswert, einen entsprechenden Aushang gut sichtbar anzubringen.

Vorgehensweise zur Entnahme eines Arzneimittels

Nachdem ein entsprechendes Rezept vorgelegt wurde, kann die Apotheke das gewünschte Arzneimittel abholen und dem Patienten übergeben. Die Arzneikosten werden mit dem Patienten bzw. dessen Krankenkasse abgerechnet. Im Depot wird vor der Abgabe die Chargennummer notiert und an die Herstellerfirma weitergeleitet, die das Depot daraufhin wieder auffüllt und die Rechnung an die Apotheke schickt.

Die Apotheke ist für den Vorgang verantwortlich und hat auch die Aufzeichnungen nach dem Transfusionsgesetz zu machen (s. Kap. 14).

Da diese Arzneimittel der Apothekenpflicht unterliegen, kann es nicht dem Kunden aufgetragen werden, das entsprechende Arzneimittel selbst vom Notfalldepot abzuholen.

14 Aufzeichnungen gemäß Transfusionsgesetz

Durch das Transfusionsgesetz wurden die Apotheken zu einer chargenbezogenen Dokumentation von **Erwerb** und **Abgabe** der folgenden Arzneimittel verpflichtet:

- Blutzubereitungen,
- Sera aus menschlichem Blut und
- gentechnisch hergestellten Plasmaproteinen zur Behandlung von Hämostasestörungen.

Aufzuzeichnen sind:

- Die Bezeichnung des Arzneimittels
- Die Chargenbezeichnung
- Das Datum der Abgabe
- Name und Anschrift des verschreibenden Arztes
- Name, Vorname, Geburtsdatum und Adresse des Patienten oder bei der für die Arztpraxis bestimmten Abgabe, der Name und die Anschrift des Arztes. Nicht immer wird der Patient, der das Rezept einlöst, auch mit dem ihm übergebenen Medikament behandelt. Vielmehr kann es sein, dass eine Verabreichung beim Arzt bereits aus dem Praxisbedarf erfolgt ist. Der Arzt lässt dann seinen Vorrat durch seinen Patienten wieder auffüllen (z. B. bei Immunglobulinen). In diesem Falle kann in der Apotheke die Chargennummer des abgegebenen Arzneimittels nicht mit dem Namen des Patienten verknüpft werden. Deshalb dokumentiert man in diesen Fällen den Namen und die Anschrift des verschreibenden Arztes.

Diese Aufzeichnungen sind 15 Jahre aufzubewahren und zu vernichten, wenn eine Aufbewahrung nicht mehr notwendig ist.

Ziel dieser Vorschrift ist, im Falle auftretender Risiken (Gefahr der Übertragung von Infektionskrankheiten) zurückverfolgen zu können, wer Arzneimittel der betroffenen Chargen erhalten hat. Die Durchführung erfolgt entweder schriftlich mit Hilfe einer Tabelle oder mit dafür entwickelten EDV-Programmen.

Literatur

ABDA (Hrsg.) (2000): Deutscher Arzneimittel-Codex, Neues Rezeptur-Formularium. Grundwerk inkl. 17. Erg. Lfg. Govi-Verlag, Eschborn, Deutscher Apotheker Verlag, Stuttgart.

Bauer, K., Frömming, K. H., Führer, C. (1999): Lehrbuch der Pharmazeutischen Technologie. 6. Auflage. Wissenschaftliche Verlagsgesellschaft, Stuttgart

Cyran, W., Rotta, C. (2000): Apothekenbetriebsordnung. Kommentar. Grundwerk inkl 8. Erg. Lfg. Deutscher Apotheker Verlag, Stuttgart

Garbe, C., Reimann, H., Sander-Bähr, C. (1996): Rationelle dermatologische Rezeptur. Thieme Verlag, Stuttgart

Hartke, K., Hartke, H., Mutschler, E., Wichtl, M. (2001): Arzneibuch-Kommentar. Grundwerk inkl. 14. Erg. Lfg. Wissenschaftliche Verlagsgesellschaft, Stuttgart, Govi-Verlag, Eschborn

Herzfeld, C. D. (1992): Defektur. Leitfaden für die apothekengerechte Arzneimittelproduktion. Grundwerk inkl. 4. Erg. Lfg. Govi-Verlag, Eschborn

Herzfeld, C. D. (2000): Propädeutikum der Arzneiformenlehre. Galenik 1., 2. Auflage. Springer Verlag, Heidelberg, Berlin

Hörath, H. (2001): Gefährliche Stoffe und Zubereitungen. 6. Auflage. Wissenschaftliche Verlagsgesellschaft, Stuttgart

Kaufmann, D. (2001): Gefahrstoffrecht in der Apothekenpraxis. 2. Auflage. Deutscher Apotheker Verlag, Stuttgart

Kloesel, Cyran (2002): Arzneimittelrecht. Kommentar. Grundwerk inkl. 78. Erg. Lfg. Deutscher Apotheker Verlag, Stuttgart

Schöffling, U. (1998): Arzneiformenlehre. Ein Lehrbuch der Galenik für Theorie und Praxis. 3. Auflage. Deutscher Apotheker Verlag, Stuttgart

Pfeil, D., Pieck, J., Blume, H. (1999): Kommentar zur Apothekenbetriebsordnung. 5. Auflage. Govi-Verlag, Eschborn

Thoma, K. (2000): Apothekenrezeptur und -defektur. Grundwerk inkl. 1. Erg. Lfg. Deutscher Apotheker Verlag, Stuttgart

Teil II

Informationen bei der Abgabe von Arzneimitteln

Dr. Wolfgang Kircher

1 Einführung

Die Verantwortung der öffentlichen Apotheke für die ordnungsgemäße Versorgung der Bevölkerung mit Arzneimitteln endet nicht mit der Aushändigung der Medikamente, sondern schließt die Beratung des Kunden hinsichtlich der richtigen Anwendung und Aufbewahrung der Arzneimittel ein. Solche abgabebegleitenden Gebrauchshinweise und, soweit möglich, die Überwachung ihrer kontinuierlichen Umsetzung beim Patienten sind wesentlicher Teil der Pharmazeutischen Betreuung (Pharmaceutical Care).

Die Information des Kunden zur korrekten Applikation des Arzneimittels muss neben pharmakologischen Aspekten auch die **Methodik der Verabreichung**, also die jeweilige **Anwendungstechnik**, berücksichtigen. Dass hier trotz Packungsbeilage und mündlicher Unterweisung in der Arztpraxis oder in der Apotheke beim Verbraucher ein erhebliches Informationsdefizit vorliegen kann, haben verschiedene Untersuchungen der jüngeren Zeit gezeigt. So wurden durch Beobachtungen und Befragungen von Patienten etwa bei Augentropfen und Inhalationsarzneimitteln prinzipielle Anwendungsfehler je nach Handhabungsschritt in 35 bis 90% der geprüften Fälle aufgedeckt. Auch parenterale, perorale, kutane und andere Darreichungsformen wurden vielfach inkorrekt verabreicht. Dabei führten die Patienten nicht nur komplizierte Applikationstechniken falsch aus, sondern missachteten auch einfache Gebrauchshinweise, wie etwa das Aufbewahren im Kühlschrank, das Umschütteln vor jedem Gebrauch oder das Einnehmen mit viel Flüssigkeit. Die abgebende PTA sollte deshalb nicht nur schwierige Anwendungstechniken möglichst anschaulich erläutern, sondern auch auf einfache, selbstverständlich oder banal erscheinende Handhabungsaspekte nachdrücklich hinweisen.

Die im Folgenden genannten, allgemein gültigen Aufbewahrungs- und Anwendungshinweise resultieren primär aus der Technologie der jeweiligen Arzneimittel und den anatomischen und physiologischen Verhältnissen am Applikationsort. Sie können im Einzelfall der Variation oder Ergänzung bedürfen. Letztlich ist die patienten- und präparatespezifische Gebrauchsanleitung maßgebend, also die Anweisung des verordnenden Arztes bzw. die Information des betreffenden pharmazeutischen Unternehmers.

2 Arzneimittel zur parenteralen Anwendung

2.1 Insulinpräparate

Vorräte von noch nicht angebrochenen Insulindurchstechfläschchen, Penpatronen oder Einmalpens muss der Diabetiker im Kühlschrank (2 bis 8 °C), und zwar am besten im Gemüsefach, jedoch keinesfalls im Gefrierfach lagern.

Angebrochene Insulinfläschchen für Einmalspritzen können bei Temperaturen bis 25 °C, aber vor Lichteinwirkung geschützt, aufbewahrt werden. In den Pen eingelegte Insulinpatronen müssen sogar bei Raumtemperatur verbleiben, sofern die Kanüle nicht nach jeder Injektion abgeschraubt wird; bei Temperaturschwankungen würde durch die aufgesetzte Kanüle Insulin aus- und Luft eintreten. Auf Raumtemperatur erwärmtes Insulin verursacht nach der Injektion auch geringere lokale Irritationen als gekühltes Insulin. Von den verschiedenen Herstellerfirmen werden für ihre Insulinpräparate Aufbrauchfristen bei Raumtemperatur von meistens 4, in einigen Fällen von 6 Wochen angegeben.

Niemals darf Insulin **Temperaturen über 40 °C, Frost oder direkter Sonneneinstrahlung** ausgesetzt werden. Hohe Temperaturen und UV-Strahlung führen zu deutlichen Aktivitätsverlusten, Minusgrade zu nicht mehr vollständig redispergierbaren Niederschlägen.

Temperaturbelastungen bis maximal 40 °C, wie sie etwa im überhitzten Auto oder auf Reisen in tropischen Ländern auftreten können, sind für Zeitspannen von einigen Stunden bis zu einem Tag tolerabel; genaue präparatespezifische Stabilitätsdaten müssen erforderlichenfalls bei der betreffenden Firma abgefragt werden. Insulin für am Körper getragene Infusionspumpen kann 2 Wochen lang in der Pumpe verwendet werden. Nach Temperaturbelastungen über 40 °C werden Insulin-Fertigarzneimittel von den verschiedenen Herstellern übereinstimmend als nicht mehr verwendbar eingestuft.

Auf Reisen in sehr heißen Regionen kann daher für den Insulintransport ein wärmedämmender Behälter mit beigepackten Kühlelementen oder sogar eine aktiv kühlende Vorrichtung nützlich sein. Als wärmeschützende Container kann man in solchen Situationen im Wesentlichen zwei Behältertypen einsetzen: Entweder Dewar-Gefäße, also doppelwandige Glas- oder Edelstahlgefäße, bei denen der Raum zwischen den beiden Wandungen hochevakuiert ist (Thermosflaschen), oder Behälter aus geschäumten Polystyrol (Hostapor®-, Styropor®-Boxen). Für Thermosflaschen lassen sich kugel- oder stabförmige, für Polystyrolboxen quaderförmige Kühlakkus benützen. Diese wassergefüllten Kühlelemente sollten möglichst eingefroren werden, da Eis beim vollständigen Schmelzen aufgrund seiner hohen spezifischen Schmelzenergie circa 80-mal mehr Wärme aufnehmen kann als dieselbe Menge Wasser beim Erwärmen um die gleiche Temperaturdifferenz. Die gefrorenen Kühlelemente dürfen jedoch niemals direkten Kontakt mit den Insulinfläschchen oder -patronen haben, da sonst Minusgrade im Insulinbehältnis auftreten können. Am besten trennt man Kühlakkus und Insulinpräparate an den Berührungsstellen durch Pappe, Schaumstoff oder ähnliches. Bei längerem Aufenthalt des Diabetikers unter Frostbedingungen wie etwa beim Skifahren oder auf Hochalpin-Touren soll das Insulin möglichst körpernah getragen werden, also in einer Innentasche oder einem Beutel am Körper. Während längerer Reisen darf sich der Diabetiker niemals vom Insulin selbst und den Injektionsutensilien trennen. Nach der Rückkehr ist stärker wärme- oder kältebelastetes Insulin sicherheitshalber nicht mehr zu verwenden.

Bei **Insulinsuspensionen** (Verzögerungsinsulinen) setzen sich die ungelösten Partikel im Fläschchen oder in der Penpatrone ab. Diese Präparate müssen daher unmittelbar vor dem Aufziehen in die Einmalspritze bzw. dem Gebrauch des Pens homogenisiert werden. Da hierbei kein Schaum entstehen darf, schüttelt man das Fläschchen nicht, sondern rollt es am besten zwischen den Handflächen. Einen mit Suspension gefüllten Pen kippt man vor dem Gebrauch langsam so oft, bis das Präparat völlig homogen erscheint. Das Homogenisieren von Insulinsuspensionen in Penpatronen ist wegen der höheren Insulinkonzentrationen und der fehlenden Luft schwieriger als in konventionellen Durchstechfläschchen. Deshalb enthalten die Kartuschen verschiedener Präparate ein oder mehrere Glas- oder Metallkügelchen, die den Mischvorgang unterstützen. Während verschiedene Autoren in Patientenbroschüren und einige Hersteller in ihren Packungsbeilagen zu einem mehrmaligen oder zehnmaligen Kippen der Pens anleiten, erwies sich in einer Untersuchung an verschiedenen Präparaten die letztgenannte Kipphäufigkeit als nicht ausreichend. Erst nach 20 Kipp- bzw. Schwenkbewegungen waren die Präparate vollständig resuspendiert.

Vor der **Entnahme des Insulins aus dem Fläschchen** sollte man den Gummistopfen mit Alkohol 70% (Ethanol oder Isopropylalkohol) reinigen bzw. desinfizieren. Danach wird eine der verordneten Insulindosis entsprechende Menge Luft in das Fläschchen injiziert. Nach dem Umdrehen der Flasche mit noch eingestochener Spritze zieht man etwa fünf Einheiten mehr Insulin auf als verordnet sind. Wurden keine Luftbläschen eingezogen, kann der Kolben sofort bis zur entsprechenden Marke zurückgeschoben werden, andernfalls drückt man die nach oben gestiegenen Luftbläschen (Spitze antippen) sorgfältig aus der Spritze.

Beim Mischen von zwei verschiedenen Insulinpräparaten in einer Spritze wird meist empfohlen, zuerst das kurz wirkende und dann das Verzögerungsinsulin aufzuziehen, um Verunreinigungen des Normalinsulins mit Verzögerungsinsulin zu vermeiden. Auf jeden Fall muss immer die gleiche Reihenfolge der Insulinsorten beim Aufziehen eingehalten werden.

Für Diabetiker, die in ihrer Feinmotorik oder ihrem Sehvermögen eingeschränkt sind, können Insulinpräparate vom Pflegepersonal für maximal eine Woche im Voraus in die Spritze aufgezogen werden. Die Nadeln der gefüllten Spritzen müssen dabei unbedingt in den Schutzkappen stecken, nicht nur aus mikrobiologischen Gründen, sondern auch, um das Austrocknen und Ausfällen des Insulins in der dünnen Kanüle zu verhindern. Natürlich muss man bei Suspensionspräparaten die Spritze vor der Anwendung erneut mehrmals kippen. Spritzen mit unterschiedlichen Insulinmengen sollten deutlich getrennt voneinander liegen, z. B. auf unterschiedlich geformten oder verschiedenfarbigen Tabletts.

Die ergänzend oder alternativ zum konventionellen Spritzbesteck eingesetzten **Insulinpens** (vgl. Teil 9, Kap. 3.2) sind nach folgendem Grundprinzip zu bedienen: Der Pen wird mit einer vorgefüllten Insulinpatrone (mit 1,5 ml oder 3 ml Inhalt) bestückt, die im Gerät verbleibt, bis ihr Inhalt aufgebraucht ist. Die Einstellung der zu spritzenden Insulindosis erfolgt durch schrittweises Drehen des Dosierknopfes, wobei jeder Drehschritt deutlich spür-, sicht- und hörbar mitverfolgt werden kann. Typabhängig ist die Art, wie die vorgewählte Insulindosis von dem Patienten aus der Injektionshilfe gedrückt wird: durch Drücken und Festhalten eines Auslöseknopfes oder durch langsames Durchdrücken des Dosier- oder eines Injektionsknopfes bis zum Anschlag.

Die Pen-Patronen enthalten Insulin mit einer Aktivität von 100 I.E. pro Milliliter (U-100-Insulin), also 2,5-fach konzentrierteres Insulin als bei der herkömmlichen Spritztechnik. Daher darf im Falle eines Verlustes oder einer Betriebsstörung des Pens keinesfalls dieses Insulin mit einer herkömmlichen U-40-Insulinspritze aus den restlichen Patronen aufgezogen und appliziert werden! Für den Notfall sind Einmalspritzen mit einer 100 I.E./ml-Skala im Handel. Pen-Benützern sollte empfohlen werden, derartige Einmalspritzen in Reserve zu halten und vor allem auf Reisen in Länder der Dritten Welt mitzunehmen.

Die Haut der Injektionsstelle muss sauber und trocken sein. Die Injektion erfolgt in der Regel subkutan, also in eine Hautfalte, die sich bildet, wenn man eine circa drei Finger breite Hautstelle leicht zusammenschiebt und damit vom Muskel abhebt. Mit langen Nadeln (ca. 12 mm) sticht man in einem Winkel von etwa 45° in die erforderliche Tiefe. Kurze Nadeln (ca. 5–8 mm) können bei dickem Subkutangewebe senkrecht bis zum Ansatzstück der Nadel eingestochen werden. Nach dem langsamen Hineinschieben des Kolbens in den Spritzenzylinder bis zum Anschlag bzw. 5 bis 10 Sekunden nach dem Einrasten des Pendosierknopfes wird die Nadel rasch im gleichen Winkel wie beim Einstechen aus der Haut gezogen.

Hinsichtlich weiterer aseptischer Vorsichtsmaßnahmen bei der Selbstinjektion sowie der mehrfachen Verwendbarkeit von Einmalartikeln bestehen in Fachkreisen unterschiedliche Meinungen; diesbezügliche Fragen des Kunden sollten deshalb in Abstimmung mit seinem behandelnden Arzt beantwortet werden. Ein Desinfizieren der Injektionsstelle wird in der Regel nicht mehr als notwendig erachtet; gegen die wiederholte Verwendung von Injektionsspritzen und Penkanülen sind zumindest keine mikrobiologisch bedingten Einwände zu erheben. Bei aufgeschraubter Nadel stellt die Penpatrone jedoch ein offenes System dar, weshalb die Gebrauchsanweisungen der Pens zum Wechseln der Kanüle nach jeder Injektion anleiten.

Als **Injektionsareale** sind Hautpartien mit ausreichendem Fettgewebe geeignet, wie etwa

- die seitlichen Bauchdeckenfalten in Höhe und unterhalb des Nabels (wobei um den Nabel ein etwa 2 cm breiter Ring freigelassen wird),
- die Außenseiten der Oberschenkel (wobei eine Handbreit über dem Knie freigelassen wird),
- die seitlichen und rückwärtigen Areale der Oberarme (jedoch ist hier keine Hautfaltung durch den Patienten selbst möglich) sowie
- die oberen und äußeren Partien des Gesäßes.

Bauch und Oberschenkel reichen bei den sehr dünnen Kanülen in der Regel als Injektionsgebiete aus. Die Injektionsstellen müssen regelmäßig gewechselt werden, um Hautveränderungen im Injektionsareal zu vermeiden. Der Abstand der Einstiche sollte ein bis zwei Zentimeter betragen. Der Wechsel der Injektionsstellen darf nicht wahllos, sondern muss nach Plan erfolgen, da das Insulin aufgrund unterschiedlicher Durchblutung und Durchlässigkeit des Gewebes der verschiedenen Injektionsareale unterschiedlich schnell resorbiert wird. Es empfiehlt sich daher, die gleichen Spritzareale zur gleichen Tageszeit zu benützen, etwa am Morgen das Bauchareal und abends das Oberschenkelgebiet.

Die Firmen Novo-Nordisk, Aventis und Lilly haben **Entsorgungskonzepte** für einen Teil ihrer Pen-Typen geschaffen. Für geleerte Novolet® und Innolet®-Fertigspritzen werden Patienten und Fachkreisen Sammelboxen zur Verfügung gestellt, die kostenfrei von einem Paketdienst zum Recycling-Center von Novo-Nordisk transportiert werden. Gebrauchte Pens der Optipen®-Serie werden nach Rückgabe in die Apotheke von dort ohne Kosten für die Apotheke über den pharmazeutischen Großhandel zur Recyclingfirma transportiert. Die Kanülen sind jeweils vom Patienten vor der Entsorgung vom Pen abzunehmen.

Bei den verschiedenen Optipen®-Varianten blinkt vier Wochen vor Ablauf ihrer zweijährigen Garantiezeit im Anzeigefeld ein Symbol (2 oder 3 waagerechte Striche), das den Patienten auffordert, sich einen neuen Pen verordnen zu lassen und das alte Gerät ohne Patrone und ohne Nadel in die Apotheke zu bringen. Nach Ablauf der vier Wochen bleibt das Symbol auch beim Drehen des Dosierknopfes sichtbar (beim Optipen® Pro wechselt das Symbol zusätzlich zu 6 Strichen); der Pen funktioniert dann zwar noch mechanisch, er sollte jedoch sicherheitshalber nicht mehr verwendet werden.

2.2 Impfstoffe und Sera

Bei der Abgabe von Impfstoffen und Sera ist der Kunde auf die Wärme- und Frostempfindlichkeit dieser Artikel hinzuweisen. Bezüglich des Wärmeschutzes beim Transport zur Arztpraxis durch den Patienten sind ebenso wie bei den Lagerungsvorschriften für die Apotheke (vgl. Teil 1, Kap. 8.1) zwei Warengruppen zu unterscheiden:

Bei der einen handelt es sich um **nicht kühlkettenpflichtige,** aber kühl zu lagernde Präparate, wie Immunglobuline und Impfstoffe zur Immunisierung gegen

- Cholera,
- Diphtherie,
- Frühsommermeningoencephalitis,
- Hepatitis A/-B,
- Influenza,
- Pertussis,
- Tetanus,
- Tollwut,
- Tuberkulose,
- Typhus.

Diese Impfstoffe und die Immunglobuline können vom Patienten erforderlichenfalls etwa drei bis vier Tage außerhalb des Kühlschranks ohne wesentlichen Wirksamkeitsverlust transportiert oder aufbewahrt werden. Temperaturen über 25 °C und Sonneneinwirkung sind dabei jedoch strikt zu vermeiden.

Dagegen sind die **kühlkettenpflichtigen** Impfstoffe auch durch das letzte Glied der Transportkette, den überbringenden Impfling, streng wärmeschonend zu behandeln. In diese Präparategruppe fallen neben den Lebendimpfstoffen zur Immunisierung gegen die Infektionskrankheiten

- Masern,
- Mumps,
- Röteln und
- Varizelleninfektion

  auch jeweils ein Impfstoff gegen
- Haemophilus-influenzae-B-Meningitiden und
- Pneumokokken-Infektion.

Impfstoffe gegen Haemophilus influenzae B sind sowohl als kühlkettenpflichtige Präparate als auch in Form nicht kühlkettenpflichtiger Impfstoffe im Handel.

Wird ein kühlkettenpflichtiger Impfstoff entweder umgehend in eine nahegelegene Arztpraxis gebracht oder in einer Kühlbox transportiert, so kann das Präparat im Kühlschrank der Praxis erneut bis zum späteren Verbrauch gelagert werden. Lässt sich dagegen der längere Verbleib des Impfstoffs bei Temperaturen über 8 °C nicht vermeiden, so ist das Präparat anschließend sofort zu verimpfen. Das Praxispersonal muss daher bei der Aushändigung unbedingt von der Wärmebelastung des Impfstoffs unterrichtet werden. Es sei betont, dass eine derartige, 3 bis 4 Stunden dauernde Unterbrechung der Kühlkette durch den Patienten (keinesfalls durch die Apotheke!) nur unter der Voraussetzung zu tolerieren ist, dass der Impfstoff höchstens Raumtemperatur ausgesetzt und anschließend endgültig verbraucht, also keinesfalls weiteren Kälte-Wärme-Zyklen ausgesetzt wird.

Auch Abweichungen der Temperatur unter 0 °C sind bei Seren und Impfstoffen zu vermeiden. Verwahrt etwa der Patient ein Präparat bis zum Arztbesuch im häuslichen Kühlschrank, darf dies keinesfalls im Tiefkühlfach geschehen, da das Gefrieren Wirksamkeits- oder Qualitätsverluste zur Folge haben kann. Insbesondere Adsorbatimpfstoffe sind gefährdet. Die bei ihnen als Adsorbens verwendeten Salze (Aluminiumhydroxid, -phosphat) ändern bei Temperaturen unterhalb des Gefrierpunktes ihr Gelbildungs- und Adsorptionsvermögen. Es bilden sich im Präparat Agglomerate, wodurch seine Verträglichkeit verschlechtert und seine Wirksamkeit in Frage gestellt werden. Ferner können infolge Gefrierens Haarrisse in den Glasampullen auftreten, die zur Unsterilität führen.

3 Arzneimittel zur peroralen Anwendung

3.1 Flüssige Arzneimittel zur peroralen Anwendung

3.1.1 Saftpräparate

Bei Säften, deren **Einzeldosen mit Haushaltslöffeln abzuteilen sind** (Tab. 3.1), ist zu beachten, dass das Fassungsvermögen heute gebräuchlicher Löffel sehr selten der pharmazeutischen Norm (Tee- oder Kaffeelöffel = 5 ml, Kinder- oder Dessertlöffel = 10 ml, Esslöffel = 15 ml) entspricht. Meist nehmen moderne Haushaltslöffel deutlich weniger Flüssigkeit auf. Ferner sind die Füllvolumina verschiedener Ausführungen **eines** Löffeltyps sehr unterschiedlich groß. Im Interesse einer besseren Dosierungsgenauigkeit sollte daher, insbesonders bei Präparaten mit relativ geringer therapeutischer Breite, wie etwa antitussiven Morphinderivaten, die Verwendung von Messlöffeln oder kleinen Messbechern empfohlen werden. Letztere sind in vielen Fällen vorteilhafter als graduierte Löffel, da sie eine größere Konstanz der abgemessenen Arz-

Tab. 3.1: Flüssige Arzneimittel zur peroralen Anwendung.

Arzneiform	Fertigarzneimittel (Auswahl)
Saftpräparate, die mittels Haushaltslöffel dosiert werden	Capval® Saft, Codeinsaft von ct, Dicton® Hustensaft, Melrosum® Codein Hustensirup, Sedaplus® Saft, Tussafug®-Saft
Saftpräparate mit mittelkettigen Triglyceriden als Trägermedium	Arcasin®, Cefaclor-ratiopharm®, Lorafem®/-forte, Panoral®/-forte, Penicillin-V-Wolff® N
Tropfenpräparate mit Zentraltropfer- und Randtropfer-Monturen	
▪ Zentraltropfer-Monturen	Atosil®, Dolantin® „Hydergin®, Lanicor®, Laxoberal®, Miroton®, Mucosolvan®, Novadral®, Novalgin®, Solosin®
▪ Randtropfer-Monturen	Antistax®, Hyperforat®, Iberogast®, Korodin®, Lyogen® forte, Panchelidon®, Rhoival®, Solidagoren®, Symbioflor® 1–2, Taxilan®
Tropfenpräparate mit photoinstabilen Wirkstoffen	Haloperidol-ratiopharm®, Nifehexal®, Lasix® liquidum Lösung, Lyogen® forte, Methergin®, Orphol®, Promethazin-neuraxpharm®, Stangyl®, Taxilan®

neimittelmengen ermöglichen. Weiterhin sind sie meist standfester und man kann bei der Abgabe das verordnete Volumen mit einem wasserfesten Filzstift oder einem Klebestreifen markieren, eine zusätzliche Hilfe, die besonders bei älteren und sehbehinderten Patienten angebracht ist.

Ölige Säfte, also gebrauchsfertige Penicillin- oder Cephalosporinsäfte mit mittelkettigen Triglyceriden als Trägermedium (Tab. 3.1), können wegen der schlechten Mischbarkeit dieser lipophilen Flüssigkeit mit Wasser nicht mit Getränken verdünnt oder aus dem Mund gespült werden. Diese Präparate enthalten meist noch zusätzlich Verdickungsmittel, weshalb sich bei tiefen Temperaturen infolge gesteigerter Viskosität ihre Gebrauchseigenschaften verschlechtern. Ihre Aufbewahrung im Kühlschrank ist daher ungünstig.

3.1.2 Tropfenpräparate

Die Dosierungsgenauigkeit von Tropfenpräparaten hängt entscheidend von der richtigen Handhabung der Tropfer bzw. der Tropfflaschen ab. Eine falsche Neigung der Flasche, Schütteln oder Klopfen auf den Flaschenboden können Abweichungen von der Sollmenge bis zu 25% hervorrufen.

Bei den in Glasflaschen eingesetzten Tropfermonturen aus Kunststoff unterscheidet man zwischen **Zentraltropfern** (auch als „Senkrechttropfer" bezeichnet) und **Randtropfern** („Waagerechttropfer", Tab. 3.1): Flaschen mit Zentraltropfer, zu erkennen an der zentral angeordneten, dünnen Austrittsröhre für die Flüssigkeit, müssen bei Gebrauch unbedingt senkrecht nach unten gehalten werden (Abb. 3.1). Bereits eine Abweichung von dieser Position um 30° kann zu Dosisverminderungen von über 10% führen; bei stärkerer Neigung tropfen viele Präparate nur noch unregelmäßig. Um die Tropfenfolge einzuleiten, muss der Flaschenboden manchmal leicht angetippt werden.

Flaschen mit Randtropfer sind dagegen geneigt (etwa im 45°-Winkel) zu halten. Eventuell vorhandene Abtropfrillen oder Kerben im Tropferrand müssen dabei nach unten zeigen. Diese Systeme tropfen leicht an, ein Klopfen auf die Flasche ist zu unterlassen. Das Tropfengewicht hängt auch hier vom Neigungswinkel der Flasche ab.

Bei den **Pipettenmonturen** von Tropfenpräparaten, also Pipetten mit Saughütchen aus elastischem Material im Schraubverschluss der Flaschen, sind solche mit gerader Abtropffläche von denen mit kugelförmiger Fläche zu unterscheiden. Die mit abgeschnittener Spitze und damit gerader Abtropffläche versehenen Tropfpipetten sind analog den Zentraltropfern bei Gebrauch unbedingt senkrecht zu halten. Dagegen können diejenigen mit Kugelspitze mit nahezu jeder beliebigen Neigung gehalten werden, da die Größe der Abtropffläche auf der Kugel ja in einem weiten Bereich des Neigungswinkels praktisch konstant bleibt.

Tropfen mit **photoinstabilen Arzneistoffen** (Tab. 3.1) erfordern lichtabhaltende Maßnahmen bei ihrer Aufbewahrung und Anwendung. So sind die Fläschchen erst

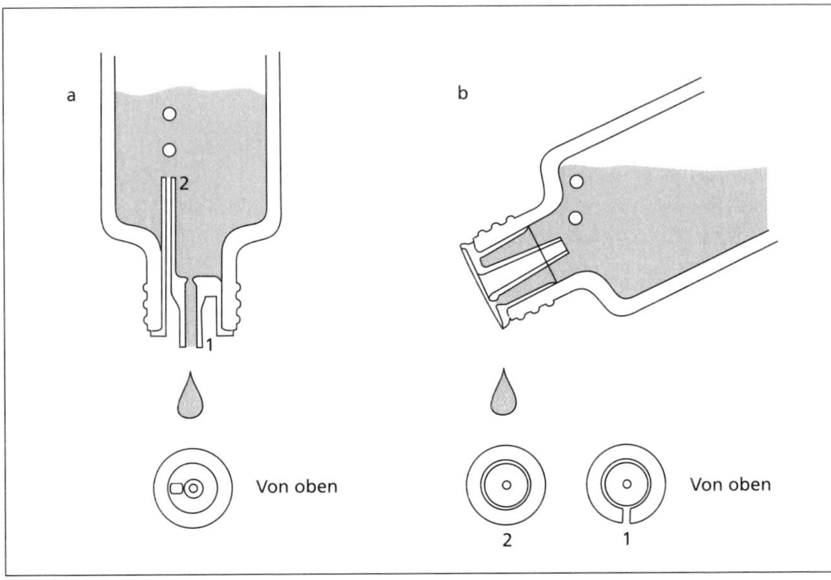

Abb. 3.1 Korrekte Position von Tropfflaschen bei der Entleerung. a) Zentraltropfer mit Flüssigkeitsaustrittsröhre (1) und Belüftungskanal (2); b) Randtropfer mit (1) und ohne Abtropfrille (2).

unmittelbar vor der Entnahme einer Dosis dem Umkarton zu entnehmen und danach wieder dorthin zurückzustecken. Dies gilt auch für Braunglasflaschen, da diese nicht in allen Fällen einen ausreichenden Lichtschutz gewähren. Weiterhin müssen einige lichtempfindliche Tropfen sofort nach der Entnahme eingenommen werden, weil bei hochempfindlichen Wirkstoffen bereits eine kurzzeitige Einwirkung von diffusem Tageslicht (z. B. circa eine Minute bei Nifedipin-Lösungen) therapierelevante Wirkstoffverluste bewirken kann.

Die häufig von Kunden gestellte Frage nach der **Verwendbarkeitsdauer angebrochener Saft- und Tropfenpräparate** lässt sich aus verschiedenen Gründen (unterschiedliche chemische, physikalische und mikrobiologische Stabilität der Präparate; unterschiedliche Aufbewahrungs- und Entnahmepraktiken bei verschiedenen Patienten) nicht allgemein gültig beantworten. Bei einer Umfrage unter pharmazeutischen Unternehmern wurden für die meisten peroralen Liquida in Mehrdosenbehältnissen (Trockensäfte ausgenommen) unter der Voraussetzung eines alltagsüblichen Hygieneverhaltens entsprechende Zeiträume zwischen drei und sechs Monaten genannt. Bei in jüngerer Zeit zugelassenen Präparaten wird in der Packungsbeilage eine Aufbrauchfrist angegeben.

3.1.3 Trinkampullen

Bei der Aushändigung von Trinkampullen sollte der Kunde auf die perorale Verabreichung hingewiesen werden. Vor allem bei Einspießampullen assoziiert der Patient leicht die parenterale Anwendung und bringt die Packung unter Umständen zum verordnenden Arzt. Zur Verunsicherung trägt auch der Aufdruck mancher Ampullenpackungen bei, der alternativ die parenterale oder perorale Applikation des Inhaltes zulässt.

Beim Aufbrechen sämtlicher Trinkampullentypen (mit Ampullensäge, mit eingeschmolzenem Brechring oder -punkt) können Glassplitterchen entstehen. Am besten lassen sich die Ampullen durch gleichzeitiges Biegen und Ziehen der Ampullenspitze öffnen. Man kann zusätzlich ein Papiertaschentuch oder ähnliches um den Ampullenspieß legen; dadurch werden die Finger geschützt und Glassplitter bleiben meist am Tuch hängen. Hält man die Ampullenspitze außerhalb des Einnahmeglases, wird vermieden, dass eventuell doch herunterfallende Glassplitter in das Arzneimittel gelangen. Bei Verwendung eines beigepackten Ampullenöffners („Spießzange") ist zu beachten, dass der Ampullenspieß bis zum Anschlag in diesen eingeführt wird. Mit Ausnahme solcher Öffner und Ampullenfeilen ist dem Kunden abzuraten, irgendwelche Instrumente zu Hilfe zu nehmen, da sich mit ihnen das Risiko der Splitterbildung nicht vermindern lässt.

Bei Einspießampullen lässt man vor dem Öffnen eventuell im Spieß befindliche Lösung durch Schütteln der Ampulle oder Klopfen gegen den Spieß in die Ampulle zurückfließen. Probleme kann die vollständige Entleerung kleinvolumiger Einspießtrinkampullen (z. B. homöopathischer Ampullen) bereiten, wenn diesen keine Trinkröhrchen beigepackt sind. Als Ersatz können dicke Einmalkanülen oder kurze, dünne Trinkhalmstücke verwendet werden.

3.1.4 Trockenpräparate

Bei der Abgabe von Trockenpräparaten, die der Kunde durch Zugabe eines Lösungsmittels in gebrauchsfertige Lösungen oder Suspensionen überführen muss, sind ihm die korrekten Zubereitungs- und Aufbewahrungsweise zu erläutern. So ist bei Trockensäften, deren Flaschen bis zur Volumenmarkierung mit Trinkwasser aufzufüllen sind, das Wasser sukzessive in zwei bis drei Portionen zum Pulver zu geben und jeweils umzuschütteln. Bei Zugabe des Wassers in nur einer Portion besteht die Gefahr, dass infolge von Lufteinschlüssen in der Trockensubstanz oder langsamer Auflösung der Pulverbestandteile zu wenig Flüssigkeit zugegeben wird. Ein anderer Grund für eine Fehldosierung kann sein, dass der Patient den meist auftretenden Schaum in das Flüssigkeitsvolumen mit einbezieht. Dieser Schaum ist bei manchen Präparaten relativ stabil; jedoch erst wenn er vollständig gebrochen ist, darf endgültig bis zur Markierung aufgefüllt werden.

Das verwendete Wasser muss natürlich eine einwandfreie chemische und mikrobiologische Qualität aufweisen. Da gechlortes Trinkwasser die Stabilität von daraus zubereiteten Säften ungünstig beeinflussen kann, ist es zu meiden und auf kohlensäurefreies bzw. durch Abkochen von Kohlensäure befreites Mineralwasser auszuweichen. Nach dem Abkochen muss man beachten, dass das Wasser wirklich erst nach dem Abkühlen auf Raumtemperatur zum Trockenpräparat gegeben wird.

In den Fällen, in denen aus der Trockensubstanz keine Lösung, sondern eine Suspension entsteht, sollte man den Kunden daran erinnern, dass vor **jedem** Gebrauch erneut geschüttelt werden muss und erst nach dem Absetzen des Schaumes abgemessen werden darf.

Nach der Zubereitung sind die Angaben der Packungsbeilage zu den Lagerbedingungen und der Aufbrauchfrist streng einzuhalten. Beispielsweise bleiben bei der Aufbewahrung im Kühlschrank (2–8 °C) trinkfertige Säfte mit Arzneistoffen aus der Cephalosporingruppe 14 Tage, Erythromycinsäfte je nach Präparat zwischen 10 und 14 Tagen voll wirksam. Ältere Reste sind zu verwerfen.

3.2 Feste Arzneimittel zur peroralen Anwendung

3.2.1 Entnahme aus Primärpackmitteln

Für manuell behinderte Personen kann die Entnahme fester Peroralia aus Durchdrückpackungen oder den verschiedenen Typen kindergesicherter Verpackungen ein großes Problem darstellen. Insbesondere Patienten mit rheumatoider Arthritis, denen ja aufgrund ihrer Fingergelenksdeformitäten die Faustfunktion und das Ergreifen kleiner Gegenstände schwer fällt, sind hierdurch bei ihrer Medikation stark beeinträchtigt. In Fällen, in denen die Patienten leichter die randständigen Formlinge aus der Blisterpackung drücken können, hilft ein Zerschneiden der Folienpackung in Streifen. Manchen Patienten gelingt das Aufschneiden der abdeckenden Folie mit einem Messer oder einer Schere leichter als das Durchdrücken. Es sind auch **einfache Hilfsmittel zum Herausdrücken fester Formlinge aus Blisterpackungen** (Tab. 3.2) im Handel. Bei diesen Geräten nach dem Bauprinzip einer Zange oder eines Stanzstempels drückt ein Dorn das Arzneimittel durch die Verpackungsfolie in ein Auffanggefäß.

Bei der völligen Unfähigkeit des Patienten, die Orginalpackung zu öffnen, bleibt als Problemlösung durch die Apotheke nur das Umfüllen in einen **Tages- oder Wochendispenser**, also in ein Dosiertablett mit leicht zu öffnendem Schiebe- oder Klappdeckel (Tab. 3.2). Dabei muss zunächst das Fertigarzneimittel ordnungsgemäß an den Kunden abgeben werden. Danach bietet man ihm an, einen Dispenser damit zu bestücken. Die Packmittel und die Packungsbeilage des Fertigarzneimittels sind dem Patienten mitzugeben, auch bei vollständiger Entleerung der Orginalpackung. Ein Umfüllen

Tab. 3.2: Hilfsmittel für feste Arzneimittel zur peroralen Anwendung.

Hilfsmittel	Produkt und Lieferant (Auswahl)
Geräte zum Herausdrücken fester Arzneimittel aus Blisterpackungen	Apollo Blister Pack Opener (Fa. Servoprax, 46485 Wesel), Pill-Open (Fa. G. Keul GmbH, 48543 Steinfurt), Pill-out Blisterpackungsöffner (Deutsche Rheuma-Liga, 53173 Bonn)
Wochendispenser für feste Peroralia	Dosett® Maxi/ S blau/ S rot Arzneikassette (Fa. Temmler, 35039 Marburg), Lilly-Dosierhilfe (Fa. Lilly, 61350 Bad Homburg), Medi-7® Medikamentendosierer für 7 Tage (Fa. Hasbargen, 76646 Bruchsal), Medikamenten-Dispenser für 1 Woche Verfa (Fa. Aurelia Medical, 89231 Neu-Ulm), Pilbox®(Fa. Büttner-Frank, 91058 Erlangen), Pillendosierbox (Fa. Pharma Daig + Lauer, 90744 Fürth), Russka Medikamenten-Kassette mit Blindenschrift (Fa. Bertram, 30171 Hannover)
Tablettenzerkleinerer	Tablettenmörser (Fa. Heiland, 22006 Hamburg), Tablettenraspel (Fa. Thomashilfen, 27432 Bremervörde), Tablettenzerkleinerer (Fa. Medi-Globe®, 65817 Eppstein), Tablettenzerkleinerer (Fa. Rehaforum Medical, 48336 Sassenberg-Füchtorf).

des Fertigarzneimittels **vor** der Abgabe in ein anderes, leichter zu entleerendes Packmittel wäre auch bei ordnungsgemässer Beschriftung der neuen Verpackung nicht statthaft, es sei denn, der Arzt hat dies in seiner Verschreibung angeordnet. Durch das Umpacken verliert das Präparat nämlich arzneimittelrechtlich seine Eigenschaft als Fertigarzneimittel und wird zum Rezepturarzneimittel.

Dieses Einsortieren der Peroralia in einen Dispenser hat neben der einfacheren Entnahmemöglichkeit auch eine verbesserte Compliance des Patienten zur Folge. Die Aspekte der Kindersicherheit sowie des Licht- und Feuchteschutzes müssen dabei durch einen entsprechenden Aufbewahrungsort berücksichtigt werden. Bis auf wenige Ausnahmen verfügen die Behälter nämlich über keine Mechanik zur Kindersicherung und die Deckel der meisten Dispenser bestehen aus ungefärbtem, transparentem Material und schließen nicht wasserdampfdicht. Da sich die Freigabekinetik mancher Peroralia schon durch eine 14-tägige Aufbewahrung außerhalb der Blisterpackung und damit bei erhöhter Luftfeuchte deutlich verändern kann, sollte nur etwa der Wochenbedarf in Dispenser umgefüllt werden. Bei verschiedenen Präparaten wird wegen ihrer ausgeprägten Feuchteempfindlichkeit oder Unverträglichkeit mit verschiedenen Plastikmaterialien grundsätzlich vor der Überführung in Dispenser abgeraten. Tabelle 3.3 nennt einige Beispiele von Tabletten- und Kapselpräparaten, die infolge ihrer Feuchteempfindlichkeit nicht ohne ein zusätzliches Primärpackmittel in das Dosiertablett gefüllt werden sollten. Als zusätzliche Verpackung kann etwa der aus der Blisterpackung herausgeschnittene Teil dienen, der die einzelne Tablette oder Kapsel umgibt. Der Vorteil der leichteren Entnahme geht dadurch zwar verloren, die Complianceförderung bleibt jedoch erhalten. Natürlich ist ein derartiger Feuchteschutz auch bei Brausetabletten erforderlich.

Tab. 3.3: Feste Arzneimittel zur peroralen Anwendung.

Arzneiform	Fertigarzneimittel (Auswahl)
Feuchteempfindliche Peroralia, die mit einem zusätzlichen Primärpackmittel im Wochendispenser aufbewahrt werden müssen	Arthotec® Manteltabletten (hygroskopischer Wirkstoff), Ergenyl®chrono 300/-500 Retardtabletten (hygroskopischer Wirkstoff), Imodium® lingual Tabletten (gefriergetrocknete Zubereitung), Glucobay® 50/-100 (feuchteempfindlicher Wirkstoff), Remestan® /-mite Kapseln (hygroskopisches Lösungsmittel in der Weichkapsel), Tavor® 1,0/-2,5 Expidet® lyophilisierte Plättchen (gefriergetrocknete Zubereitung), Zyprexa® Velotab 5 mg/-10 mg (gefriergetrocknete Zubereitung)
Hartkapseln, die vom Patienten nicht geöffnet werden dürfen	
■ Kapseln mit magensaftresistentem Überzug	Fermento duodenal, Mutaflor® 20 mg/- 100 mg, Typhoral® L, Vivotif
■ Kapseln mit Versiegelung von Ober- und Unterteil	Retrovir®100 mg/250 mg
■ Kapseln mit flüssigem oder pastösem Füllgut	Aprical® 10/20, Essentiale® forte N, Lipostabil® 300 forte, Vancomycin Lilly Enterocaps
Multipartikuläre Retard- und magensaftresistente Tabletten	Antra mups® 10mg/- 20 mg/- 40 mg, Beloc®-Zok/-mite/-forte, Nexium® mups 20 mg/- 40 mg, Pentasa® 250 retard/-500 retard, Tegretal® 200 retard/- 400 retard, Timonil® 150 retard/- 300 retard/- 600 retard
Retardarzneimittel, bei denen der Tabletten- oder Drageekörper formstabil ausgeschieden wird	Cardular® PP 4 mg Tabletten, Chinidin-Duriles® Retardtabletten, Corvaton® retard Tabletten, Diblocin® PP 4 mg Tabletten, Kendural®-C Filmtabletten, Loftan® 4 mg/-8 mg Retardtabletten, Orfiril® 300 retard magensaftresistente Retarddragees, Prelis® 200 Retardtabletten, Trasitensin® retard Dragees, Volmac® 4 mg/-8 mg Retardtabletten

Als weitere einfache compliancesteigernde Maßnahme bei der Entnahme fester Peroralia aus Blisterpackungen (nicht aus sogenannten Kalenderpackungen) kann mit der Schere eine Markierung für den ersten Einnahmetag (am besten Montag) in die Folie geschnitten werden; von hier aus sind dann die Formlinge im Uhrzeigersinn zu entnehmen. Bei Unsicherheiten über eine erfolgte Einnahme kann damit leicht eine Kontrolle durch Nachzählen der leeren Foliennäpfe erfolgen. Eine andere Möglichkeit zur Überprüfung der regelmäßigen Einnahme besteht im Zerschneiden der gefüllten Blisterpackung in Tages- oder Wochenrationen.

Zur Entnahme größerer Hartgelatinekapseln aus Blisterpackungen sollte auf eines der Kapselenden gedrückt werden. Drückt der Patient auf die Mitte der Steckkapsel, kann diese dadurch stark deformiert oder sogar geöffnet werden.

3.2.2 Einnahme fester Peroralia

Feste, perorale Arzneimittel sollten immer aufrecht sitzend oder stehend mit reichlich Flüssigkeit, d. h. mindestens 125 ml, in den Magen gespült werden. Hierdurch vermeidet man, dass sie an einer Verengung der Speiseröhre, etwa der physiologisch bedingten Engstelle in Höhe des Aortenbogens, haften bleiben. Da in solchen Fällen ein warnendes Fremdkörpergefühl häufig nicht sofort auftritt, kann es durch Freigabe von schleimhautaggressiven Arzneistoffen zu Schädigungen der Speiseröhrenschleimhaut kommen. So sind nach der Einnahme von Kapseln oder Tabletten ohne reichliches Nachtrinken und/oder in liegender Stellung (bettlägerige Patienten, Einnahme vor dem Einschlafen) Entzündungen und sogar Geschwüre in der Speiseröhre beschrieben worden. Häufig beteiligt waren u. a. nichtsteroidale Antiphlogistika, Eisen- und Kaliumsalze, Tetracycline und Zytostatika.

Zum Hinunterspülen fester Peroralia eignet sich am besten reines Leitungs- oder Mineralwasser. Kaffee, Tee, Milch, Fruchtsäfte, alkoholische Getränke oder Fertigsuppen können mit verschiedenen Arzneistoffen Interaktionen eingehen.

Für Fälle, in denen die Verabreichung eines zu Pulver verriebenen Dragees oder einer pulverisierten Kautablette erforderlich ist (z. B. bei Kau- oder Schluckstörungen, Arzneimittelzufuhr per Ernährungssonde), werden **Tablettenzerkleinerer** (Tab. 3.2) angeboten. Dabei handelt es sich um kleine Becher aus Hartplastik mit jeweils einem Stempel, der in dieses Gefäß geschraubt werden kann. Ein eingelegter Formling wird damit gequetscht und vermahlen.

Wenn Kindern die Einnahme von Tabletten Schwierigkeiten macht, können kleine Tablettenbruchstücke in Bananenscheibchen oder Wiener Würstchen gedrückt werden; dadurch gelingt das Verabreichen oft unbemerkt.

3.2.3 Hartkapseln

Die Einnahme größerer Hartgelatinekapseln kann Schwierigkeiten bereiten, wenn man sie bei zurückgeneigtem Kopf mit einem Getränk zu schlucken versucht. Aufgrund ihrer meist geringen Dichte schwimmen sie auf der Flüssigkeit und kommen erst nach dem Abfließen des Getränks mit den Schleimhäuten des sich beim Schluckakt verengenden Schlundes in Berührung; dadurch kann ein Würgereiz ausgelöst werden. Beugt man dagegen Kopf und Oberkörper nach vorne, schwimmt die Kapsel in den hinteren Rachenraum und lässt sich mit der ersten Flüssigkeitsportion problemlos mitschlucken.

Vor allem großvolumige Hartkapseln können erforderlichenfalls durch vorsichtiges Drehen und gleichzeitiges Ziehen an den Kapselhälften geöffnet und der Inhalt mit reichlich Flüssigkeit oder Weichkost eingenommen werden. Ein Problem kann sich ergeben, wenn sich Füllgutpartikel in Zahnzwischenräumen oder in Spalten, die durch Zahnprothesen gebildetet werden, verklemmen. Besonders bei nicht-pulverförmigem

Kapselfüllgut, wie etwa Granulatkörnern oder Pellets, ist es daher vorteilhaft, etwas Weichkost (Joghurt, Kartoffel- oder Gemüsebrei, Obstmus) auf einen Löffel zu geben, die Partikel darauf zu schütten und den Löffelinhalt ohne Kauen direkt zu schlucken. Insbesondere Partikel mit Retardeffekt dürfen keinesfalls zerbissen oder anderweitig zerkleinert werden. Erforderlichenfalls lässt sich der entnommene Kapselinhalt auch nach Suspendierung in Wasser über eine Ernährungssonde verabreichen (s. Kap. 3.2.7).

Es ist im Einzelfall jedoch zu klären, ob diese Anwendungsvarianten technologisch möglich sind und ob dadurch die pharmakokinetischen Eigenschaften des Präparates verändert werden. Folgende Eigenschaften von Hartkapseln sprechen gegen ihr Entleeren:

- Ein auf die Kapseloberfläche aufgezogener, **magensaftresistenter Film**
- Eine **Versiegelung** (Banderolisierung) von Kapselober- und -unterteil
- Ein pulverförmiger Inhalt, dessen perorale oder inhalative Aufnahme eine **toxische Gefährdung** des Pflegepersonals oder der Familienmitglieder des Patienten darstellt (z. B. Zytostatika)
- Eine **flüssige** oder **pastöse Konsistenz des Kapselfüllguts** (Tab. 3.3).

3.2.4 Retardarzneiformen und magensaftresistente Arzneiformen

Feste, perorale Retardarzneimittel und magensaftresistente Arzneiformen müssen unversehrt geschluckt werden. Ein Teilen, Zerbeißen oder Lutschen würde galenische Lösungs- oder Diffusionsbarrieren stören und damit die gewünschte Freigabecharakteristik der Wirkstoffe verändern. Ausnahmen von dieser Regel sind Retardzubereitungen, die im Interesse der Dosisanpassung oder leichteren Schluckbarkeit geteilt, in wenigen Fällen sogar in Wasser dispergiert werden können, ohne ihre Retardfunktion zu verlieren. Dies ist etwa bei **multipartikulären Tabletten** der Fall, also bei Retard- oder magensaftresistenten Tabletten, die durch Verpressen von kleinen, stabilen Untereinheiten hergestellt werden (Abb. 3.2, Tab. 3.3). Oft ist die Information des Patienten zur Teil- oder Dispergierbarkeit erst nach einer Rückfrage beim pharmazeutischen Unternehmer möglich.

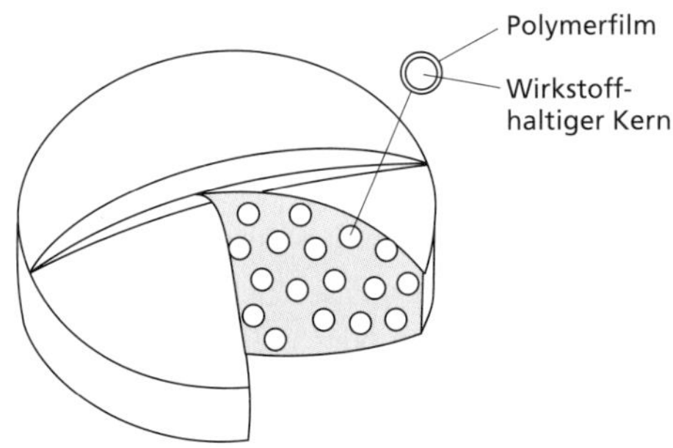

Abb. 3.2 Schematische Darstellung einer teilbaren oder in Wasser dispergierbaren Retard- oder magensaftresistenten Tablette. Die ganze oder halbierte Tablette zerfällt in wässrigem Milieu rasch und setzt dabei mehrere hundert der wirkstoffhaltigen Diffusionspellets frei.

Besteht die Matrix einer Retardtablette oder eines Retarddragees aus einem nicht quellfähigen, unverdaulichen Gerüstbildner, so kann der Tabletten- oder Drageekörper nach der Passage des Verdauungstraktes zwar ausgelaugt, aber äußerlich kaum verändert mit dem Stuhl wieder ausgeschieden werden. Dies kann zu Fehlinterpretationen durch den Patienten („Dragee hat nicht gewirkt") und damit zur Störung seiner Compliance führen, weshalb man ihn vorher aufklären sollte. Tabelle 3.3 nennt eine Auswahl von Präparaten, die formstabil ausgeschieden werden.

3.2.5 Brausetabletten, Trinktabletten

Bei Brause- oder Trinktabletten ist der Kunde nicht nur auf die trockene Lagerung und die Überführung in ein Getränk hinzuweisen, sondern auch auf den oftmals hohen Natriumgehalt dieser Tabletten. Als Carbonatkomponente, die unter Wassereinwirkung Kohlendioxid entwickelt, dient nämlich bei vielen Präparaten Natriumhydrogencarbonat. Dieser Natriumanteil erhöht bei regelmäßiger Einnahme die mit der Nahrung zugeführte Natriummenge und kann somit zur Auslösung unerwünschter Natrium- bzw. Natriumchlorid-Effekte (u. a. erhöhtem Hypertonierisiko, verstärkter Calciumausscheidung) beitragen.

3.2.6 Durch Gefriertrocknung hergestellte Plättchen

Durch Gefriertrocknung hergestellte Plättchen zur peroralen Verabreichung, also lyophilisierte Arzneistoff-/Hilfsstoff-Suspensionen in Tablettenform (Tab. 3.3 unter „Feuchteempfindliche Peroralia, die mit einem zusätzlichen Primärpackmittel im Wochendispenser aufbewahrt werden müssen") legt man auf die Zunge, wo sie durch den Kontakt mit dem Speichel innerhalb weniger Sekunden vollständig zerfallen. Der Patient kann sie auch sofort als Ganzes verschlucken. Dabei passieren sie die Speiseröhre selbst dann ohne Verzögerung, wenn sie ohne weitere Flüssigkeit und/oder im Liegen eingenommen werden. Natürlich können sie alternativ auch in Wasser gelöst und getrunken werden. Im Vergleich zu herkömmlichen Tabletten haben diese nur circa 20 mg schweren Plättchen eine viel geringere mechanische Festigkeit und eine wesentlich höhere Affinität zu Wasser.

Aufgrund dieser Eigenschaften dürfen die Plättchen nicht aus der Blisterpackung gedrückt werden, sondern sind erst nach dem Abziehen der Aluminiumfolie von den Blisternäpfen mit trockenen Fingern zu entnehmen.

3.2.7 Verabreichung fester Peroralia mittels Ernährungssonde

Ernährungssonden sind dünne, weiche Schläuche aus Polyurethan oder Silikonkautschuk. Ihre Größe wird über den Außendurchmesser in Charrière (1 Ch = 0,33 mm) angegeben. Bei Erwachsenen sind Größen von 7 bis 18 Ch, also Außendurchmesser zwischen 2,3 und 6 mm üblich. Es ist zwischen **transnasalen** und **perkutanen Sonden** zu unterscheiden. Der erstgenannte Typ, für den der einfache Zugang über den Nasen-Rachen-Raum gewählt wird, dient der kurzzeitigen Ernährung, während eine Sonde mit perkutanem Zugang zum Gastrointestinaltrakt bis zu mehreren Jahren an der gleichen Stelle verbleiben kann. Eine solche Perkutansonde (**P**erkutane **e**ndoskopische **G**astrostomie-Sonde, PEG-Sonde) wird dabei direkt durch die Bauchdecke in den Magen oder auch weiter in den Dünndarm gelegt. PEG-Sonden sind in der Regel weitlumiger als nasale Sonden und deshalb bei der Nahrungs- oder Arzneimittelzufuhr unproblematischer. Bevorzugt werden flüssige Arzneimittel über die Sonde verabreicht.

Für den Durchfluss und die Passagemöglichkeit von zerkleinerten und suspendierten festen Arzneimitteln ist natürlich der innere Sondendurchmesser entscheidend. Auf ihn muss die maximale Korngröße der Arzneimittelpartikel abgestimmt sein. Es ist zu beachten, dass die am Ende von PEG-Sonden montierten Verbindungsstücke (Konnektoren) zur Spritze oder anderen Zufuhrsystemen noch etwas enger sind als der innere Nenndurchmesser der Sonde. Zum Beispiel weisen einige PEG-Sonden der Größe Ch 15, die je nach Hersteller Innendurchmesser zwischen 3,2 und 3,6 mm haben, an den erwähnten Übergangsstellen Durchmesser von nur 2,3 bis 3,1 mm auf.

Soll ein festes Arzneimittel in eine sondengängige Dispersion überführt werden, sind neben pharmakokinetischen Aspekten vor allem technologische Gesichtspunkte zu bedenken, wie sie im Kapitel über Hartkapseln (s. Kap. 3.2.3) und Retard-/Magensaftresistente Arzneiformen (s. Kap. 3.2.4) dargelegt wurden. Zum trockenen Pulverisieren von Tabletten und Dragees sind in vielen Fällen **Tablettenzerkleinerer** aus Hartplastik (Tab. 3.2) besser geeignet als Pulverreibschalen mit Pistill.

Vor und nach der Applikation der Arzneimitteldispersion sollte die Sonde mit 15 bis 40 ml Wasser (kein Fruchtsaft, kein dunkler Tee) gespült werden. Bei der Verabreichung ausgeprägt lipophiler Pulver oder Partikel ist zu beachten, dass diese in Wasser zum Zusammenklumpen, Flotieren und Anhaften an den Oberflächen von Rührgefäß, Spritze und Sonde neigen. Eine Problemlösung kann hier in der Verwendung eines lipophilen Spülmediums (z. B. Speiseöl) bestehen.

3.2.8 Teepräparate

Die richtige Zubereitung des arzneilichen Teegetränks sollte dem Kunden bei der Aushändigung von Teedrogen erläutert werden, also bei Blatt-, Blüten- und Krautdrogen der Heißwasseraufguss (kochendes Wasser auf Droge, 5 bis 10 Minuten in einem bedeckten Gefäß stehen lassen) und bei Drogen mit harter Konsistenz die Abkochung (Droge in kaltes Wasser, 5 bis 10 Minuten kochen). Pflanzenteile, bei denen durch Heißauszug unerwünschte Inhaltsstoffe mitextrahiert würden, etwa Gerbstoffe aus Bärentraubenblättern oder Viskotoxine aus Mistelkraut, werden durch mehrstündigen Kaltauszug behandelt. Ebenfalls kalt zu extrahieren sind Schleimdrogen, die thermolabile Schleime liefern, wie beispielsweise Eibischwurzel.

Ein solches Kaltmazerat erscheint jedoch wegen seines möglicherweise hohen Gehalts an pathogenen Keimen nicht ganz unproblematisch. Während der mehrstündigen Extraktion kann es zu einer deutlichen Vermehrung eingeschleppter Keime kommen; ihre Reduzierung durch siedendes Wasser entfällt ja. Es ist daher zu empfehlen, Kaltauszüge für jede Verabreichung frisch zu bereiten und nicht, wie beim Verbraucher oft aus Bequemlichkeit üblich, für einen ganzen Tag auf Vorrat herzustellen. Kaltauszüge mit thermostabilen Extraktstoffen, wie Bärentraubenblätter- oder Misteltkrauttee, sollten nach dem Abseihen kurz aufgekocht werden. Dadurch wird zumindest die Zahl der lebenden Organismen reduziert, nicht aber der Umfang der von Bakterien und Pilzen bereits gebildeten Toxine.

Bei der Zubereitung von Tees aus Mischungen verschieden harter Pflanzenteile ist häufig ein Kompromiss notwendig, nämlich mit heißem Wasser überbrühen und zehn Minuten bedeckt ziehen lassen.

Hinsichtlich des Zerkleinerungsgrades ist zu berücksichtigen, dass Hölzer, Rinden und Wurzeln in fein geschnittener oder grob gepulverter Form gekocht werden sollen. Apiaceenfrüchte, Mariendistelfrüchte und Wacholderbeeren werden, etwa mit einem Löffel, unmittelbar vor dem Heißwasseraufguss leicht gequetscht.

Sprühgetrocknete **Instanttees** müssen wegen ihrer Hygroskopizität vor Feuchtigkeit geschützt werden. Sie sollten daher nur im sorgfältig verschlossenen Orginalgefäß aufbewahrt und mit einem trockenen Löffel entnommen werden. Bei **Granulattees** ist der Kunde auf den meist hohen, drogenfremden Kohlenhydratgehalt hinzuweisen.

4 Arzneimittel zur Anwendung in der Mundhöhle

4.1 Flüssige Arzneimittel zur Anwendung in der Mundhöhle

Damit Wirkstoffe aus oralen Arzneiformen zu einem wesentlichen Teil über die Mundschleimhaut resorbiert werden oder im Mund-Rachenraum lokal wirken können, ist auf ihre ausreichend lange Verweildauer in der Mundhöhle zu achten.

Orale Flüssigkeiten, wie etwa **Mundsprays** oder **-tropfen** (Tab. 4.1), darf der Patient daher nicht sofort schlucken und nicht unmittelbar vor dem Essen oder Trinken zu sich nehmen. Spraylösungen sind bei angehaltenem Atem in den Mund, am besten auf oder unter die Zunge zu sprühen. **Lösungen zum Spülen oder Gurgeln** dürfen nicht, wie von zahnhygienischen Maßnahmen gewöhnt, nur kurz im Mund bleiben, sondern man spült oder gurgelt wiederholt mit jeweils neuen Portionen so lange, dass pro Anwendung eine Spül-/Gurgeldauer von etwa einer Minute erreicht wird. Nachspülen mit Wasser, Zähneputzen oder Essen und Trinken unmittelbar nach der Anwendung sind auch hier zu unterlassen. Darauf ist besonders bei Präparaten mit unangenehmem Geschmack, etwa aufgrund bitter schmeckender Wirkstoffe (z. B. Dequaliniumchlorid) oder Pflanzenauszüge (z. B. Salbei-, Myrrhenextrakt) hinzuweisen.

Tab. 4.1: Arzneimittel zur Anwendung in der Mundhöhle.

Arzneiform	Fertigarzneimittel (Auswahl)
Orale Flüssigkeiten	B.U. Pangramin-SLIT® A /-Milben Lösung, Corangin® Nitrospray, Coro-Nitro® Pumpspray, Igevac® Milben /-Pollen Lösung, Isoket® Spray, Iso Mack® Spray, Nitrangin® liquidum Lösung/-Pumpspray, Nitrolingual® Spray/-Pumpspray
Adhäsivpasten	Solcoseryl® Dental Adhäsivpaste, Volon® A Haftsalbe
Zerbeißkapseln	Corangin®, Gepan® Nitroglycerin, Nitrangin ISIS® 0,2 mg/0,8 mg, Nitrokor® 0,8, Nitrolingual®/- forte/- mite
Sublingual- und Bukkaltabletten	Alvinorm® Sublingual-Tabletten, Dihytamin® bukkal Bukkaltabletten, Ixense® 2 mg/-3 mg, Sublingulatabletten, Subutex® 0,4mg/-2 mg/-8 mg, Temgesic®/-forte sublingual Tabletten, Testosteron Berco /-forte Tabletten, Uprima® 2 mg/-3mg Sublingualtabletten

Es ist besser, flüssige Arzneimittel zur Behandlung der Gaumenmandeln und des Rachens einzusprühen als sie zu gurgeln, da durch Spülen und Gurgeln tiefere Schleimhautbezirke nicht erreichbar sind. Der Patient sollte beim Einsprühen ein lautes „a" sprechen, wodurch das Gaumensegel angehoben und ein Einatmen des Aerosols vermieden wird.

Bei Säuglingen und Kleinkindern ist die Verabreichung oraler Arzneimittel naturgemäß problematisch. Lokal wirkende Tropfen und Spüllösungen tupft man am besten mit Hilfe eines Wattebausches oder -stäbchens direkt auf die zu behandelnden Schleimhautstellen. Notfalls kann man auch den Beruhigungssauger oder ähnliches wiederholt damit befeuchten.

4.2 Streichfähige Arzneimittel zur Anwendung in der Mundhöhle

Salben, Cremes, Gele oder **Pasten** mit lokaler Wirkung auf die Mundschleimhaut sind wegen ihrer meist kurzen Verweildauer auf der Schleimhautläsion mehrmals täglich in jeweils kleinen Portionen aufzutragen. Das unbewusste Wegstreichen des Arzneimittels mit der Zunge und anschließende Verschlucken sind möglichst lange zu unterdrücken.

Sogenannte **Haft- oder Adhäsivpräparate** (Tab. 4.1) werden dagegen erst durch Kontakt mit Speichel auf der Schleimhaut fixiert. In ihren Salben- bzw. Pastengrundlagen enthaltene, pulverförmige Gelbildner quellen im Speichel und bilden ein über mehrere Stunden haftendes Gel. Derartige Präparate sollen daher nicht einmassiert werden, sondern sind nur dünn aufzutragen. Aufgrund ihres hohen Pulveranteils vermitteln sie einen sandigen, körnigen Eindruck, der von nicht informierten Patienten häufig als Qualitätsmangel fehlinterpretiert wird.

4.3 Feste Arzneimittel zur Anwendung in der Mundhöhle

Für den flüssigen Inhalt von **Zerbeißkapseln** (Tab. 4.1) gelten die gleichen Richtlinien wie für orale Flüssigkeiten. Die leere Weichgelatinehülle der Kapseln kann wahlweise geschluckt oder ausgespuckt werden. Bei verminderter Kaufähigkeit sticht man mit einer Nadel oder ähnlichem ein Loch in die Zerbeißkapsel und tropft oder spritzt den Inhalt in die Mundhöhle. Glyceroltrinitrathaltige Zerbeißkapseln sind wegen ihres leicht flüchtigen Wirkstoffs bei Temperaturen unter 25 °C aufzubewahren. Der Patient, der sie vorbeugend längere Zeit mit sich führt, sollte sie daher möglichst nicht nahe am Körper, sondern in einer Außentasche tragen. Bei einem Anfall sind sie dort vom Patienten oder von Begleitpersonen auch schneller zu erreichen.

Sublingual- und **Bukkaltabletten** (Tab. 4.1) darf der Patient nicht lutschen, sondern er muss sie unter der Zunge oder zwischen Zahnfleisch und Backe (obere oder untere Wangentasche) langsam zergehen lassen. Nach dem Einlegen von Bukkaltabletten in die obere Wangentasche ist ein ungehindertes Sprechen, meist sogar vorsichtiges Essen oder Trinken in kleinen Portionen möglich. Auch Prothesenträger werden durch die Platzierung der Tablette oberhalb ihres Gebisses kaum behindert.

Auch **homöopathische Tabletten** und **Globuli** lässt man, sofern keine anderen Angaben gemacht werden, langsam im Mund zergehen.

5 Arzneimittel zur broncho-pulmonalen Anwendung

5.1 Inhalationslösungen

Bei der Handhabung von Inhalationslösungen und gegebenenfalls zugehörigen Verdünnungslösungen (z. B. isotonische Kochsalzlösung), die mittels elektrischer Vernebler in feindisperse Aerosole überführt werden, muss der Patient hygienische Richtlinien streng beachten. Nur so wird das Entstehen mikrobiell kontaminierter Aerosole und eventuell daraus resultierender Bronchialinfektionen vermieden. Beispielsweise sollten Mehrdosenbehältnisse von Arznei- und Verdünnungslösungen nach Anbruch im Kühlschrank aufbewahrt werden. Zur Entleerung von Flaschen ohne Dosiervorrichtung sind sterile oder zumindest keimarme Einmalspritzen mit Kanülen vorteilhaft. Überschüssig entnommene Lösungen dürfen nicht in das Vorratsgefäß zurückgegossen werden. Aus Gründen der mikrobiologischen und/oder chemischen Stabilität liegt die Aufbrauchfrist bei den meisten Fertigarzneimitteln in Mehrdosenbehältern zwischen 4 und 12 Wochen.

Bei ärztlich verordneten Arzneistofflösungen ist der Inhalationsmodus krankheits- und präparatespezifisch mit dem Arzt abzusprechen. In der Regel werden 1 bis 5 ml Lösung während maximal 15 Minuten inhaliert. Dabei sollte der Patient folgende grundsätzliche Richtlinien beachten:

- Unmittelbar vor dem Umgang mit dem Inhalator und der Inhalationslösung die Hände waschen.
- Eine aufrechte und entspannte Sitzposition einnehmen; eine leicht gebückte Körperhaltung, etwa bedingt durch Sitzen in einem weichen Sessel, ist wegen der damit verbundenen Einengung der Atemwege ungünstig.
- Die Verneblerkammer annähernd senkrecht halten, da das Inhalat sonst nicht ordnungsgemäß angesaugt werden kann.
- Ein Mundstück ist einer Gesichtsmaske vorzuziehen, da der Patient mit einer Inhalationsmaske auch durch die Nase atmet und die Nasenwege ja als sehr wirksame Aerosolabscheider fungieren. Wird bei Kindern auf eine Maske ausgewichen, sollte mit einer Nasenklemme o. ä. die Nasenatmung ausgeschlossen werden.
- Falls vorhanden, die Intervalltaste während des Einatmens drücken. Langsam und tief einatmen, die Luft einige Sekunden anhalten und wieder langsam ausatmen. Durch zu schnelles Einatmen entstehen im Bereich der Luftröhre turbulente Strö-

mungen mit der Folge, dass es schon in diesem Gebiet zur Ablagerung von Aerosolpartikeln kommt. Eine flache Atmung verschlechtert die Belüftung der Lungenbläschen und bei zu kurzem Anhalten des Atems ist kein ausreichendes Niederschlagen kleiner Partikel auf die Wände der Atemwege gewährleistet.

- Nach der Inhalation im Gerät verbleibende Arzneimittelreste aus hygienischen Gründen verwerfen. Das Mundstück oder die Maske, die Verneblerkammer und ggf. das Arzneimittelreservoir so weit wie möglich zerlegen, unter fließendem Wasser gründlich spülen und sehr sorgfältig trocknen.
- Die Zeitabstände, in denen das Gerät zu desinfizieren ist, hängen von der Atemwegsinfektanfälligkeit des Patienten ab und sind deshalb in Abstimmung mit dem behandelnden Arzt festzulegen. Nach der Einwirkungszeit des Desinfektionsmittels darf nicht vergessen werden, das Gerät mit Wasser wieder gründlich auszuspülen.
- Das Zimmer nach der Inhalation lüften, da ein wesentlicher Anteil der zerstäubten Arzneimittellösung in die Raumluft gelangt und bei Unbeteiligten Effekte auslösen kann.
- Das Mundstück und die Verneblerkammer des Inhalators dürfen jeweils nur von **einer** Person benützt werden (ansonsten wäre es nach jeder Anwendung zu sterilisieren).

Die geschilderte Atemtechnik, also insbesondere das langsame Einatmen und das Atemanhalten, ist prinzipiell auch bei allen anderen, noch zu besprechenden inhalativen Anwendungsformen einzuhalten.

5.2 Dosieraerosole

Bei Dosieraerosolen sind die Aufbewahrungsbedingungen von Treibgasdosen zu beachten (vgl. Treibgasdosen zur kutanen Anwendung, Kap. 11.1). Ihre Anwendung läuft nach folgendem Schema ab:

- Schutzkappe vom Mundstück abziehen.
- Dose zwischen Daumen und Zeigefinger halten (Daumen und Mundstück unten) und kräftig schütteln, da die Wirkstoffe im Treibmittel bis auf wenige Ausnahmen suspendiert vorliegen.
- Kopf leicht in den Nacken beugen; der nahezu rechte Winkel zwischen Mund-Rachenraum und Luftröhre wird so zu einem stumpfen Winkel hin verändert mit dem Ziel, ein weitgehend laminares Einfließen des Aerosols zu ermöglichen.
- Mundstück mit den Lippen umschließen, tief ausatmen, durch das Mundrohr langsam und tief einatmen und zu Beginn des Einatmens durch Drücken auf den Dosenboden das Ventil betätigen.
- Atem möglichst für zehn Sekunden anhalten.

- Mundstück aus dem Mund nehmen und langsam ausatmen.
- Falls ärztlich verordnet, eine weitere Inhalation nach der angegebenen Zeit, frühestens jedoch nach 30 Sekunden, in gleicher Weise durchführen.
- Staubschutzkappe wieder aufsetzen, da in das Mundstück gelangte Fremdpartikel etwa aus der Hosen- oder Jackentasche bei der folgenden Inhalation mitinhaliert würden.
- Nach der Inhalation von Glucokortikoidpräparaten den Mund spülen oder etwas essen, um das Risiko lokaler Kortikoidnebenwirkungen (Pilzinfektion des Mund-Rachenraumes, Heiserkeit) zu vermindern.
- Nach mehrmaliger Anwendung Mundstück ohne Dose mit warmem Wasser reinigen und sorgfältig trocknen.

Bei neuen, noch nicht gebrauchten Dosen ist es wichtig, das Dosierventil zunächst ein- bis zweimal ohne Inhalation zu betätigen, um es mit Arzneistoffsuspension zu füllen.

Zwei spezielle Bauvarianten des Dosieraerosols zeichnen sich dadurch aus, dass das Dosierventil jeweils nicht durch Fingerdruck auf den Dosenboden, sondern direkt durch den Atemzug des Patienten ausgelöst wird (Abb. 5.1, Tab. 5.1). Beim Autohaler®-System spannt der Anwender nach dem Abziehen der Mundstückkappe mittels

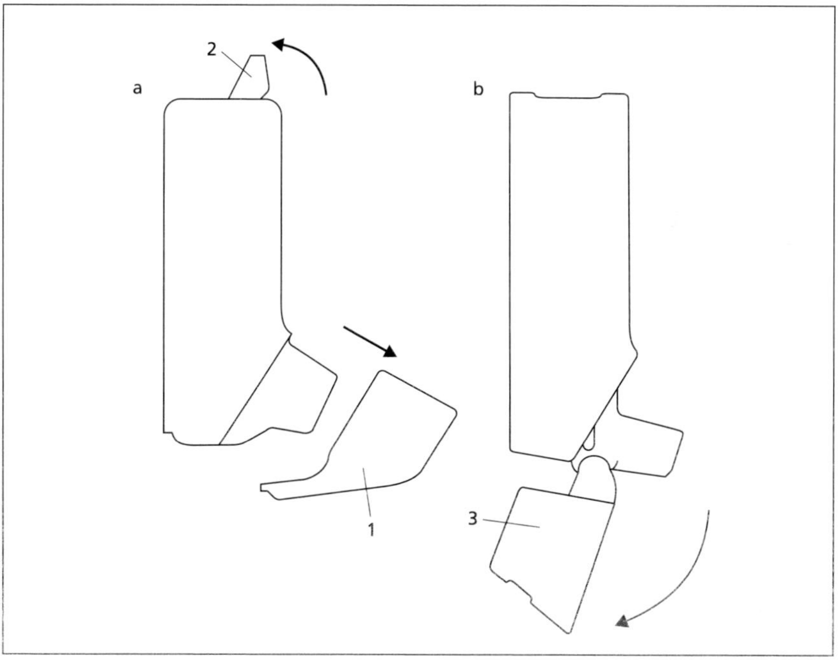

Abb. 5.1: Dosieraerosole mit atemzuggesteuerter Arzneistoffabgabe. a) Autohaler® mit abgezogener Mundstückkappe 1 und Kipphebel 2; b) Easybreathe mit aufgeklappter Mundstückkappe 3.

Tab. 5.1: Dosieraerosole mit atemzuggesteuerter Arzneistoffabgabe.

Arzneiform	Fertigarzneimittel (Auswahl)
Dosieraerosole	AeroBec® 50/- 100/- 250 Autohaler®, Bronchospray® Autohaler®, Budepur E® Easybreathe, Junik®/-junior Autohaler®, Salbulair® Autohaler®, Ventolair® 100 µg/-50 µg

eines kleinen Kipphebels am Oberteil des Gerätes einen Federmechanismus, der eine Kraft auf den Dosenboden bzw. das Ventilrohr ausübt. Ein Sperrhebel, der zunächst noch diese Kraftübertragung blockiert, wird durch den Einatmungssog des Patienten gelöst. Beim Easybreathe-System wird der Federmechanismus zur Ventilbetätigung bereits durch das Wegklappen der Schutzkappe von der Mundstücköffnung gespannt.

5.3 Inhalierhilfen für Dosieraerosole

Die unterschiedlichen Inhalierhilfen für Dosieraerosole (Abb. 5.2, Tab. 5.2) lassen sich unter anwendungstechnischen Aspekten in **Mundstückverlängerungen** und **Vorschaltkammern** unterteilen. Erstere dienen primär als Abstandshalter zwischen Dosierventil und Mundöffnung bzw. Rachen. Infolge des dadurch verlängerten Weges der Aerosolpartikel verringert sich ihre Geschwindigkeit und damit ihr an der Rachenhinterwand deponierter Anteil. Diese Mundstückverlängerungen erfordern nach dem Aufstecken auf das Dosierventil keine weiteren Änderungen des dargelegten Anwendungsablaufs.

Bei den Vorschaltkammern (häufig auch als Spacer bezeichnet) handelt es sich um meist birnen- oder kugelförmige Behälter aus Kunststoff mit Volumina zwischen 50 und 900 cm^3. Ihre Handhabung erfolgt in der Weise, dass zunächst das Aerosol vom Patienten oder einem Helfer in die Kammer gesprüht wird. Dort kommt es zu einer Trennung der kleinen, bronchiengängigen Partikel von den zu großen Partikeln, da letztere rasch absinken oder sich an der Wandung der Kammer abscheiden. Durch ein Mundstück mit Ventil oder nach Entfernen einer Verschlusskappe vom Mundstück inhaliert der Patient dann mit einem tiefen Atemzug die in der Schwebe gebliebenen, bronchiengängigen Partikel aus der Kammer. Die in die größeren Vorschaltkammern eingebauten Ventile bewirken, dass beim Ausatmen in den Spacer die Ausatemluft nicht in die Kammer gelangt, sondern am Mundstück abgeleitet wird. Um die einwandfreie Funktion der Ventile zu gewährleisten, müssen die Kammern beim Inhalieren waagerecht gehalten werden.

Diese Anwendungsvariante erfordert also keine Koordination von Ventilbetätigung und Atmung, weshalb weniger Handhabungsfehler als bei Verwendung der konventionellen Dosiertechnik auftreten können.

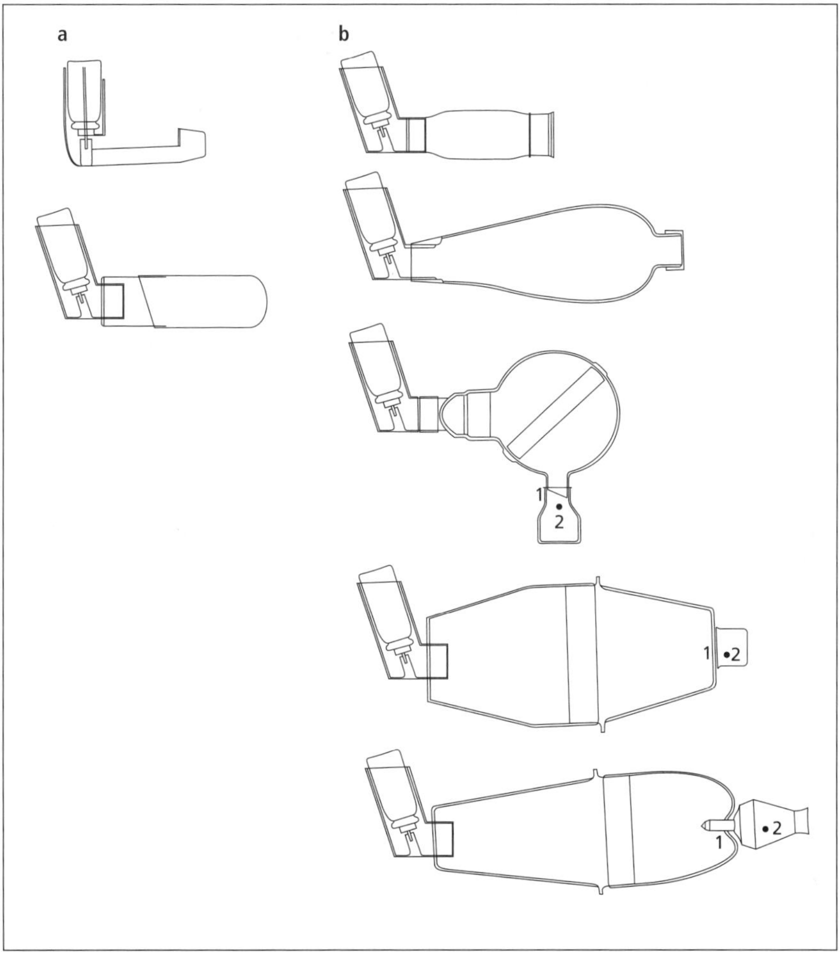

Abb. 5.2: Inhalierhilfen für Dosieraerosole (Auswahl). a) Mundstückverlängerungen (von oben nach unten): Inhalationshilfe Fisons, Bricanyl®Inhalierhilfe; b) Geschlossene Kammern, teilweise mit Ventil 1 und Öffnung für Ausatmungsluft 2 (von oben nach unten): Flui® Spacer/Inhalationshilfe Boehringer Ingelheim/- Broncho Spray, Spacer Boehringer Ingelheim, Rondo® Inhalationsapparat, Volumatic® Inhalationsgerät, Nebulator®Inhaliergerät.

Ebenso wie die Dosieraerosolmundstücke müssen auch die Inhalierhilfen regelmäßig und sorgfältig gereinigt werden (warmes Wasser, evtl. mit Spülmittel, reichlich nachspülen, gründlich trocknen). Vor allem die glasklaren (Polycarbonat-) Spacer sollen danach nicht mit einem Tuch trocken gerieben werden, weil die dadurch erzeugte elektrostatische Aufladung des Plastikmaterials inhalierfähige Aerosolpartikel in der Kammer zurückhält.

Tab. 5.2: Inhalierhilfen für Dosieraerosole.

Typ	Inhalierhilfe (Auswahl)
Mundstückverlängerungen	Inhalationshilfe Fisons, Mundipharma® Inhalationsrohr, Pulmicort® Inhalationshilfe
Vorschaltkammern	Babyhaler® Inhalationshilfe, Fisonair® Inhaliergerät, Inhalationshilfe AeroBec®, Inhalationshilfe Boehringer Ingelheim, Inhalationshilfe für Budes®, Inhalierhilfe Asta, Inhalierhilfe ratiopharm®, Nebulator® Inhaliergerät, Rondo® Inhalationsgerät, Volumatic® Inhalationsgerät

Die verschiedenen Inhalierhilfen sollten immer nur für das vom Hersteller empfohlene Dosieraerosol benützt werden, da sie in ihren Eigenschaften (Dimensionen, Ventilfunktion) der Sprühcharakteristik der jeweiligen Treibgasdose angepasst sind. Die von verschiedenen Präparaten abgegebenen Aerosolwolken unterscheiden sich nämlich teilweise gravierend hinsichtlich Wirkstoffmenge, Partikelgrößenspektrum, Geschwindigkeit der Partikel und anderen physikalischen Größen.

5.4 Inhalationspulver

Die inhalative Verabreichung von Pulvern aus Kapseln, Blisterreservoiren oder Mehrdosenbehältern geschieht mit Hilfe treibgasfreier Tascheninhalatoren durch den Einatmungssog. Eine Ausnahme stellt das Modell Maghaler® dar, bei dem die Aerosolgenerierung aus einem Pulverpressling mittels einer federgetriebenen Mechanik erfolgt. Damit sich das Pulver in den verschiedenen Inhalatormodellen zu einem bronchiengängigen Aerosol dispergieren lässt, müssen Pulverbehälter und Inhalatoren völlig trocken sein. Insbesondere die Gelatinekapseln sind daher, vor adhäsionsfördernder Luftfeuchtigkeit geschützt, in der Orginalverpackung, kurzzeitig auch im Inhalatormagazin oder -etui, aufzubewahren. Die Schutzkappen der Inhalatoren müssen jeweils unmittelbar nach der Inhalation wieder auf das Gerät aufgesetzt werden. Ferner darf der Patient keinesfalls durch den Inhalator ausatmen, da sich hierbei Kondenswasser im Inhalatorinneren niederschlagen würde.

Handhabungsdetails der verschiedenen im Handel befindlichen Inhalatortypen sind den jeweiligen Bedienungsanleitungen zu entnehmen. Unter Handhabungsaspekten lassen sich grundsätzlich zwei Gerätevarianten unterscheiden, nämlich die **wiederbeladbaren** und die **nicht wiederbeladbaren Inhalatoren** (Tab. 5.3, Abb. 5.3 und Abb. 5.4). Folgender grundsätzlicher Ablauf ist bei den mit Kapseln oder Blisterpackungen nachladbaren Inhalatoren einzuhalten:

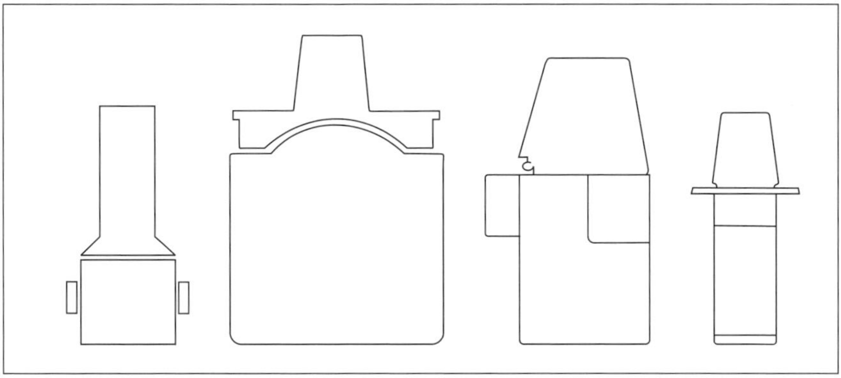

Abb. 5.3: Auswahl von wiederbeladbaren Pulverinhalatoren (jeweils mit abgezogener Schutzkappe, Mundstück nach oben gerichtet).
Von links nach rechts: Aerolizer®/Cromolator®/Cromolyn Inhalator/Cyclohaler®/Flui®-Inhalator, Diskhaler®, Inhalator Ingelheim M, Maghaler®, Novolizer®, Spinhaler®).

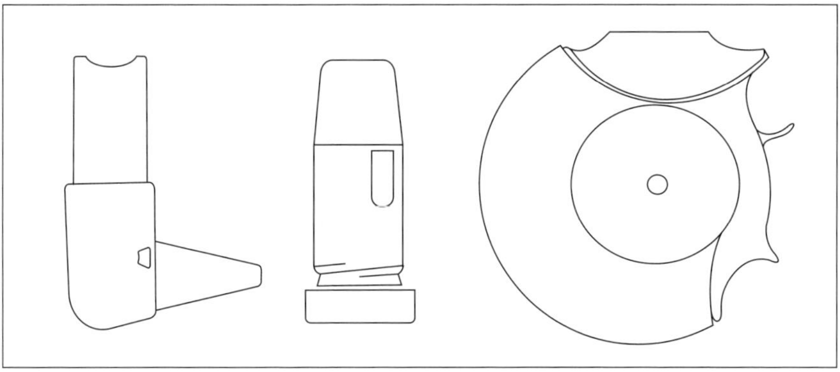

Abb. 5.4: Auswahl von nicht wiederbeladbaren Pulverinhalatoren (jeweils mit abgezogener Schutzklappe bzw. geöffnet).
Von links nach rechts: Easyhaler®, Turbohaler®, Diskus®; M = Mundstück

- Die Kapseln oder die Blisterscheibe mit gewaschenen, aber trockenen Händen in den Inhalator einsetzen und das Gerät schließen.
- Die Kapselhülle oder Blisterfolie perforieren; dabei die vorgeschriebene Position des Inhalators (senkrecht oder waagerecht) beachten.
- Inhalator in korrekter Position zum Inhalieren halten (diese Position weicht bei den meisten mit Hartkapseln beladenen Inhalatormodellen von der Position beim Perforieren der Kapsel ab).
- Vollständig ausatmen, Mundstück mit den Lippen dicht umschließen und durch den Inhalator mit normaler bis leicht erhöhter Geschwindigkeit tief einatmen, Atem einige Sekunden anhalten.

Tab. 5.3: Pulver zum Inhalieren.

Fertigarzneimittel (Auswahl)	Verpackungsart des Pulvers	Zugehöriger Inhalator (w = wiederbeladbar, nw = nicht wiederbeladbar)
Aerodur® Pulver zum Inhalieren	Mehrdosenbehältnis	Turbohaler® (nw)
Aeromax® Diskus®	Einzeldosen in bandförmigem Blister	Diskus® (nw)
Atrovent® Inhaletten® Kapseln	Hartkapseln	Inhalator Ingelheim M (w)
Beclomet Easyhaler®	Mehrdosenbehältnis	Easyhaler® (nw)
Budecort® Novolizer® Pulver zur Inhalation	Mehrdosenbehältnis	Novolizer® (w)
Cromolind® Inhalationskapseln	Hartkapseln	Cromolator® (w)
Cromolyn Orion Inhalationskapseln	Hartkapseln	Cromolyn Inhalator (w)
Cyclocaps Beclometason 100 µg/-200 µg/-400 µg	Hartkapseln	Cyclohaler® (w)
Flui® -DNCG Inhalationskapseln	Hartkapseln	Flui®-Inhaler (w)
Flutide® junior 50/-250 Rotadisk®	Einzeldosen in scheibenförmigem Blister	Diskhaler® (w)
Foradil® P Inhalationskapseln	Hartkapseln	Aerolizer® (w)
Intal® Pulver in Kapseln	Hartkapseln	Spinhaler® (w)
Novopulmon® 200 Novolizer® Pulver zur Inhalation	Mehrdosenbehältnis	Novolizer® (w)
Respicort® Magtab®	Mehrdosenpressling	Maghaler® (w)
Ventilat® Pulverkapseln	Hartkapseln	Ventilat® Inhalator (w)

- Inhalator vom Mund absetzen, erst dann mit normaler Geschwindigkeit ausatmen.
- Inhalationsvorgang gegebenenfalls so oft wiederholen, bis das Pulverreservoir leer ist.
- Nach mehrmaliger Anwendung Inhalator von eventuell verbliebenen Pulverresten reinigen.

Bei dem Inhalatormodell Novolizers® steckt man die Nachfüllpatrone so in das geöffnete Gerät, dass das Zahlenfenster in die Richtung des Mundstücks zeigt. Zur Vorbereitung der Inhalation zieht der Patient die Schutzkappe des Mundstücks ab und drückt die farbige Gerätetaste, bis er ein deutliches Doppelklicken hört. Durch diesen Tastendruck wird zunächst ein Stoß auf das Pulverbehältnis ausgeübt, wodurch der integrierte Dosierschieber vollständig mit Pulver gefüllt wird; danach entleert der

Schieber das Pulver in einen Kanal, der zur Dispergierkammer führt. Die Anzeige unterhalb des Zahlenfensters signalisiert durch Wechsel nach grün, dass das Gerät nun zur Inhalation vorbereitet ist. Beim Inhalationsmanöver ist einmal solange einzuatmen bis ein klickendes Geräusch auftritt und die Anzeige auf ihre ursprüngliche Farbe zurückspringt.

Der Maghaler® (**M**echanischer **A**erosol **G**enerator-In**haler**) weicht von den restlichen Pulverinhalatoren insofern ab, als bei ihm die Einzeldosen nicht abgeteilt vorliegen, sondern mittels einer mechanischen Abriebvorrichtung erst unmittelbar vor der Inhalation von einem ringförmigen, nicht porösen Pulverpressling abgeschabt werden. Infolge dieses nicht hygroskopischen Wirkstoffdepots ist dieses System im Vergleich zu anderen Pulverinhalatoren weniger feuchteempfindlich. Wesentliche Baukomponenten des Maghalers® sind eine für den Dauergebrauch vorgesehene Antriebseinheit, bestehend aus einer motorgetriebenen, scheibenförmigen Fräse, sowie einem austauschbaren Mundstück, in dem der ringförmige Pulverpressling befestigt ist. Löst man die federgetriebene Antriebseinheit aus, wird mit Hilfe der Frässcheibe eine bestimmte Menge der Wirkstoff-Hilfsstoff-Mischung freigesetzt.

Zur Vorbereitung der Inhalation spannt der Patient zunächst durch Drehen eines Rades am Boden des Gerätes die Feder des Antriebsmotors. Exakt zu Beginn eines tiefen Einatemzuges betätigt er den Auslöseknopf an der Antriebseinheit. Das etwa 0,1 Sekunden dauernde Rotieren der Frässcheibe nimmt man durch das dabei auftretende Geräusch deutlich wahr. Ein einmaliger Einatemzug ist ausreichend.

Bei den nicht wiederbeladbaren Inhalatormodellen (Diskus®, Easyhaler®, Turbohaler®) entfällt natürlich das Einlegen der Einzeldosisbehälter. Die Pulverdosis wird jeweils durch einen gerätespezifischen Handhabungsschritt unmittelbar vor der Inhalation bereitgestellt und die verbleibende Restmenge bzw. weitgehende Entleerung des Inhalatorreservoirs angezeigt. Die Atemtechnik entspricht der bei den wiederbeladbaren Geräten.

Im Gegensatz zur Anwendung von Dosieraerosolen ist bei der Trockenpulverinhalation also auf einen luftdichten Lippenschluss um das Mundstück und auf ein vergleichsweise schnelleres Einatmen zu achten. Das bei der Inhalation mit einem Vernebler oder einem Dosieraerosol beschriebene Anhalten des Atems für möglichst 10 Sekunden kann hier verkürzt werden, da die trockenen Pulverpartikel sehr rasch Wasserdampf adsorbieren und sich dann schnell niederschlagen. Nach der Anwendung von Kortikoiden ist bei den Pulverinhalatoren ebenso wie bei den Dosieraerosolen der Mund auszuspülen und auf sorgfältige Mundhygiene zu achten, um eine Candidamykose im Mund- und Rachenraum zu verhindern.

6 Arzneimittel zur rektalen Anwendung

6.1 Flüssige Arzneimittel zur rektalen Anwendung

Mikroklysmen (Miniklistiere, Rektiolen), also rektale Einmaltuben aus Polyethylen mit 2 bis 10 ml Flüssigkeit (Tab. 6.1, Abb. 6.1), sind nicht mit einem Rückschlagventil ausgerüstet. Sie müssen daher nach dem Entleeren mit zusammengedrücktem Füllkörper aus dem Analkanal gezogen werden, um ein Zurücksaugen des Arzneimittels in das Klysma zu vermeiden. Einem unmittelbar nach der Anwendung auftretenden Stuhldrang sollte sowohl bei lokal, als auch bei systemisch wirkenden Präparaten nicht sofort nachgegeben werden.

Makroklysmen (Klysmen mit ca. 50–200 ml Inhalt, Tab. 6.1) sollten vor der Verabreichung etwa auf Körpertemperatur erwärmt werden, damit sie die Darmschleimhaut nicht reizen und verstärkt einen Stuhldrang auslösen. Liegt eine Suspension vor,

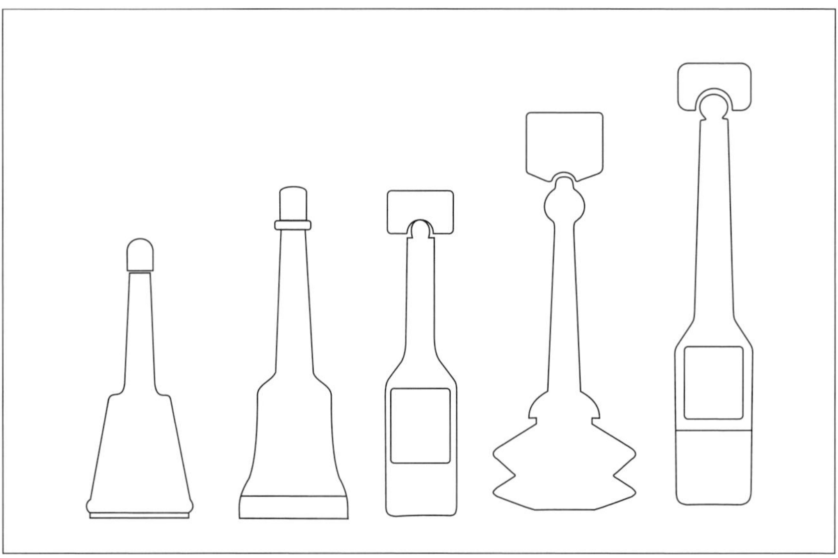

Abb. 6.1: Mikroklysmen, im Handel befindliche Formen.

Tab. 6.1: Flüssige Arzneimittel zur rektalen Anwendung.

Arzneiform	Fertigarzneimittel (Auswahl)
Mikroklysmen	Babylax® Miniaturklistier, Chloralhydrat-Rectiole® Miniaturklistier, Diazepam Desitin® rectal tube 5 mg/-10 mg Lösung, Microklist® Rektallösung, Norgalax® Miniklistier, Stesolid® Rectal Tube
Makroklysmen	Azulfidine® Klysma, Betnesol® Rektal-Instillation, Claversal® 4 g/ 60 g Klysma, Entocort® rektal Tabletten und Lösungsmittel, Klistier Fresenius, Pentasa® Klysma, Practo-Clyss® Klistier, Salofalk® Klysma

ist anschließend die Quetschflasche kräftig zu schütteln oder ggf. der Klysmabeutel gründlich durchzukneten. Das Einführen der Klysmakanüle oder des Applikationsschlauches wird erleichtert, indem man sie befeuchtet oder mit einer neutralen Creme einfettet. Die Kanülen mancher Präparate sind bereits vom Hersteller mit einem Gleitfilm versehen und damit nach dem Abziehen der Schutzkappe gebrauchsfertig. Durch langsames und gleichmäßiges Instillieren lässt sich vermeiden, dass umgehend ein Stuhldrang ausgelöst wird. Dazu werden Faltenbalgflaschen (Polyethylenflaschen in Ziehharmonikaform) der Länge nach zusammengedrückt, Klysmenbeutel rollt man wie eine Tube vom freien Ende her ein. Quetschflaschen und Balgflaschen ohne Ventil müssen entsprechend den Miniklistieren zusammengedrückt aus dem Analkanal gezogen werden.

Klistiere mit lokaler Wirkung im Dickdarm sind nach einer Darmentleerung anzuwenden. Dieser Hinweis gilt besonders für Klysmen mit Füllvolumina deutlich unter 100 ml. Der Patient sollte während und einige Zeit nach der Instillation auf der linken Seite liegen. Dadurch kann das Präparat besser in den linksseitig lokalisierten, absteigenden Dickdarmabschnitt einfließen.

Einläufe mit Volumina zwischen etwa 0,5 und 2 l, also sog. Darmspülungen, sind meist vom Patienten oder Pflegepersonal hergestellte, einfache Zubereitungen wie Kamillentee oder Glycerol-Wasser-Mischungen. Sie werden mittels eines **Irrigators** angewandt. Dieses Gerät besteht aus einem Vorratsgefäß, an das ein Gummischlauch mit Absperrhahn und Rektalkanüle angeschlossen ist. Durch Verstellen der Höhendifferenz zwischen dem liegenden Patienten und dem Vorratsgefäß lässt sich der Druck bzw. die Einlaufgeschwindigkeit der zu instillierenden Flüssigkeit regeln.

6.2 Halbfeste Arzneimittel zur rektalen Anwendung

Zur Verabreichung von **Salben** und **Cremes** in den Analkanal (beispielsweise bei Analekzem oder Hämorrhoiden, Tab. 6.2) benötigt der Patient eine Tube mit **Applikator.** Bei diesem auf die Tubenöffnung zu schraubenden Kunststoffrohr kann zwischen

Tab. 6.2: Halbfeste Arzneimittel zur rektalen Anwendung.

Fertigarzneimittel (Auswahl)	Beigepackter Applikatortyp
Alcos-Anal® Salbe	Mit einer terminalen Öffnung
Anusol® Salbe	Mit einer terminalen Öffnung
DoloPosterine® in Einmaltuben	Rektaleinmaltuben mit einer terminalen Öffnung
DoloPosterine® N Salbe	Mit mehreren lateralen Öffnungen
Faktu® Salbe	Mit einer terminalen Öffnung
Faktu® Salbe mit Dispenser	Mit mehreren lateralen Öffnungen
Haemo-Exhirud® Salbe	Mit mehreren lateralen Öffnungen
Hexamon® Salbe	Mit mehreren lateralen Öffnungen
LidoPosterine® in Einmaltuben	Rektaleinmaltuben mit einer terminalen Öffnung
Mastu® S Salbe	Mit einer terminalen Öffnung
Posterisan® /- forte in Einmaltuben	Rektaleinmaltuben mit einer terminalen Öffnung
Procto-Jellin® Salbe	Mit einer terminalen Öffnung

Modellen mit einer einzigen Öffnung am Ende und solchen mit mehreren seitlichen Austrittsöffnungen für das Arzneimittel unterschieden werden. Bei der letztgenannten Variante sind jeweils 4 bis 5 Öffnungen auf einer Länge von etwa 3 cm auf zwei Seiten des Applikationsrohres angeordnet. **Einmaltuben** für Rektalsalben entsprechen weitgehend den Polyethylentuben für Mikroklysmen, ihre Applikatorrohre weisen also auch nur eine terminale Öffnung auf und gehören somit zur erstgenannten Gruppe.

Zur Behandlung des Analkanals schraubt der Patient das Applikationsrohr auf die Tube, presst soviel Arzneimittel aus der Tube, bis es gerade aus der (den) Applikatoröffnung(en) austritt und verstreicht wenig Arzneimittel oder neutrale Flüssigkeit (z. B. Hautpflegeöl) außen auf dem Applikator. Der dadurch gleitfähige Applikator wird nun ohne Druck auf die Tube, evtl. unter leichtem Drehen, vorsichtig in voller Länge (3 bis 4 cm) eingeführt. Im Falle eines Applikationsrohres mit mehreren seitlichen Öffnungen drückt dann der Patient kurz auf die Tube und verteilt anschließend das ausgetretene Arzneimittel durch vorsichtiges Drehen der Tube auf der Analkanalhaut. Bei dem Applikatorrohr mit nur einer terminalen Austrittsöffnung wird dagegen erst bei dessen langsamem Herausziehen durch gleichmässiges Zusammendrücken der Tube ein kontinuierlicher Salbenstrang in der gesamten Länge des Analkanals platziert. Nach jeder Anwendung ist das Rohr von außen zu reinigen und die Verschlusskappe aufzusetzen. Eine Reinigung auch des Rohrinneren hätte zu hohe Arzneimittelverluste zur Folge. Bis zur nächsten Anwendung muss das Rohr auf der Tube aufgeschraubt bleiben.

6.3 Feste Arzneimittel zur rektalen Anwendung

Suppositorien auf der Basis von Hartfetten sollten nicht nur wegen der Gefahr der Formveränderung und des Verklebens mit der Verpackung vor Temperaturen über 25 °C geschützt werden, sondern auch in Hinblick auf die Tatsache, dass mehrtägige Temperaturbelastungen auf beispielsweise 30 °C in bestimmten Fällen eine verzögerte Wirkstofffreigabe zur Folge haben können.

Formstabil verpackte Suppositorien, die beim Kunden infolge unsachgemäßer Aufbewahrung geschmolzen sind, kann man nach dem Wiedererhärten mit gewissem Vorbehalt (z. B. wegen des jetzt u.U. ungleichmäßig im Zäpfchenkörper verteilten oder rekristallisierten Arzneistoffs) erneut verwenden. Jedoch sollte man sie zum Erstarren nicht in ein Tiefkühlfach legen, sondern im Kühlschrank, in kaltem Wasser oder auch bei Raumtemperatur mit der Spitze nach unten langsam erhärten lassen. Ein zu schnelles Abkühlen geschmolzener Zäpfchenmassen kann zu Spannungen und Haarrissen im Zäpfchenkörper und damit zu brüchigen Zäpfchen führen. Dies gilt vor allem für Suspensionssuppositorien mit hohem Arzneistoffanteil wie etwa Metamizol- oder Paracetamolzäpfchen.

Mit **Macrogolgrundlagen hergestellte Suppositorien** (Tab. 6.3) schmelzen nicht bei Körpertemperatur, sondern lösen sich in der Rektalflüssigkeit. Um diesen Vorgang zu erleichtern und eine Reizwirkung auf die Schleimhaut zu verhindern, können diese Zäpfchen unmittelbar vor dem Einführen mit Wasser befeuchtet werden. Wegen der (schwachen) Hygroskopizität der hier verwendeten hochmolekularen Polyethylenglycol-Typen sollten diese oftmals als „tropensicher" betrachteten Suppositorien nicht längere Zeit ohne Primärpackmittel erhöhter Luftfeuchte ausgesetzt werden.

Suppositorien mit lokaler Wirkung im Analkanal, wie etwa Hämorrhoidalzäpfchen, werden nicht so hoch in das Rektum eingeführt wie systemisch wirkende Zäpfchen, sondern nur so weit in den Analkanal, dass man sie mit der Fingerkuppe noch tasten

Tab. 6.3: Feste Arzneimittel zur rektalen Anwendung.

Arzneiform	Fertigarzneimittel (Auswahl)
Suppositorien auf der Basis von Macrogolen	Amuno® 50/-100 mg Zäpfchen, Pentasa® Suppositorien
Rektalkapseln	Emasex® N Rektalkapseln, Emesan® Säuglings-/Kinder-/ Erwachsenenzäpfchen, Klismacort® Rektalkapseln
Rektaltampons	DoloPosterine® Haemotamp®, Faktu® Anotamp®, LidoPosterine® Haemotamp®, Posterisan®/- forte Haemotamp, Sagittaproct® Zäpfchen, Tampositorien® H Analkanal-Tampon-Zäpfchen

kann. Der Patient sollte versuchen, das Zäpfchen möglichst einige Minuten in dieser Lage zu halten, damit die Inhaltsstoffe im Bereich der krankhaften Veränderung freigesetzt werden und dort wirken können. Dies ist in der Praxis schwierig; wesentlich einfacher und effektiver ist in solchen Fällen die Anwendung von **Rektaltampons** (Tab. 6.3). Diese Zäpfchen mit eingeschmolzenem Mullstreifen bleiben einige Stunden im Analkanal liegen

Rektalkapseln (Tab. 6.3) sind wie andere Weichgelatinekapseln bei einer relativen Luftfeuchte von 30 bis 40% und einer Temperatur unter 30 °C zu lagern, da sich bei höheren Werten ihre Konsistenz verändern kann. Sie sollten daher nicht nur wärmegeschützt aufbewahrt werden, sondern auch bis zum Gebrauch in der wasserdampfundurchlässigen Orginalverpackung verbleiben. Torpedo- oder tropfenförmige Rektalkapseln werden zweckmäßigerweise mit dem dicken Ende voraus eingeführt. Die Rektalkapseln sind zwar in der Regel mit einem Gleitfilm überzogen, sie können jedoch vor dem Einführen zur Verbesserung der Gleitfähigkeit noch zusätzlich mit kaltem Wasser befeuchtet werden.

7 Arzneimittel zur vaginalen Anwendung

7.1 Halbfeste Arzneimittel zur vaginalen Anwendung

Beim Füllen der Applikatoren für **Vaginalgele und -cremes** ist die jeweilige Dosierungsmarke, das heißt die Füllmarkierung auf dem Zylinder oder Kolben der Einführhilfe zu beachten. Zum Herausnehmen des Applikators aus der Scheide darf nicht an dessen Kolben gezogen werden, da sonst das Gel teilweise in den Zylinder der Einführhilfe zurückgesaugt würde. Applikatoren zur Mehrfachverwendung sind nach dem Gebrauch zu zerlegen und mit lauwarmem Wasser und Seife sorgfältig zu reinigen; Seifenreste müssen unter fließendem Wasser gründlich abgespült werden. Man darf die Einführhilfen jedoch nicht in kochendes Wasser legen, da sie dadurch deformiert werden können.

Während einer Schwangerschaft dürfen Applikatoren nicht, bzw. nur nach Rücksprache mit dem behandelnden Arzt benützt werden. Denn bei ihrer ungeschickten Handhabung besteht das Risiko einer mechanischen Verletzung des bei graviden Frauen besonders empfindlichen Portiobereichs.

Werden beim Intimverkehr Kondome aus Latex benützt, sollten gleichzeitig keine Vaginalgleitgele auf der Basis von Paraffinkohlenwasserstoffen oder Glyceriden verwendet werden. Durch diese lipophilen Gelkomponenten können die Materialeigenschaften von Latex verändert und damit die Schutzwirkung derartiger Kondome beeinträchtigt werden. Gleitgele auf der Basis von Silikonen oder lipidfreien Hydrogelen zeigen dagegen keine Wechselwirkungen mit Latexmaterial. Manche in Hydrogelen enthaltene Hilfsstoffe, wie Glycerol, Macrogole (Polyethylenglykole) oder Hydroxypropylmethylcellulose verringern die Motilität von Spermien. Dieser Effekt kann zwar keinesfalls als sicherer Empfängnisschutz genützt werden, er verbietet aber die Verwendung von Gleitgelen auf Hydrogelbasis bei Kinderwunsch und Fertilitätsproblemen.

7.2 Feste Arzneimittel zur vaginalen Anwendung

Gegossene **Vaginalzäpfchen** (Ovula, Vaginalkugeln) auf der Basis von Hartfetten (Tab. 7.1) müssen analog den Rektalsuppositorien aus Fetten vor Temperaturen über 25 °C geschützt werden. Aber auch Vaginalzäpfchen mit Macrogolgrundlagen (Tab. 7.1) erfordern im Gegensatz zu Macrogolrektalia eine Aufbewahrung unter 25 °C. Die Wirkstofffreigabe dieser Vaginalzäpfchen beruht zwar zu einem wesentlichen Teil auf dem Lösen der hydrophilen Grundlage im Vaginalsekret, doch ist zusätzlich ihr Schmelzbereich auf Körpertemperatur eingestellt.

Vaginalkapseln (Tab. 7.1) sind entsprechend den peroralen und rektalen Weichkapseln vor Temperaturen über 30 °C zu schützen.

Bei Vaginalzäpfchen mit kontrazeptiver Wirkung kann nach versehentlichem Aufbewahren bei erhöhter Temperatur und anschließendem Abkühlen deren Schutzfunktion nicht mehr gewährleistet sein. Die inhomogene Verteilung des Wirkstoffs im wiedererhärteten Ovulum kann zu unterschiedlichen, stellenweise nicht ausreichenden Wirkstoffkonzentrationen in der Vagina führen. Diese Präparate benötigen zur Freisetzung ihrer Inhaltsstoffe und gegebenenfalls zum Aufbau einer mechanischen Spermienbarriere (Schaum, Gel) eine gewisse Zeit. Auf die daraus resultierende Mindestwartezeit zwischen Einführen und Intimverkehr muss hingewiesen werden. Sie beträgt bei den meisten Vaginalzäpfchen 10 bis 12 Minuten.

Tab. 7.1: Feste Arzneimittel zur vaginalen Anwendung.

Arzneiform	Fertigarzneimittel (Auswahl)
Vaginalzäpfchen auf Hartfettbasis	a-gen 53® n Vaginalzäpfchen, Gyno-Daktar® Vaginal-Ovula, Gyno-Pevaryl® 3/6 Ovula, Nifuran® Ovula, Oekolp® Ovula, Ovestin Ovula, Soorphenesin® Vaginalzäpfchen, Traumasept® Vaginal-Ovula, Vagiflor® Vaginalzäpfchen
Vaginalzäpfchen auf Macrogolbasis	Albothyl® Vaginalkugeln, Arilin® Vaginalsuppositorien, Betaisodona® Vaginalsuppositorien, Braunovidon N Vaginalsuppositorien, Contraceptivum E Vaginalzäpfchen, Oekolp®/-forte Vaginalsuppositorien, Ortho-Gynest Ovula, Patentex Oval Ovula
Vaginalkapseln	Fossyol® Vaginalkapseln, Oestrugol® N Vaginal-Kapseln, Polygynax® Vaginalkapseln
Vaginaltabletten	Aureomycin ® Vaginaltabletten, Eubiolac Verla® Vaginaltabletten, Gyno Canesten® 1/-3/-6 Vaginaltabletten, Gynoflor Vaginaltabletten, Inimur® Vaginal-Stäbchen, Mysteclin® Vaginaltabletten, Terramycin® Vaginaltabletten, Vagifem® Vaginaltabletten, Vagi-Hex® Vaginaltabletten

Die bei den streichfähigen Vaginalia genannten Wechselwirkungen zwischen lipophilen Komponenten der Arzneiform und dem Latexmaterial von Kondomen können auch bei Hartfettvaginalzäpfchen und bei Vaginalkapseln (enthalten Fettkomponenten im Dispersionsmittel) auftreten. Keine Beeinträchtigung des Gummimaterials ist dagegen bei Macrogolzäpfchen zu erwarten, sofern sie keine zusätzlichen Glyceride oder Paraffine enthalten.

Vaginaltabletten (Tab. 7.1) sind wegen ihrer ausgeprägt hydrophilen, teilweise hygroskopischen Hilfsstoffe (beispielsweise Lactose, Glucose, Sorbitol, Macrogole; teilweise Brausesysteme) vor Feuchtigkeit geschützt aufzubewahren, also erst unmittelbar vor Gebrauch dem sorgfältig verschlossenen Glas oder der Folienpackung zu entnehmen. Dann können sie eventuell kurz in Leitungswasser getaucht werden, um ihre Gleitfähigkeit zu verbessern und ihren Zerfall zu beschleunigen.

Im Interesse einer guten Verteilung der Wirkstoffe in der Scheide und einer langen Kontaktzeit mit der Schleimhaut ist es zweckmäßig, Vaginalzäpfchen, -kapseln und -tabletten abends vor dem Schlafengehen, am besten in Rückenlage, so weit wie möglich in die Scheide einzuführen. Zumindest etwa eine halbe Stunde sollte die Patientin in liegender Position verbleiben. Die Hände sind dazu frisch zu waschen; eventuell können Einmalfingerlinge verwendet werden. Manchen Tablettenpräparaten, wie etwa clotrimazolhaltigen Vaginaltabletten, sind Applikatoren beigepackt. Diese bestehen aus einem verschiebbaren Innenstab und einer äußeren Hülle mit einer Erweiterung zur Aufnahme der Tablette. Ihre Gleifähigkeit wird gegebenenfalls durch Benetzen mit einer Flüssigkeit oder Creme verbessert.

Da viele Hilfsstoffe der Vaginalia nicht vollständig resorbiert werden, sondern die Scheide als Ausfluss wieder verlassen, ist das Tragen eines Wäscheschutzes (Slipeinlage) zu empfehlen. Menstruationstampons würden auch wirkstoffhaltige Flüssigkeiten aus der Scheide entfernen und sind daher ungeeignet.

8 Arzneimittel zur Anwendung am Auge

8.1 Augentropfen

Augentropfen und streichfähige Augenarzneimittel müssen vom Patienten streng hygienisch gehandhabt werden, um den mikrobiellen Zustand des äußeren Auges und des sterilen Arzneimittels nicht zu verschlechtern. Dies bedeutet u. a., dass vor der Anwendung die Hände frisch zu waschen sind und mit der Tropfer- oder Tubenspitze weder das Auge noch andere Verunreinigungsquellen, wie etwa Finger oder Tischplatte, berührt werden dürfen. Mehrdosenpackungen sind jeweils nur von ein und demselben Patienten zu benützen, damit eine Keimübertragung via Behältnis vermieden wird.

Beim Verabreichen von Augentropfen ist folgende Vorgehensweise einzuhalten:

- Suspensions-Augentropfen (Tab. 8.1) kräftig umschütteln.
- Verschlüsse von Einzeldosisbehältnissen nicht abziehen, sondern abdrehen, damit eine möglichst glatte Tropföffnung entsteht.
- Mit dem Zeigefinger der linken Hand (als Rechtshänder) das Unterlid nahe dem Wimpernansatz leicht nach unten schieben, wodurch sich ein offener Bindehautsack bildet.
- Nach oben schauen und den Lidschlag möglichst unterdrücken, was leichter gelingt, wenn man den Blick starr auf ein bestimmtes Ziel richtet.
- Mit der rechten Hand den Tropfer möglichst nahe über das Auge halten und einen Tropfen in den Bindehautsack (nicht auf die berührungsempfindliche Hornhaut!) fallen lassen (Abb. 8.1).
- Nachdem sich der Tropfen im Bindehautsack verteilt hat, das Unterlid vorsichtig loslassen und beide Augenlider langsam schließen, jedoch keinesfalls zukneifen.
- Hält man die Lider für wenigstens ein bis zwei Minuten geschlossen, verzögert sich das Abfließen der Arzneistofflösung in die Tränenröhrchen; das Bewegen der Lider beschleunigt den Abtransport der Ophthalmika vom äußeren Auge.

Eine weitere Maßnahme zur Verlängerung der Verweilzeit der Arzneistofflösung im Bereich der Binde- und Hornhaut besteht im **Verschließen der Tränenröhrchen** für zwei bis fünf Minuten durch sanften Druck mit der Fingerspitze auf den Nasenknochen am Augeninnenwinkel. Das Abfließen der Tränen, bzw. der Augentropfen über die Tränenröhrchen, den Tränensack und die Nase in den Rachen wird damit verzögert

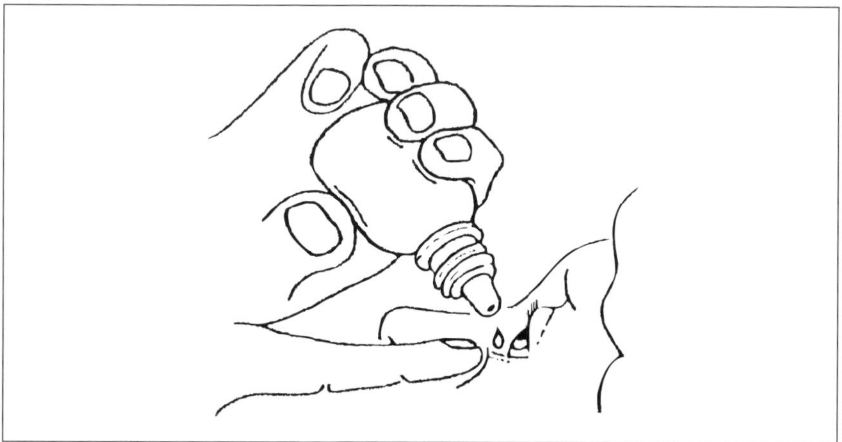

Abb. 8.1: **Korrekte Position des Augentropffläschchens bei der Anwendung.**

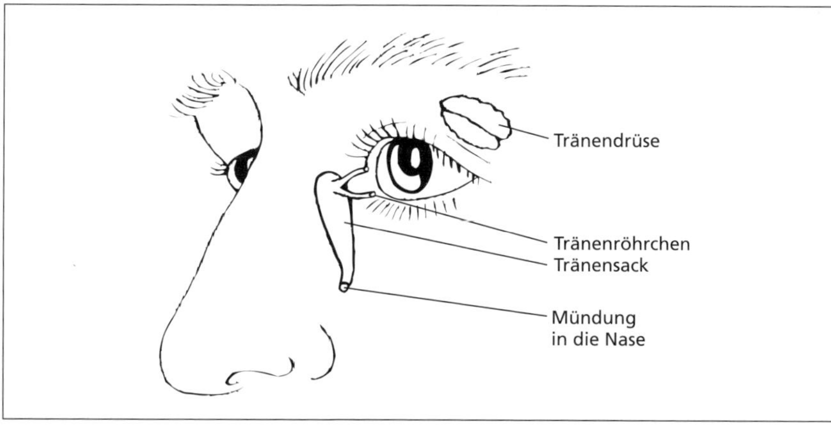

Abb. 8.2: **Tränendrüse und ableitende Tränenwege.**

(Abb. 8.2). Dieses kurzzeitige Unterbinden des Tränenflusses verringert auch den Umfang einer unerwünschten Wirkstoffaufnahme in den Blutkreislauf. Es wird deshalb u. a. bei manchen Augentropfen mit relativ hohem Risiko von Nebenwirkungen an Herz, Bronchien oder Zentralnervensystem empfohlen, also beispielsweise bei Präparaten mit nicht-selektiven Betablockern (z. B. Timolol, Levobunolol), Sympathomimetika (z. B. Epinephrin, Phenylephrin), alpha-adrenergen Substanzen (z. B. Clonidin) oder Anticholinergika (z. B. Atropin). Tabelle 8.1 nennt einige Fertigarzneimittel, deren Packungsbeilagen zum Verschließen der Tränenröhrchen nach dem Eintropfen anleiten.

Tab. 8.1: **Augentropfen.**

Arzneiform	Fertigarzneimittel (Auswahl)
Suspensions-Augentropfen	Blephamide® N Liquifilm, Chibro-Amuno® 3, Cibaflam®, Efemolin®, Inflanefran® 0,12%/-forte, Isopto®-Max, Levophta®, Livocab®, Predni-POS® 1%, Spectramedryn® Liquifilm
Augentropfen, deren Packungsbeilagen zum Verschließen der Tränenröhrchen nach dem Eintropfen anleiten	Atropin 1% Dispersa, Azopt®, Dispaclonidin 1/8, Links-Glaukosan®, Oculotect Gel
Aus Trockensubstanz und Lösungsmittel zu rekonstituierende Augentropfen	Clarvisor®, Ecolicin®, Glaucotat®, Indocolir®, Remydrial®
Augentropfen mit photoinstabilen Wirkstoffen (Wirkstoffe in Klammern)	Alomide® (Lodoxamid-Trometamol), Betoptima®(Betaxolol), Chibro-Timoptol® 0,1%/0,25%/0,5% (Timolol), Chibroxin® (Norfloxacin), Clarvisor® (Pirenoxin), Isopto®-Flucon (Fluorometholon), Pilocarpol® 1%/2% (Pilocarpin), Thiloadren® N (Dipivefrin, Pilocarpin), Thilodigon® (Dipivefrin), Tobramaxin® (Tobramycin), Trusopt® (Dorzolamid)

Werden die Augentropfen nicht vom Patienten selbst, sondern durch einen Helfer verabreicht, sollte dieser die Hand, mit der er die Packung hält, unbedingt an der Patientenstirn oder -wange abstützen. Dadurch wird verhindert, dass eine unvorsichtige Kopfbewegung des Patienten zu einer Verletzung seines Auges durch den Arzneimittelbehälter führt.

Unruhigen Kindern werden Augentropfen am besten in liegender Position in den inneren Lidwinkel getropft. Selbst wenn die Tropfen bei geschlossenen Augen auf das äußere Lid gelangen, fließen sie beim spontanen Öffnen des Auges auf die Horn- und Bindehaut ab. Sollen **verschiedene** wässrige **Tropfenpräparate** am **selben Auge** verabreicht werden, ist zwischen den jeweiligen Anwendungen mindestens zehn Minuten zu warten. Kürzere Zeitintervalle verringern deutlich die Verweildauer der einzelnen Arzneistofflösungen am äußeren Auge.

Augenarzneimittel sollten bei der Verabreichung möglichst eine **Temperatur** aufweisen, die annähernd der des vorderen Augensegmentes, also **etwa 33 °C** entspricht. Das Temperieren erreicht man am einfachsten, indem man das Arzneimittelbehältnis einige Zeit mit der Hand umschließt oder in die Hosentasche steckt. Kalte Präparate führen zu verstärktem Tränenfluss und vermehrtem Lidschlag und damit zu einem beschleunigten Abtransport der Arzneistoffe vom äußeren Auge.

Trockenpräparate, also in Form einer lyophilisierten Substanz mit getrennt gepacktem Lösungsmittel gelieferte Ophthalmika (Tab. 8.1), können grundsätzlich durch den Apotheker oder durch den Patienten in gebrauchsfertige Augentropfen

Tab. 8.2: Applikationshilfen für Augentropfen.

Applikationshilfen (Auswahl)	Hersteller
AugenDropper	Aurelia Medical, 89231 Neu-Ulm
Autodrop®	Owen Mumford, 33605 Bielefeld
Autosqueeze®	Owen Mumford, 33605 Bielefeld

überführt werden. Die Zubereitung in der Apotheke sollte jedoch nicht nur für seh-, feinmotorisch oder sprachlich behinderte Patienten erfolgen, sondern empfiehlt sich aus mikrobiologischen Erwägungen generell. Das Datum der Zubereitung ist stets auf dem Flaschenetikett zu vermerken.

Verschiedene im Handel befindliche **Anwendungshilfen für Augentropfen** (Tab. 8.2) können einen oder mehrere der genannten Anwendungsschritte erleichtern und dadurch die Quote der Applikationsfehler verringern. Insbesondere in ihrer manuellen Fähigkeit oder ihrem Visus eingeschränkten Patienten ermöglichen diese mechanischen Hilfsmittel die sachgerechte und rasche Verabreichung. So erleichtern zwei auf das Fläschchen gesteckte, zangenartig fungierende Hebel (Autosqueeze®) das Zusammendrücken und damit das Entleeren des Tropffläschchens. Ein anderer, auf Augentropfflaschen zu befestigender, glockenförmiger Aufsatz (Autodrop®) fixiert die Tropferöffnung in der korrekten Position über dem Auge, hält gleichzeitig das Unterlid offen und erleichtert das Unterdrücken des Lidschlags. Bei einer weiteren Hilfe zum korrekten Halten der Flasche (AugenDropper) erleichtern zwei zusätzlich angebrachte „Tasten" das Quetschen des Augentropfenfläschchens zum tropfenweisen Entleeren.

Hinweise auf der Verpackung mancher Augentropfen zur Lagerung unter **Wärmeschutz** („nicht über + 8 °C lagern" oder „nicht über + 20 °C lagern") richten sich in der Regel an den Großhandel und die Apotheke, nicht an den Patienten. Er kann derartige Tropfen während des begrenzten Verbrauchszeitraums bei Raumtemperatur aufbewahren und anwenden. Eine Sonderregelung gilt nur für wenige Präparate mit instabilen Wirkstoffen, wie etwa manche aus Trockensubstanz rekonstituierte Augentropfen (Tab. 8.1) oder einige Rezepturzubereitungen (z. B. Wässrige Indometacin-Augentropfen 0,1 % NRF). Diese sind auch vom Verbraucher im Kühlschrank aufzubewahren.

Die **Aufbewahrung unter Lichtschutz** ist dagegen auch vom Patienten stets zu beachten. Sie empfiehlt sich generell bei transparenten Einzeldosisbehältnissen und Tropffläschchen, also etwa Behältnissen aus naturbelassenem Polyethylen. Zwingend gilt sie für Präparate mit photoinstabilen Wirkstoffen in Primärverpackungen ohne Lichtschutz (Tab. 8.1); derartige Behältnisse müssen nach jeder Anwendung umgehend wieder in den Umkarton zurückgesteckt werden.

Besonders wichtig ist der Hinweis an den Patienten auf die zeitlich begrenzte Verwendbarkeit angebrochener Augenarzneimittelpackungen. **Unkonservierte**

Augentropfen in Einzeldosisbehältnissen sind sofort nach dem Öffnen anzuwenden. **Konservierte Augentropfen** in Augentropffläschchen dürfen nach dem Arzneibuch (Ph. Eur. 1997) nach Anbruch höchstens 4 Wochen lang verwendet werden. Ausnahmen in begründeten Fällen werden im Zulassungsverfahren geregelt (die in älteren Rezepturvorschriften von Augentropfen genannte Zeitspanne von 6 Wochen ist nicht mehr relevant). Kürzere Aufbrauchfristen legt man bei Zubereitungen mit instabilen Arzneistoffen fest, wie bei manchen aus Trockensubstanz rekonstituierten Fertigarzneimitteln (z. B. bei einem erythromycinhaltigen Fertigarzneimittel: 7 Tage für Aufbewahrung bei Raumtemperatur, 4 Wochen für Aufbewahrung bei 4–8 °C) oder bei Rezepturpräparaten mit instabilen Wirkstoffen (z. B. Polyvidon-Jod-Augentropfen NRF: 2 Wochen bei Raumtemperatur, Cysteaminhydrochlorid-Augentropfen NRF: 2 Wochen bei Raumtemperatur).

8.2 Streichfähige Arzneimittel zur Anwendung am Auge

Bei der Applikation von **Augensalben, -cremes** und **-gelen** handhabt man die Tube oder das Einzeldosisbehältnis analog den Tropffläschchen und lässt einen kurzen Salbenstrang in den Lidspalt fallen. Man führt dabei die Tubenspitze vom Augeninnen- zum Augenaußenwinkel. Falls sich der Salbenstrang nicht infolge Drehens und Wendens der Tube von der Tubenspitze löst, legt man ihn ohne Zuhilfenahme weiterer Instrumente in den Bindehautsack und wischt anschließend die Tubenspitze mit einem sauberen (Einmal-) Taschentuch gründlich ab. Die Verschlusskappe der Tube darf nur so angefasst werden, dass eine Kontamination des Tubeninhaltes ausgeschlossen ist.

Wenn sich der Patient das streichfähige Augenarzneimittel selbst verabreicht, ist dies nur vor einem Spiegel möglich. Um die Salbe auf der Binde- und Hornhaut zu verteilen, blickt er anschließend bei geschlossenem Auge nach links, rechts, oben und unten; erforderlichenfalls kann er zusätzlich die geschlossenen Lider mit einem Wattebausch sehr vorsichtig massieren. Auch bei Augensalben erhöht das Unterdrücken des Lidschlags deutlich die Verweildauer an Binde- und Hornhaut.

Es ist ausreichend, wenn **1 Tropfen** oder ein **5 bis 10 mm langer, dünner Salbenstrang** korrekt eingebracht wird, da der kapillarbreite Bindehautsack größere Volumina nicht aufzunehmen vermag. Überschüssige Mengen fließen rasch ab oder werden beim nächsten Lidschlag wieder aus dem Auge gepresst.

Für angebrochene Tuben mit halbfesten Zubereitungen nennt das Arzneibuch keine **Aufbrauchfrist.** Bei Cremes (O/W und W/O) und hydrophilen Gelen ist ein Zeitraum entsprechend dem der wässrigen Tropfen anzunehmen; für wasserfreie Augensalben (mit stabilen Arzneistoffen) gibt das NRF einen allgemeinen Richtwert von sechs Monaten an. Nicht konservierte Gele in Einzeldosisbehältern sind umgehend nach dem Öffnen anzuwenden.

8.3 Wechselwirkungen zwischen Kontaktlinsen und Augenarzneimitteln

Kontaktlinsen dürfen während der Anwendung topischer Augenarzneimittel grundsätzlich nicht getragen werden. Streichfähige und ölige Zubereitungen verkleben die Linsenoberflächen und beeinträchtigen die Linsenbeweglichkeit auf der Hornhaut, Bestandteile wässriger Tropfen treten mit den Linsenmaterialien in Wechselwirkung. So können Wirk- und Hilfsstoffe von Augentropfenlösungen von den Kontaktlinsen sorbiert und nachfolgend unkontrolliert desorbiert werden. Diese Konzentrierung, vor allem von Arznei- und Konservierungsstoffen, kann zu Schädigungen der Hornhaut und zur Verminderung der Kontaktlinsentransparenz führen. Vorwiegend kationische Substanzen, wie beispielsweise Salze von Sympathomimetika sowie von Benzalkonium oder Chlorhexidin reichern sich im relativ grobporigen Gerüstmaterial der weichen Linsen in größerem Umfang an. Cyanocobalamin-, epinephrin- und rifampicinhaltige Augentropfen können daneben eine leichte Rosafärbung, physostigminhaltige Lösungen eine Gelbfärbung weicher Linsen verursachen. Auch das Ausschwemmen von ins Auge gebrachten Arzneistofflösungen ist unter einer Kontaktlinse gestört, wodurch sich ebenfalls der Arzneistoff in der Tränenflüssigkeit zwischen Hornhaut und Linse konzentriert.

Man kann nicht allgemein gültig entscheiden, ob Kontaktlinsen nach dem vollständigen Abtransport des Arzneimittels vom äußeren Auge, also im Falle wässriger Lösungsaugentropfen nach etwa (2 bis) 15 Minuten, wieder eingesetzt werden dürfen. Da Kontaktlinsen sowohl einen Fremdkörperreiz auslösen als auch die Hornhautsensibilität vermindern können, muss hier krankheitsspezifisch, gegebenenfalls durch den behandelnden Arzt, entschieden werden.

Eine Ausnahme hinsichtlich der Kontraindikation topischer Augenarzneimittel bilden spezielle, arzneistofffreie Lösungen zum Nachbenetzen der Kontaktlinsen, auch weicher Typen, während des Tragens (Tab. 8.3). Die in diesen meist nicht konservierten Präparaten enthaltenen indifferenten Stoffe (wasserbindende, filmbildende und viskositätserhöhende Polymere, isotonisierende Substanzen, erforderlichenfalls anionische Konservierungsmittel) reichern sich in den Linsenpolymeren praktisch nicht an.

Tab. 8.3: Lösungen zum Nachbenetzen weicher Kontaktlinsen während des Tragens.

Arzneiform	Präparate (Auswahl)
Lösungen	Artelac® EDO, Lacrimal® O.K., Mira Soft N, Opti-Free®, Protagent® SE, Refresh® Contacts, Vislube®, Yxin® Tears ED

9 Arzneimittel zur Anwendung in der Nase

9.1 Nasentropfen

Damit mittels Tropfpipette anzuwendende Lösungen auch wirklich bis an die mittlere Nasenmuschel und damit in den Bereich der meisten Nebenhöhlenmündungen gelangen und nicht am Nasenboden entlang sofort in den Rachen abfließen, empfiehlt sich bei der Verabreichung von Nasentropfen folgendes Vorgehen: Zunächst sind die Nasenwege durch sanftes Schnäuzen von Sekret zu reinigen. Während des Einträufelns wird der **Kopf weit nach hinten geneigt** und Luft durch die Nase eingesogen. Unmittelbar danach, spätestens wenn der Patient Lösungsanteile im Nasenrachen wahrnimmt, beugt er den Kopf für ein bis zwei Minuten **stark nach vorne unten.** Heftiges Schnüffeln oder Drehen des gebeugten Kopfes nach links und rechts begünstigen die weitere Verteilung der Lösung im Nasenraum. Für ältere Patienten ist es vorteilhaft, die genannten Kopfbewegungen im Sitzen durchzuführen oder sich zumindest beim Vorbeugen auf eine Stuhllehne oder eine ähnliche Hilfe zu stützen.

Manchmal wird empfohlen, Nasentropfen in Rückenlage einzuträufeln. Der Kopf soll dabei über die Unterlage hinaus ragen und nach unten gebeugt werden. 30 Sekunden nach dem Eintropfen wird der Kopf für jeweils eine halbe Minute in die drei verschiedenen Richtungen gedreht (Abb. 9.1, S. 153). Mit dieser bevorzugt im stationären Bereich praktizierten Anwendungstechnik lässt sich eine gute Arzneistoffverteilung auf der Nasenschleimhaut erreichen. Bei der ambulanten Anwendung erscheint sie jedoch nur bedingt praktikabel.

Tropfpipetten sind mit zusammengedrücktem Saughütchen von der Nasenöffnung wegzuziehen, um eine Kontamination des Pipetteninneren, bzw. der Restlösung zu verhindern (vgl. Handhabung von Quetschsprühfläschchen, Kap. 9.2). Außen sollte die Pipette abgewaschen oder zumindest mit einem Taschentuch gründlich abgewischt werden.

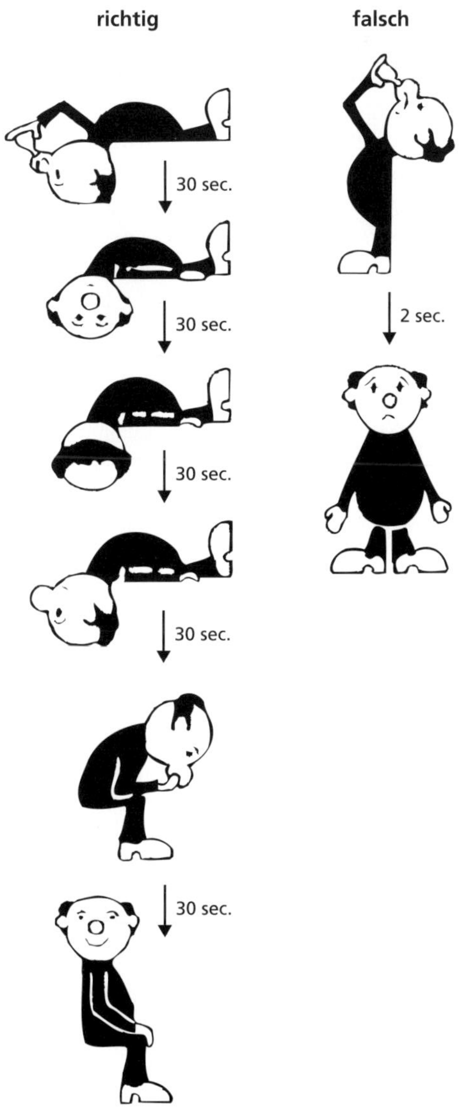

Abb. 9.1: Gute Verteilung von Nasentropfen auf der Nasenschleimhaut durch Anwendung in liegender Position.

9.2 Nasensprays

Rhinologische Sprühlösungen ohne Treibgas werden in Form folgender Arten von Sprühfläschchen angeboten:

- Quetschsprühfläschchen, also knautschbare Polyethylenfläschchen mit einem Steigrohr und einer einfachen Zerstäuberdüse (Abb. 9.2, Tab. 9.1).
- Dosiersprühfläschchen, also kleine Glas- oder Plastikflaschen mit einer montierten Kolbenpumpe, die beim Niederdrücken des Nasenadapters über ein Steigrohr eine exakt definierte Menge der Lösung oder Suspension ansaugt und fein zerstäubt.
- Dosiersprühfläschchen mit Keimfiltration der angesaugten Außenluft und mit Verschlussmechanismus im Nasenadapter (Tab. 9.1). Die Dosier- und Sprühvorrichtung dieser Flasche entspricht weitgehend dem letztgenanntem System, es umfasst jedoch zusätzlich ein kleinporiges Filter im Lufteinlasskanal sowie ein zweites Ventil an der Flüssigkeitsaustrittsöffnung im Nasenadapter.
- Dosiersprühfläschchen ohne Ansaugen von Außenluft und mit Verschlussmechanismus im Nasenadapter (Tab. 9.1). Beim diesem sog. COMOD®-System (**Co**ntinuous **mo**no**d**ose-System; Abb. 9.2) wird die Arzneimittellösung mittels einer „Airless-Dosiersprühpumpe" ohne Steigrohr aus einem Polyethylenbeutel im flaschenförmigen Gehäuse abgepumpt, dosiert und zerstäubt. Dieser Beutel faltet sich bei zunehmender Entleerung zusammen, weshalb keine Luftzufuhr zur Arzneimittellösung erforderlich ist.

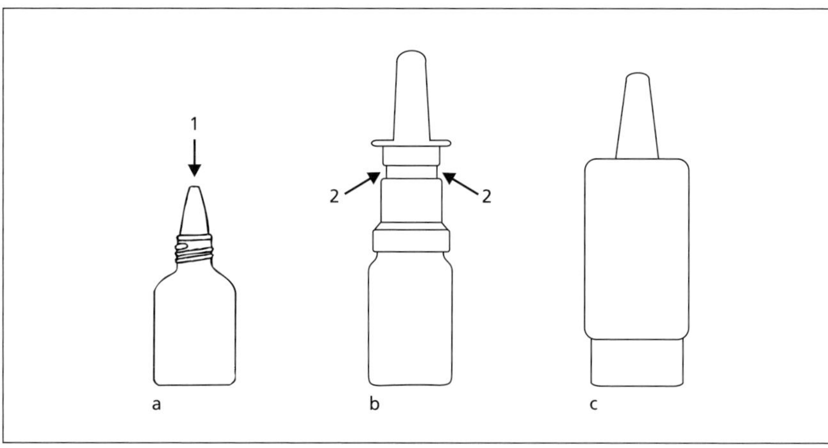

Abb. 9.2: Verschiedene Typen von Nasensprayfläschchen. a) Quetschsprühfläschchen mit Luftansaugöffnung 1 (Düse); b) Dosiersprayfläschchen mit Luftansaugöffnung 2 (zwischen Nasenadapter und Verschlußkappe), ohne/mit speziellem System zum Schutz des Inhalts vor Kontamination; c) Dosiersprühfläschchen ohne Luftansaugöffnung.

Tab. 9.1: Nasensprays.

Arzneiform	Fertigarzneimittel (Auswahl)
Rhinologische Lösungen in Quetschsprühfläschchen	Mepha® Nasenpflege, Nasan® 0,1% Nasenspray, Rhinopront® Spray, Rhinosovil® Nasenspray, Tetesept® Schnupfenspray
Sprühpräparate mit speziellen Systemen zum Druckausgleich im Arzneimittelbehälter nach erfolgtem Sprühstoß	
■ ohne Ansaugen von Außenluft	Cromohexal® sanft Cromo-ratiopharm® Nasivin® sanft Rhinoclir® Rhinomer® Xylo-COMOD®
■ mit Keimfiltration der angesaugten Außenluft	Mar® plus NasenSpray K/-E ratiopharm konservierungsmittelfrei Otriven® gegen Schnupfen 0,05%/- 0,1% ohne Konservierungsstoffe Tetrilin K/-E
Sprühpräparate zur systemischen Wirkstoffzufuhr	Antepan® nasal, Karil®, Kryptocur®, Minirin®, Nicorette®, Profact® nasal, Relefact® TRH nasal, Suprecur®, Synarela®, Syntocinon®, Vasopressin-Sandoz

Grundsätzlich kann bei der Verabreichung von Nasensprays das bei den Tropfenpräparaten genannte Beugen und Schwenken des Kopfes entfallen, da sich eingesprühte Flüssigkeiten besser im Nasenraum verteilen als eingetropfte Lösungen und daher nicht so leicht in den Rachen abfließen. Die Nasenadapter der Fläschchen müssen circa 1 cm tief in den Nasenvorhof eingeführt werden, um den Filtereffekt des Haarkranzes am Naseneingang auszuschalten. Ein Lufteinziehen während des Sprühens verbessert auch bei den Sprays die Verteilung der Lösung auf den Nasenschleimhäuten.

Generell ist zu beachten, dass die Sprühfläschchentypen mit Steigrohr (die ersten drei Typen der vorgenannten Auflistung) nur funktionstüchtig sind, wenn das Rohrende in die Flüssigkeit taucht, sie also annähernd aufrecht gehalten werden. Quetschsprühfläschchen geben in Kopfüber-Position statt des Aerosols einen undosierten Flüssigkeitsstrahl ab. Sprühfläschchen mit einem COMOD®-System können in beliebiger Position entleert werden, da die Ansaugöffnung der Pumpe sogar in Kopfüber-Stellung des Fläschchens noch in die Flüssigkeit taucht. Bei Fläschchen mit Dosiersprühpumpen ist unabhängig vom vorliegenden Belüftungs- bzw. Druckausgleichsystem vor dem erstmaligen Gebrauch die Pumpe einige Male außerhalb der Nase zu betätigen, damit das Steigrohr und das Dosiersystem vollständig mit Arzneimittellösung gefüllt werden. Nach dem Gebrauch der verschiedenen Dosiersprühertypen darf nicht vergessen werden, die Schutzkappe wieder auf den Nasenadapter zu stecken, um eine Verschmutzung des Kanals im Adapter und ein Eintrocknen der Lösung dort zu verhindern.

Quetschsprühfläschchen sind entsprechend den Tropfpipetten zusammengedrückt aus der Nase zu ziehen, damit ein Einsaugen von keimhaltigem Nasensekret in das Arzneimittel vermieden wird. Das Konservierungsmittelsystem der Lösung wäre damit unter Umständen überfordert, und die Reinfektion der Nasenschleimhaut bei der nächsten Anwendung die Folge. Aus dem gleichen Grund sollte der Nasenadapter nach jedem Gebrauch mit einem sauberen Taschentuch gründlich abgewischt, besser noch mit heißem Wasser abgewaschen werden. Bei Lösungen in Dosiersprühfläschchen ist dagegen das Risiko einer Kontamination mit Nasensekret wesentlich geringer, da hier die Lufteinsaugstelle ja räumlich getrennt von der Düsenöffnung angeordnet ist. Bei Dosiersprühfläschen mit Verschlussmechanismen im Nasenadapter besteht kein Kontaminationsrisiko des Fläschcheninhalts (daher erübrigt sich bei den so konfektionierten Lösungen auch der Zusatz eines Konservierungsmittels).

Die entsprechende Arzneibuchmonographie nennt zwar kein **Zeitlimit für die Verwendbarkeit angebrochener Behältnisse** von nasalen Zubereitungen, doch dürfte etwa ein mehrmonatiger Verwendungszeitraum von wässrigen Rhinologika in Tropf- und Quetschsprühfläschchen wegen der mikrobiellen Kontaminationsrisiken problematisch sein. Das NRF gibt für derartig konfektionierte, konservierte Lösungen eine Aufbrauchfrist von 2 Wochen an. Dieser Richtwert aus hygienischer Sicht gilt für chemisch und physikalisch stabile Zubereitungen in einer Abfüllmenge von maximal 10 Millilitern. Bei Konfektionierung in Dosiersprühfläschchen (ohne spezielle Belüftungs- bzw. Druckausgleichsysteme) nennt das NRF dagegen einen entsprechenden Zeitraum von 6 Monaten. In den Packungsbeilagen einiger derart verpackter Fertigarzneimittel werden Aufbrauchfristen zwischen 3 und 25 Wochen empfohlen. Für Präparate, die in Dosiersprühfläschchen mit speziellen Belüftungssystemen konfektioniert sind, weisen die Firmenangaben Verwendbarkeitszeiträume zwischen 1,5 und 36 Monaten aus. Für die verschiedenen Rhinologika mit Sprühsystemen ohne Ansaugen von Außenluft geben die pharmazeutischen Unternehmer Aufbrauchfristen zwischen 4 und 12 Wochen an.

Bei der pernasalen Anwendung von **Sprühlösungen systemisch wirkender Substanzen** (Peptidhormone, Tab. 9.1) sind neben präparatespezifischen Gebrauchshinweisen die Ansaughübe bei der erstmaligen Anwendung eines Fläschchens besonders zu beachten. Ein unabsichtliches Inhalieren des dabei freigesetzten Sprühnebels ist zu vermeiden. Bei der Anwendung muss die Dosier- und Sprühpumpe jeweils durch kurzes, kräftiges Drücken bis zum Anschlag betätigt werden, da ein zu zaghaftes Niederdrücken zu einer therapeutisch relevanten Unterdosierung führen kann.

Der Einfluss eines Schnupfens (virale oder allergische Rhinitis) auf die Resorption nasal applizierter Peptidhormone wurde nicht bei allen im Handel befindlichen Präparaten systematisch abgeklärt. Vorliegende Untersuchungsergebnisse und praktische Erfahrungswerte weisen jedoch überraschenderweise auf keine oder auf keine signifikante Abschwächung der therapeutischen Wirkung. Daher sollte der Patient bei bestehendem Schnupfen unmittelbar vor dem Einsprühen die Nase putzen, im Übrigen aber den verordneten Anwendungs- und Dosierungsmodus unverändert beibehalten.

10 Arzneimittel zur Anwendung im Gehörgang

10.1 Ohrentropfen

Da kalte, in den äußeren Gehörgang eindringende Flüssigkeiten Schmerzen oder Schwindel hervorrufen können, sollten Ohrentropfen grundsätzlich nur körperwarm angewandt werden. Zum Temperieren von Tropfen kann man das Fläschchen einige Zeit mit der Hand umschließen oder in die Hosentasche stecken.

Die leichte Krümmung des Gehörganges sollte beim Einträufeln ausgeglichen werden. Dazu zieht man die Ohrmuschel beim Säugling und Kleinkind sachte nach hinten und unten, beim Erwachsenen nach hinten und oben. Bei gleichzeitig seitlich geneigtem Kopf fließen die Tropfen besser bis zum Grund des Gehörgangs. Die Seitenlage mit dem behandelten Ohr nach oben sollte nach dem Einträufeln mindestens 1 bis 2 Minuten, besser etwa 5 Minuten beibehalten werden, damit die viskose Lösung den tieferen Gehörgangsbereich vollständig benetzen kann. Besonders bei Kindern empfiehlt sich daher die Anwendung im seitlichen Liegen. Um das Trommelfell und die Haut des Gehörganges zu benetzen, reichen in der Regel beim Kleinkind zwei bis drei Tropfen, beim Erwachsenen zwei bis fünf Tropfen einer Lösung aus.

Nicht immer ist es angebracht, unmittelbar nach dem Eintropfen Watte in den Gehörgangseingang zu stecken, da dies eine feuchte Kammer und damit ideale Bedingungen für die Besiedelung mit Bakterien oder Pilzen schaffen würde. Falls ärztlich angeordnet, sollte der Patient ein lockeres Stückchen Watte oder Mull vor die Gehörgangsmündung legen; dieses darf jedoch nicht als kompakter Pfropf den Gehörgang dicht verschließen.

Als allgemeinen Richtwert für die **Aufbrauchfrist** angebrochener Fläschchen von wasserfreien Ohrentropfen (z. B. auf der Grundlage von Glycerol, Propylenglykol oder fetten Ölen) nennt das NRF einen Zeitraum von 6 Monaten. Dieser unter hygienischen Aspekten festgelegte Orientierungswert gilt für chemisch und physikalisch stabile Zubereitungen.

10.2 Ohrensalben

Die Anwendung von streichfähigen Zubereitungen durch den Patienten ist nur am Gehörgangseingang möglich. Das Einbringen in tiefere Gehörgangsbereiche ist in der Regel dem Arzt vorbehalten. Auch sollte der Patient nicht versuchen, Salbenreste mit dem kleinen Finger oder mit Hilfsmitteln wie Zündhölzern, Wattestäbchen oder Taschentuchzipfeln aus dem Gehörgang zu entfernen. Dadurch werden die Arzneimittelreste meist tiefer in den Gehörgang geschoben und es besteht die Gefahr kleiner Verletzungen mit Sekundärinfektionen. Ferner kann der feine Zerumenfilm der Gehörgangshaut teilweise oder ganz zerstört werden. Auch der Selbstreinigungsmechanismus des äußeren Gehörganges wird gestört.

11 Arzneimittel zur kutanen Anwendung

11.1 Fertigarzneimittel mit Effekten in der Haut oder in tieferen Gewebeschichten

Flüssige oder streichfähige Fertigarzneimittel, die der Patient durch **Mischen von zwei getrennt gepackten Komponenten herstellen** muss, erfordern ein genaues Einhalten der in der Packungsbeilage vorgegebenen Zubereitungsvorschriften, Aufbewahrungsbedingungen und Aufbrauchfristen. Als Aufbewahrungsbedingung wird teilweise Kühlschranktemperatur gefordert, die entsprechenden Aufbrauchfristen der verschiedenen gebrauchsfertigen Präparate betragen zwischen Stunden und Monaten (Tab. 11.1). Der Zubereitungszeitpunkt muss daher auf der Packung vermerkt werden.

Mit flüssigen oder streichfähigen Dermatika behandelte Hautareale dürfen ohne ärztliche Anweisung nicht mit wasserdampfdichten Folien abgedeckt werden. Aufgrund der damit geschaffenen **Okklusivbedingungen** kann die Wirkstoffdiffussion in und durch die Haut ganz erheblich erhöht werden und ein unerwünschtes Ausmaß

Tab. 11.1: Aus zwei Komponenten zu mischende Präparate zur kutanen Anwendung.

Fertigarzneimittel (Auswahl)	Aufbrauchfrist/Aufbewahrungsbedingungen
Alpha-Chymocutan® Emulsion	Ca. 15 Stunden bei RT
Bivacyn® Trockensubstanz und Lösungsmittel	3 Wochen bei KT
Fibrolan® Trockensubstanz zur Herstellung einer Lösung ad us. ext.	Unmittelbar nach der Zubereitung zu verwenden
Nebacetin® Trockensubstanz und Lösungsmittel	2 Wochen bei KT
Varidase® N Gel-Set	7 Tage bei KT, 24 Stunden bei RT
Volon® A-Schüttelmix Kristallsuspension und Schüttelmixtur	4 Wochen bei RT
Zineryt® Pulver und Lösungsmittel	12 Wochen bei RT

RT = Raumtemperatur (< 25 °C); KT = Kühlschranktemperatur (2–8 °C)

erreichen. Auch Gummifingerlinge und -handschuhe, Wickelfolien und zu selten gewechselte Einmalwindeln bei Säuglingen und inkontinenten Personen können unabsichtlich als Okklusivverbände fungieren.

Ebenso müssen kühlende, entzündungswidrige Umschläge mit wässrigen oder wässrig-alkoholischen Lösungen wie beispielsweise Ethacridinlactat- oder Aluminiumacetat-tartat-Lösung sowie verdünntem Isopropylalkohol, in Form eines **offenen Verbandes** angelegt werden. Das heißt, auch sie dürfen nicht mit wasserdampfundurchlässigem Material wie Haushaltfolie oder Kunststoffbeuteln abgedeckt werden, um etwa die Kleidung oder Bettwäsche zu schützen. Durch die sonst entstehende, wärmestauende Dunstkammer käme es anstelle des beabsichtigten Effektes zu einer hyperämisierenden, entzündungsfördernden Wirkung.

Bei medizinisch begründeter Verwendung von **Badezusätzen mit rückfettenden Komponenten** sollte die Badewassertemperatur 36 °C möglichst nicht überschreiten und es sollten keine Seife oder Syndets verwendet werden, da höhere Wassertemperaturen und Detergenzien das Ausmaß der Hautfettung deutlich vermindern. Auch bei starkem Juckreiz ist ein kühleres Bad (ca. 33 °C) günstiger. Stark verschmutzte Haut ist vor dem Ölbad zu reinigen. Die Dauer des rückfettenden Bades kann individuell festgelegt werden, soll aber unter etwa 15 Minuten liegen. Bei Kleinkindern genügt meist eine Anwendungsdauer von wenigen Minuten. Nach dem Bad darf die Haut nicht durch Abreiben, sondern nur durch leichtes Abtupfen mit dem Handtuch getrocknet werden. Auf die erhöhte Rutschgefahr durch den Ölfilm auf der Haut und in der Wanne ist zu achten. Die Wanne sollte nach jeder Anwendung mit einem Geschirrspülmittel und heißem Wasser gereinigt werden. Die rückfettenden Badepräparate können nicht nur durch ein Wannenbad, sondern auch durch Duschen angewandt werden. Dazu wird das Präparat auf die nasse Haut aufgetragen, leicht einmassiert und danach nur kurz abgebraust.

Gebrauchsfertige **Salbenkompressen,** also Präparate mit denen die Salben nicht vollflächig aufgetragen werden, sondern nur entlang den Fasern eines weitmaschigen Gazegitters, müssen bei Temperaturen unter 25 °C und teilweise in waagerechter Stellung aufbewahrt werden. Dadurch bleibt die homogene Verteilung der Salbe auf den Gitterfasern erhalten. Falls ein Zuschneiden der Kompresse nötig ist, sollte dies bei noch aufgelegten Abdeckblättern erfolgen. Nach Entfernen eines Deckblattes legt man die Kompresse auf die erkrankte Hautpartie und zieht erst dann das zweite Blatt ab. Bei der Behandlung einer infektionsgefährdeten Wunde ist die Kompresse mit einer sterilen (Einmal-) Pinzette zu greifen.

Verschiedene kutane Lösungen, Lotionen und niederviskose Gele und Cremes werden mittels **Dosierpumpen** abgeteilt, die auf die Präparateflaschen montiert sind. Dabei handelt es sich um Kolbenpumpen mit einem Ventilsystem, die analog den oral oder nasal eingesetzten Dosiersprühpumpen durch Fingerdruck das Füllgut exakt abmessen und im Fall von Lösungen anschließend auch zerstäuben. Einige höherviskose Gele, Cremes, Salben und Pasten werden mit Hilfe unterschiedlicher Modelle von **Pastenspendern** (Spender ohne Lufteinlass mit verschiebbarem „Schleppkolbenbo-

Tab. 11.2: Flüssige und streichfähige Präparate zur kutanen Anwendung mit Dosiervorrichtung im Packmittel.

Fertigarzneimittel (Auswahl)	Dosierprinzip
Betaisodona® Salbe P Salbenspender	Dosierkammer im Pastenspender
Canesten® Pumpspray	Auf Flasche montierte Kolbenpumpe (Überkopfpumpe)
Freka-cid® Dosierspender	Dosierkammer im Pastenspender
Gynokaclin® Dosiergel	Auf Flasche mit Innenbeutel montierte Kolbenpumpe
Isoket® Salbe	Auf Flasche montierte Kolbenpumpe
Multilind® Heilpaste Dispenser	Dosierkammer im Pastenspender
Myxal® Pumpsprüher Lösung	Auf Flasche montierte Kolbenpumpe (Überkopfpumpe)
Parfenac® Milch mit Dosierpumpe	Auf Flasche montierte Kolbenpumpe
Traumasept® Wundgel Tubenspender	Dosierkammer im Pastenspender
Zovirax® Lippenherpescreme Cremespender	Auf Flasche montierte Kolbenpumpe

den") dosiert. Dies sind zylinderförmige Plastikbehältnisse, die anstelle der Kolbenpumpe eine eingebaute, komprimierbare Kammer (z. B. ein Faltenbalggefäß) als Dosierprinzip enthalten. Ein Unterdruck im zylinderförmigen Vorratsbehältnis wird vermieden, indem dessen Boden wie ein Kolben in das Behältnis mitgeschleppt wird; damit passt sich der Behältnisinhalt stets dem Volumen der verbleibenden Arzneimittelmenge an. Tabelle 11.2 nennt Beispiele flüssiger und streichfähiger Zubereitungen mit diesen beiden Dosierprinzipien.

Bei Präparaten mit den auf die Flasche montierten Kolbenpumpen sollte man den Patienten auf das erforderliche „Anpumpen" hinweisen: Bis zur erstmaligen Betätigung der Pumpe befindet sich Luft im Dosiersystem; um das Arzneimittel in die Pumpe zu saugen und das System vollständig zu entlüften, sind mindestens vier Ansaughübe erforderlich. Die Mehrheit der im Handel befindlichen Lösungen mit Zerstäuberpumpen erfordert während des Sprühens ein aufrechtes Halten der Flasche, damit das Steigrohrende in die Flüssigkeit taucht. Mit sogenannten **Überkopfpumpen** ausgerüstete Präparate (Tab. 11.2) können dagegen in nahezu jeder Position der Flasche angewendet werden. Diese speziellen Sprühsysteme sind an einem zweiten Kugelventil zu erkennen, das je nach Fabrikat entweder in Höhe des Hauptventils oder am unteren Ende des Steigrohres montiert ist (Abb. 11.1).

Auch bei Präparaten in Pastenspendern ist vor der erstmaligen Entnahme ein mehrmaliges Betätigen der Dosiervorrichtung erforderlich, um Lufteinschlüsse vollständig aus dem Kopfteil des Gefässes bzw. der Dosierkammer zu entfernen. Meistens muss

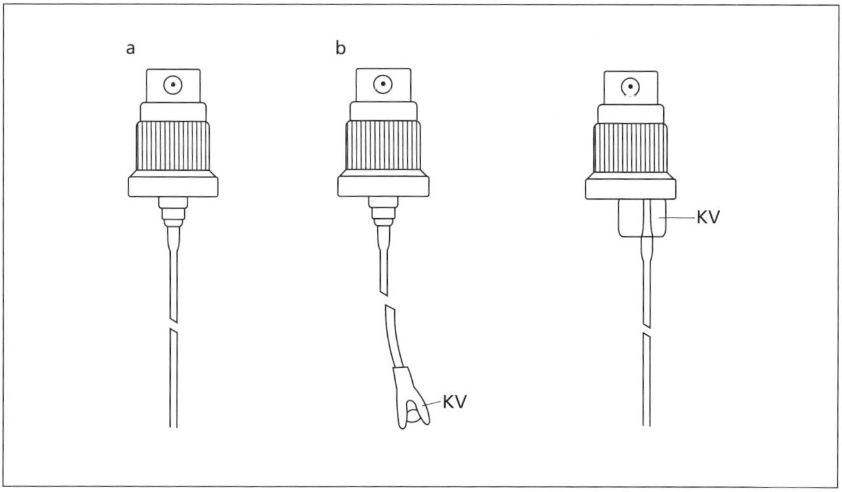

Abb. 11.1: Dosier- und Zerstäuberpumpen zur kutanen Anwendung. a) Normalpumpe; b) Überkopfpumpen mit zusätzlichem Kugelventil (KV).

zuvor eine Abdeckung von der Austrittsöffnung abgezogen werden. Alle baulichen Varianten dieses System können in jeder beliebigen Position betätigt werden.

Bei der Handhabung von **Präparaten in Treibgasdosen** (Tab. 11.3) sind die folgenden gesetzlich festgelegten Warnhinweise (§ 12 GefStoffV) für Aerosoldosen zu beachten: „Behälter steht unter Druck. Vor Sonnenbestrahlung und Temperaturen über 50 °C schützen. Auch nach Gebrauch nicht gewaltsam öffnen oder verbrennen." Bei entzündlichen Inhaltsstoffen (z. B. entzündlichen Treibgasen wie Butan, Hexan, Propan) wird weiterhin gefordert: „Nicht gegen Flamme oder auf glühenden Gegenstand sprühen. Von Zündquellen fernhalten – nicht rauchen. Darf nicht in die Hände von Kindern gelangen". Auch mechanische Beschädigungen der Dose, wie Manipulationen am Ventil oder spielerisches Durchstechen der Dosenwand, sind strikt zu vermeiden, da unkontrolliert austretender Doseninhalt Feuer- oder Gesundheitsschäden verursachen kann.

Bei der Anwendung der Treibgasdosen ist ein ausreichender Abstand zwischen Sprühkopf und Haut einzuhalten. Ist die Distanz zu kurz, kann insbesondere geschädigte Haut durch nicht vollständig verdunstete Treibgase oder Lösungsmittel irritiert werden. Der Abstand sollte 20 bis 30 cm betragen, was etwa der doppelten Handbreite entspricht. Ferner sollte man den Sprühstrahl niemals lange auf einen Punkt richten, sondern beim Aufsprühen größerer Mengen die Dose mit kreisender oder fächelnder Bewegung führen. Bei der Anwendung am Gesicht oder Hals sind Augen und Nase abzudecken, ein Einatmen des Aerosols ist zu vermeiden.

Lösungssprays, deren Aerosolstrahl einen hohen Anteil an unverdampftem Treibgas enthält (sog. Kühl- oder Kältesprays), dürfen nur auf intakter Haut und höchstens

Tab. 11.3: Verschiedene Zubereitungen in Treibgasdosen.

Arzneiform	Präparat (Auswahl)
Lösungssprays	Ankerplast®-Spray novo, Arutrin®-Spray, EisSpray ratiopharm®, Hansaplast® Sprühpflaster, Jacutin® N Spray, Leukospray® Sprühkleber, Menalind® Öl-Hautschutzspray, Sport Akiline® Kältespray, Spregal® Lösung und Treibmittel, Symadal®-Spray
Schaumsprays	Cellona® Hautschutz Film Intensiv-Schaum, Certinamed® Pflegeschaum, Descomed Pflegeschaum, Hansaplast® Brand-Wundspray, Menalind® Hautprotector, Menalind® Reinigungsschaum, Pan-Sun Schaum-Spray, Panthenol-Spray Ankerpharm®
Salbensprays	Desitin® Salbenspray, Hautschutzpaste Töpfer, Mirfulan® N Salbenspray
Pudersprays	Akileine® Puderspray, Freka®-cid Puderspray, Nebacetin® Puder Spray, Pulvo® Neomycin Puderspray

so lange angewandt werden, bis sich an den Haaren des betreffenden Hautareals eine leichte Reifbildung zeigt. **Schaumsprays, Salbensprays** und **Pudersprays** (Tab. 11.3) sind vor der Anwendung kräftig umzuschütteln, damit die Dispersität der in den Dosen vorliegenden Emulsionen oder Suspensionen verbessert wird. Das Volumen mancher Schäume vergrößert sich noch einige Sekunden nach Verlassen des Sprühkopfes, da verdampfende Treibmittelreste es weiter expandieren. Arzneistoffhaltige Schaumpräparate sollten daher von ungeübten Patienten zur Vermeidung einer Überdosierung zunächst nur in sehr kleinen Portionen entnommen werden. Da die Sprühdüsen von pulver- und filmbildenden Lösungssprays leicht durch Substanzreste verstopft werden, empfiehlt es sich, den Sprühkopf von Dosen mit druckverflüssigten Treibgasen (z. B. n-Butan, i-Butan, Propan, i-Hexan, Dimethylether) unmittelbar nach Gebrauch zu reinigen. Dazu betätigt man kurz das Ventil der auf den Kopf gestellten Dose; nach ein bis zwei Sekunden tritt nur noch Treibgas aus, wodurch die Düse sauber geblasen wird.

11.2 Fertigarzneimittel zur systemischen Wirkstoffzufuhr

Transdermale Darreichungsformen, also kutan angewandte Formen zur Wirkstoffzufuhr durch die Oberhaut in die Lederhaut und damit in den Blutkreislauf, werden nach einem anderen Modus appliziert als Zubereitungen mit lokaler Wirkung. Insbesondere muss der Patient hier eine dosierte Menge der Zubereitung auf eine definierte Hautfläche eines bestimmten Körperareals aufbringen, um somit die zugeführte Wirkstoff-

Tab. 11.4: Flüssige und halbfeste Präparate zur systemischen Wirkstoffzufuhr.

Fertigarzneimittel (Auswahl)	Dosierprinzip
Estreva® Gel	Dosierpumpe
Gynokadin® Dosiergel	Dosierpumpe
Isoket® Salbe	Dosierpumpe
Neos nitro OPT® Salbe	Messfolie für Salbenstranglänge
Sandrena® 0,5/- 1mg Gel	Aluminiumfolienbeutel mit Einzeldosis
Sisare® Gel mono 0,5/-1 mg	Aluminiumfolienbeutel mit Einzeldosis
TD Spray Iso Mack® Transdermal-Spray Lösung	Dosiersprühpumpe

menge und die Resorptionsgeschwindigkeit innerhalb gewisser Intervalle zu limitieren.

Flüssige und streichfähige Transkutanformen werden mittels unterschiedlicher Methoden der Volumendosierung entweder bereits durch den Hersteller oder erst durch den Anwender in definierte Einzeldosen abgeteilt (Tab. 11.4). Die jeweilige Auftragungsfläche ist größenordnungsmäßig durch das „gleichmäßige Verteilen" der Einzeldosis gegeben, die Packungsbeilagen einiger Präparate grenzen sie durch Vergleich mit der ein- oder zweifachen Fläche einer Hand ein.

Auch die Art der Applikation (nur Auftragen oder auch Einmassieren) hat präparatespezifisch entsprechend der Packungsbeilage zu erfolgen. Koronartherapeutische Salben werden in der Regel nur in dünner Schicht aufgetragen und leicht eingerieben, keinesfalls aber vollständig einmassiert. Aus dieser Applikationsweise resultiert ein Reservoir des organischen Nitrats auf und in der Hornschicht, aus dem der Wirkstoff langsam zu den Blut- und Lymphgefäßen der Lederhaut penetriert. Bei wässrig-alkoholischen Zubereitungen mit einem Gel- bzw. Filmbildner, wie etwa Estradiol-Hydrogelen (Sandrena®/Sisare®), verdunstet nach der großflächigen Applikation der Alkohol rasch und es bleibt ein Polymerfilm auf der Haut zurück.

Bei der Aufbewahrung und Anwendung von **transdermalen therapeutischen Systemen** (Tab. 11.5) ist eine Vielzahl von Aspekten zu beachten. Die meisten Hinweise gelten dabei unabhängig vom jeweiligen Systemtyp (mit membrankontrollierter, matrixkontrollierter bzw. mikroreservoirlösungskontrollierter Freigabe) oder Wirkstoff.

Die Aufbewahrung muss auch durch den Patienten je nach Präparat bei Temperaturen unter 25 oder 30 °C gewährleistet sein, da eine länger dauernde Lagerung bei höheren Temperaturen Änderungen der Arzneistoffverteilung innerhalb der verschiedenen Schichten des Systems (z. B. im Reservoir und in der Adhäsivschicht) und damit ein geändertes Abgabeverhalten zur Folge haben kann. Ferner kann sich die Konzentration flüchtiger Wirk- oder Hilfsstoffe wie Glyceroltrinitrat, Nicotin oder Ethanol ver-

Tab. 11.5: Daten von transdermalen therapeutischen Systemen.

Fertigarzneimittel (Auswahl)	Wirkstoff(e)	Applikationsdauer (h)	Wirkstoffrestgehalt nach der Applikation (mg)	(% des Anfangsgehaltes)
Androderm® 2,5 mg Transdermales Pflaster	Testosteron	24	Ca. 10	Ca. 80
Cerella/-100 Pflaster	Estradiol-Hemihydrat	168	Ca. 3/7	Ca. 91
Durogesic® 25 µg/h/-50 µg/h/-75 µg/h/-100 µg/h Membranpflaster	Fentanyl	72	Ca. 1/1/2/3	Ca. 28
Estracomb® TTS Membranpflaster	Norethisteronacetat, Estradiol	72–96	Ca. 29 N. Ca. 10 E.	Ca. 97 Ca. 95
Estraderm® TTS 25/-TTS 50/-TTS 100 Membranpflaster	Estradiol	72–96	Ca. 2/4/8	Ca. 95
Nicorette® 8,3 mg -16,6 mg/-24,9 mg Membranpflaster	Nicotin	16	Ca. 10/7/3	Ca. 40
Nicotinell® TTS 10 -TTS 20/-TTS 30 Pflaster	Nicotin	24	Ca. 10/21/31	Ca. 60
Nitroderm® TTS 5/-10 Membranpflaster	Glyceroltrinitrat	ca. 12	Ca. 22/45	Ca. 90
Scopoderm® TTS Membranpflaster	Scopolamin	Max. 72	Mindest. 0,5	Mindest. 33
Traustec® 35 µg/h / –52,5 µg/h / –70 µg/h	Buprenorphin	72	Ca. 17/26/35	Ca. 87

ringern. Schließlich besteht noch das Risiko, dass sich die physikalischen Eigenschaften der Klebemasse bei einer Wärmebelastung verändern.

Das Transdermalsystem ist an der für das jeweilige Präparat vorgeschriebenen Körperregion aufzukleben. In Abhängigkeit vom jeweiligen Wirkstoff und Systemtyp fanden sich unterschiedlich ausgeprägte Einflüsse der gewählten Körperregion auf die systemische Verfügbarkeit der Wirkstoffe. Während sich etwa bei einem Estradiol-Membranpflaster keine signifikanten Unterschiede in der kutanen Resorptionsgeschwindigkeit an verschiedenen Körperstellen (Oberkörper, Oberarme, Unterleib, Oberschenkel) zeigten, wurde bei einem Scopolaminpflaster (Scopoderm® TTS) nach Applikation hinter dem Ohr eine doppelt so hohe Wirkstoffkonzentration im Harn wie nach Anwendung am Rücken oder Oberschenkel gemessen. Für ein Testosteron-

Membranpflaster (Androderm®) erwiesen sich Hautareale am Bauch, Rücken, Oberschenkel und Oberarm als pharmakokinetisch weitgehend gleichwertig, während die Brust- und Schienbeinregion geringere und stärker schwankende Verfügbarkeitswerte ergab. Wegen des besonders hohen Resorptionsvermögens der Haut des Hodensacks ist ein anderes Testosteron-Pflaster (Testoderm®) ausschließlich zur Anwendung am Hoden bestimmt.

Die betreffende Hautstelle muss intakt, glatt, möglichst unbehaart, sauber und trocken sein. Irritierte (z. B. sonnengeschädigte), vernarbte oder eingecremte Hautareale sowie solche, die sich bei Bewegung falten, können eine geänderte Resorptionsrate bedingen und sind daher zur Applikation ungeeignet. Natürlich sollten auch Hautstellen gemieden werden, die beim Sitzen oder Liegen einem großen Druck ausgesetzt sind, sowie Areale, an denen enge Kleidung das Pflaster abreiben kann, also etwa der Taillenbereich. Ein intensives Reinigen der Hautstelle mit Seifenwasser oder alkoholhaltigen Kosmetika (z. B. Gesichtstonikum) kann die Hautpermeabilität vorübergehend verändern und sollte deshalb nicht unmittelbar vor dem Aufkleben erfolgen.

Um einen guten Hautkontakt zu gewährleisten und eine Kontamination der Finger mit Wirkstoff (z. B. Nicotin, Scopolamin) zu vermeiden, darf die Klebefläche nach dem Abziehen der Schutzfolie nicht verunreinigt oder berührt werden. Das Pflaster, bzw. in bestimmten Fällen sein Haftrand, müssen einige Sekunden lang (präparateabhängig bis zu 30 Sekunden) fest auf die Haut gedrückt werden.

Bei Fortsetzung der Behandlung ist das Pflaster nach der vorgeschriebenen Applikationszeit abzunehmen und durch ein neues an einer anderen Hautstelle zu ersetzen, beispielsweise auf der gegenüberliegenden Körperseite. Dieselbe Hautstelle soll zur Vermeidung von Hautreaktionen erst nach einigen Tagen wieder benutzt werden. Das therapeutische System muss vorzeitig erneuert werden, wenn Wasser zwischen Haut und Pflaster gelangt ist. Während die Funktion der meisten Systeme beim Baden, Duschen oder Schwimmen erhalten bleibt, kann eine solche Störung z. B. infolge starken Schwitzens auftreten. Zu beachten ist insbesondere bei der Anwendung von Wirkstoffen mit geringer therapeutischer Breite, dass eine erhöhte Körpertemperatur im Anwendungsareal, etwa infolge von heißem Duschen oder Auflegen eines Wärmekissens, die Resorptionsquote deutlich anheben kann.

Nach der Anwendung verbleiben im Pflaster noch beträchtliche Arzneistoffmengen. Der Wirkstoff muss in einem deutlichen Überschuss im System enthalten sein, da nur so die deklarierte Abgaberate über weite Bereiche des Applikationszeitraums aufrecht erhalten werden kann. Dieser Wirkstoffüberschuss dient also ausschließlich der Diffusionsmechanik und zählt nicht zur therapeutisch erforderlichen Arzneistoffmenge. Der Restgehalt an Arzneistoff variiert bei den verschiedenen Präparaten zwischen 25 und 98% des ursprünglichen Gehaltes; dies entspricht beispielsweise Restmengen von etwa 3 mg Fentanyl, 30 mg Nicotin oder 35 mg Buprenorphin. Gebrauchte Pflaster sind daher so zu beseitigen, dass ein Missbrauch, etwa durch Kinder, sicher ausgeschlossen ist. Man sollte aus diesem Grund auch das Pflaster unmittelbar nach der Abnahme mit der Klebeseite nach innen zusammenklappen.

11.3 Rezepturarzneimittel

Wie generell bei Rezepturarzneimitteln muss auch bei der Abgabe dermatologischer Rezepturzubereitungen darauf hingewiesen werden, dass es sich hierbei um begrenzt haltbare Individualarzneimittel handelt (vgl. Teil 1, Kap. 4.4.3). Sie sind daher zum alsbaldigen Verbrauch, ausschließlich durch den betreffenden Patienten bestimmt. Nach Abschluss der Therapie eventuell verbleibende Arzneimittelreste sollen verworfen und nicht für spätere Behandlungen aufbewahrt oder gar an andere Patienten weitergegeben werden.

Wasserhaltige Rezepturarzneimittel, in die aus Gründen guter Hautverträglichkeit **keine Konservierungsstoffe** eingearbeitet werden, behalten nur relativ kurze Zeit ihren mikrobiologisch einwandfreien Zustand. So muss etwa auch bei arzneibuchkonformer Herstellung und Verpackung in normal belüfteten Arbeitsräumen sowie ordnungsgemäßer Aufbewahrung einer hydrophilen Creme bereits nach etwa 10 Tagen mit Pilzwachstum in einem Umfang gerechnet werden, der die tolerierbare Obergrenze der Ph. Eur. überschreitet. Das NRF (vgl. Teil 1, Kap. 4.4.3) nennt deshalb für die Aufbrauchfrist wasserhaltiger, flüssiger oder halbfester Dermatika ohne antimikrobielle Wirk- oder Hilfsstoffe einen allgemeinen Richtwert von einer Woche. Cremes mit Wasser in der Innenphase haben ein geringeres Verkeimungsrisiko als Zubereitungen mit zusammenhängender Wasserphase. Für sie beträgt daher der entsprechende Richtwert vier Wochen.

Für hydrophile Cremes und hydrophile Gele gilt der Orientierungswert des NRF nur bei Konfektionierung in Tuben. Bekanntlich sind Präparate in Tuben, Pastenspendern und in Kruken mit spezieller Entnahmevorrichtung (einschiebbarer Krukenboden, kleine Austrittsöffnung für das Produkt, z. B. Unguator®-Kruke, Aponorm®-Dreh-Dosier-Kruke) wegen einer geringeren Kontaminationsfläche und schlechteren Lebensbedingungen für Keime besser geschützt als in einfachen Salbenkruken oder Weithalsgläsern.

Für **konservierte oder wasserfreie Externa** gibt das NRF folgende Richtwerte für Aufbrauchfristen beim Patienten an:

- 1 Monat für hydrophile und hydrophobe Cremes sowie hydrophile Gele, jeweils in Kruken (einfache Kruken ohne spezielle Entnahmevorrichtung; dieses Packmittel ist jedoch nur in seltenen Ausnahmefällen zu benützen, etwa bei Unverträglichkeit der Zubereitung mit Aluminiumtuben)
- 6 Monate für Lösungen, Suspensionen und Emulsionen sowie Salben in Kruken (Ausnahmefall, z. B. bei Zubereitungen mit sehr hoher Viskosität)
- 12 Monate für hydrophile und hydrophobe Cremes sowie hydrophile Gele, jeweils in Tuben und 36 Monate für Salben in Tuben.

Dabei ist zu beachten, dass diese unter hygienischer Sicht ermittelten Zeitspannen nur als grobe Orientierungswerte für chemisch-physikalisch stabile Zubereitungen bei

Aufbewahrung zwischen 15 und 25 °C zu verstehen sind. Sie können im Einzelfall erheblich über- oder, etwa bei Vorliegen instabiler oder inkompatibler Rezepturkomponenten, unterschritten werden.

Für Rezepturzubereitungen, die man durch Einarbeiten stabiler Wirkstoffe in industriell gefertigte Salben- oder Cremegrundlagen (sog. Basissalben, -cremes) erhält, werden von den Herstellern der Grundlagen Aufbrauchfristen zwischen 4 und 12 Wochen angegeben. Verdünnungen kutan anzuwendender Fertigarzneimittel mit offizinellen Salbengrundlagen und Lösungsmitteln sind meist nur über einen kürzeren Zeitraum (bis zu 4 Wochen) haltbar, da durch diese Verarbeitung auch die stabilisierenden Komponenten des Fertigarzneimittels verdünnt werden. Zu beachten ist, dass einzelne wasserhaltige Fertigarzneimittel zur kutanen Anwendung ohne Konservierungsmittelzusatz in Sterilproduktion hergestellt werden. Rezepturarzneimittel auf der Basis solcher hydrophiler Cremes oder hydrophiler Gele ohne antimikrobielle Wirkstoffe sind entsprechend den schon erwähnten konservierungsmittelfreien Zubereitungen nur etwa 8 Tage haltbar.

Rezepturzubereitungen mit **ungesättigten fetten Ölen,** die Antioxidantien weder als natürliche Ölbestandteile noch als Rezepturkomponenten in ausreichender Menge enthalten, können bereits innerhalb von 8 Wochen nach der Herstellung aus frischem Öl einen Gehalt an Peroxiden erreichen, der ihre weitere topische Verwendung verbietet. Für Zubereitungen mit weniger oxidationsempfindlichen Ölen (z. B. Sojaöl, Sonnenblumenöl) kann man eine Aufbrauchfrist von 3 bis 6 Monaten annehmen. Die **physikalische Stabilität von Emulsionen,** insbesondere solchen vom Typ W/O (z. B. Wasserhaltige Wollwachsalkoholsalbe DAB 1998), kann durch grenzflächenaktive Wirkstoffe wie Ammoniumbituminosulfonat, Invertseifen oder Polidocanol deutlich verringert werden.

Dermatologisch häufig eingesetzte **Arzneistoffe,** die durch ihre **chemische Instabilität** die Haltbarkeit von rezepturmäßig hergestellten Externa limitieren, sind beispielsweise Benzoylperoxid (Reduktion), Betamethasonvalerat (Isomerisierung, Hydrolyse), Chloramphenicol (Hydrolyse, Oxidation), Dithranol (Oxidation), Erythromycin (Inaktivierung) und Tretinoin (Oxidation, Isomerisierung).

Informationen an den Kunden zu konkreten Haltbarkeitsdaten von Rezepturarzneimitteln können ein Problem darstellen, wenn die Berücksichtigung der bisher genannten Aspekte und weitere Literaturrecherchen, etwa nach Daten vergleichbarer Zubereitungen im NRF, zu keiner eindeutigen Aussage führen. Aus Gründen der Arzneimittelsicherheit sollte dann eher eine kurze Zeitspanne angeben werden; gegebenenfalls ist dabei die ärztlich gewünschte Therapiedauer zu berücksichtigen.

Tabelle 11.6 nennt jeweils die Haltbarkeitsfrist und/oder die Aufbrauchfrist einiger Rezeptur- und Defekturarzneimittel mit relativ geringer Stabilität. Die **Haltbarkeitsfrist** (oder Laufzeit) bezeichnet den Zeitraum, in dem die Qualitität des Arzneimittels in der ungeöffneten Packung und bei sachgemäßer Lagerung gesichert ist. Die **Aufbrauchfrist** gibt die innerhalb der Haltbarkeitsfrist liegende Zeitspanne an, in der ein vom Patienten angebrochenes, bei ihm ja meist nicht unter optimalen Bedingungen

Tab. 11.6 Beispiele dermatologischer Rezepturzubereitungen mit relativ kurzer Aufbrauchfrist.

Rezeptur	Haltbarkeitsfrist	Aufbrauchfrist	Primäre Ursache(n) für Instabilität
Externe Chloramphenicol-Lösung Formularium Helveticum (Chloramphenicol 10 Teile/Propylenglykol 90 Teile)	6 Monate	1 Monat	Zersetzung des Chloramphenicols
Dithranol-Salbe 0,05..2% mit Salicylsäure 2% NRF 15. Erg. 98	6–12 Monate (abhängig von der Wirkstoffkonzentration	1 Monat (entspricht empfohlenem Anwendungszeitraum)	Oxidation des Dithranols
Ethanolhaltige Erythromycin-Lösung 0.5...4% NRF, 15. Erg. 98	3 Monate	3 Monate	Inaktivierung des Wirkstoffs
Harnstoff-Glucose-Puder NRF, 15. Erg. 98 (in Puderstreudose)	1 Woche (in dicht schließendem Weithalsglas länger haltbar)	1 Woche	Verklumpung des Pulvers in Puderstreudose bei rel. Luftfeuchte über 30%
Kühlsalbe DAB 1998 (ohne Konservierungsmittel und Antioxidans, in Tube)	6 Monate	1 Woche	Autoxidation der ungesättigten Fettsäuren der Fettphase; mikrobielle Kontamination der Wasserphase
Natriumchlorit-Lösung 0,12% NRF, 15. Erg. 98	12 Monate (bei <8 °C)	2 Wochen (bei < 8 °C)	pH-Wert-Änderung durch aufgenommenes CO_2 und dadurch schnellere Zersetzung des Chlorits
Natriumhypochlorit-Lösung mit 0,5% aktivem Chlor (mit Nadihydrogenphosphat auf pH 8,5 eingestellt)	3 Wochen (bei <8 °C)	3 Wochen (bei < 8 °C)	Zersetzung des Hypochlorits
Wasserstoffperoxid-Lösung 3% NRF, 15. Erg. 98	12 Monate	6 Monate	Reduktion des Wasserstoffperoxids
Zinkoxidschüttelmixtur NRF, 15. Erg. 98 (in Weithalsflasche)	> 9 Monate	1 Monat	Mikrobielle Kontamination

Zeitangaben ohne Temperaturvermerk beziehen sich auf Aufbewahrung bei Raumtemperatur (15 bis 25 °C).

gelagertes Arzneimittel haltbar ist. Sie ist also für die Angabe auf dem Etikett bzw. die Kundenberatung relevant. Die Aufbrauchfrist ist in der Regel kürzer als die Haltbarkeitsfrist, da im Anwendungszeitraum eine Reihe von Einflussgrößen die Stabilität der Rezeptur zusätzlich negativ beeinflussen kann; als wichtigste sind zu nennen:

- Art des eingesetzten Verpackungsmittels (z. B. einfache Salbenkruke oder Tube; Kunststoff- oder Aluminiumtube; Flasche mit Pinsel oder Sprühpumpe)
- Entnahmefrequenz
- Hygienebewusstsein des Patienten (z. B. verschmutzte oder frisch gewaschene Hände beim Umgang mit dem Arzneimittel)
- Entnahmemodus (z. B. mit Finger oder sauberem Spatel aus der Salbenkruke, mit oder ohne Einsaugen von Luft in die Tube)
- Aufbewahrungsbedingungen (z. B. Badezimmer- oder Kühlschranktemperatur).

Da die letzten drei Punkte vom Verbraucher bestimmt werden, sollte man bei der Abgabe ihren Zusammenhang mit der Aufbrauchfrist erläutern.

Der Vorteil einer **kühlen Lagerung** lässt sich bei Zubereitungen, deren Instabilität durch eine chemische Reaktion, wie etwa die Hydrolyse des Wirkstoffs (nicht jedoch bei Photoinstabilitäten) bedingt ist, dem Kunden zahlenmäßig gut verdeutlichen. Da in solchen Fällen die Aufbewahrungstemperatur und die Haltbarkeit exponentiell verknüpft sind (Arrhenius-Beziehung), gilt vereinfacht, dass die Senkung der Aufbewahrungstemperatur um 10 °C die Haltbarkeit etwa verdreifacht. Die Lösung eines hydrolisierenden Stoffes beispielsweise, deren Gehalt sich bei 24 °C innerhalb von 10 Tagen auf 90% verringert, erreicht diesen Grenzwert bei 4 °C erst nach etwa 3 Monaten! Auch die Wachstumsgeschwindigkeit von Mikroorganismen wird bekanntlich durch Temperaturabsenkungen vermindert. So vervierfacht sich etwa die Generationszeit von *Pseudomonas fluorescens*, einem in praktisch jeder Wasserqualität wachsenden Endotoxinbildner, in demineralisiertem Wasser bei einer Kühlung auf 13 °C gegenüber Raumtemperatur.

Literatur

Berger, M., Jörgens, V. (1995): Praxis der Insulintherapie, 5. Aufl., Springer-Verlag, Berlin, Heidelberg, New York

Frauch, P. (1990): Anwendung der Augenpräparate. In: Dolder, R., Skinner, F. S. (Hrsg.): Ophtalmika, Wissenschaftliche Verlagsgesellschaft, Stuttgart, 369–372

Kircher, W. (2000): Arzneiformen richtig anwenden, 2. Aufl., Deutscher Apotheker Verlag, Stuttgart

Martin, E. (1995): Darreichungsformen zur pulmonalen Anwendung: eine kritische Übersicht. Pharm. Ztg. **33**, 2881–2892

Spingler, E. (1983): Arzneimitteldosierung mit Hilfe von Primärpackmitteln. In: Algner, S., Helbig, J., Spingler, E. (Hrsg.): Primär-Packmittel, Wissenschaftliche Verlagsgesellschaft, Stuttgart, 93–102

Teil III

Spezielle Wechselwirkungen bei Arzneimitteln

Dr. Horst Wunderer

1 Einführung

Werden mehrere Arzneistoffe gleichzeitig angewendet, so können sie sich gegenseitig beeinflussen, sowohl

- **antagonistisch,** also unter Abschwächung der Wirkung, als auch
- **synergistisch** unter Verstärkung der Wirkungen und/oder der Nebenwirkungen.

Solche Wechselwirkungen oder Interaktionen können durchaus erwünscht sein, etwa bei Kombinationspräparaten zur Behandlung der Hypertonie. Meist aber stellen sie ein zusätzliches Risiko der Pharmakotherapie dar, das mit der Zahl der angewendeten Arzneistoffe stark ansteigt.

Interaktionen werden nicht nur durch Arzneistoffe verursacht. Auch die Nahrung, vor allem die gleichzeitige Nahrungsaufnahme, ist in der Lage, Wirkungen zu verstärken oder abzuschwächen.

Wechselwirkungen können die Konzentration eines oder mehrerer Partner im Blut oder Gewebe verändern, haben also Einfluss auf die Kinetik des betroffenen Arzneistoffs. Man bezeichnet dies als **„pharmakokinetische Wechselwirkungen"** (Tab. 1.1). Sie können auf der Stufe der Aufnahme des Wirkstoffs in den Körper (Resorption, Absorption), der Verteilung im Körper oder der Ausscheidung (Elimination) auftreten. So kann ein Antazidum die Wirkung von Tetracyclin völlig verhindern, da es dessen Resorption durch Komplexbildung hemmt, während Ibuprofen die Elimination von Lithium vermindert.

Tab. 1.1: Typen von Wechselwirkungen.

Pharmakokinetische Wechselwirkungen durch Veränderung der

- Resorption durch
  - Komplexbildung
  - Zersetzung
  - veränderte Magenentleerung
  - veränderte Auflösung von Arzneistoffen
- Verteilung im Körper
- Elimination
  - Ausscheidung über die Niere
  - Ausscheidung über die Leber
  - Metabolisierung im Darm, in der Leber

Pharmakodynamische Wechselwirkungen durch gleichartige oder gegensätzliche Wirkung

- in einem Regulationssystem (Alkohol und Antidiabetika)
- an einem Erfolgsorgan (Laxanzien und Herzglykoside)
- an einem Rezeptor (Antidepressiva und Sympathomimetika)

Beeinflussen sich aber Arzneistoffe durch gleiche Nebenwirkungen oder durch gleiche oder entgegengesetzte Wirkungen, bezeichnet man dies als **„pharmakodynamische Interaktion".** Ein Beispiel ist die Verstärkung der Blutungsgefahr durch Acetylsalicylsäure bei Patienten, die mit Gerinnungshemmern behandelt werden. Die Unterscheidung in kinetische und dynamische Wechselwirkungen wird aus Verständnisgründen im Folgenden bei Wechselwirkungen mit der Nahrung vorgenommen. Bei Interaktionen mit Alkohol oder mit OTC-Arzneimitteln würde sie zwar auch diesem Zweck dienen, andererseits aber die Übersichtlichkeit so stören, dass darauf verzichtet wird.

Sehr häufig sind die Folgen von Interaktionen gering, ohne therapeutische oder klinische Bedeutung, nicht **klinisch relevant.** Die meisten Wechselwirkungen zeigen nämlich deutliche quantitative Unterschiede von Patient zu Patient. Dies ist zum einen auf **patientenbezogene** Unterschiede, wie Erkrankungen (der Niere, der Leber, Bluthochdruck usw.), Einflüsse der Ernährung einschließlich Rauchen oder Alkohol, Einflüsse der Umwelt (Pestizide, Chemikalien etc.) und genetische Faktoren (Enzymausstattung) zurückzuführen.

Dazu kommen **arzneistoffbezogene** Unterschiede, wie die Dosis, das Dosierungsintervall, die Dauer der Therapie, der Zeitpunkt der Einnahme der betroffenen Arzneistoffe und die Arzneiform.

Ganz allgemein werden Wechselwirkungen vor allem dann klinisch relevant,

- wenn die **therapeutische Breite** des betreffenden Arzneistoffes klein, also die Spanne zwischen therapeutischer und toxischer Dosis gering ist,
- wenn die Dosis-Wirkungskurve des Arzneistoffs steil ist,
- wenn – bei pharmakokinetischen Interaktionen – der beeinflusste Ausscheidungsweg (Metabolisierung, Exkretion) eine entscheidende Rolle für den Arzneistoff spielt.

Im Folgenden werden ausschließlich Wechselwirkungen mit der Nahrung oder Wechselwirkungen mit oder durch nicht verschreibungspflichtige Arzneimittel behandelt – ein wichtiger Teil der Interaktionen in der täglichen Praxis, gleichzeitig aber nur ein Teil der Möglichkeiten.

2 Wechselwirkungen zwischen Arzneimitteln und Nahrung

Nahrung oder bestimmte Nahrungsbestandteile verursachen bei peroraler Therapie pharmakokinetische Interaktionen, meist auf der Stufe der Resorption von Arzneistoffen. In diesen Fällen spielt fast immer der Einnahmezeitpunkt, der zeitliche Abstand zwischen der Verabreichung des Arzneimittels und der Nahrungsaufnahme eine Rolle und der Patient muss entsprechend beraten werden. In Sonderfällen kommt es auch zu pharmakodynamischen Wechselwirkungen, beispielsweise mit Gemüsen oder mit dem „Nahrungsmittel" Alkohol.

Es sei hier schon darauf hingewiesen, dass viele Veränderungen der Bioverfügbarkeit, der pharmakokinetischen Wechselwirkungen also, in der beschriebenen Weise nur für Zubereitungen gelten, die den Wirkstoff schnell freisetzen. Retardformen können zu völlig anderen Ergebnissen führen.

2.1 Pharmakokinetische Wechselwirkungen

Nur in wenigen Fällen sollen peroral verabreichte Arzneistoffe lediglich lokal im Magen-Darm-Trakt wirken, wie Antazida oder Antidiarrhoika auf Gerbstoffbasis. Üblicherweise ist eine systemische Wirkung nach Aufnahme in den Organismus beabsichtigt. Dazu muss dann der Arzneistoff

- aus dem Arzneimittel herausgelöst werden, falls er nicht schon in Lösung verabreicht wird,
- in den Dünndarm gelangen.

Aus dem Magen können nämlich nur wenige Arzneistoffe in das Blut übergehen und dann auch meist nur in geringem Ausmaß. Der wichtigste Resorptionsort – auch für alle Nähr- und Begleitstoffe – ist der Dünndarm, der aufgrund seiner anatomischen Besonderheiten eine riesige Oberfläche von 100 bis 200 Quadratmetern aufweist und damit eine große Aufnahmefläche.

Der Magen dient als Reservoir. Er sammelt die Nahrung, gibt sie schubweise in kleinen Anteilen weiter und garantiert so eine optimale Verarbeitung und Verwertung. Zwangsläufig verzögert sich deshalb aus vollem Magen auch der Transport von Arzneimitteln in den Dünndarm und die Resorption der enthaltenen Arzneistoffe.

Einige Wirkstoffe kommen bei geeigneter Zubereitung bereits aus der Mundhöhle (prägastral) zur Resorption, wie Dimenhydrinat und Nicotin (Kaugummi), Buprenorphin, Glyceroltrinitrat, Isosorbiddinitrat, Triazolam (Sublingualtabletten, Zerbeißkapseln, Sprays) oder auch Selegilin (Schmelztabletten). Die Anflutung und der Wirkeintritt werden dadurch beschleunigt, der first-pass (s. Kap. 2.1.3) vermieden.

2.1.1 Verzögerung der Resorption

Eine Verzögerung der Resorption eines Arzneistoffs hat zur Folge, dass die Spitzenkonzentrationen niedriger ausfallen und später auftreten – die Blutspiegelkurve wird flacher und länger, die resorbierte Menge und damit die Bioverfügbarkeit aber bleibt unverändert. Eine Verzögerung beeinflusst deshalb im Allgemeinen die Therapie nicht oder zumindest nicht in relevantem Ausmaß, ist aber in einigen Fällen doch zu berücksichtigen:

- wenn zur Akutbehandlung eine rasche Resorption vorteilhaft ist,
- wenn ein zeitlich zuverlässiger Wirkeintritt erforderlich ist,
- wenn bestimmte magensaftresistente Arzneiformen zur Anwendung kommen.

Analgetika und Hypnotika wirken am besten, wenn möglichst rasch möglichst hohe Konzentrationen im Blut aufgebaut werden. Das erreicht man durch Nüchterneinnahme (Abb. 2.1).

Besonders günstig sind dann Zubereitungen, aus denen der Wirkstoff rasch in Lösung geht (Brausegranulat, Brausetabletten, schnell lösliche Salze; siehe dazu Abbildung 3.1 in Kap. 3, Wechselwirkungen mit nicht verschreibungspflichtigen Arzneimitteln).

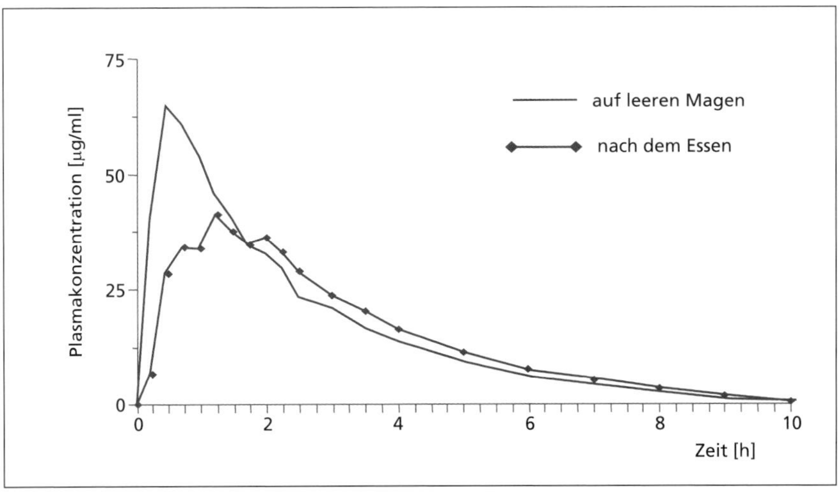

Abb. 2.1: Plasmakonzentrationen von Ibuprofen nach Gabe von Ibuprofen-Lysinat Filmtabletten vor bzw. nach dem Essen (Geislinger 1989).

Zur akuten Schmerzbehandlung sollten Analgetika möglichst auf leeren Magen gegeben werden, auch wenn dies nur in Ausnahmefällen – beispielsweise bei allen Naproxen-Präparaten – so in den Fachinformationen empfohlen wird, nicht einmal bei Paracetamol, da man eine Schädigung der Magenschleimhaut befürchtet. Das hat bei Paracetamol und bei Ibuprofen aufgrund der fehlenden oder sehr geringen magenreizenden Eigenschaften der Wirkstoffe ohnehin keine Berechtigung. Das gilt auch für die in dieser Hinsicht kritischer bewertete Acetylsalicylsäure, vor allem, wenn sie nur gelegentlich im Bedarfsfall Einsatz findet und dies in Form gepufferter oder schnelllöslicher Formen (Lutschtabletten, Tabs, Brausetabletten) geschieht. Es ist dabei ja auch zu berücksichtigen, dass bei Nüchterneinnahme kleinere Dosen zu den gewünschten Spitzenkonzentrationen führen. Zu ASS und Vitamin C siehe Kap. 3.6.1.

Die am häufigsten verwendeten **oralen Antidiabetika,** welche die Insulinfreisetzung steigern, müssen etwa 15 Minuten vor oder unmittelbar vor dem Essen eingenommen werden, wie Glibenclamid (Euglucon® u. a.), Glimepirid (Amaryl®), Gliquidon (Glurenorm®), Repaglinid (NovoNorm®) und Nateglinid (Starlix®). Das gewährleistet ein rasches Anfluten im Körper und eine Ausschüttung von Insulin zu dem Zeitpunkt, an dem auch die Glucose aus der Nahrung im Blut ansteigt. Man vermeidet so eine postprandiale Hyperglykämie, die die Atherogenese fördert und das Mortalitätsrisiko erhöht. Die Einnahme zum oder unmittelbar nach dem Essen wird dagegen bei den gleichartig wirkenden Substanzen Glibornurid (Gluborid®, Glutril®) und Gliclacid (Diamicron®) angegeben. Es handelt sich durchwegs um ältere Präparate, bei denen Untersuchungen über den Einfluss der Nahrung nicht zugänglich sind. Bei Glisoxepid (Pro-Diaban®) und Tolbutamid (Rastinon®) empfiehlt die Fachinformation fälschlicherweise die Einnahme unmittelbar nach bzw. zum Essen.

Tab. 2.1: Einnahmeempfehlungen für Antidiabetika.

Wirkstoff (Handelsnamen, Beispiele)	Einnahmezeitpunkt
Glibenclamid (Euglucon® u. a.) Glimepirid (Amaryl®) Gliquidon (Glurenorm®) Glisoxepid (Pro-Diaban®) Repaglinid (NovoNorm®) Tolbutamid (Rastinon®)	15 Minuten vor oder unmittelbar vor dem Essen
Nateglinid (Starlix®)	1 bis 30 Minuten vor dem Essen
Pioglitazon (Actos®) Rosiglitazon (Avandia®)	Unabhängig von Mahlzeiten
Glibornurid (Gluborid®, Glutril®) Gliclacid (Diamicron®)	Zum Essen?
Acarbose (Glucobay®) Miglitol (Diastabol®)	Mit den ersten Bissen der Mahlzeit
Metformin (Glucophage® u. a.)	Nach dem Essen

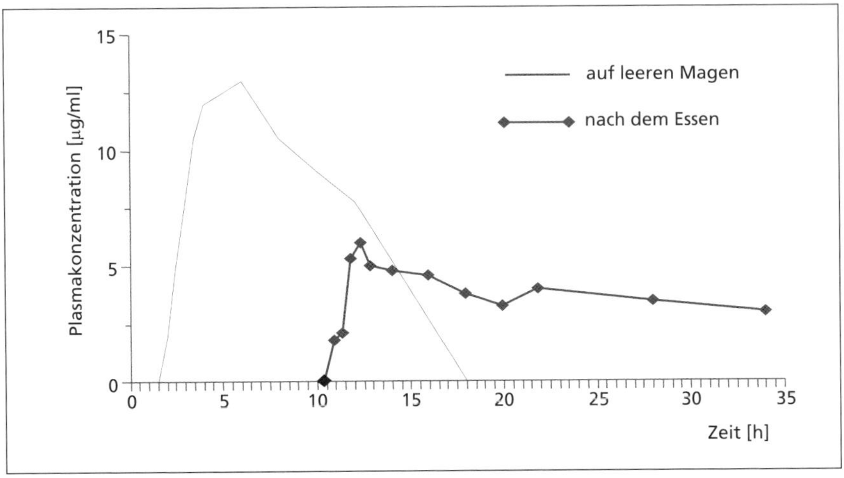

Abb. 2.2: Plasmakonzentrationen von Salicylat bei einer Probandin nach Einnahme einer magensaftresistenten Acetylsalicylsäuretablette auf leeren Magen bzw. zum Frühstück (Mojaverian 1987).

Die Insulinsensitizer Pioglitazon (Actos®) und Rosiglitazon (Avandia®) können unabhängig von Mahlzeiten angewendet werden.

Acarbose (Glucobay®) und Miglitol (Diastabol®) hemmen die Spaltung von Mehrfachzuckern aus der Nahrung. Sie wirken am besten, wenn sie gleichzeitig mit der Nahrung, mit ihren Substraten, im Magen und Dünndarm vorhanden sind und müssen deshalb „mit den ersten Bissen" der Mahlzeit eingenommen werden.

Bei Metformin (Glucophage® u. a.) empfiehlt sich der Verträglichkeit wegen die Gabe nach dem Essen.

Magensaftresistente Formen sind meist Dragees oder Tabletten mit einem Überzug, der sich erst im Dünndarm auflöst. Sie zerfallen daher im Magen nicht. Derartige „formstabile" (monolithische, single unit) magensaftresistente Zubereitungen können aufgrund ihrer Größe nicht aus dem vollen Magen in den Dünndarm wandern und dort den Wirkstoff freigeben. Dies gelingt nur aus leerem Magen und hier auch nur während starker Kontraktionen der Magenmuskulatur, die periodisch etwa alle zwei Stunden und nur in der Nüchternphase auftreten. Daraus ergeben sich sehr deutliche und unvorhersehbare Verzögerungen der Resorption. Sie können schon bei Nüchterneinnahme bis zu zwei Stunden betragen, bei Einnahme nach einer Mahlzeit aber bis zu zehn Stunden und mehr, da ja erst die Nahrung aus dem Magen transportiert sein muss. Abbildung 2.2 macht das am Beispiel einer Testperson deutlich, die eine magensaftresistente Acetylsalicylsäuretablette nüchtern oder zu einem Frühstück erhielt. Ein weitere Mahlzeit folgte vier Stunden später. Bei Einnahme zum Frühstück verzögerte sich die Resorption so stark, dass erst nach mehr als zehn Stunden Salicylat im Blut nachweisbar war.

Weil auch kalorienreiche Getränke (z. B. Cola, zuckerhaltige Limonaden) den gleichen Effekt wie eine Mahlzeit auf die Magenperistaltik haben, kann es vorkommen, dass durch regelmäßige Mahlzeiten und zwischendurch konsumierte Getränke tagsüber dauernd ein Zustand „nach dem Essen" im Magen herrscht und alle magensaftresistenten Tabletten erst nachts und gemeinsam in den Dünndarm gelangen. Eine zeitlich abgestimmte Therapie ist so nicht möglich, außerdem ergibt sich die Gefahr einer Überdosierung durch die gleichzeitige Auflösung mehrerer Dosen.
Der beste Zeitpunkt zur Einnahme magensaftresistenter formstabiler Arzneiformen (häufig bei Diclofenac) ist also möglichst lange vor dem Frühstück. Auf jeden Fall aber müssen sie deutlich vor einer Mahlzeit eingenommen werden. Für magensaftresistente kleine Körnchen (Pellets kleiner als 2 mm) in Kapseln oder Granulaten gilt dies nicht.

Arzneiformen zur **Resorption über die Mundschleimhaut** (Kaugummis, Schmelztabletten u. a., s. Kap. 2.1) können sehr empfindlich auf die Anwesenheit von Nahrungsbestandteilen oder Flüssigkeiten in der Mundhöhle reagieren. Essen und trinken ist deshalb während der Anwendung prinzipiell zu meiden.

2.1.2 Verminderung der Bioverfügbarkeit

Bei einer Verzögerung der Resorption bleibt wenigstens die insgesamt aufgenommene Arzneistoffmenge unverändert. Doch kann die Nahrung auch durchaus die Resorption vermindern und damit den Erfolg einer Therapie gefährden. Das hat folgende Gründe:

- Bei Einnahme mit der Nahrung bleibt der Arzneistoffs länger im sauren Magen und wird stärker zersetzt.
- Nahrung vermindert die Löslichkeit oder die Geschwindigkeit der Auflösung von Arzneistoffen.
- Nahrungsbestandteile wie Calcium, Gerbstoffe, Ballaststoffe bilden schlecht resorbierbare Komplexe mit Arzneistoffen oder adsorbieren sie.

In solchen Fällen müssen die betroffenen Arzneimittel nüchtern eingenommen und/oder bestimmte Nahrungsmittel oder Getränke vermieden werden.

Bei den Penicillinen betrifft dies vor allem Phenoxymethylpenicillin (Penicillin V) und Ampicillin, bei den Makroliden das Erythromycinderivat Roxithromycin (Rulid®, Abb. 2.3) und Josamycin (Wilprafen®). Widersprüchlich sind die Angaben zu Erythromycinstearat: Die Mehrzahl der Untersuchungen beschreibt zwar eine Verminderung der Resorption durch die Nahrung, in den Fachinformationen wird jedoch teilweise die Einnahme zum Essen empfohlen. Dennoch sollten alle Erythromycinstearat-Tablettenpräparate besser nüchtern verabreicht werden. Dagegen können Amoxicillin, Propicillin (Baycillin®), Azithromycin (Zithromax®), alle Erythromycinester (z. B. Erythrocin® Neo Tabletten, Erysec® und Karex® Wolff, Cyllind®, Klacid®, s. Kap. 2.1.3), und praktisch alle Cephalosporine und Gyrasehemmer (Chinolone) zum Essen eingenommen

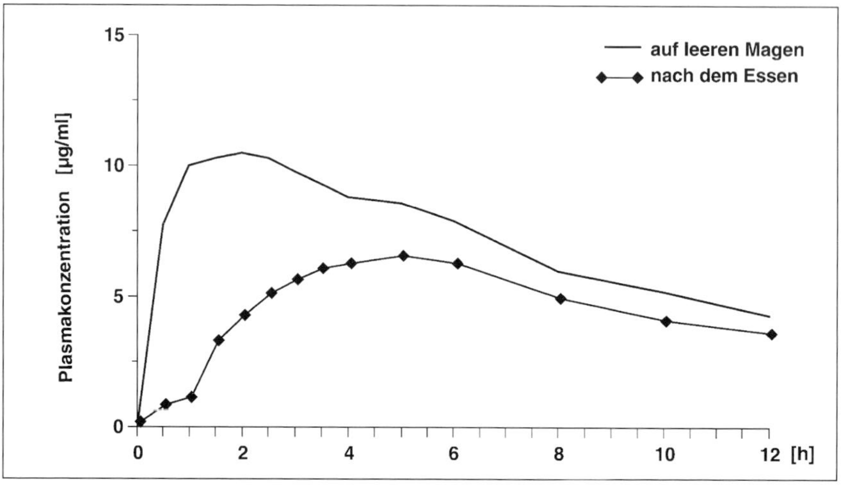

Abb. 2.3: Plasmakonzentrationen von Roxithromycin nach Einnahme auf leeren Magen bzw. nach dem Frühstück (Lassmann 1986).

werden. Prinzipiell sinkt auch die Bioverfügbarkeit von Erythromycinbase bei Einnahme auf vollen Magen. Liegen jedoch Kapseln mit magensaftresistenten pellets vor (z. B. Monomycin® Kapseln), kann dieser Nahrungseinfluss entfallen.

Die Betablocker Atenolol (Tenormin® u. a.), Sotalol (Sotalex® u. a.) und vor allem Talinolol (Cordanum®) werden aus vollem Magen vermindert resorbiert.

Auch Isoniazid muss wie Lincomycin (Albiotic®) vor, das nahe verwandte Clindamycin (Sobelin® u. a.) aber kann zum Essen zur Anwendung kommen.

Bei Furosemid sinkt die diuretische Wirksamkeit durch Nahrung. Deshalb wird inzwischen bei den meisten Präparaten die Einnahme vor dem Essen empfohlen.

Bisphosponate (Tab. 2.2) weisen eine sehr geringe Bioverfügbarkeit auf, die dann durch gleichzeitige Nahrungsaufnahme noch weiter absinkt (Abb. 2.4). Deshalb wird bei den Präparaten eine Einnahme von 30 Minuten bis zwei Stunden vor oder auch nach dem Essen empfohlen, was unbedingt zu beachten ist.

Auch Eisen(II)-salze und Zinksalze werden bei einer Einnahme zum Essen vermindert resorbiert. Enthalten Eisen-Präparate einen Zusatz von Vitamin C, dann ist die Nüchterneinnahme nicht unbedingt erforderlich.

Die Verabreichung auf nüchternen Magen empfiehlt sich gleichfalls für Penicillamin (Metalcaptase® u. a.), Pirenzepin (Gastrozepin® u. a.), Didanosin (Videx®), Indinavir (Crixivan®), Melphalan (Alkeran®), Tacrin (Cognex®) und Tacrolimus (Prograf®).

Levothyroxin ist aus vollem Magen schlechter verfügbar. Es muss nüchtern, vorzugsweise vor dem Frühstück, genommen werden.

Die Resorption des prodrug Levodopa ist komplex und von vielen Faktoren abhängig. Offensichtlich aber sprechen mehr Argumente für die Einnahme 30 Minuten vor oder 90 Minuten nach der Mahlzeit.

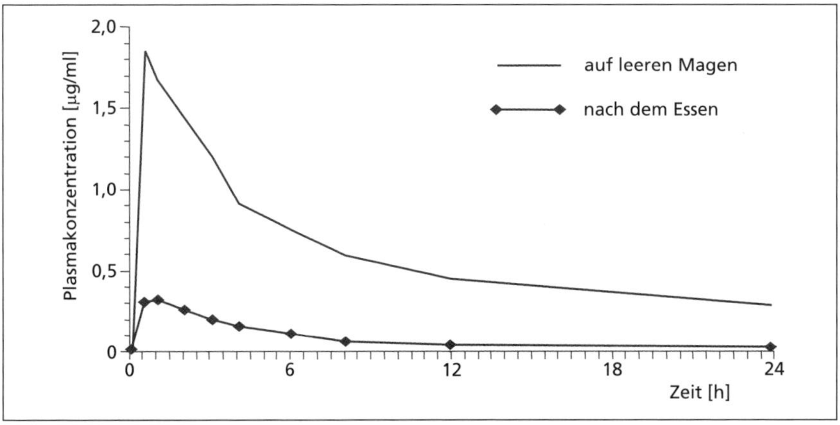

Abb. 2.4: Plasmaspiegel von Tiludronat nach Einnahme auf leeren Magen bzw. nach einem Frühstück (Necciari 1992).

Antazida, Sucralfat (Ulcogant®) und Wismutpräparate entfalten ihre Wirkung lokal im Magen oder Darm. Nahrungsbestandteile binden die Wirkstoffe und beeinträchtigen die Wirksamkeit deutlich. Die Verabreichung erfolgt deshalb am besten eine Stunde vor oder zwei Stunden nach dem Essen.

Calcium oder **Magnesium** in der Nahrung (Milch und Milchprodukte), aber auch in Mineralwässern, können durch Komplexbildung mit Wirkstoffen die Resorption vermindern (s. dazu auch Metallionen aus Arzneimitteln im Kap. Wechselwirkungen mit nicht verschreibungspflichtigen Arzneimitteln). Das gilt für Tetracyclin und Oxytetracyclin – weniger für Doxycyclin und Minocyclin – und für einige Chinolone (Abb. 2.5). Tetracyclin, Oxytetracyclin, Ciprofloxacin (Ciprobay®) und Norfloxacin (Barazan®) dürfen also nicht mit Milch oder calciumreichen Mineralwässern eingenommen werden, während dies bei Doxycyclin und Minocyclin nur zu unbedeutenden Konsequenzen führen würde.

Bei Estramustin (Estracyt® u. a.) weist die Fachinformation darauf hin, dass Mineralwässer mit einem Calciumgehalt über 200 mg pro Liter zu vermeiden sind. Damit ist außer Milch auch hartes Leitungswasser nicht mehr empfehlenswert.

Nahrungsmittel mit hohem Magnesium- oder Calciumgehalt

Fenchel
Milch und Milchprodukte
Schnittbohnen
Spinat

Mineralwässer:	Adelbodner	Freyersbacher
	Contrex	Gerolsteiner
	Dreiser Sprudel	Luisenbrunnen
	Ensinger Sport	Steigerwald
	Extaler	Valser

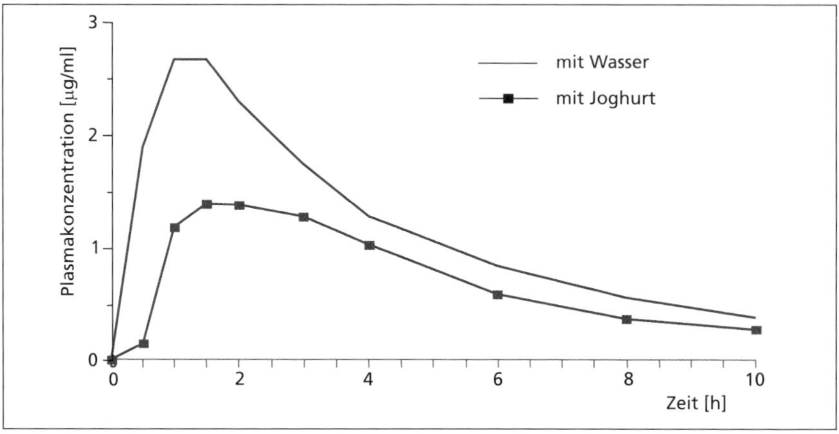

Abb. 2.5: Plasmakonzentrationen von Ciprofloxacin nach einer Einnahme mit Wasser bzw. mit Joghurt (Neuvonen 1991).

Die Bisphosphonate bilden schwerlösliche Salze auch mit Calcium. Das Calciumsalz von Alendronat ist bei pH >5 und damit im Dünndarm unlöslich. Milchprodukte oder calciumreiche Mineralwässer vermindern daher seine Resorption. Aus dem gleichen Grund sollen auch Clodronat, Etidronat, Risedronat und Tiludronat nicht mit Milch oder calciumreicher Nahrung eingenommen werden.

Die Anweisungen bei einigen Eisen- und Natriumfluoridpräparaten, bei Melperon und Sotalol enthalten Warnungen vor einer Einnahme mit Milch, da sie die Bioverfügbarkeit herabsetzen soll. Die Relevanz dieser Wechselwirkungen ist fraglich.

Gerbstoffe aus schwarzem oder grünem Tee oder aus Bohnenkaffee können Wirkstoffe komplexieren oder ausfällen und so ihre Resorption vermindern. Dieser „Gerbstoffeffekt" gilt für Eisensalze (Abb. 2.6), für Thiamin (Vitamin B_1) und ist in vivo für Maprotilin, in vitro für viele weitere Psychopharmaka nachgewiesen. Die Fachinformationen warnen deshalb – wenn auch nur teilweise und inkonsequent – bei einer Reihe dieser Substanzen (Tab. 2.2) vor einer Einnahme mit Schwarztee und/oder Kaffee (s. Tab. 2.2).

Milch, mineralstoffreiche Mineralwässer, schwarzer oder grüner Tee und Bohnenkaffee sind deshalb als Einnahmeflüssigkeit häufig ungeeignet.

So wünschenswert eine ballaststoffreiche Ernährung ist, so wenig eignet sie sich, wenn gleichzeitig bestimmte Arzneimittel eingenommen werden. Man hat eine Verminderung der Resorption bis hin zu Therapieversagern durch **Ballaststoffe** für einige Penicilline und für das Schilddrüsenhormon Levothyroxin nachgewiesen und – speziell mit Haferkleie – für den Cholesterinsenker Lovastatin (Mevinacor®).

Abbildung 2.7 zeigt, dass Ballaststoffe auch die Resorption der Antidepressiva Desipramin (Pertofran®) und Doxepin (Aponal®, Sinquan®) negativ beeinflussen und die Therapie gefährden.

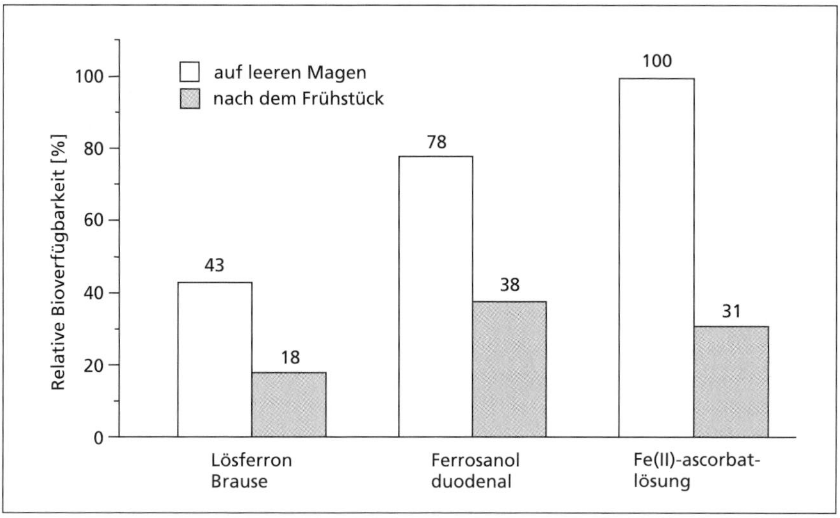

Abb. 2.6: Relative Bioverfügbarkeit von Eisen aus Zubereitungen bei Einnahme auf leeren Magen mit Wasser bzw. nach einem Frühstück mit Schwarztee (Heinrich 1986).

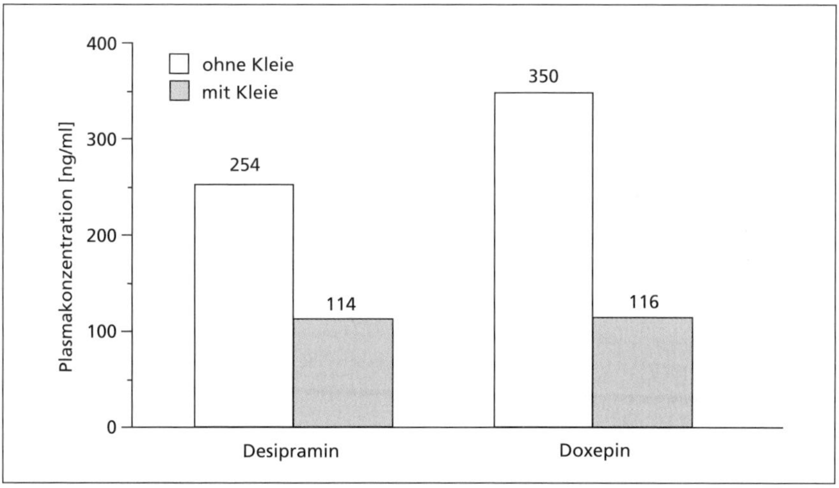

Abb. 2.7: Mittlere Plasmakonzentrationen von Desipramin und Doxepin ohne bzw. mit kleiehaltiger Ernährung (Stewart 1992).

Das Thema Ballaststoffe und Resorption ist wenig untersucht, Ergebnisse stammen meist aus Zufallsbefunden. Man geht nicht fehl, wenn man hier ein größeres Potenzial für Interaktionen annimmt, als bisher bekannt wurde.

Tab. 2.2: Wirkstoffe, die vor dem Essen eingenommen werden müssen oder nicht gleichzeitig mit bestimmten Nahrungsmitteln verabreicht werden dürfen.

Wirkstoff (Handelsnamen, Beispiele)	Vermeiden
Betablocker: Atenolol (Tenormin® u.v.a.) Sotalol (Sotalex® u.v.a.) Talinolol (Cordanum®)	Einnahme zur Mahlzeit
Bisphosphonate: Alendronat (Fosamax®) Clodronat (Bonefos®, Ostac®) Etidronat (Diphos®) Risedronat (Actonel®) Tiludronat (Skelid®)	Einnahme zur Mahlzeit, calcium- und magnesiumhaltige Nahrung oder Getränke (Milch, z. T. Mineralwässer)
Chinolone: Ciprofloxacin (Ciprobay®) Norfloxacin (Barazan®)	Calcium- und magnesiumhaltige Nahrung (Milch) oder Getränke
Eisenpräparate	Einnahme zur Mahlzeit, gerbstoffhaltige Getränke
Lokal wirkende: Antazida Sucralfat (Ulcogant®) Wismutpräparate	Einnahme zur Mahlzeit
Makrolide: Erythromycinstearat (Erythrocin® Tbl. u. a.) Josamycin (Wilprafen®) Roxithromycin (Roxit®, Roxigrün®)	Einnahme zur Mahlzeit
Penicilline: Phenoxymethylpenicillin (Megacillin® u. a.) Ampicillin (Binotal®)	Einnahme zur Mahlzeit
Psychopharmaka: Amitriptylin (Amitriptylin® retard Desitin) Benperidol (Glianimon®) Bromperidol (Impromen®) Chlorprothixen (Truxal®) Doxepin (Aponal®, Desidox® epin) Haloperidol (Haldol®) Maprotilin (Psymion®) Melperon (Eunerpan®) Perazin (Taxilan®) Risperidon (Risperdal®) Tranylcypromin (Jatrosom®) Triflupromazin (Psyquil®) Trimipramin (Stangyl®)	Einnahme mit Schwarztee bzw. Kaffee
Tetracycline: Tetracyclin (Achromycin®) Oxytetracyclin (Bisolvomycin®)	Einnahme zur Mahlzeit, calcium- und magnesiumhaltige Nahrung oder Getränke

Tab. 2.2: Wirkstoffe, die vor dem Essen eingenommen werden müssen oder nicht gleichzeitig mit bestimmten Nahrungsmitteln verabreicht werden dürfen (Fortsetzung).

Wirkstoff (Handelsnamen, Beispiele)	Vermeiden
Estramustin (Estracyt®)	Einnahme zur Mahlzeit, calcium- und magnesiumhaltige Nahrung oder Getränke (Milch, Mineralwässer)
Lovastatin (Mevinacor®)	Haferkleie
Vitamin B1 (B1-Vicotrat®)	Einnahme mit Schwarztee
Didanosin (Videx®) Furosemid (Lasix® u.v.a.) Isoniazid (Isozid®) Lercanidipin (Corifeo®, Carmen®) Levothyroxin (L-Thyroxin® u. a.) Levodopa-Kombinationen (Nacom®, Madopar® u. a.) Lincomycin (Albiotic®) Melphalan (Alkeran®) Penicillamin (Metalcaptase®) Pirenzepin (Gastrozepin®) Tacrin (Cognex®) Tacrolimus (Prograf®) Zinkpräparate (Curazink®, Zinkotase®)	Einnahme zur Mahlzeit

2.1.3 Steigerung der Bioverfügbarkeit

Nahrung kann aber ebenso gut die Bioverfügbarkeit vieler Arzneistoffe aus Zubereitungen fördern, weil sich diese durch die verlängerte Verweilzeit im Magen oder durch enthaltene Fette besser lösen. Sie müssen dann zu oder nach dem Essen (Tab. 2.3) eingenommen werden.

Fettlösliche (lipophile) Arzneistoffe lösen sich häufig nur sehr wenig und sehr langsam in wässrigen Flüssigkeiten, wie sie im Magen oder Darm vorliegen. Fettreiche Nahrung – hier kann schon Milch genügen – erhöht Löslichkeit und Lösungsgeschwindigkeit. Gallensäuren, die als Bestandteile der Gallenflüssigkeit in den Zwölffingerdarm ausgeschieden werden und über den Magenpförtner (Pylorus) in den Magen zurückfließen können, üben einen lösungsvermittelnden Effekt aus. Die Gallensekretion steigt bei fetthaltiger Nahrung und so sorgen die beiden Komponenten Fett und Gallensäuren für eine verbesserte Auflösung lipophiler Wirkstoffe. Dadurch kann die Bioverfügbarkeit vervielfacht werden. Das Ausmaß ist stark von der Galenik der Präparate abhängig: Werden die Wirkstoffe auf sehr kleine Teilchengrößen gebracht (mikronisiert) und dem Präparat lösungsfördernde Substanzen zugesetzt oder der Wirkstoff in Form einer Emulsion eingearbeitet, dann steigt prinzipiell die Bioverfügbarkeit und der Nahrungseffekt fällt geringer aus.

Tab. 2.3: Wirkstoffe, die nach dem Essen eingenommen werden müssen

Wirkstoffe	Fertigarzneimittel (Auswahl)
Vitamin-A-Säure-Derivate:	
Acitretin	Neotigason®
Isotretinoin	Roaccutan®
Tretinoin	Vesanoid®
Cephalosporine:	
Cefetametpivoxil	Globocef®
Cefuroximaxetil	Elobact®, Zinnat®
Cefpodoximproxetil	Orelox®, Podomexef®
Erythromycinderivate:	
Erythromycinestolat	
Erythromycinethylsuccinat	
HIV-Therapeutika	
Lopinavir	Kaletra®
Nelfinavir	Viracept®
Ritonavir	Norvir®
Saquinavir	Fortovase®
Malariamittel:	
Artemether/Lumefantrin	Riamet®
Atovaquon	Malarone®
Chloroquin	Resochin® u. a.
Mefloquin	Lariam®
Albendazol	Eskazole®
Atovaquon	Wellvone®
Cyclandelat	Natil®, Spasmocyclon®
Danazol	Winobanin®
Exemestan	Aromasin®
Itraconazol	Sempera®
Propafenon	Rytmonorm®
Propranolol	Dociton® u. a.
Rivastigmin	Exelon®
Spironolacton	Aldactone® u. a.
Ticlopidin	Tiklyd®
Vinpocetin	Cavinton®

Zu den Arzneistoffen, die bei Einnahme nach dem Essen besser löslich und besser verfügbar sind, zählen die Derivate der Vitamin-A-Säure Acitretin (Neotigason®), Isotretinoin (Roaccutan®) und Tretinoin (Vesanoid®), die Malariamittel Chloroquin (Resochin® u. a.), Mefloquin (Lariam®) und die Kombination Artemether/Lumefantrin (Riamet®), das Antimykotikum Itraconazol (Sempera®, Abb. 2.8), das Anthelmintikum Albendazol (Eskazole®), das Toxoplasmose- und Malariamittel Atovaquon (Malarone®, Wellvone®), die Proteasehemmer Lopinavir (Kaletra®), Nelfinavir (Viracept®), Ritonavir (Norvir®) und Saquinavir (Fortovase®), der Cholinesterasehemmer Rivastigmin (Exelon®) und der Gonadotropinhemmer Danazol (Winobanin®).

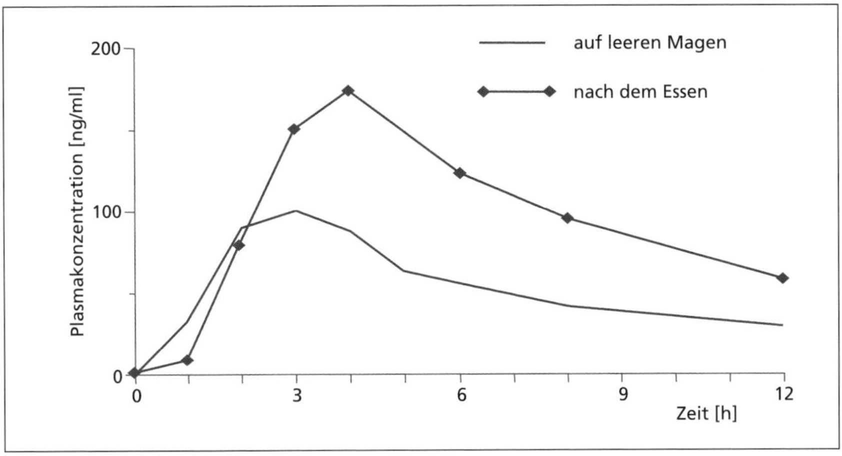

Abb. 2.8: Plasmakonzentrationen von Itraconazol bei Einnahme auf leeren Magen bzw. nach dem Essen (Zimmermann 1994).

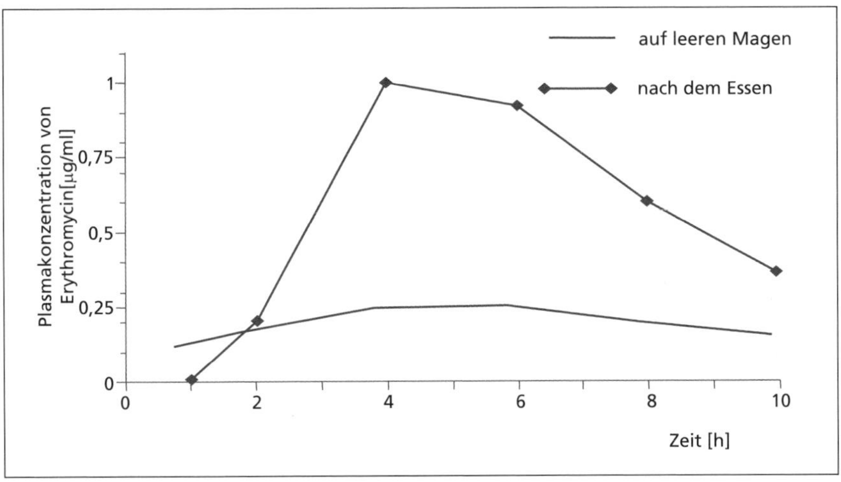

Abb. 2.9: Plasmakonzentrationen von Erythromycin nach Einnahme von Erythromycinestolat auf leeren Magen bzw. nach dem Essen (Welling 1979).

Alle Cephalosporine können mit dem Essen eingenommen werden. Das empfiehlt sich insbesondere bei Cefetametpivoxil (Globocef®), Cefuroximaxetil (Elobact®, Zinnat®) und Cefpodoximproxetil (Orelox®, Podomexef®), da dies die Bioverfügbarkeit steigert.

Während wie bereits beschrieben bei Erythromycinbase und ihren Salzen eine Nüchterngabe zu besserer Resorption führt, müssen die Ester zum Essen verabreicht werden, also Erythromycinestolat (Abb. 2.9) und Erythromycinethylsuccinat. Das klingt komplizierter als es in der Praxis ist, denn es betrifft alle Granulate und Saftzubereitungen, während fast alle Tabletten Base oder Salze enthalten. Clarithromycin (Cyllind®, Klacid®) wird aus vollem Magen etwas besser resorbiert, es kann dennoch unabhängig von den Mahlzeiten verabreicht werden, bei Erythromycinstinoprat (Erysec®, Karex® Wolff) hat die Nahrung praktisch keinen Einfluss.

Neben diesen erwünschten Resorptionssteigerungen durch die Nahrung oder durch Nahrungsbestandteile gibt es eine absolut unerwünschte, die unbedingt vermieden werden muss: **Citrate** aus Citrusfrüchten oder aus Limonaden verbessern die Resorption von Aluminiumsalzen, durch Orangensaft kann sie auf das Zehnfache steigen. Der Gesunde scheidet das Metallion rasch wieder aus, nicht aber ein Patient mit eingeschränkter oder ausgefallener Nierenfunktion (Niereninsuffizienz, Dialysepflicht). Es bauen sich möglicherweise toxische Aluminiumkonzentrationen im Serum auf, die zur Schädigung des Zentralnervensystems führen. Dialysepatienten, die Aluminiumpräparate als Phosphatbinder (anti-phosphat®) erhalten, müssen citrathaltige Lebensmittel meiden (s. auch Kap. 3.1.2 Wechselwirkungen mit nicht verschreibungspflichtigen Arzneimitteln).

In einigen Fällen ist auch bewusst eine Verzögerung der Resorption durch die Nahrung gewollt: Etwa beim Alpha- und Betarezeptorenblocker Carvedilol (Dilatrend®, Querto®) und bei Natriumfluorophosphat (Tridin®), wodurch man eine Verlangsamung der Anflutung erreicht und eine zu schnelle Blutdrucksenkung bzw. zu hohe Fluoridspitzen vermeidet. Und beim Calciumantagonisten Lercanidipin (Carmen®, Corifeo®) wählt man mit der vorgeschriebenen Nüchterngabe sogar die schlechteren Bedingungen, denn aus vollem Magen wäre die Bioverfügbarkeit bis zu vierfach höher. Der Grund ist, dass bei der klinischen Prüfung die Verabreichung auf leeren Magen erfolgte.

Viele Arzneistoffe werden bei peroraler Gabe unter Mitwirkung von Enzymen abgebaut, metabolisiert, noch bevor sie in den Körper verteilt werden. Dies geschieht in der Darmwand oder in der Leber bei der ersten Passage. Man bezeichnet dies als „First-pass-Metabolisierung" oder einfach als „first-pass". Er kann so hoch sein, dass trotz guter Resorption nur wenige Prozent des Wirkstoffs den Kreislauf erreichen. Häufig steigert dann gleichzeitige Nahrungsaufnahme die Bioverfügbarkeit, indem sie den first-pass vermindert.

Zu diesen Arzneistoffen zählen das oben erwähnte Lercanidipin, der Betablocker Propranolol (Dociton® u. a.), Spironolacton (Aldactone® u. a.), der Thrombozytenaggregationshemmer Ticlopidin (Tiklyd®), das gefäßerweiternde Vinpocetin (Cavinton®), der Aromatasehemmer Exemestan (Aromasin®) und alle Wirkstoffe des folgenden Abschnitts (es sei hier erwähnt, dass man den first-pass umgehen kann durch Zubereitungen, aus denen der Wirkstoff über die Mundschleimhaut resorbiert wird – also durch Kaugummis, Schmelztabletten, Sublingualtabletten und Zerbeißkapseln –, denn dann wird er nach der Resorption nicht unmittelbar über die Pfortader in die Leber geleitet und außerdem hat er auch keinen Kontakt mit der Darmwand).

Tab. 2.4: Wirkstoffe, die nicht mit Grapefruitsaft eingenommen werden sollten.

Wirkstoffe	Fertigarzneimittel (Auswahl)
Benzodiazepine:	
Midazolam	Dormicum®
Triazolam	Halcion®
Calciumantagonisten:	
Felodipin	Modip®, Munobal® u.v.a.
Gallopamil	Procorum®
Lacidipin	Motens®
Lercanidipin	Carmen®, Corifeo®
Nifedipin	Adalat® u.v.a.
Nilvadipin	Nivadil®
Nimodipin	Nimotop®
Nisoldipin	Baymycard®
Nitrendipin	Bayotensin® u.v.a.
Verapamil	Isoptin®, Cordichin® u. a.
CSE-Hemmer:	
Atorvastatin	Sortis®
Lovastatin	Mevinacor®
Simvastatin	Denan®, Zocor®
Artemether/Lumefantrin	Riamet®
Buspiron	Bespar®
Carbamazepin	Tegretal® u. a.
Ciclosporin	Sandimmun®
Efavirenz	Sustiva®
Pimozid	Orap®
Quetiapin	Seroquel®
Sirolimus	Rapamune®
Tacrolimus	Prograf®
Terfenadin	Teldane® u.v.a.

Eine außergewöhnliche „Nebenwirkung" von Grapefruitsaft hat man 1989 zufällig entdeckt: Er hemmt ein Enzym in der Dünndarmwand, das beim Abbau sehr vieler Arzneistoffe mitwirkt und kann so deren Bioverfügbarkeit durch Verminderung des first-pass im Darm vervielfachen. Die verantwortlichen Inhaltsstoffe des Saftes kennt man noch nicht, aber es steht fest, dass Orangensaft diese Wirkung nicht zeigt.

Das Ausmaß dieses „Grapefruiteffektes" ist von Patient zu Patient sehr unterschiedlich. Bei den meisten Substanzen sind die Veränderungen der Blutspiegel gering und ohne Bedeutung, bei einigen kann es aber zu verstärkter Wirkungen kommen, wie bei manchen Benzodiazepinen und Calciumantagonisten. Verstärkte Nebenwirkungen in Form von Herzrhythmusstörungen sind bei Terfenadin (Teldane® u. a.) möglich. Deshalb rät man zur Sicherheit prinzipiell bei vielen Arzneistoffen von Grapefruitsaft oder zumindest von größeren Mengen Grapefruitsaft ab (Tab. 2.4).

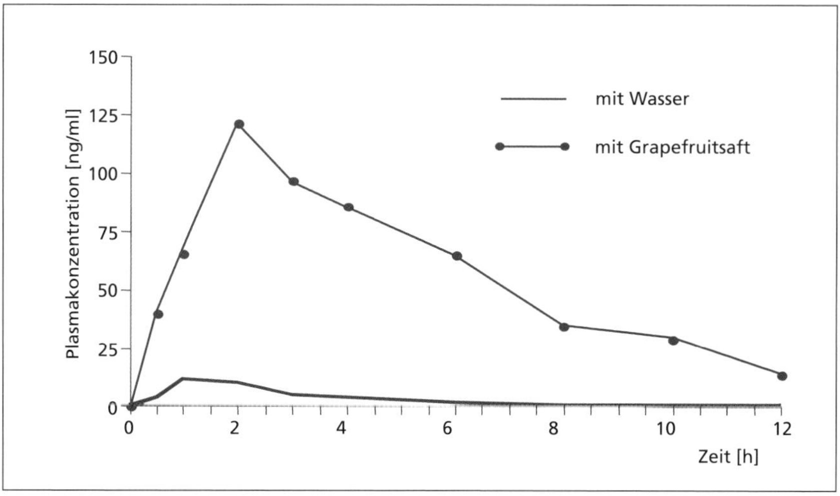

Abb. 2.10: Serumkonzentrationen von Simvastatin bei Einnahme mit Wasser bzw. mit Grapefruitsaft (Lilja 1998).

Die Liste der Substanzen wächst ständig, da bisher nur wenige daraufhin untersucht wurden. Abbildung 2.10 zeigt einen der besonders prägnanten Fälle am Beispiel des CSE-Hemmers Simvastatin (Denan®, Zocor®), die Gefahr einer Skelettmuskelschädigung (Rhabdomyolyse) kann steigen. Atorvastatin (Sortis®) und vor allem Lovastatin (Mevinacor®) reagieren ähnlich.

Da die Hemmung des Enzyms in der Darmwand bis zu einen Tag lang anhalten kann, verbietet sich Grapefruitsaft dann prinzipiell, also nicht nur als Einnahmeflüssigkeit. Das gilt auch für Retardzubereitungen dieser Wirkstoffe.

2.1.4 Retardpräparate – meist eine Ausnahme

Bei allen Wechselwirkungen während der Resorption bestimmt die Galenik mit, insbesondere bei Retardpräparaten. Es kann durchaus bei verschiedenen Präparaten mit gleichem Wirkstoff zu entgegengesetzten Nahrungseinflüssen kommen: Beim einen steigert Nahrung die Bioverfügbarkeit, beim anderen vermindert sie sie, beim dritten hat sie überhaupt keine Folgen. Demnach gelten für Retardformen alle bisher gemachten Aussagen nicht mehr, mit Ausnahme des Grapefruiteffektes.

Die heutigen Bestimmungen für die Zulassung von Retardpräparaten fordern eine Überprüfung des Nahrungseffektes. Dann ist auch in der Fachinformation oder im Beipackzettel ein entsprechender Hinweis vorhanden. Fehlt er, kann man das Risiko vermindern, indem man das Präparat immer im gleichen Abstand zum Essen einnimmt, denn man hält so wenigstens die Bedingungen – ob falsch oder richtig – konstant.

Diese teilweise sehr ausgeprägten und ohne Untersuchungen nicht vorhersagbaren Nahrungseffekte bei Retardpräparaten zeigen, dass

- der Patients stets genau über die Einnahmebedingungen unterrichtet werden muss,
- der Austausch eines Präparates gegen ein anderes (aut item) ohne genaue Kenntnis der Kinetik dieser Präparate und hier speziell des Nahrungseinflusses und ohne Rücksprache mit dem Arzt im Regelfall nicht zu verantorten ist.

2.2 Pharmakodynamische Wechselwirkungen

Wie bereits beschrieben handelt es sich hier nicht um Veränderungen der Wirkstoffkonzentrationen. Vielmehr beeinflussen sich Nahrungsbestandteile und Arzneistoffe auf anderem Wege in Bezug auf ihre Wirkungen oder Nebenwirkungen.

2.2.1 Kochsalz und Antihypertonika

Kochsalz – noch vor wenigen Jahrhunderten kostbar und teuer – wird heute praktisch weltweit in zu großen Mengen verzehrt. Der Konsum liegt oft beim Vielfachen des Bedarfs.

Offenbar hat sich unser Stoffwechsel noch nicht darauf eingestellt, denn überhöhter Kochsalzkonsum gilt als eine der Ursachen für die Entstehung der Hypertonie. Dies ist eine „Nebenwirkung" von Natriumchlorid.

Im Sinne einer Wechselwirkung vermindert Kochsalz offensichtlich auch die Wirkung vieler Antihypertonika, vor allem der Diuretika, der ACE-Hemmer und der α- und β-Blocker.

Eine Einschränkung der Kochsalzaufnahme auf nicht mehr als rund fünf Gramm täglich unterstützt die Hochdrucktherapie vor allem bei älteren Menschen und bei ausgeprägter Hypertonie. Insbesondere dieser Patientenkreis sollte also den Salzkonsum einschränken. Das bedeutet unter anderem einen vollständigen oder doch weitgehenden Verzicht auf Wurst, Schinken, auf beliebte „Snacks", wie Salzgebäck, gesalzene Nüsse und auf viele Konserven.

2.2.2 Lakritze

Glycyrrhizinsäure aus Lakritze oder anderen Süßholzwurzelzubereitungen (s. auch Kap. 3.8.2, Wechselwirkungen mit nicht verschreibungspflichtigen Arzneimitteln) hält Natrium zurück und verursacht Kaliumverlust mit Folgen bis hin zu Ödemen und Hypertonie. Dies verstärkt die Kaliumverluste durch Diuretika vom Typ der Thiazide oder der Schleifendiuretika (Furosemid, Piretanid), steigert die Toxizität von Herzglykosiden und Antiarrhythmika und vermindert die Wirkung von Antihypertonika und von Spironolacton. Deshalb sollte man die tägliche Glycyrrhizinsäuredosis auf etwa 150 mg beschränken. Von Arzneimitteln droht hier nur in Ausnahmefällen Gefahr (z. B. Suczulen® mono), wohl aber von Lakritz-Süßigkeiten.

2.2.3 Orale Antikoagulanzien und Vitamin K

Vitamin K wird mit der Nahrung aufgenommen. Es ist zur Bildung einiger Blutgerinnungsfaktoren in der Leber erforderlich.

Die sogenannten Cumarin-Antikoagulanzien hemmen die Wirkung von Vitamin K, vermindern so die Gerinnungsfähigkeit und werden deshalb als Wirkstoffe zur Behandlung und Vorbeugung von Thrombosen eingesetzt. In Deutschland ist Phenprocoumon (Marcumar® u. a.) die Hauptsubstanz vor Warfarin (Coumadin®). Diese Therapie ist riskant und störanfällig, denn es besteht immer die Gefahr verstärkter Blutungen. Deshalb überprüft man die Gerinnungsfähigkeit laufend und passt die Dosis entsprechend an. Da diese Antikoagulanzien Antagonisten des Vitamin K sind, ist es für die Wirkstärke entscheidend, wieviel Vitamin K der Patient täglich zu sich nimmt und ob diese Zufuhr von Tag zu Tag schwankt. Die Gefahr liegt vor allem darin, dass er einige Zeit reichlich Vitamin-K-haltige Lebensmittel verzehrt, die Wirkung des Antikoagulans dadurch abnimmt und der Arzt die Dosis erhöht. Wenn nun der Patient zu Vitamin-K-armer Kost übergeht, fällt die Antikoagulanzienwirkung stärker aus und die Gefahr innerer Blutungen nimmt zu.

Lebensmittel mit hohem Gehalt an Vitamin K:

Blumenkohl	Feldsalat	Portulak	Sojaöl
Bohnen (grün)	Grünkohl	Radiccio	Spargel
Broccoli	Kopfsalat	Rapsöl	Spinat
Brunnenkresse	Kürbiskernöl	Rosenkohl	Spitzkohl
Chinakohl	Lauch (Porree)	Sauerkraut	Traubenkernöl
Eisbergsalat	Mangold	Schnittlauch	Weißkohl
Endivien	Petersilie	Sellerie	Weizenkeime

Hohen Vitamin K-Gehalt haben alle Kohlarten, aber auch Salatsorten, Radiccio, Spinat, Petersilie, Schnittlauch und einige Speiseöle. Als Faustregel gilt, dass Gemüse oder Salate umso mehr Vitamin K enthalten, je grüner sie sind (Broccoli, Grünkohl, Petersilie). Patienten, die mit oralen Antikoagulanzien behandelt werden, sollten deshalb immer etwa die gleiche Menge an derartigen Lebensmitteln zu sich nehmen. Kleinere Abweichungen sind erlaubt.

2.2.4 MAO-Hemmer und Tyramin

In einigen Lebensmitteln, vor allem in länger gelagerten, tritt als Produkt des Eiweißabbaus Tyramin auf. Dieses Amin wirkt in etwa wie die Weckamine: Durch Freisetzung des Hormons Noradrenalin steigt unter anderem der Blutdruck möglicherweise in gefährdendem Ausmaß. Normalerweise ist Nahrungstyramin ungefährlich, weil es durch das Enzym Monoaminooxidase (MAO), schon in der Darmwand abgebaut und so unschädlich gemacht wird. Diese MAO kommt in zwei Isoformen vor, MAO-A und MAO-B. Beide metabolisieren Tyramin.

Eine Hemmung der Monoaminooxidase ist aber das Wirkprinzip folgender Wirkstoffe:

- Tranylcypromin (Jatrosom®), ein Antidepressivum
- Moclobemid (Aurorix®), ebenfalls ein Antidepressivum
- Selegilin (Movergan®), ein Antiparkinsonmittel.

Damit gibt es bei der Therapie mit diesen MAO-Hemmern die Gefahr einer ungebremsten Tyraminwirkung – wenn auch in unterschiedlichem Ausmaß. Denn Tranylcypromin hemmt MAO-A und MAO-B und dies irreversibel, während Moclobemid nur MAO-A hemmt und diese Hemmung aufhebbar (reversibel) ist. Selegilin beeinflusst nur MAO-B.

Tranylcypromin und Nahrungstyramin sind also eine besonders gefährliche Kombination, die schon zu zahlreichen Komplikationen einschließlich Todesfällen geführt hat. Ein Patient darf bei Therapie mit Tranylcypromin tyraminreiche Lebensmittel nur in sehr begrenzten Mengen aufnehmen. Dazu gehören vor allem stark riechende Käse, Sojasauce oder -würze, Hefeextrakte und Räucherwaren.

Bei Moclobemid sind die Einschränkungen wesentlich geringer und dies vor allem bei der empfohlenen Einnahme nach dem Essen. Denn es wirkt ja nur zeitlich beschränkt auf das Enzym und außerdem ist immer noch MAO-B zum Tyraminabbau vorhanden.

Selegilin hat keinen bedeutsamen Einfluss auf den Tyraminstoffwechsel.

Im Übrigen hemmt – hier in Form einer „Nebenwirkung" – auch das neue Antibiotikum Linezolid (Zyvoxid®) reversibel MAO-A und MAO-B etwa in der Größenordnung von Moclobemid. Der Hersteller rät davon ab, während der Therapie große Mengen tyraminreicher Nahrung zu sich zu nehmen.

2.3 Wechselwirkungen mit Alkohol

Ethanol wirkt sedierend und lebertoxisch, kann Enzymaktivitäten hemmen oder verstärken und hat Einfluss auf den Glucosestoffwechsel. Die Sedierung verursacht eine Verstärkung aller sedierenden Wirkstoffe aus den unterschiedlichsten Wirkgruppen.

Tab. 2.5: Wechselwirkungen mit Alkohol.

Wirkstoffe	Art der Wechselwirkung
Sedierende Arzneistoffe	Verstärkung der Sedierung
Lebertoxische Arzneistoffe	Verstärkung der Toxizität, vor allem bei Paracetamol
Antidiabetika	Gefahr einer Hypoglykämie, verstärkte Nebenwirkungen von Metformin

Dazu zählen neben den Barbituraten und Benzodiazepinen viele Antidepressiva, Neuroleptika, aber auch einige Antiallergika, wie Diphenhydramin oder Doxylamin oder Hustenblocker, wie Codein und Dextromethorphan. Gleichzeitig hemmt Alkohol bei Einnahme größerer Mengen akut den enzymatischen Abbau einer Reihe dieser sedierenden Substanzen – es ergibt sich also eine pharmakokinetische und eine pharmakodynamische Verstärkung. Nach einem „feuchtfröhlichen" Abend kann es so noch weit bis in den nächsten Tag hinein zu einer gesteigerten Beeinträchtigung des Reaktionsvermögens kommen, die eine sachgerechte Bedienung von Maschinen oder Kraftfahrzeugen in Frage stellt und als wichtige Ursache morgendlicher Unfälle gilt. Die gegenseitige Verstärkung von Barbituraten oder Benzodiazepinen und Alkohol kann sogar tödliche Folgen haben.

Als leberschädigende Substanz verstärkt Alkohol bei dauerndem Missbrauch gleichartige Nebenwirkungen von Arzneistoffen. Ein wichtiger Fall ist hier Paracetamol, dessen Metabolisierung er in Richtung eines lebertoxischen Metaboliten verschiebt, der dann nicht ausreichend entgiftet werden kann (Tab. 2.5, s. auch Kap. 3.6.2, Wechselwirkungen mit nicht verschreibungspflichtigen Arzneimitteln).

Alkohol verändert den Zuckerstoffwechsel so, dass im Bedarfsfall nicht mehr ausreichend Glucose gebildet wird. Dies verstärkt vor allem beim behandelten Diabetiker die Gefahr einer Hypoglykämie. Gleichzeitig entsteht dabei vermehrt Milchsäure, was zu einer riskanten Verstärkung der Nebenwirkung des Antidiabetikums Metformin (Glucophage®, Mediabet® u. a.) führt. Diabetiker müssen deshalb ihren Alkoholkonsum einschränken.

2.4 Einnahmeregeln

Aus pharmakokinetischen Gründen sollten Arzneimittel eigentlich nüchtern eingenommen werden. Das widerstrebt aber der Mehrzahl aller Patienten und verschlechtert die Einnahmezuverlässigkeit (Compliance). Da die Einnahme eines Arzneimittels zu einem nicht optimalen Zeitpunkt besser ist als der Verzicht auf ein Arzneimittel, spricht nichts gegen die Verabreichung zu oder nach einer Mahlzeit. Allerdings sind davon nicht retardierte Präparate mit allen unter 2.1.2 genannten Wirkstoffen, alle

Tab. 2.6: Einnahmeregeln.

Einnahmeregel	Gilt
Zu oder nach dem Essen	Generell, wenn nichts dagegenspricht
Nüchtern	Bei Akutanwendung
1 bis 2 Stunden vor dem Essen (möglichst vor dem Frühstück)	Magensaftresistente formstabile Zubereitungen
Immer im gleichen Abstand	Retardpräparate ohne Hinweis
Mit aufrechtem Oberkörper (mindestens 45° geneigt)	Generell
Mit einem Glas Wasser (Vorsicht bei Milch, Kaffee, Tee, Mineralwässern und Grapefruitsaft)	Generell

formstabilen magensaftresistenten Zubereitungen und entsprechende Retardformen auszunehmen. Außerdem sollte bei den Substanzen, deren Bioverfügbarkeit durch die Nahrung steigt (Kap. 2.1.3) ausdrücklich die Einnahme zum Essen empfohlen werden.

Bei festen Arzneiformen muss prinzipiell ein Glas Flüssigkeit (100 ml) nachgetrunken werden. Man vermeidet so eine Schädigung der Speiseröhre durch hängengebliebene Tabletten oder Kapseln, vor allem bei ulzerogenen Arzneistoffen, wie Tetracyclinen einschließlich Doxycyclin, Amoxicillin, Trimethoprim, nicht-steroidalen Antirheumatika, Bisphosphonaten, Eisen(II)-sulfat, Kaliumchlorid und Chinidin. Zu beachten ist: Auch bei Einnahme mit Flüssigkeit passieren Tabletten und Kapseln die Speiseröhre nur bei Einnahme bei aufrechtem oder doch mindestens zu 45° geneigtem Oberkörper zuverlässig; bettlägerige Patienten müssen sich entsprechend aufrichten oder mit flüssigen Zubereitungen versorgt werden (Tab. 2.6).

Literatur

ABDA-Datenbank

Framm, J. (2001): Arzneimittelprofile für die Kitteltasche. Deutscher Apotheker Verlag, Stuttgart

Merkus, F. W. (1984): Arzneimittel vor, während oder nach der Mahlzeit? Wissenschaftliche Verlags gesellschaft, Stuttgart

Wunderer, H. (2000): Arzneimittel richtig einnehmen. Wechselwirkungen zwischen Medikamenten und Nahrung. Govi-Verlag, Eschborn

In den Fachinformationen oder den Beipackzetteln der Fertigarzneimittel finden sich Hinweise in den Abschnitten „Wechselwirkungen" oder – für Wechselwirkungen mit der Nahrung – in „Art und Dauer der Anwendung", selten auch bei „Warnhinweise".

Internetseite für Wechselwirkungen mit Grapefruitsaft: http://powernetdesign.com/grapefruit

3 Wechselwirkungen mit nicht verschreibungspflichtigen Arzneimitteln

Nicht verschreibungspflichtige Arzneimittel gelten als sicher, haben aber dennoch ein Potenzial für Wechselwirkungen. Es ergeben sich Fragen, wie: Darf ein Dialysepatient ohne Abklärung Brausetabletten bekommen, ist ein Mineralpräparat bei Ciprobay-Therapie erlaubt, welches Analgetikum darf ein Depressiver unter Lithiumtherapie verwenden und ist Paracetamol zu Marcumar geeignet? Ziel dieser Ausführungen ist die Schärfung des Bewusstseins für mögliche Risiken. Die Abklärung ist dann Aufgabe des Apothekers.

In den Fachinformationen oder den Beipackzetteln oder in der Literatur finden sich viele Angaben, die schwer nachvollziehbar sind oder praktisch keine Bedeutung haben. Im Folgenden wurde das Hauptaugenmerk auf Interaktionen gerichtet, die belegt sind.

3.1 Antazida und Mineralstoffpräparate

3.1.1 pH-Veränderungen

Antazida werden zur Bindung der Magensäure eingesetzt. Dennoch wirken sie sich vergleichsweise gering und nur kurze Zeit auf den pH des Magens aus. Er steigt für etwa eine Stunde um 1 bis 2 Einheiten, es treten lediglich wenige Minuten dauernde Spitzen mit pH-Werten über 4 auf. Trotz zahlreicher Untersuchungen gibt es nur wenige Hinweise darauf, dass dies Einfluss auf das Lösungsverhalten und die Bioverfügbarkeit von Arzneistoffen aus Fertigarzneimitteln hat. Möglicherweise sinkt bei den säurelöslichen Wirkstoffen Ketoconazol und Itraconazol die Bioverfügbarkeit. Darauf wird in Kapitel 3.3 eingegangen, denn für Antazida ist dies trotz entsprechender Warnungen nicht nachgewiesen.

Im allgemeinen bleibt die Bioverfügbarkeit unverändert und nur in einigen Fällen kommt es bei Säuren – wahrscheinlich durch eine beschleunigte Auflösung – zu einem rascheren Anfluten des Wirkstoffs. Kritische Folgen sind nicht zu befürchten, man nutzt diesen Effekt vielmehr zur Erzielung eines rascheren Wirkeintritts bei den sauren Analgetika Acetylsalicylsäure und Ibuprofen durch Verarbeitung mit Natriumhydrogencarbonat zu Brausetabletten, -pulvern oder -granulaten (Abb. 3.1).

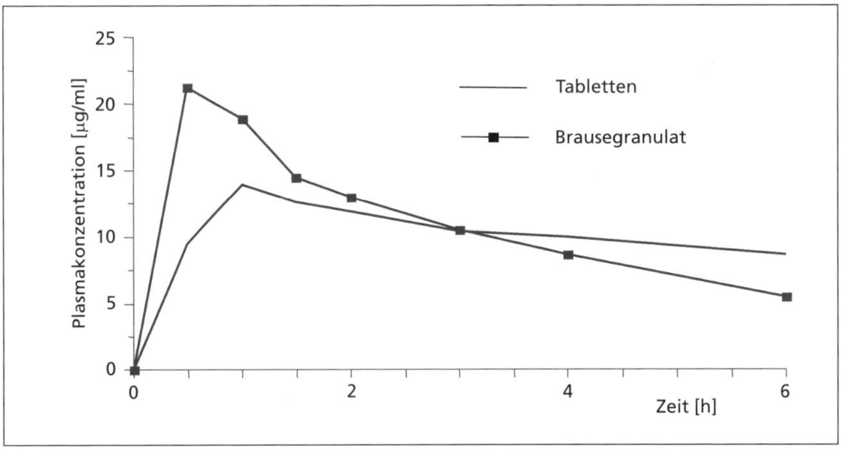

Abb. 3.1: Plasmakonzentrationen von Ibuprofen nach Gabe als Tablette bzw. als Brausegranulat (Pharm. Ztg., Beilage „Ibuprofen 5 Jahre rezeptfrei" 1995).

Auch die meist geringfügige Erhöhung des Urin-pH durch Antazida, die so genannte „Urinalkalisierung", ist für die übliche Arzneitherapie ohne große Bedeutung, wenn nicht sehr große Dosen Natriumhydrogencarbonat (Bullrich® Salz u. Ä.) regelmäßig eingenommen werden.

3.1.2 Komplexbildung und Adsorption

Antazida haben also nur in Ausnahmefällen Einfluss auf die Kinetik von Arzneistoffen durch Veränderung der Azidität des Mageninhalts oder des Urins. Der Grund für Wechselwirkungen liegt hauptsächlich in der Bildung schlecht resorbierbarer Salze oder Komplexe.

Aluminium- und Aluminium-Magnesiumverbindungen

Es gibt nur wenige reine Aluminiumpräparate: Phosphatbinder (anti-phosphat®, Phosphonorm®), Sucralfat (Ulcogant®) und einige Antazida (Acidrine®, Aludrox®, Gastrocaps®). Da Aluminiumhydroxid ein geringes und langsam wirkendes Säurebindungsvermögen hat, wird es fast immer mit Magnesiumverbindungen kombiniert. Beide komplexieren mit einer Reihe von Arzneistoffen unter Verminderung der Resorption (Abb. 3.2 und 3.3).

Dazu gehören die Chinolone (Gyrasehemmer), vor allem Ciprofloxacin (Ciprobay®), Enoxacin (Enoxor®, Enoxacin®) und Norfloxacin (Barazan®), aber auch Gatifloxacin (Bonoq®), Levofloxacin (Tavanic®), Moxifloxacin (Avalox®), Ofloxacin (Tarivid®), Pefloxacin (Peflacin®) und Sparfloxacin (Zagam®), während Fleroxacin (Quinodis®) weniger

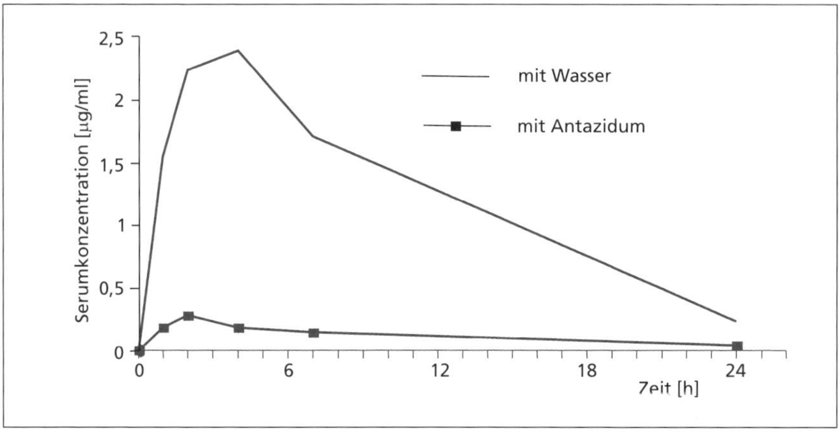

Abb. 3.2: Einfluss eines Aluminium-Magnesium-Antazidums auf die Bioverfügbarkeit von Tetracyclin (Garty 1980).

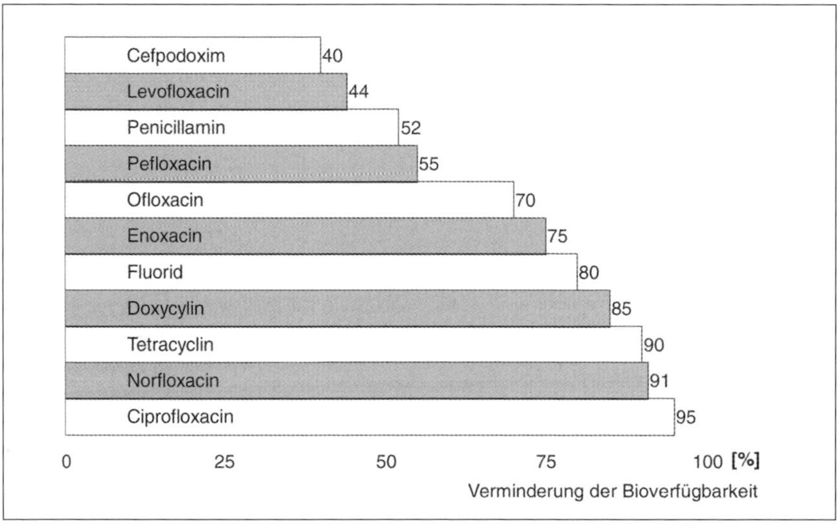

Abb. 3.3: Verminderung der Bioverfügbarkeit in Prozent durch Aluminium-Magnesium-Antazida.

betroffen ist. Am besten vermeidet man solche Kombinationen oder lässt zumindest einen Abstand von etwa vier Stunden, wobei die Chinolone **vor** Aluminium- oder Aluminium-Magnesium-Präparaten zu verabreichen sind.

Auch bei den Tetracyclinen Doxycylin, Oxytetracyclin und Tetracyclin (Abb. 3.2) gibt es gravierende Resorptionsminderungen durch Aluminiumsalze, Minocyclin dürfte sich nicht anders verhalten.

Tab. 3.1: Wirkstoffe, deren Bioverfügbarkeit durch Aluminium- oder Aluminium-Magnesium-Präparate vermindert wird.

Wirkstoffe	Fertigarzneimittel (Auswahl)
Bisphosphonate:	
Alendronat	Fosamax®
Clodronat	Bonefos®, Ostac®
Etidronat	Didronel®
Risedronat	Actonel®
Tiludronat	Skelid®
Chinolone:	
Cinoxacin	Cinobactin®, Cinoxacin®
Ciprofloxacin	Ciprobay®
Enoxacin	Enoxacin®, Enoxor®
Fleroxacin	Quinodis®
Gatifloxacin	Bonoq®
Levofloxacin	Tavanic®
Moxifloxacin	Avalox®
Norfloxacin	Barazan®
Ofloxacin	Tarivid®
Pefloxacin	Peflacin®
Pipemidsäure	Deblaston®
Sparfloxacin	Zagam®
Tetracycline:	Vibramycin® N, Doxyhexal®
Doxycyclin	
Minocyclin	Klinomycin®, Lederderm®
Oxytetracyclin	Bisolvomycin®, Tetra-Gelomyrtol®
Tetracyclin	Achromycin®, Tefilin®
Cefpodoximproxetil	Orelox®, Podomexef®
Estramustin	Estracyt®, Multosin®, Prostamustin®
Fluorid	Ospur® F 25, Ossin® u. v. a.
Levothyroxin	L-Thyroxin Henning®, Jodthyrox®
Penicillamin	Metalcaptase®, Trolovol® u. a.

Bei Estramustin (Estracyt®, Prostamustin® u. a.) wird in den Fachinformationen auf den resorptionsmindernden Effekt aller Antazida, auch speziell von Aluminiumverbindungen hingewiesen.

Die Bisphosphonate Alendronat (Fosamax®), Clodronat (Bonefos®, Ostac®), Etidronat (Didronel®), Risedronat (Actonel®) und Tiludronat (Skelid®) zeichnen sich prinzipiell durch eine sehr geringe Bioverfügbarkeit aus, die zwischen 0,5 und 6% liegt. Metallionen vermindern sie höchstwahrscheinlich zusätzlich. Untersuchungsergebnisse sind allerdings nicht zugänglich mit Ausnahme eines Tierversuchs mit Eisen. In den Fachinformationen wird meist auf den negativen Einfluß von Aluminium, Calcium, Eisen und Magnesium hingewiesen. Antazida sind also prinzipiell zu vermeiden oder doch zumindest mit einem mehrstündigen Abstand zu verwenden (s. auch Tab. 3.1).

Tab. 3.2: Substanzen, die die Resorption von Metallionen steigern (Vorsicht bei Niereninsuffizienz).

Substanz	Gesteigerte Resorption von
Alfacalcidol (Bondiol®, EinsAlpha®)	Aluminium Calcium Magnesium
Calcitriol (Rocaltrol®)	Magnesium
Citrate (Brausezubereitungen, Granulate, Lebensmittel)	Aluminium

Aluminium fällt Fluorid aus, bei gleichzeitiger Gabe eines Aluminium-Magnesium-Antazidums sind etwa 80 % weniger Fluorid verfügbar.

Die Wirkung von Levothyroxin (L-Thyroxin Henning® u. a.) wird durch Aluminiumionen vermindert.

Aluminium-Magnesiumhydroxid verringert die Bioverfügbarkeit von Penicillamin (Metalcaptase®, Trolovol®. Abb. 3.5) auf die Hälfte.

Die Fachinformationen vermerken noch bei weiteren Substanzen (z. B. Isoniazid, Chenodesoxycholsäure, Ursodesoxycholsäure, Chinin, Chinidin u.v.a.) Wechselwirkungen mit Aluminiumverbindungen oder Antazida. Die Relevanz ist nicht immer klar. Doch sollte dies ein weiterer Hinweis darauf sein, prinzipiell auf das Risiko einer gleichzeitigen Einnahme von Antazida und anderen Arzneimitteln hinzuweisen.

Wie in Kapitel 2.1.3 bei Wechselwirkungen zwischen Arzneimitteln und Nahrung beschrieben, fördern Citrationen (möglicherweise auch Ascorbationen) die Aluminiumresorption durch Komplexbildung und gefährden Patienten mit Niereninsuffizienz oder Dialysepflicht. Als Citratquellen kommen nicht nur Limonaden oder Säfte, sondern auch nahezu alle Brausetabletten und Granulate in Betracht, was im Allgemeinen nicht berücksichtigt wird. Laut Fachinformationen enthalten mehr als 300 Fertigarzneimittel Citronensäure. Dialysepatienten dürfen bei Behandlung mit Phosphatbindern auf Aluminiumbasis keine Zubereitungen mit höherem Citratgehalt verwenden und andererseits auch keine aluminiumhaltigen Antazida, da sie möglicherweise schon Citrate zur Stabilisierung des Blut-pH einnehmen müssen.

Die Vitamin-D-Abkömmlinge Alfacalcidol (Bondiol®, EinsAlpha®) und Calcitriol (Rocaltrol®) steigern bei gleichzeitiger Gabe die Aluminium-, Calcium oder Magnesium-Serumkonzentrationen. Auch hier sind entsprechende Antazida oder Mineralpräparate nur unter Kontrolle erlaubt.

Magnesiumverbindungen

Magnesium ist in nahezu allen Antazida enthalten, fast immer mit Aluminium kombiniert. Aluminiumfrei sind Rabro® N, Rennie®, Rohasal®, Stomigen® und Ventricon®.

Als Magnesiumquelle kommen jedoch auch die zahlreichen Mineraldrinks, Brausetabletten und Ähnliches in Betracht.

Chinolone, Bisphosphonate und Tetracycline komplexieren unterschiedlich mit Metallionen. Nur bei Ciprofloxacin, Levofloxacin und Norfloxacin bzw. bei Tetracyclin gibt es überhaupt Befunde über Wechselwirkungen mit reinen Magnesiumpräparaten. Sicherheitshalber sollte man aber bei allen Mitgliedern dieser Substanzgruppen von einer gleichzeitigen Gabe mit Magnesium abraten.

Bei Estramustin wird auf den resorptionsmindernden Effekt aller Antazida, auch speziell von Magnesiumverbindungen, hingewiesen.

Im Fall einer Niereninsuffizienz besteht unter Therapie mit Alfacalcidol oder Calcitriol bei Gabe von Magnesiumverbindungen die Gefahr einer Hypermagnesiämie durch gesteigerte Resorption.

Calciumverbindungen

Es existieren nur wenige gezielte Untersuchungen zu Wechselwirkungen mit Calciumsalzen, meist ging es dabei um den Einfluss von Milch.

Estramustin wird in vitro schon durch geringste Calciumkonzentrationen ausgefällt. Milch oder Calciumpräparate können zum vollständigen Wirkungsverlust führen, wie auch laut Fachinformation Mineralwässer mit mehr als 200 mg/l Calcium.

Wie schon bei Wechselwirkungen mit der Nahrung abgehandelt (Kap. 2.1.2) bilden Bisphosphonate schwerlösliche Salze mit Calcium. Calciumhaltige Arzneimittel, also Calciumpräparate oder Antazida vermindern daher ihre Resorption ebenso wie entsprechende Nahrungsmittel.

Chinolone bilden mit Calcium weniger stabile Komplexe, als mit Aluminium oder Eisen. Nur bei Ciprofloxacin und Norfloxacin, nicht aber bei Enoxacin, Fleroxacin, Levofloxacin und Ofloxacin, fand man einen Einfluss von Calcium (und/oder Milch). Die Fachinformationen weisen aber trotzdem auch bei anderen Chinolonen darauf hin.

Tetracycline komplexieren mit Calciumionen, die Resorption wird vor allem bei Oxytetracyclin und Tetracyclin gravierend vermindert, kaum aber bei Doxycyclin und Minocyclin. Wenn auch die Fachinformationen alle Tetracycline gleich behandeln, ist doch nur bei Oxytetracyclin und Tetracyclin eine gleichzeitige Gabe von Calcium zu vermeiden.

Eisen(II)-Präparate sollen laut Fachinformationen nicht mit Antazida gemeinsam gegeben werden. Die ABDA-Datenbank bewertet diese Wechselwirkung als geringfügig, rät aber zur zeitlich versetzten Einnahme. Der negative Einfluss von Calciumcarbonat ist bewiesen.

Gleichzeitige Gabe von Calciumcarbonat vermindert auch die Wirkung von Levothyroxin.

Bei einigen Fluorpräparaten erwähnen die Fachinformationen eine verringerte Resorption durch Calcium, was man durch eine zeitliche Versetzung der Gabe verhindern kann. Auf die Resorption von Fluorid aus Fluorid-Retardzubereitungen hat Cal-

Tab. 3.3: Wirkstoffe, deren Bioverfügbarkeit durch calciumhaltige Präparate vermindert wird.

Wirkstoffe	Fertigarzneimittel (Auswahl)
Bisphosphonate:	
Alendronat	Fosamax®,
Clodronat	Bonefos®, Ostac®,
Etidronat	Didronel®,
Risedronat	Actonel®,
Tiludronat	Skelid®
Chinolone:	
Ciprofloxacin	Ciprobay®
Norfloxacin	Barazan®
Tetracycline:	
Oxytetracyclin	Bisolvomycin®, Tetra-Gelomyrtol®),
Tetracyclin	Achromycin®, Tefilin® u. a.
Eisen(II)-salze	Eryfer®
Estramustin	Estracyt®, Multosin®, Prostamustin®
Fluorid, nicht retardiert	Ospur® F 25
Levothyroxin	L-Thyroxin Henning®

cium demgegenüber ebenso wenig einen Einfluss wie auf Fluor in Form von Natriumfluorophosphat (Mono-Tridin®), weshalb auch Kombinationspräparate (Tridin®) verwendet werden können. Tabelle 3.3 gibt einen Überblick über Wirkstoffe, deren Bioverfügbarkeit durch calciumhaltige Präparate vermindert wird.

Eisenpräparate

Die Eigenschaft von Eisen als resorptionsmindernder Komplexbildner ist kaum untersucht, das Interaktionspotenzial dürfte aber beachtlich sein.

Die meisten Chinolone sind wohl betroffen, am stärksten Ciprofloxacin (hier genügt schon eine Multivitamin-Mineraltablette Centrum® forte, Abb. 3.4) und Norfloxacin, geringer ist der Einfluss bei Moxifloxacin (Avalox®), Sparfloxacin (Zagam®), Levofloxacin und Ofloxacin. Für Gatifloxacin (Bonoq®) gibt es einen positiven Tierversuch. Mit Fleroxacin (Quinodis®) findet laut Fachinformationen keine Wechselwirkung statt.

Die gleichzeitige Gabe von Eisensalzen vermindert die Bioverfügbarkeit aller Tetracycline. Bei Doxycyclin tritt das sogar auch bei einer zeitlichen Versetzung von drei Stunden ein.

Die Resorption und die Wirkung von Levothyroxin sinken durch Eisensulfat.

Carbidopa, Levodopa und α-Methyldopa (Dopegyt®, Presinol® u. a.) erfahren bei gleichzeitiger Gabe von Eisensulfat eine deutliche Verringerung der Bioverfügbarkeit.

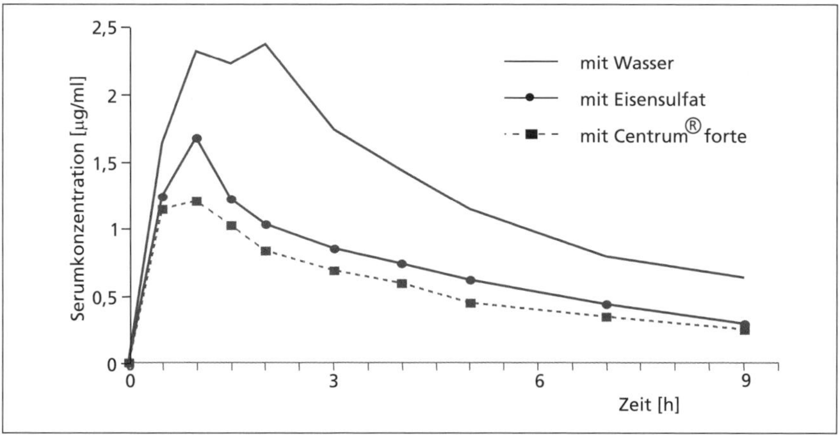

Abb. 3.4: Einfluss einer Tablette Centrum® forte bzw. von 300 mg Eisen(II)-sulfat auf die Bioverfügbarkeit von Ciprofloxacin (Kara 1991).

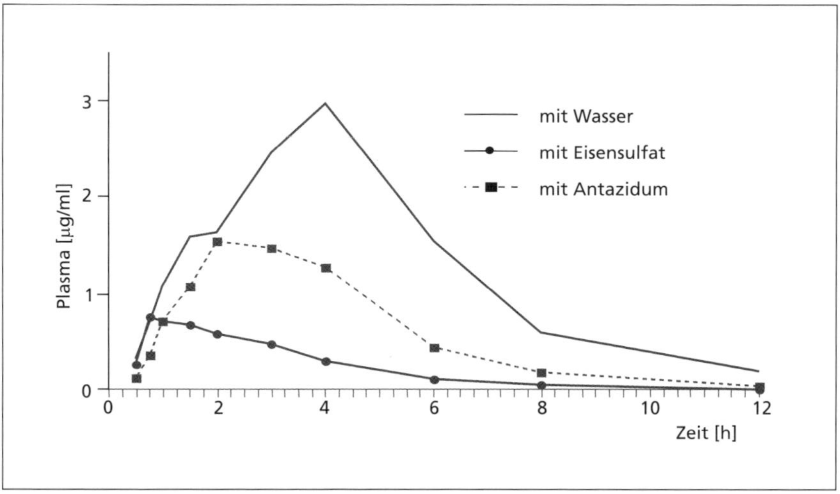

Abb. 3.5: Einfluss von Eisen(II)-sulfat bzw. eines Aluminium-Magnesium-Antazidums auf die Bioverfügbarkeit von Penicillamin (Osman 1983).

Dass Tiopronin (Captimer®) durch Eisensalze weniger wirksam wird, ist einzusehen, denn es wird ja auch zur Behandlung von Eisenvergiftungen als Komplexbildner eingesetzt. Penicillamin (Metalcaptase®, Trolovol®) reagiert auf Eisen ähnlich (Abb. 3.5).

Tab. 3.4: Wirkstoffe, deren Bioverfügbarkeit durch Eisenpräparate vermindert wird.

Wirkstoffe	Fertigarzneimittel (Auswahl)
Bisphosphonate:	
Clodronat	Bonefos®, Ostac®
Etidronat	Didronel®
Risedronat	Actonel®
Chinolone:	
Cinoxacin	Cinobactin®, Cinoxacin®
Ciprofloxacin	Ciprobay®
Enoxacin	Enoxor®?
Gatifloxacin	Bonoq®
Levofloxacin	Tavanic®
Moxifloxacin	Avalox®
Norfloxacin	Barazan®
Ofloxacin	Tarivid®
Pefloxacin	Peflacin®?
Pipemidsäure	Deblaston®?
Sparfloxacin	Zagam®
Wirkstoffe	Fertigarzneimittel (Auswahl)
Tetracycline:	
Doxycyclin,	
Minocyclin	Klinomycin®, Lederderm®,
Oxytetracyclin	Bisolvomycin®, Tetra-Gelomyrtol®
Tetracyclin	Achromycin®, Tefilin®
Levodopa	Dopaflex®
Levodopa/Carbidopa	Isicom®, Nacom® u. a.
Levothyroxin	L-Thyroxin Henning®, Thevier®
α-Methyldopa	Dopegyt®, Presinol® u. a.
Penicillamin	Metalcaptase®, Trolovol®
Tiopronin	Captimer®

Ob die Bisphosphonate durch gleichzeitige Eisengabe beeinträchtigt werden, ist unbekannt. Die Fachinformationen beschreiben es für Clodronat, Etidronat und Risedronat. Im Tierversuch wurde nachgewiesen, dass Eisen(II)-sulfat die Aufnahme von Clodronat in Gewebe und Knochen nahezu vollständig verhindert (s. auch Tab. 3.4).

Zinkpräparate

Zink verursacht nach derzeitigem Wissen nur mit Norfloxacin (Barazan®) und mit Tetracyclin (Achromycin®, Tefilin® u. a.) relevante Wechselwirkungen.

Empfehlungen bei Verwendung von Antazida, Mineralpräparaten oder Aktivkohle:

- Bei Antazida einen Abstand von mindestens zwei Stunden anraten, Gabe immer nach anderen Arzneimitteln (und mit deutlichem Abstand zu Mahlzeiten).
- Gleiches gilt mehr oder weniger für alle Aluminium-, Calcium-, Magnesium- und Eisenpräparate zumindest bei Therapie mit Bisphosphonaten, Chinolonen, Tetracyclinen und Estramustin. Sonderfälle beachten.
- Vorsicht mit Antazida, Mineralpräparaten und Brausezubereitungen bei Niereninsuffizienz und Dialysepflicht.
- Aktivkohle adsorbiert viele andere Arzneistoffe, auch hier Abstand von mindestens zwei Stunden einhalten lassen.

3.2 Antidiarrhoika

3.2.1 Aktivkohle

Medizinische Kohle ist das stärkste therapeutisch genutzte Adsorbens, vor allem für lipophile Substanzen, weswegen sie zur Therapie von Vergiftungen vielseitige Anwendung findet. Als Antidiarrhoikum hat sie ihre frühere Bedeutung verloren und ist nur noch in wenigen Fertigarzneimitteln enthalten, meist mit einem Gehalt von 250 mg je abgeteilte Form.

Aktivkohle vermindert die Resorption vieler Arzneistoffe deutlich bis hin zur vollständigen Verhinderung. Als Verursacher von Wechselwirkungen wird Aktivkohle in den Fachinformationen nur bei allen Herzglykosiden, allen Tetracyclinen und bei einigen oralen Kontrazeptiva genannt, wobei es aber bei den aufgeführten Hormonkombinationen keinen klaren Beweis für eine Verminderung der Wirkung gibt.

Die Tauglichkeit von Aktivkohle zur Behandlung von Vergiftungen ist für viele Arzneistoffe belegt und dies bedeutet immer eine Hemmung der Resorption. Dabei wurden allerdings meist Dosen von 25 bis 50 g verwendet. Ob dann Mengen von maximal 1 g zum gleichen Ergebnis führen, ist unklar. Dennoch sollte Aktivkohle möglichst nicht gleichzeitig mit anderen Pharmaka verabreicht oder es sollte ein zeitlicher Abstand von mindestens zwei Stunden eingehalten werden.

3.2.2 Loperamid

Bei einigen Loperamidpräparaten wird die Gefahr einer antibiotikainduzierten Darmentzündung bei gleichzeitiger Gabe von Antibiotika genannt.

Andere Wechselwirkungen mit Loperamid sind nicht bekannt.

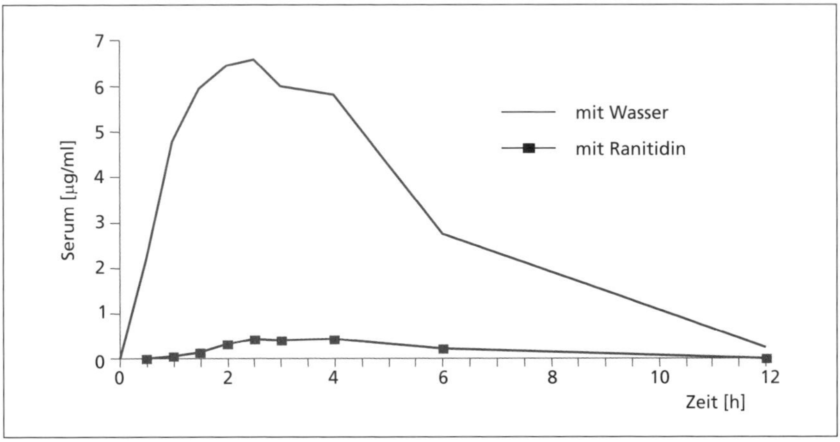

Abb. 3.6: Einfluss von Ranitidin auf die Bioverfügbarkeit von Ketoconazol (Piscitelli 1991).

3.3 Famotidin und Ranitidin

Mit diesen H_2-Blockern lassen sich die pH-Werte des Mageninhalts wesentlich effektiver und zuverlässiger, als mit Antazida anheben und Werte um pH 5 über Stunden einhalten. Damit sind Wechselwirkungen durch Steigerung des Magen-pH – anders als bei Antazida – möglich und wahrscheinlich. Bedeutung hat dies wohl nur bei Ketoconazol (Nizoral®) und Itraconazol (Sempera®): Durch Ranitidin sinkt die Bioverfügbarkeit von Ketoconazol um 95% (Abb. 3.6). Das nahe verwandte Fluconazol (Diflucan®, Fungata®) ist nicht betroffen.

Für Cefpodoximproxetil (Orelox®, Podomexef®) und für Enoxacin (Enoxor®) ist eine Verminderung der Bioverfügbarkeit um rund 30% bei Vorbehandlung mit H_2-Antagonisten nachgewiesen.

Famotidin und Ranitidin verursachen außer mit diesen Substanzen keine relevanten Wechselwirkungen

3.4 Magensaftresistente Zubereitungen

Die Auflösung magensaftresistenter Überzüge ist meist abhängig vom pH-Wert. Sie bleiben im sauren Magen stabil und zerfallen erst im Dünndarm oder Dickdarm. An sich erscheint es logisch, dass eine Anhebung des Magen-pH zu einer vorzeitigen Zerstörung des Überzuges führen könnte.

Die Fachinformationen enthalten solche Vermerke bei einigen Ätherisch-Öl-Präparaten, wie Bronchoforton® und Mentacur®, bei dem Natriumfluorid-Präparat Ossin® und bei den Bisacodyl-Zubereitungen Agaroletten®, Dulcolax® und Laxoberal Bisa®. Dabei soll dies durch Antazida geschehen, bei Agaroletten®, Dulcolax® und Laxoberal Bisa® sogar durch Milch. Bei den zahlreichen weiteren magensaftresistenten Präparaten, ob Diclofenac oder andere, finden sich keine derartigen Angaben.

Wie im Abschnitt Antazida erläutert, ist die Anhebung des Magen-pH durch Antazida geringfügig und kurzzeitig. Dagegen können H_2-Blocker und Protonenpumpenhemmer (z. B. Omeprazol) durchaus den pH auf 5 bis 7 bringen. Auf dadurch bedingte Instabilitäten von magensaftresistenten Überzügen gibt es allerdings (noch?) keine Hinweise in den Fachinformationen oder in der Literatur.

Milch oder Antazida gefährden demnach die Eigenschaften magensaftresistenter Überzüge nicht, gleiches gilt wahrscheinlich auch für H_2-Blocker.

3.5 Laxanzien und Ballaststoffe

3.5.1 Sekretagoge Laxanzien

Anthrachinone, Bisacodyl (Dulcolax®, Laxans ratiopharm® u. a.), Picosulfat (Dulcolax NP®, Laxoberal® u. a.), Phenolphthalein (Agarol®, Darmol®) und Rizinusöl hemmen die Wasser- und Natriumresorption aus dem Darmlumen und steigern den Einstrom von Ionen – auch von Kalium – und Wasser in den Darm (sekretagog).

Sie können pharmakodynamische Wechselwirkungen verursachen, weil die Sekretion von Kalium in den Darm das Serumkalium erniedrigt, was dann eine Verstärkung der Wirkung/Nebenwirkung von Antiarrhythmika und von Herzglykosiden zur Folge hat, denn Kaliummangel wirkt arrhythmogen und erhöht außerdem die Wirkung von Herzglykosiden. Dieser Kaliumverlust kann im Sinn einer Wechselwirkung durch gleichzeitige Gabe kaliumausscheidender Substanzen, wie Thiazid- oder Schleifendiuretika, Süßholzwurzel (s. Kap. 2.2.2) und Mineralocorticoiden weiter gesteigert werden. Niedrige Kaliumserumspiegel sollen auch das Risiko von Rhythmusstörungen durch Sparfloxacin (Zagam®) erhöhen (Tab. 3.5).

Selbst bei länger dauernder Einnahme von Laxanzien ist aber nach heutiger Ansicht ein Kaliumverlust nicht zu befürchten, vorausgesetzt, sie werden in bestimmungsgemäßen Dosen verwendet. Dies belegen Untersuchungen an hunderten von Personen, beispielweise an Querschnittsgelähmten, die ja meist ohne Abführmittel keinen Stuhlgang haben. Bestimmungsgemäß bedeutet: nur alle zwei bis drei Tage und in der angegebenen Dosierung.

Der echte Laxanzienmissbrauch allerdings steigert vor allem dann die Gefahr deutlich, wenn es typischerweise zu einer Monate oder Jahre dauernden Diarrhöe kommt. Die Situation hat sich seit der Unterstellung der Antrachinondrogen unter die Apothe-

Tab. 3.5: Gefährliche Wechselwirkungen bei Missbrauch von sekretagogen und osmotischen Laxanzien.

Betroffene Substanzen	Art der Wechselwirkung
Antiarrhythmika, Herzglykoside	Durch Hypokaliämie Verstärkung der Wirkung/Nebenwirkung
Sparfloxacin (Zagam®)	Durch Hypokaliämie Verstärkung von Rhythmusstörungen
Schleifendiuretika, Thiazide	Verstärkung einer Hypokaliämie
Mineralocorticoide	Verstärkung einer Hypokaliämie
Süßholz (>2 mg pro kg Körpergewicht Glycyrrhizinsäure/Tag)	Verstärkung einer Hypokaliämie

kenpflicht deutlich entschärft, der Verbrauch an Abführmitteln und „Darmpflegen" ist stark zurückgegangen. Missbrauch treiben vor allem Frauen, und hier Anorektikerinnen oder Bulimikerinnen, die sich irrtümlich von Laxanzien eine Gewichtsminderung versprechen.

3.5.2 Osmotische Laxanzien

Schlecht resorbierbare Zucker und Zuckeralkohole (Lactose, Lactitol, Lactulose, Sorbit) verbleiben mehr oder weniger vollständig im Darm und halten dort Wasser und Salze zurück. Sie steigern dadurch und zusätzlich aufgrund eines gesteigerten Bakterienwachstums das Stuhlvolumen. Auch die bakteriell gebildeten Fettsäuren tragen zur abführenden Wirkung bei. Diese osmotischen Laxanzien werden in Bezug auf Wechselwirkungen häufig wie die sekretagogen behandelt, obwohl ein Kaliumverlust mit Lactulose oder ähnlichen Substanzen nach aller Erfahrung nur dann auftreten kann, wenn es bei längerfristiger Einnahme sehr hoher Dosen häufig zu dünnen Stühlen kommt. Bei den salinischen osmotischen Laxanzien (Natrium- oder Magnesiumsulfat) ist dies der drastischeren Wirkung wegen wahrscheinlicher, Dauerverwendung vorausgesetzt.

3.5.3 Quellstoffe/Ballaststoffe

Quellstoffe, wie Leinsamen, Flohsamen, Weizenkleie und Haferkleie sind eigentlich keine Laxanzien. Die Gefahr eines Kaliumverlustes ist ausgeschlossen. Als Wechselwirkung ist vielmehr die Verzögerung oder Verminderung der Resorption anderer Pharmaka zu beachten (s. dazu Kap. 2.1.2 Wechselwirkungen zwischen Arzneimitteln und Nahrung). Insbesondere Kleieprodukte sollten nur in einem mehrstündigen Abstand zu Arzneimitteln eingenommen werden.

Zwei weitere Wechselwirkungen durch Quellmittel werden in den Fachinformationen aufgeführt, allerdings nicht bei allen einschlägigen Präparaten: Durch Flohsamenzubereitungen soll es infolge verzögerten Anflutens von Nahrungsglucose im Blut zur Senkung der Serumglucose mit der Gefahr von Hypoglykämien bei insulinpflichtigen Diabetikern kommen und mit motilitätsvermindernden Antidiarrhoika (Loperamid u. ä.) die Gefahr eines Darmverschlusses bestehen – beides unwahrscheinliche Annahmen.

3.6 Analgetika

3.6.1 Nichtsteroidale Antirheumatika: Acetylsalicylsäure, Ibuprofen und Naproxen

Pharmakokinetik der NSAR

Drei nichtsteroidale Antirheumatika (NSAR) sind nicht verschreibungspflichtig: Die einhundert Jahre alte Acetylsalicylsäure (ASS), Ibuprofen und Naproxen. In Deutschland ist – abgesehen von der Thromboseprophylaxe – ASS nahezu ausschließlich als Analgetikum üblich, also eher gelegentlich und nicht regelmäßig mehrmals täglich. Salicylsäure ist nur noch in Gelonida® NA Saft enthalten, entsteht aber aus ASS im Körper. In anderen Ländern werden dagegen ASS und Salicylate immer noch zur Behandlung rheumatischer Erkrankungen eingesetzt mit täglichen Dosen von 5 bis 8 g für Wochen und Monate. Damit bekommen Wechselwirkungen bei der Salicylatausscheidung durch Antazida eine andere Dimension, während sie bei der gelegentlichen Anwendung praktisch keine Rolle spielen.

Die Löslichkeit und die Lösungsgeschwindigkeit von ASS und Ibuprofen steigen bei gleichzeitiger Gabe von Antazida, zumindest durch Natriumhydrogencarbonat, die Spitzenkonzentrationen und der analgetische Effekt ebenfalls. Das macht man sich – durchaus sinnvoll – bei Brausetabletten und vergleichbaren Formen zunutze (s. Abb. 3.1). Für Naproxen sind derartige Zubereitungen – noch – nicht im Handel.

Acetylsalicylsäure hemmt in Dosen bis 100 mg/Tag nur die Thrombozytenaggregation. Die folgenden Aussagen gelten also – mit Ausnahme von Wechselwirkungen bei der Blutgerinnung – nicht für den Einsatz von ASS zur Prophylaxe von Thrombosen.

Effekte durch Veränderung der Nierenleistung

Alle NSAR hemmen mehr oder weniger stark die Synthese von Prostaglandinen, die auch für die Nierenleistung von Bedeutung sind. Die Nierenfunktion wird allerdings beim Gesunden nicht durch eine gelegentliche Einnahme beeinträchtigt, selten selbst durch jahrelangen Gebrauch der üblichen analgetischen Dosen, wohl aber durch chronischen Missbrauch aller NSAR.

Bei begleitenden Erkrankungen, wie Herzinsuffizienz, Leberzirrhose, Nierenerkrankungen, Diabetes und bei Diuretikatherapie können sie aber eine Niereninsuffizienz induzieren. Eine Herzinsuffizienz macht so auch Acetylsalicylsäure (> 100 mg/Tag), Ibuprofen und Naproxen riskant.

Schleifendiuretika – wie Furosemid (Lasix®) – erhöhen den Blutfluss in der Niere und hemmen die Natriumrückresorption. NSAR antagonisieren den Effekt von Schleifendiuretika und sie schwächen auch die diuretische Wirkung der Thiaziddiuretika (Hydrochlorothiazid u. a.) ab.

Patienten mit Niereninsuffizienz oder Herzinsuffizienz haben außerdem durch NSAR ein erhöhtes Hyperkaliämierisiko, vor allem wenn sie mit kaliumsparenden Diuretika oder ACE-Hemmern behandelt werden.

Und es kann eine Verminderung der mit ACE-Hemmern erzielten Blutdrucksenkung eintreten. Patienten mit Herzinsuffizienz scheinen stärker zu reagieren. So wurde im Deutschen Herzzentrum München bei schwer herzinsuffizienten Patienten eine komplette Aufhebung der kardiovaskulären Effekte von Enalapril (Pres®, Xanef®) durch eine einzige Dosis von 350 mg ASS beobachtet. Da hier noch Klärungsbedarf besteht, sollte ASS bei Herzinsuffizienz nicht als Schmerzmittel verwendet werden. Sogar 100 mg ASS scheinen kritisch zu sein.

Acetylsalicylsäure, Ibuprofen und Naproxen dürfen also prinzipiell nieren- oder herzinsuffizienten Patienten nicht empfohlen werden, vor allem, wenn diese mit ACE-Hemmern, kaliumsparenden Diuretika oder Schleifendiuretika therapiert werden.

ASS in hohen Dosen steigert die Toxizität von Acetazolamid (Glaupax® zur Glaukomtherapie); Lethargie, Inkontinenz und Verwirrung sind mögliche Folgen.

NSAR können den Blutdruck steigern, vor allem bei Langzeittherapie und bei Hypertonikern, die mit Antihypertonika behandelt werden. Ibuprofen und Naproxen wirken sich geringer aus als andere Substanzen, Acetylsalicylsäure hat zumindest in gelegentlichen analgetischen Dosen überhaupt keinen Effekt.

Das Antidepressivum Lithium (Hypnorex®, Lithium Duriles®, Quilonum®) hat eine geringe therapeutische Breite. Wechselwirkungen unter Erhöhung der Plasmakonzentration sind deshalb kritisch. Acetylsalicylsäure verändert im Gegensatz zu einigen NSAR die Lithiumspiegel nicht, Ibuprofen und Naproxen dagegen können sie steigern. Dazu sind allerdings bei Ibuprofen Dosen von 1200 bis 1800 mg erforderlich. Ibuprofen und Naproxen sollten Patienten mit Lithiumtherapie nicht empfohlen werden.

Der Folsäureantagonist Methotrexat (Lantarel®, Methotrexat Lederle®) wird als Zytostatikum und in niedriger Dosierung als Basistherapeutikum bei rheumatoider Arthritis und bei Psoriasis eingesetzt. Salicylsäure, möglicherweise alle NSAR, vermindern seine Ausscheidung und steigern dadurch die Blutspiegel und die Toxizität. Prinzipiell wird insbesondere bei der zytostatischen Dosierung vor der Kombination NSAR-Methotrexat gewarnt.

Tab. 3.6: Wechselwirkungen mit Acetylsalicylsäure, Ibuprofen und Naproxen; renale Effekte.

Wirkstoff	Effekt der Wechselwirkung
Schleifendiuretika, Thiaziddiuretika	Diuretikawirkung vermindert, ZNS-Toxizität von Salicylat erhöht
Kaliumretinierende Diuretika, ACE-Hemmer	Hyperkaliämierisiko bei Herz- und Niereninsuffizenz
ACE-Hemmer	ASS: bei Herzinsuffizienz Aufhebung der kardiovaskulären Effekte
Acetazolamid	ASS, höhere Dosen: Acetazolamidspiegel steigt, ZNS-Toxizität von Acetazolamid erhöht
Antihypertonika	Ibuprofen und Naproxen vermindern die Wirkung geringfügig bei mehrwöchiger Gabe ASS: kein Einfluss
Ciclosporin	Gefahr einer Nierenschädigung steigt
Lithium	Ibuprofen und Naproxen können die Ausscheidung vermindern, verstärkte Lithiumwirkung ASS: kein Einfluss
Methotrexat	Verminderung der MTX-Ausscheidung, kritisch vor allem bei hohen MTX-Dosen

Die Gefahr einer Nierenschädigung steigt bei Kombination von Ciclosporin (Sandimmun®) mit Acetylsalicylsäure, Ibuprofen und Naproxen (Tab. 3.6).

Schädigung der Magenschleimhaut

Prostaglandine sind für die Schutzfunktionen des Magens verantwortlich, sie vermindern die Säuresekretion, steigern die Schleimhautdurchblutung, die Schleimbildung und die Hydrogencarbonatsekretion. NSAR verursachen deshalb durch ihre Prostaglandinhemmung eine mehr oder weniger ausgeprägte Anfälligkeit der Magenschleimhaut für Schädigungen und verstärken gleichartige Nebenwirkungen anderer Substanzen, wie Alkohol oder Corticosteroide. Die gleichzeitige Gabe von Vitamin C kann offensichtlich Blutungen und Erosionen im Magen durch NSAR vermindern, was zumindest für die Kombination ASS-Ascorbinsäure nachgewiesen ist.

Antidiabetika

Salicylate in höheren Dosen (2 bis 3 g täglich) senken die Blutglucose. ASS ist deshalb bei Therapie mit oralen Antidiabetika und mit Insulin nur in kleineren Dosen erlaubt. Ibuprofen, Naproxen und andere NSAR sind unbedenklich.

Tab. 3.7: Weitere Wechselwirkungen mit Acetylsalicylsäure, Ibuprofen und Naproxen.

Wirkstoff	Art der Wechselwirkung
Alkohol, Corticosteroide	Ulzerogene Wirkung gesteigert
Antidiabetika, orale, Insulin	ASS: Dosen > 2 g/Tag steigern die Insulinfreisetzung. Wirkung gesteigert Ibuprofen, Naproxen: kein Effekt
Antikoagulanzien orale, Heparine	ASS steigert Blutungsneigung durch: ▪ Irreversible Hemmung der Thrombozytenfunktion ▪ Hemmung der Synthese von Gerinnungsfaktoren (ab 3 bis 6 g/Tag) ▪ Schädigung der Magenschleimhaut Ibuprofen, Naproxen: ▪ Reversible Hemmung der Thrombozytenfunktion erst bei hohen Dosen ▪ Geringe Schädigung der Magen- und Darmschleimhaut
Phenytoin (Epanutin®, Phenhydan®, Zentropil®)	ASS, Ibuprofen und Naproxen: Bei hoher Dosierung beider Partner Veränderung der Phenytoin-Serumspiegel möglich
Ticlopidin (Tiklyd®), Clopidogrel (Iscover®, Plavix®)	ASS, Ibuprofen und Naproxen: Verstärkte Thrombozyten-Aggregationshemmung möglich
Valproinsäure	ASS in hohen Dosen: Hemmung der Valproin-Metabolisierung, Steigerung der Toxizität. Naproxen: Verminderung der Valproinspiegel möglich.
Zidovudin (Combivir®, Retrovir®, Trizivir®)	ASS, Naproxen: Bei Langzeitgabe hoher Dosen Steigerung der Zidovudin-Serumspiegel möglich.

Orale Antikoagulanzien und Heparine

Orale Antikoagulanzien, wie Phenprocoumon (Marcumar® u. a.) vermindern die Bildung mehrerer Gerinnungsfaktoren. Auch ASS wirkt so und sie hemmt außerdem die Plättchenaggregation irreversibel. Zusätzlich erhöht sie durch ihre schleimhautreizende Eigenschaft die Gefahr von Magenblutungen. ASS ist deshalb bei Patienten unter Antikoagulanzientherapie absolut kontraindiziert. Sogar äußerlich appliziertes Salicylat oder Methylsalicylat soll Komplikationen verursachen, zumindest bei hoher Dosierung und großflächiger Anwendung, wie sie mit entsprechenden Rheumaeinreibungen vorkommen kann.

Ibuprofen und Naproxen dagegen hemmen die Plättchenfunktion nur reversibel und verlängern die Blutungszeit geringfügig, beeinflussen nicht die Synthese von Gerinnungsfaktoren und schädigen die Magenschleimhaut weniger als ASS. Dennoch ist aufgrund einiger Fallberichte ihre Verwendung zu Antikoagulanzien umstritten.

Der gemeinsame Einsatz von ASS, Ibuprofen oder Naproxen mit anderen Hemmern der Thrombozytenaggregation, wie Clopidogrel (Iscover®, Plavix®), vor allem aber mit

Ticlopidin (Tiklyd®) ist zu vermeiden oder erfordert doch zumindest laufende Laborkontrollen.

ASS eignet sich auch nicht für Patienten, die mit Heparinen behandelt werden. Andere Antirheumatika oder Analgetika sind unbedenklich. Dennoch wird bei allen Ibuprofen- und Naproxenpräparaten eine Kontrolle bei Anwendung blutgerinnungshemmender Mittel empfohlen.

Phenytoin

Acetylsalicylsäure, Ibuprofen und Naproxen können die Serumkonzentration von Phenytoin (Epanutin®, Phenhydan®, Zentropil®) in Abhängigkeit von der Dosierung beider Partner verändern.

Probenecid

Probenecid (Probenecid Weimer®) verlangsamt die Ausscheidung von Naproxen und steigert seine Serumkonzentration. Dies ist nur bei hohen Naproxen-Dosen relevant.

Valproinsäure

Salicylat hemmt die Metabolisierung von Valproinsäure (Convulex®, Ergenyl®, Orfiril® u. a.). Dadurch können die Konzentrationen an freier Valproinsäure um mehr als 50% zunehmen; die Toxizität steigt. In den Fachinformationen wird auf eine Verstärkung der Blutungsneigung (einer Nebenwirkung von Valproinat) durch ASS hingewiesen. Acetylsalicylsäure darf zumindest in höheren Dosen (> 3 g?) nicht mit Valproinsäure kombiniert werden. Naproxen kann die Valproinsäurespiegel senken, die klinische Relevanz ist nicht geklärt. Ibuprofen beeinflusst Valproinsäure nicht.

Zidovudin

Naproxen, möglicherweise auch Acetylsalicylsäure, hemmt die Metabolisierung von Zidovudin (Combivir®, Retrovir®, Trizivir®) und steigert die Serumspiegel. Eine kurzzeitige Gabe dieser NSAR unter Einhaltung der empfohlenen Dosis ist unbedenklich.

3.6.2 Paracetamol, Phenazon und Propyphenazon

Paracetamol, Phenazon (Aequiton®-P, Migränin® u. a.) und Propyphenazon (Isoprochin® P, Optalidon® N, Saridon® u. a.) gehören zu den neutralen oder schwach basischen Substanzen. Sie hemmen in der Peripherie die Prostaglandinsynthese nur geringfügig. Dadurch entfallen die meisten der für die sauren NSAR typischen Neben- und Wechselwirkungen.

Tab. 3.8: **Wechselwirkungen mit Paracetamol.**

Wirkstoff	Art der Wechselwirkung
Alkohol bei Missbrauch	Gefahr einer Leberschädigung steigt
Antikoagulanzien, orale	Blutungsgefahr steigt bei Dosen über 2 g wöchentlich
Metoclopramid	Resorption von Paracetamol beschleunigt, erwünschte Wechselwirkung

Resorption

Paracetamol und Phenazon bzw. Propyphenazon werden im Dünndarm rasch resorbiert. Eine beschleunigte Magenpassage durch Metoclopramid beschleunigt die Resorption von Paracetamol unter Erhöhung der Maximalspiegel. Diese Wechselwirkung wird in Kombinationspräparaten zur Behandlung der Migräne therapeutisch genutzt (Migräne-Neuridal®, Migränerton®).

Metabolisierung

Die Metabolisierung von Paracetamol erfolgt zu rund 90% durch Umsetzung mit Glucuronsäure oder Schwefelsäure (Konjugation) zu ungiftigen und gut eliminierbaren Substanzen. Etwa 5% aber werden zu lebertoxischen Metaboliten oxidiert und diese dann weiter durch Konjugation mit Glutathion entgiftet, zumindest bei den üblichen Paracetamoldosen. Im Fall einer Überdosierung von Paracetamol steht aber nicht mehr genügend Glutathion zur Verfügung, es kommt zur Leberschädigung bis hin zu tödlichen Folgen. Substanzen, die diese Oxidation von Paracetamol fördern, erhöhen die Toxizität, und hier vor allem Alkohol bei chronischem Abusus. Da er zusätzlich Glutathion verbraucht und so die Entgiftung der Oxidationsprodukte durch Konjugation mit Glutathion verringert, steigt die Gefahr einer Leberschädigung (Tab. 3.8). Hoher Alkoholkonsum und Paracetamol vertragen sich also nicht.

Für Phenazon und Propyphenazon sind keine klinisch bedeutsamen Einflüsse auf die Metabolisierung durch andere Substanzen bekannt.

Orale Antikoagulanzien

Paracetamol gilt eigentlich als Analgetikum der Wahl für Patienten, die orale Antikoagulanzien erhalten, denn es hat keinen Einfluss auf die Blutungszeit und auf die Plättchenaggregation. Dennoch gibt es Fallberichte über Wechselwirkungen. Bei einer Dosis ab 2,5 g wöchentlich steigt die Blutungsneigung bereits um den Faktor 3,5 und ab 9 g um den Faktor 10. Die Gefahr ist nicht nur durch Schmerztabletten, sondern auch durch eine längere Behandlung von Erkältungskrankheiten mit paracetamolhal-

Tab. 3.9: Analgetika, wann nicht?

Analgetikum	Nicht anwenden bei
Acetylsalicylsäure	Diabetes (hohe Dosierung) Herzinsuffizienz Niereninsuffizienz Therapie mit ▪ Acetazolamid ▪ Oralen Antikoagulanzien und Heparin ▪ Ciclosporin ▪ Corticosteroiden ▪ Methotrexat ▪ Phenytoin ▪ Thrombozytenaggregationshemmern ▪ Valproinsäure (hohe ASS-Dosierung)
Ibuprofen, Naproxen	Herzinsuffizienz Niereninsuffizienz Therapie mit ▪ Oralen Antikoagulanzien ▪ Ciclosporin ▪ Corticosteroiden ▪ Lithium ▪ Methotrexat ▪ Phenytoin ▪ Thrombozytenaggregationshemmern
Paracetamol	Patienten mit Alkoholmissbrauch Therapie mit oralen Antikoagulanzien (nicht mehr als 2 g wöchentlich!)

tigen Grippetabletten oder Grippegetränken gegeben, denn tägliche Paracetamoldosen von 2 g und mehr entsprechen hier der Normdosierung.

Bis zur Klärung der Relevanz dieser Wechselwirkung sollte bei einer Therapie mit oralen Antikoagulanzien Paracetamol nur in Dosen bis zu 2 g wöchentlich verwendet werden. Dosen bis 2 g sind bei **eintägiger** Gabe unbedenklich.

3.7 Antihistaminika und Hypnotika

Wenn Antihistaminika die Blut-Hirn-Schranke passieren können, besitzen sie einen mehr oder weniger ausgeprägten sedierenden Effekt und verstärken dann die sedierende Wirkung von Alkohol und zahlreichen zentral wirkenden Substanzen. Diese wichtigste Wechselwirkung durch Antihistaminika wird in der Roten Liste bei den meisten Substanzen als alleinige genannt. Die Sedierung ist am stärksten ausgeprägt bei Diphenhydramin, Dimenhydrinat und bei Doxylamin, weswegen diese Verbindun-

Tab. 3.10: **Wechselwirkungen mit Antihistaminika.**

Wirkstoff	Art der Wechselwirkung
Alkohol und zentral sedierende: Analgetika (Opioide), Antidepressiva, Antiepileptika, Hypnotika, Neuroleptika, Tranquilizer	Verstärkung der zentralen Sedierung, vor allem bei Dimenhydrinat, Diphenhydramin, Dimetinden und Doxylamin. Nicht bei Cetirizin (Zyrtec®), Levocetirizin (Xusal®), Loratadin (Lisino®) und Desloratadin (Aerius®).
Anticholinerge: Antidepressiva, MAO-Hemmer, Neuroleptika (Phenothiazine), Parasympatholytika	Verstärkung der anticholinergen Wirkung (Mundtrockenheit, Verstopfung, Gefahr eines Darmverschlusses, eines Glaukomanfalls, einer Harnretention), vor allem bei Diphenhydramin und Dimenhydrinat
Hauttests	Falsch negative Ergebnisse, 48 Stunden vorher absetzen

gen auch vorrangig als Sedativa dienen. Eine mittlere Wirksamkeit haben Chlorphenoxamin (Rodavan®, Systral®) und Dimetinden (Fenistil®). Bei den neueren Substanzen, wie Cetirizin (Zyrtec®), Levocetirizin (Xusal®), Loratadin (Lisino®) und Desloratadin (Aerius®) ist sie sehr schwach oder nicht vorhanden, wird aber teilweise angegeben.

Zu diesen sedierenden kommen vor allem bei Diphenhydramin und Dimenhydrinat anticholinerge Effekte, die eine Verstärkung aller anticholinergen Pharmaka verursachen. Als Interaktionspartner gelten alle Parasympatholytika (z. B. Antiparkinsonmittel, wie Trihexylphenidyl (Artane®), Biperiden (Akineton®), Metixen (Tremarit® u. a.), tri- und tetrazyklische Antidepressiva, MAO-Hemmer vom Typ Tranylcypromin (Jatrosom®) und Neuroleptika. Die Wechselwirkung äußert sich in Mundtrockenheit, Verstopfung, Gefahr eines Glaukomanfalls, Harnretention und Gefahr eines Darmverschlusses. Derartige Kombinationen muss man vermeiden (Tab. 3.10).

Es versteht sich von selbst, dass alle Antihistaminika Hauttests zur Diagnose von Allergien beeinflussen können und deshalb mindestens 48 Stunden vorher abzusetzen sind.

3.8 Antitussiva und Expektoranzien

3.8.1 Antitussiva

Antitussiva haben ein sehr geringes Wechselwirkungsspektrum (Tab. 3.11).

Einige verstärken die Sedierung durch andere Pharmaka und durch Alkohol. Dies gilt für Dextromethorphan (Wick Formel 44 Hustenstiller®, Contac H®, Tuss Hustenstiller® u. a.), Dropropizin (Larylin® Hustenstiller) und Pentoxyverin (Sedotussin®), nicht

Tab. 3.11: Wechselwirkungen mit Antitussiva.

Wirkstoff	Art der Wechselwirkung
Alkohol, sedierende Substanzen	Verstärkung der Sedierung durch Dextromethorphan, Dropropizin, Pentoxyverin
MAO-Hemmer	Durch Dextromethorphan Erregung, Fieber, Blutdruckabfall, Koma möglich

Tab. 3.12: Wechselwirkungen mit Expektoranzien.

Wirkstoff	Art der Wechselwirkung
Antibiotika	Verminderung der Wirkung durch Acetylcystein, unwahrscheinlich Ambroxol, Bromhexin: Antibiotikaspiegel in Lungengewebe und Sputum steigt bei einigen Antibiotika, erwünscht
Antitussiva	Sekretstau, unwahrscheinlich
Muskelrelaxierende oder sedierende Substanzen	Guaifenesin: Verstärkung von Muskelrelaxation oder Sedierung
Antiarrhythmika, Herzglykoside, Thiaziddiuretika, Schleifendiuretika	Süßholz: durch Kaliummangel Wirkung oder Nebenwirkung verstärkt

aber für Pipazetat (Selvigon®), Clobutinol (Silomat®, Stas Hustenstiller® u. a.) und Benproperin (Tussafug®).

Dextromethorphan soll bei gemeinsamer Verabreichung mit MAO-Hemmern Fieber, Erregungszustände, Blutdruckabfall, Kreislaufinstabilität und Koma verursachen können. Obwohl es der weltweit am häufigsten verwendete nicht verschreibungspflichtige Hustenblocker ist, kam es bisher nur zu einigen wenigen Vorfällen und wahrscheinlich löst auch nur Tranylcypromin (Jatrosom®) diese Wechselwirkung aus, nicht aber Moclobemid (Aurorix®).

3.8.2 Expektoranzien

Auch bei den Expektoranzien hat man nur wenige Wechselwirkungen zu beachten.

Wie in Kapitel 2.2.2 Wechselwirkungen mit der Nahrung beschrieben, kann Glycyrrhizinsäure aus Lakritze und anderen Süßholzwurzelzubereitungen zu Kaliumverlusten führen und dadurch die Toxizität von Herzglykosiden oder Antiarrhythmika steigern und Kaliumverluste durch Thiazide und Schleifendiuretika verstärken. Da außerdem Natrium zurückgehalten wird, kann die Wirkung von Antihypertonika abnehmen. Bei Mengen unter 150 mg Glycyrrhizinsäure oder unter 2 mg pro kg Körpergewicht besteht diese Gefahr nicht. Sie geht ohnehin weniger von Arzneimitteln, als von Lakritz-Süßigkeiten aus, die bis zu 500 mg Glycyrrhizinsäure je 100 g enthalten können. Für Lebensmittel gibt es leider bislang noch keine Grenzwerte und keine Warnhinweise.

Guaifenesin wirkt muskelentspannend und schwach sedierend (früher in vielen Schlafmitteln, heute nur noch in Dolestan® forte comp.) und verstärkt damit derartige Effekte bei anderen Pharmaka oder die Sedierung durch Alkohol.

Positiv zu bewerten ist die höhere Konzentration einiger Antibiotika (Amoxicillin, Cefuroxim, Doxycyclin, Erythromycin) im Lungengewebe oder Sputum durch Ambroxol und Bromhexin, was ja zumindest in Form der zahlreichen Doxycyclin-Ambroxol-Kombinationen therapeutisch genutzt wird.

Der Sekretstau bei gleichzeitiger Therapie mit schleimlösenden und hustenblockenden Wirkstoffen ist eher theoretisch und widerspricht zumindest bei den nicht verschreibungspflichtigen Hustenblockern den Erfahrungen jahrzehntelanger gemeinsamer Anwendung. Heute empfiehlt man tagsüber die Gabe von Expektoranzien und bei Bedarf Antitussiva nachts.

Die in vielen Beipackzetteln beschriebene Verminderung der Wirkung von Antibiotika durch Acetylcystein ist nicht zu befürchten.

3.9 Sympathomimetika

Sympathomimetika haben mehrere Indikationen:

- Hypotonie: Ephedrin, Pholedrin, Etilefrin, Midodrin, Norfenefrin, Octodrin, Oxedrin, Oxilofrin
- Übergewicht: Ephedrin, Phenylpropanolamin
- Erkältungen: Ephedrin, Phenylpropanolamin, Pseudoephedrin, Phenylephrin und in Nasentropfen alle aus Gruppe 3
- Konjunktivitis: Oxedrin, Phenylephrin (auch Pupillenerweiterung) und alle aus Gruppe 3.

Sympathomimetika teilt man in drei Wirkgruppen und damit auch in drei Wechselwirkungsgruppen ein:

- Gruppe 1, indirekte Sympathomimetika: Ephedrin (z. B. Perdiphen®, Wick Medinait®), Phenylpropanolamin (Contac®, Rhinopront®), Pholedrin (Adyston®), Pseudoephedrin (Olynth® Kombi). Sie hemmen die Wiederaufnahme von Noradrenalin und/oder setzen Noradrenalin aus den Speichern frei, erhöhen also die Noradrenalinkonzentration an den Rezeptoren.
- Gruppe 2, direkte Sympathomimetika: Etilefrin (Effortil®), Midodrin (Gutron®), Norfenefrin (Novadral®, Ordinal®), Octodrin (Ordinal®), Oxedrin (Pasgensin®), Oxi-

lofrin (Carnigen®), Phenylephrin (Rhinopront®, Rhinotussal®). Sie erregen direkt sympathische α_1- und α_2-Rezeptoren.

- Gruppe 3, Sympathomimetika zur Anwendung am Auge oder in der Nase: Ephedrin, Naphazolin, Oxymetazolin, Phenylephrin, Tetryzolin, Tramazolin, Xylometazolin.

3.9.1 Sympathomimetika zur systemischen Anwendung – Gruppe 1 und 2

In der ABDA-Datenbank und an anderer Stelle werden jeweils als schwerwiegende Interaktionen beschrieben:

- Für alle direkten Sympathomimetika außer Octodrin, also für Etilefrin, Midodrin, Norfenefrin, Oxedrin, Oxilofrin und Phenylephrin: Hochdruckkrisen und Herzrhythmusstörungen durch tri- und tetrazyklische Antidepressiva.
- Für die direkten Sympathomimetika Etilefrin und Phenylephrin: Gefäßverengung und Blutdruckanstieg durch β-Blocker. Für Phenylephrin: Blutdruckanstieg durch MAO-Hemmer (s. u.).
- Für die indirekten Sympathomimetika Ephedrin, Phenylpropanolamin, Pholedrin und Pseudoephedrin: Blutdruckanstieg und hypertensive Krisen durch MAO-Hemmer, auch durch Moclobemid und das Antibiotikum Linezolid (Zyvoxid®).

In den Fachinformationen oder in der Roten Liste werden noch folgende Interaktionen genannt:

- Für Pholedrin (indirekt) und Etilefrin, Midodrin, Oxilofrin, Phenylephrin (direkt): mit Herzglykosiden Rhythmusstörungen und Antagonisierung der Bradykardie.
- Für indirekte Sympathomimetika: die antihypertensive Wirkung von Guanethidin (Esimil® u. a.) sinkt. Gleichzeitig nimmt die Wirkung der Sympathomimetika ab.
- Direkte Sympathomimetika: Hier kommt es zu einer Verstärkung der Wirkung durch Guanethidin, der Blutdruck kann gefährlich ansteigen.
- Ephedrin und Phenylpropanolamin sollen die blutdrucksenkende Wirkung von α-Methyldopa (Dopegyt®, Presinol® u. a.) vermindern.

Tabelle 3.13 listet wichtige Wechselwirkungen auf.

3.9.2 Sympathomimetika zur Anwendung an Auge und Nase – Gruppe 3

An Auge und Nase werden das indirekte Sympathomimetikum Ephedrin (Rhinoguttae®) und die direkten Sympathomimetika Naphazolin (Privin®, Oculosan®), Oxymetazolin (Nasivin®, Wick Sinex®), Phenylephrin (Vibrocil®, Visadron®, Zincfrin®), Tetry-

Tab. 3.13: Wechselwirkungen mit Sympathomimetika.

Wirkstoffe	Art der Wechselwirkungen
Antidepressiva trizyklisch/tetrazyklisch	Direkte: Verstärkung der Noradrenalinwirkung, Hochdruckkrisen, Herzrhythmusstörungen
β-Blocker	Direkte (Etilefrin?, Phenylephrin): Blutdruckanstieg, Bradykardie
MAO-Hemmer	Indirekte: Blutdruckanstieg, Hochdruckkrisen, direkte: nur mit Phenylephrin
Herzglykoside	Indirekte (Ephedrin, Pholedrin), direkte (Etilefrin, Midodrin, Oxilofrin, Phenylephrin): Antagonisierung der Bradykardie, Rhythmusstörungen
Guanethidin (Esimil®)	Indirekte: antihypertensive Wirkung sinkt direkte: sympathomimetische Wirkung verstärkt, Blutdrucksteigerung
α-Methyldopa (Dopegyt®, Presinol® u. a.)	Ephedrin, Phenylephrin: Verminderung der antihypertensiven Wirkung

Tab. 3.14: Wechselwirkungen mit Sympathomimetika zur Anwendung an Auge und Nase.

Wirkstoffe	Art der Wechselwirkungen
Antidepressiva trizyklisch/tetrazyklisch	Phenylephrin: Blutdruckanstieg, verstärkte Vasokonstriktion
β-Blocker	Phenylephrin: Blutdruckanstieg, verstärkte Vasokonstriktion
MAO-Hemmer	Phenylephrin: Blutdruckanstieg, verstärkte Vasokonstriktion

zolin (Berberil®, Tyzine®, Yxin® u. a.), Tramazolin (Biciron®, Ellatun®, Rhinospray®) und Xylomethazolin (Balkis®, Nasenspray ratiopharm®, Olynth®, Otriven® u. a.) angewendet.

In der ABDA-Datenbank sind nur Wechselwirkungen mit Phenylephrin genannt und hier für hochdosierte (verschreibungspflichtige) Phenylephrin-Augentropfen die bereits erwähnte schwerwiegende Interaktion mit β-Blockern (Blutdruckanstieg, Vasokonstriktion) und – nun auch für niedrig dosierte, nicht verschreibungspflichtige Phenylephrin-Augen- und -Nasentropfen – die ebenfalls schwerwiegende Interaktion mit Antidepressiva und mit MAO-Hemmern (hypertensive Krisen).

In der Roten Liste und in den Fachinformationen sind sie teilweise – neben weiteren – auch für die anderen Wirkstoffe aufgeführt. Das setzt aber deren Resorption mit einem Erreichen wirksamer Konzentrationen voraus – ein höchstens beim Säugling und Kleinkind wahrscheinlicher Vorgang.

3.10 Vitamine

3.10.1 Vitamin B_6

Dopamin vermindert die Symptome eines Morbus Parkinson. Da es die Blut-Hirn-Schranke nicht passiert, seine Wirkung aber nur im Gehirn entfalten kann, verabreicht man es in Form der hirngängigen Vorstufe (pro-drug) Levodopa. Diese Aminosäure wird enzymatisch unter Mitwirkung von Vitamin B_6 (Pyridoxin) aber bereits im Darm und im Blut teilweise abgebaut. Zufuhr von Vitamin B_6 vermindert also die Levodopawirkung. Heute ist es üblich, Levodopa mit einem Enzymhemmer (Carbidopa in Nacom®, Benserazid in Madopar®) zu kombinieren. Dann wirkt sich zusätzliches Pyridoxin wahrscheinlich erst in Mengen ab 50 mg täglich negativ aus. Multivitaminpräparate sind demnach unbedenklich, nicht aber Zubereitungen, die zur Behandlung des prämenstruellen Syndroms (Bonasanit®) oder bei Nervenschmerzen (neurotrope Vitamine, z. B. B_6-Vicotrat®, Dolo-Neurobion®, Medivitan® N neuro) Verwendung finden.

3.10.2 Vitamin C

Ascorbinsäure hat keine Bedeutung als Auslöser unerwünschter Interaktionen. Sie beeinflusst auch trotz gegenteiliger Angaben die Ausscheidung von Antidepressiva und anderen basischen Arzneistoffen nicht. Doch sei hier auf eine durchaus erwünschte Wechselwirkung hingewiesen: Vitamin C verbessert die Aufnahme von Eisen, auch von Eisen aus der Nahrung.

3.10.3 Vitamin E

α-Tocopherol soll – zumindest in höheren Dosen – das Gerinnungssystem beeinflussen. Die Blutungsneigung kann zunehmen, wenn die Wirkung von Vitamin K bereits vermindert ist, also bei Behandlung mit oralen Antikoagulanzien. Bei Dosen unter 400 IE pro Tag hat dies beim Menschen keine Bedeutung, bei höheren Werten ist Vorsicht geboten. Mit oralen Antikoagulanzien behandelte Patienten sollten Vitamin E in Dosen über 400 IE pro Tag nur nach Rücksprache mit dem Arzt verwenden.

3.10.4 Coenzym Q10 (Ubichinon)

Bei einigen Patienten schwächte Coenzym Q10 die Wirkung oraler Antikoagulanzien ab. Inwieweit es sich dabei um eine allgemein gültige Wechselwirkung handelt, ist

Tab. 3.15: Wechselwirkungen mit Vitaminen und Verwandten.

Vitamin	Art der Wechselwirkung
Vitamin B_6	Ab 50 mg Verminderung der Wirkung von Levodopa auch bei Kombination mit Decarboxylasehemmer möglich
Vitamin C	Verbesserung der Eisenresorption, vorteilhaft
Vitamin E	Ab 400 IE täglich Verminderung der Wirkung oraler Antikoagulanzien möglich
Coenzym Q10	Ab 30 mg täglich Verminderung der Wirkung oraler Antikoagulanzien möglich

noch unklar. Doch sollten mit oralen Antikoagulanzien behandelte Personen auf einen möglichen Einfluss von Coenzym Q10 hingewiesen werden.

3.11 Phytopharmaka

Noch vor wenigen Jahren gab es kaum Literatur über Wechselwirkungen von Phytopharmaka mit anderen Arzneistoffen. Seit 1999 steigt die Zahl der Publikationen deutlich an, was auch auf die überall zunehmende Beliebtheit und Verbreitung pflanzlicher Arzneimittel zurückzuführen ist. Es handelt sich dabei nahezu ausschließlich um Übersichtsartikel oder um Handbücher, die eine Vielzahl theoretisch möglicher Interaktionen beschreiben. So warnen inzwischen nordamerikanische Anästhesisten vor Wechselwirkungen mit allen im folgenden besprochenen Drogen und raten dazu, sie rechtzeitig vor Operationen abzusetzen. Von wenigen Pflanzen abgesehen (etwa Johanniskraut, Süßholz, Ephedra) gibt es freilich dazu kaum Fallberichte und nur in wenigen Ausnahmefällen aussagefähige systematische Untersuchungen. Die allgemeine Gültigkeit und die klinische Relevanz sind deshalb derzeit noch nicht abzuschätzen. Das wird sich höchstwahrscheinlich in den kommenden Jahren ändern und es empfiehlt sich, die Literatur aufmerksam zu verfolgen. Prinzipiell ist es sicherlich zu begrüßen, dass man sich auch der Risiken von Phytotherapeutika bewusst wird. Wir alle kennen ja die weit verbreitete irrige Auffassung, pflanzlich sei bei Arzneimitteln ein Synonym für harmlos.

3.11.1 Allium sativum

Eine der Wirkungen von Knoblauch ist die dosisabhängige Hemmung der Thrombozytenaggregation und die Verlängerung der Blutungs- und Gerinnungszeit. Wechselwirkungen unter Verstärkung der Wirkung sind deshalb mit Acetylsalicylsäure und Antikoagulantien theoretisch möglich, aber nicht belegt.

3.11.2 Ephedra

Ephedrakraut fand bei uns arzneilich praktisch keine Verwendung mehr. Als Droge der chinesischen Medizin (Ma Huang) und als Bestandteil vor allem US-amerikanischer Nahrungsergänzungsmittel scheint der Gebrauch wieder zuzunehmen. Es enthält als Hauptalkaloid Ephedrin und ist deshalb prinzipiell wie dieses zu bewerten, jedoch macht ein stark schwankender Alkaloidgehalt die Anwendung unsicherer. Vorfälle – auch letale – mit ephedraalkaloidhaltigen Nahrungsergänzungsmitteln sind in großer Zahl belegt. Mögliche Wechselwirkungen zeigt Tab. 3.13. In Deutschland darf Ephedra laut Aufbereitungsmonographie nur zur Behandlung von Atemwegserkrankungen mit leichtem Bronchospasmus abgegeben werden.

3.11.3 Ginkgo biloba

Ginkgowirkstoffe hemmen die Thrombozytenaggregation und können so die Gerinnung beeinflussen. Es gibt Berichte über Komplikationen, darunter je eine vermutliche Wechselwirkung mit Acetylsalicylsäure und mit Warfarin (Coumadin®). Es kam zu Blutungen im Auge bzw. im Gehirn. In den Fachinformationen einiger Ginkgo-Präparate wird auf eine mögliche Interaktion mit Acetylsalicylsäure verwiesen.

3.11.4 Ginseng

Ginseng wirkt unter anderem hemmend auf die Thrombozytenaggregation und blutzuckersenkend. Ein Fallbericht beschreibt eine Wechselwirkung mit Warfarin, wobei allerdings dessen Wirkung abnahm.

3.11.5 Hypericum

Im Dezember 1999 warnte die Arzneimittelkommission erstmals vor möglichen Wechselwirkungen durch Johanniskrautzubereitungen, vor allem mit Antikoagulanzien, Ciclosporin und oralen Kontrazeptiva.

Diese pharmakokinetischen Interaktionen gehen wahrscheinlich auf die Steigerung der Aktivität (Induktion) einiger oxidierender Enzyme oder eines Transportsystems durch Hypericumextrakte zurück. Die Plasmakonzentrationen der betroffenen Pharmaka nehmen ab, in einem Fall mit Ciclosporin um 75%. Wirkminderungen sind

Tab. 3.16: Phamakokinetische Wechselwirkungen durch Hypericum unter Verminderung der Plasmaspiegel oder der Wirkung.

Wirkstoff	Fertigarzneinmittel (Auswahl)
Antidepressiva:	
Amitriptylin	Saroten®
Nortriptylin	Nortrilen®
Antikoagulanzien, orale:	
Phenprocoumon	Marcumar®, Phenpro® ratiopharm
Warfarin	Coumadin®
HIV-Therapeutika:	
Amprenavir	Agerenase®
Efavirenz	Sustiva®
Indinavir	Crixivan®
Lopinavir	Kaletra®
Nelfinavir	Viracept®
Ritonavir	Norvir®
Saquinavir	Invirase®
Kontrazeptiva, orale:	
Ethinylestradiol plus Gestagen	Cilest®, TriNovum®, Pramino® u.v.a.
Ciclosporin	Sandimmun®
Digoxin	Digacin®, Lanicor®, Lenoxin®
Theophyllin	Euphylong®, Uniphyllin® u. a.

wahrscheinlich. So kam es in drei Fällen zur Abstoßungsreaktionen transplantierter Organe (Herz, Niere) trotz unveränderter Ciclosporinbehandlung, in elf Fällen zur Wirkminderung der Antikoagulanzien Warfarin bzw. Phenprocoumon und in vielen Fällen zu Durchbruchsblutungen unter ethinylestradiolhaltigen oralen Kontrazeptiva sowie zu Pillenversagern bei einer „Minipille" und einer Pille der 2. Generation. Ein Absinken der Plasmaspiegel ergab sich auch für die trizyklischen Antidepressiva Amitryptilin und Nortriptylin, für das HIV-Therapeutikum Indinavir (Crixivan®), für Digoxin und für Theophyllin (Tab. 3.16).

Zusätzlich beobachtete man pharmakodynamische Wechselwirkungen mit den neueren Antidepressiva Nefazodon (Nefadar®), Paroxetin (Seroxat®, Tagonis®) und Sertralin (Gladem®, Zoloft®), die sich in verstärkten Nebenwirkungen (Serotoninsyndrom) äußerten.

Inzwischen enthalten die Fachinformationen aller Proteasehemmer, nämlich Amprenavir (Agerenase®), Indinavir (Crixivan®), Lopinavir (Kaletra®), Nelfinavir (Viracept®), Ritonavir (Norvir®) und Saquinavir (Invirase®) ein Verbot der gleichzeitigen Verwendung von Johanniskraut. Gleiches gilt für den Hemmer der reversen Transkriptase Efavirenz (Sustiva®). Bei Ciclosporin (Sandimmun) und bei den oralen Antikoagulanzien wird eine Kontrolle empfohlen, bei einigen oralen Kontrazeptiva und Theophyllinzubereitungen auf die Wechselwirkung hingewiesen.

Die Situation ist als unübersichtlich und verworren zu bezeichnen, da die Texte bei den verschiedenen Hypericumpräparaten sehr differieren und in den Fachinformationen der entsprechenden Interaktionspartner (vor allem bei Digoxin) die Wechselwirkung nicht unbedingt beschrieben wird. Das rührt wie erwähnt auch daher, dass die klinische Relevanz einiger Interaktionen noch zu klären ist.

3.11.6 Liquiritia

Mit einem Süßholztee kann es nur bei immensem Missbrauch zu Gefährdungen kommen, wohl aber mit Süßholzwurzelextrakten, wie Lakritze. Mit dieser eher als Genussmittel einzustufenden Zubereitung sind Wechselwirkungen bekannt und in Kapitel 2.2.2 beschrieben.

Teil IV

Missbrauch von Arzneimitteln

Dr. Horst Wunderer

1 Einführung

Die Weltgesundheitsorganisation WHO definiert Arzneimittelmissbrauch als übermäßige, regelmäßige oder gelegentliche Verwendung eines Arzneimittels, die vom medizinischen Standpunkt aus nicht erforderlich ist – eine weit gefasste Definition. Dazu gehört außerdem die Anwendung eines Arzneimittels über seinen Anwendungs- und Dosierungsbereich hinaus. Ziel des Missbrauchs ist oft ein Gefühl des Wohlbefindens oder eine Befreiung von körperlich oder seelisch bedingten Unlustgefühlen. Missbrauch (Abusus, abuse) kann von der Gewöhnung stufenweise zur Abhängigkeit (Sucht, Toxikomanie, dependence) führen. Die Übergänge sind fließend.

Arzneimittelgewöhnung. Die Wirkung einer Substanz lässt bei ständigem Gebrauch nach, höhere Dosen werden für eine gleich starke Wirkung erforderlich (Toleranz).

Arzneimittelabhängigkeit. Der unwiderstehliche Drang, ein Mittel einzunehmen, entsteht aus zwei Formen der Abhängigkeit, nämlich der seelischen (psychischen) Abhängigkeit:

- Ständiges oder periodisches Verlangen nach einer Substanz zur Erlangung eines euphorischen Zustands
- Geringe Tendenz zur Dosissteigerung
- Keine körperlichen Entzugserscheinungen beim Absetzen

oder einer körperlichen (physischen) Abhängigkeit:

- Zwang, ständig ein Arzneimittel einzunehmen
- Tendenz zur Dosissteigerung
- Körperliche Entzugserscheinungen beim Absetzen.

Dafür ist der Begriff **Sucht** üblich. Nach Empfehlung der WHO soll er durch **Abhängigkeit** ersetzt werden.

In Deutschland gibt es etwa 1,4 Millionen Menschen, die medikamentenabhängig sind. Missbrauch beginnt bereits im jugendlichen Alter: Etwa 7% der Schüler sollen wöchentlich Kopfschmerzmittel, 10% regelmäßig Beruhigungs- und Schlafmittel und 6% Anregungsmittel benutzen.

2 Arzneimittel mit Missbrauchspotenzial

Prinzipiell weisen einige Wirkgruppen ein besonders erhöhtes Risiko auf:

- Psychostimulanzien
- Appetitzügler
- Sedativa
- Tranquilizer
- Analgetika
- Antitussiva
- Laxanzien.

Alkohol zählt zwar nicht zu den Arzneimitteln, ist aber in manchen Tonika in Konzentrationen vorhanden, die einen Missbrauch möglich machen. An erster Stelle sind hier Melissengeiste, Karmelitergeiste und vergleichbare Hausmittel zu nennen, die um 70% Alkohol enthalten können und teilweise nur deswegen konsumiert werden.

Die Mehrzahl der missbrauchten Substanzen aus den genannten Gruppen ist nur mit einer ärztlichen Verschreibung zugänglich.

Im folgenden werden die Substanzen mit anerkanntem Missbrauchspotenzial kurz bewertet. Betäubungsmittel gehören automatisch dazu, eine konsequente Aufführung fehlt deshalb.

2.1 Psychostimulanzien und Appetitzügler

Psychostimulanzien wirken als indirekte Sympathomimetika durch Freisetzung des anregenden Botenstoffs Noradrenalin. Sie steigern die Leistungsfähigkeit und das Selbstwertgefühl und sie vermindern den Appetit. Dazu zählen die Weckamine (BTM), in der Szene „speed" genannt, aber auch Ephedrin.

Typisch für Psychostimulanzien ist die Toleranzentwicklung.

Zu den Substanzen mit Missbrauchspotenzial zählen außerdem die Psychoanaleptika Metamfepramon (in Tempil® N), Amfetaminil (AN 1®) und Pemolin (Tradon®).

Mit Ausnahme des Ephedrins unterliegen alle Substanzen der Verschreibungspflicht.

2.2 Sedativa

Sedativa wirken beruhigend, schlafanstoßend und in höheren Dosen teilweise narkotisierend. Missbräuchlich verwendet werden hier alle Benzodiazepine (s. u.) und Clomethiazol (Distraneurin®).

Die nicht verschreibungspflichtigen Substanzen Diphenhydramin und Doxylamin aus der Gruppe der Antihistaminika haben kein Missbrauchspotenzial, können aber eine Rolle als Einstiegssubstanzen bei der Entwicklung eines Benzodiazepin-Missbrauchs spielen.

2.3 Tranquilizer

Tranquilizer lösen Angst und entspannen. Die Hauptgruppe bilden die Benzodiazepine, die einen großen Teil aller missbräuchlich verwendeten Arzneimittel – auch in der Szene – stellen, hier vor allem Diazepam und Flunitrazepam. Sie machen eher psychisch als physisch abhängig. Mittellang oder kurz wirkende Substanzen sind heute die Schlafmittel schlechthin. Dabei verleitet eine mehr oder weniger rasch eintretende Toleranz zu immer höheren Dosen. Beim Absetzen kommt es als Reaktion zu einer verstärkten Schlaflosigkeit, was den Verzicht noch schwieriger macht. Die tägliche abendliche Benzodiazepin-Schlaftablette ist also nicht sinnvoll und vielfach der Beginn einer Abhängigkeit.

Meprobamat (Visano® N) ist eine weitere kritische Substanz.

Als Tranquilizer oder Sedativa werden außerdem Wirkstoffe aus den Gruppen der Antidepressiva oder Neuroleptika eingesetzt, meist in niedriger Dosierung. Sie führen nicht zur Abhängigkeit.

2.4 Analgetika

Wichtigste Suchtstoffe sind neben den Opiaten Dextropropoxyphen (Develin®), Tilidin (Findol®, Valoron® N u. a.) und Tramadol (Tramal®, Tramundin® u.v.a.). Eine große Rolle spielen auch die hauptsächlich in vielen Antitussiva eingesetzten Morphinderivate Codein und Dihydrocodein (DHC), die als Substanzen – nicht aber als Fertigarzneimittel – zu den Betäubungsmitteln zählen.

Die OTC-Substanzen Acetylsalicylsäure, Salicylsäure, Ibuprofen, Paracetamol, Phenazon und Propyphenazon erzeugen keine Abhängigkeit. Missbrauch wird kaum mit Monopräparaten betrieben, wohl aber mit coffeinhaltigen Kombinationsarzneimitteln, vermutlich des anregenden Effektes wegen. Die Gefahr einer Dauerverwendung resultiert aus der Tatsache, dass länger anhaltender Gebrauch einen „Analgetika-Kopfschmerz" induziert, der dann wiederum zur weiteren Einnahme verführt. Und mit der Einnahmedauer wächst die Gefahr einer Nierenschädigung.

2.5 Erkältungspräparate und Antitussiva

Ephedrin – eine anregende Substanz mit Missbrauchspotenzial – ist wegen seines bronchienerweiternden Effektes auch in einigen Erkältungspräparaten (Ephepect®, Perdiphen®) oder Asthmamitteln (Asthma 6® N, Felsol®Neo) enthalten.

In Tierversuchen konnte für D,L-Norephedrin = PPA = Phenylpropanolamin kein stimulierender Effekt nachgewiesen werden. Es ist nicht verschreibungspflichtig als Bestandteil von Erkältungspräparaten (Contac®, Rhinopront®, Rhinotussal®, Wick DayMed® Kapseln), aber seit 1997 verschreibungspflichtig als Appetitzügler (Recatol® mono). Die Substanz gilt nicht als suchterzeugend. Dennoch ist es fraglich, wie lange sie noch auf dem Markt bleibt, da das BfArM im Jahr 2000 ein Risikobewertungsverfahren nach dem Stufenplan eingeleitet hat, veranlasst durch Studienergebnisse, die ein erhöhtes Risiko für Schlaganfälle durch PPA beweisen. In den USA sind alle PPA-haltigen Arzneimittel bereits aus dem Handel.

Antihistaminika, z. B. Chlorphenamin, sind oft Bestandteil von Fertigarzneimitteln gegen Erkältung oder gegen Schnupfen. Sie haben kein Missbrauchspotenzial.

Nasentropfen, die Sympathomimetika enthalten, lindern Schnupfensymptome durch ihre gefäßverengende Wirkung. Harmlos bei Kurzgebrauch können sie bei einer Anwendung, die sich über mehr als etwa sieben bis zehn Tage hinzieht, reaktiv die Nasenschleimhäute anschwellen lassen, wenn ihre Wirkung wieder abnimmt. Dieser „Privinschnupfen" führt dann zum Dauergebrauch unter Schädigung der Schleimhaut. Der erste Grund für eine zu lange Verwendung ist nicht selten gleichzeitig eine Fehlanwendung: Die über Wochen laufende Behandlung einer allergisch bedingten Rhinitis, eines „Heuschnupfen". Hier sind Antihistaminika prinzipiell besser geeignet, als abschwellende Nasentropfen.

Unter den Antitussiva führen nur die ausschließlich zentral wirksamen zu Missbrauch, also nicht etwa Benproperin, Clobutinol, Dropropizin, Pentoxyverin oder Pipazetat, sondern die bereits genannten Codein und Dihydrocodein. Das Suchtpotenzial von Dextromethorphan ist umstritten und, wenn überhaupt, nur geringfügig; die Fachinformationen formulieren es so: „In Einzelfällen wird über Missbrauch und Abhängigkeit berichtet". Dextromethorphan ist von vielen Gesundheitsbehörden, auch der FDA, als sicher eingestuft.

2.6 Laxanzien

Der Missbrauch von Abführmitteln läßt sich nur aus historischer Sicht verstehen: Im Mittelalter bedeutete Abführen („purgieren") eine Reinigung des Körpers von seinen bösen Säften. Die medizinische Therapie bestand oft nur aus vergleichbaren Anwendungen: Erbrechen, Abführen, Aderlaß, Schwitzen. Später wurde das dann zum modischen Gesundheitsritual: Ludwig XIII von Frankreich soll in einem Jahr 212 Mal klistiert, 215 Mal purgiert und 47 Mal zur Ader gelassen worden sein. Solche Moden sind keineswegs völlig überwunden. Noch heute beginnen viele Fastenkuren mit einem unverständlichen und unnötigen mystischen Abführritual: Glaubersalz als Reinigungsstrafe vor der Buße Fasten. Der Körper würde eigentlich ganz alleine für Entleerung sorgen.

Dass es völlig genügt, wenn der Stuhlgang alle zwei bis drei Tage erfolgt, ist vielen nicht zu vermitteln. Das ist ein Grund für den Missbrauch von Laxanzien. Der wichtigste aber ist der Schlankheitswahn unserer Tage. Viele heranwachsende Frauen – aber nicht nur sie – glauben, mit Abführmitteln ihre Figur in Richtung auf dieses Ideal verbessern zu können. Solche Vorstellungen verselbständigen sich nicht selten und Werbung wie Presse helfen kräftig mit. So erklären sich groteske, unbegreifliche, aber belegte Missbrauchsfälle: In einem Jahr 27 000 Dragees Dulcolax®, in zwei Jahren gar 70 000.

Mit Abführmitteln lässt sich keine Gewichtsreduktion erzielen. Aber sicher eine Funktionsuntüchtigkeit des Darms, wenn über längere Zeit zu hohe Dosen eingenommen werden. Und dieser Funktionsverlust bedingt dann im Sinne eines Teufelskreises weiteren Missbrauch.

Glücklicherweise bedarf es schon eines lange andauernden und ausgeprägten Missbrauchs, um wirklich Laxanzienschäden zu erzeugen. Im Kapitel 3.5.1 Wechselwirkungen mit nicht verschreibungspflichtigen Arzneimitteln wird darauf und auf dann eintretende Interaktionen eingegangen.

3 Die Aufgabe der Apotheke

Bei vorsätzlichem Missbrauch mit Suchtcharakter haben Hinweise und Gespräche mit dem Betroffenen nur in den seltensten Fällen Aussicht auf Erfolg. Hier bleibt nur die Rückkopplung mit dem verschreibenden Arzt.

Arzneimittelabhängigkeiten entwickeln sich schleichend, unbemerkt. Der Patient hat oft kein Problembewusstsein, es geht ja in der Regel alles auf ärztliche Verschreibung zurück. Hier setzt die Aufgabe der Apotheke ein. Denn mangelnde Information ist eine entscheidende Ursache für eine fehlerhafte und dann möglicherweise missbräuchliche Anwendung – man denke nur an die Benzodiazepine. Wegsehen ist keine Lösung. Die Institution Apotheke wird auch daran gemessen, ob sie ihren Teil dazu beiträgt, Arzneimittel und Therapien sicherer und risikoärmer zu machen. Eine Beratung zu dieser Thematik erfordert viel Einfühlungsvermögen. Missionarischer Eifer ist fehl am Platz. Schließlich gibt es viele Formen der Abhängigkeit und jeder ist in irgendeiner Weise davon betroffen. Sogar joggen wird von strengen Geistern dazu gerechnet, weil es zu einer vermehrten Ausschüttung von Endorphinen führt.

Im Bereich der Selbstmedikation lassen sich im allgemeinen nur vergleichsweise geringe Missbrauchspotenziale erkennen, eine Abhängigkeit im Sinne einer Sucht ist eigentlich nur vom allgegenwärtigen Alkohol zu befürchten. Dennoch steht hier die Apotheke in einer besonderen Pflicht, durch Information vorzubeugen oder Abhilfe zu schaffen. Denn Missbrauch entsteht hier fast immer aus einem Fehlgebrauch und dieser meist aus Unwissen.

Tab. 3.1: Gründe für den Missbrauch nicht verschreibungspflichtiger Arzneimittel.

Wirkstoffe	Gründe für den Missbrauch
Analgetika	Coffein in Kombinationspräparaten (anregende Wirkung) Analgetika-Kopfschmerz durch Dauereinnahme
Ephedrin	Anregende Wirkung
Laxanzien	Irrtümlich vermutete Gewichtsreduktion, Reinigungsritual
Nasentropfen, gefäßverengend (Sympathomimetika)	Schwellung der Nasenschleimhäute und trockene Nase bei längerer Anwendung
Tonika, Melissengeist	Alkoholgehalt

Teil V

Verkehr mit Betäubungsmitteln

Dieter Kaufmann

1 Einführung

Betäubungsmittel (BtM) sind Stoffe mit starker pharmakologischer Wirkung, von denen eine erhebliche Abhängigkeitsgefahr ausgeht. Zahlreiche unverzichtbare Arzneistoffe gehören zu den BtM, aber auch Substanzen, die ausschließlich zur Erzeugung von Rauschzuständen verwendet werden. Diese sind nicht verkehrsfähig d. h. man kann auf legalem Wege nicht in ihren Besitz gelangen.

Das Betäubungsmittelrecht hat zum Ziel,

- den legalen BtM-Verkehr zu regulieren und damit die notwendige medizinische Versorgung der Bevölkerung mit diesen Stoffen sicherzustellen,
- den Missbrauch und die Entstehung oder den Erhalt einer Abhängigkeit weitgehend zu verhindern.

2 Der Begriff „Betäubungsmittel" im Sinne des Gesetzes

Das **Betäubungsmittelgesetz (BtMG)** besteht aus einem Textteil und den Anlagen. Um eindeutig und unmissverständlich festzulegen, welche Stoffe unter das BtM-Recht fallen, sind diese alle namentlich in den **Anlagen zum BtMG** aufgelistet (Positivlisten).

Es handelt sich um drei Anlagen, denen die BtM hinsichtlich ihrer Unterschiede bezüglich Verkehrsfähigkeit bzw. Verschreibungsfähigkeit zugeordnet wurden.

Die aufgelisteten Stoffe können unter bestimmten Voraussetzungen (Dosierung pro abgeteilter Form etc.) von den BtM-rechtlichen Vorschriften freigestellt sein und sind dann als solche Zubereitungen wie „normale" verschreibungspflichtige Arzneimittel zu behandeln. Man bezeichnet sie als **„ausgenommene Zubereitungen".** Welche Voraussetzungen das sind, ist bei den jeweiligen Stoffen in den Anlagen nachzulesen.

Beispiel: Valium® 10 Tabletten enthalten zwar ein Betäubungsmittel (Diazepam), dieses ist allerdings als Arzneimittel in abgeteilten Formen, die bis zu 10 mg enthalten, eine ausgenommene Zubereitung, also ein normales verschreibungspflichtiges Arzneimittel.

Ausgenommene Zubereitungen können sowohl Fertigarzneimittel als auch Rezepturarzneimittel sein.

Anlage I zum BtMG: Nicht verkehrsfähige Betäubungsmittel
Diese BtM dürfen weder verschrieben noch als Ausgangsstoffe für eine Arzneimittelherstellung verwendet werden. Erwerb und Verwendung sind illegal.

Beispiele: Heroin, Marihuana, Haschisch, LSD, Mescalin, zahlreiche Amphetaminderivate, die Ausgangsstoffe für die Herstellung von Ecstasy darstellen (MDA, MDMA, MDE etc.).

Anlage II zum BtMG: Verkehrsfähige, aber nicht verschreibungsfähige BtM
Diese Betäubungsmittel dürfen nicht verschrieben werden; sie dienen als Ausgangsstoffe oder Zwischenprodukte bei der Herstellung von Arzneimitteln.

Beispiel: Kokastrauch (Erythroxylon coca) zur Kokaingewinnung.

Anlage III zum BtMG: Verkehrsfähige und verschreibungsfähige BtM
Diese Stoffe dürfen als Arzneizubereitungen medizinisch verwendet werden. Sie stehen allerdings den Ärzten nicht alle und unbeschränkt zur Verfügung. Die Betäubungsmittelverschreibungsverordnung regelt die genauen Möglichkeiten der Verschreibung durch Ärzte, Zahnärzte und Tierärzte. Tabelle 2.1 enthält einen Auszug aus der Anlage III mit Stoffen, die als BtM bzw. „Ausgenommene Zubereitungen" medizinisch eine Rolle spielen

Tab. 2.1: Auszug aus Anlage III zum BtMG.

Wirkstoff	Bedingungen für die Ausnahmeregelung
Alfentanil	
Bromazepam	Ausgenommen in Zubereitungen, die ohne einen weiteren Stoff der Anlage I-III je abgeteilte Form bis zu 6 mg Bromazepam enthalten (z. B. Lexotanil®, Normoc®)
Buprenorphin	
Cathin	Ausgenommen in Zubereitungen, die ohne einen weiteren Stoff der Anlagen I-III bis zu 5% als Lösung, jedoch nicht mehr als 1600 mg je Packungseinheit, oder je abgeteilte Form bis zu 40 mg Cathin, berechnet als Base, enthalten
Cocain	
Codein	Ausgenommen in Zubereitungen, die ohne einen weiteren Stoff der Anlagen I-III bis zu 2,5% oder je abgeteilte Form bis zu 100 mg Codein, berechnet als Base, enthalten. Für ausgenommene Zubereitungen, die für BtM-abhängige oder alkoholabhängige Personen verschrieben werden, gelten jedoch die Vorschriften über das Verschreiben und Abgeben von BtM! (z. B. Bronchicum Mono Codein®, Codicaps®)

Tab. 2.1: **Auszug aus Anlage III zum BtMG (Fortsetzung).**

Wirkstoff	Bedingungen für die Ausnahmeregelung
Diazepam	Ausgenommen in Zubereitungen, die ohne einen weiteren Stoff der Anlage I-III bis zu 1% als Sirup oder Tropflösung, jedoch nicht mehr als 250 mg je Packungseinheit, oder je abgeteilte Form bis zu 10 mg Diazepam enthalten (z. B. Valium®)
Dihydrocodein	Ausgenommen in Zubereitungen, die ohne einen weiteren Stoff der Anlagen I-III bis zu 2,5% oder je abgeteilte Form bis zu 100 mg Dihydrocodein, berechnet als Base, enthalten. Für ausgenommene Zubereitungen, die für BtM-abhängige oder alkoholabhängige Personen verschrieben werden, gelten jedoch die Vorschriften über das Verschreiben und Abgeben von BtM! (z. B. Paracodin®)
Dronabinol Etorphin Fenetyllin Fentanyl	
Flunitrazepam	Ausgenommen in Zubereitungen, die ohne einen weiteren Stoff der Anlagen I-III je abgeteilte Form bis zu 1 mg Flunitrazepam enthalten. Für ausgenommene Zubereitungen, die für BtM-abhängige Personen verschrieben werden, gelten jedoch die Vorschriften über das Verschreiben und Abgeben von BtM! (z. B. Rohypnol®)
Hydrocodon Hydromorphon Levacetylmethadol Levomethadon Metamfetamin Methadon Methaqualon Methylphenidat	
Morphin Nabilon Normethadon	Ausgenommen in Zubereitungen, die nach dem HAB hergestellt wurden, wenn die Endkonzentration die sechste Dezimalpotenz nicht übersteigt
Opium	Ausgenommen in Zubereitungen, die nach dem HAB hergestellt wurden, wenn die Endkonzentration die sechste Dezimalpotenz nicht übersteigt
Papaver somniferum	▪ Ausgenommen in Zubereitungen, die nach dem HAB hergestellt wurden, wenn die Endkonzentration die vierte Dezimalpotenz nicht übersteigt ▪ Ausgenommen die Samen ▪ Ausgenommen in Zubereitungen, die ohne einen weiteren Stoff der Anlagen I-III bis zu 0015% Morphin, berechnet als Base, enthalten

Tab. 2.1: Auszug aus Anlage III zum BtMG (Fortsetzung).

Wirkstoff	Bedingungen für die Ausnahmeregelung
Pentazocin	
Pethidin	
Phenmetrazin	
Piritramid	
Remifentanil	
Sufentanil	
Tetrazepam	Ausgenommen in Zubereitungen, die ohne einen weiteren Stoff der Anlagen I-III je abgeteilte Form bis zu 100 mg Tetrazepam enthalten (z. B. Musaril®)
Tilidin	Ausgenommen in Zubereitungen, die ohne einen weiteren Stoff der Anlagen I-III bis zu 7% oder je abgeteilte Form bis zu 300 mg Tilidin, berechnet als Base, und, bezogen auf diese Mengen, mindestens 7,5% Naloxon-HCl enthalten (z. B. Valoron®)

Zur Beachtung: Die Salze, Ester, Ether und Molekülverbindungen aller in den Anlagen genannten Stoffe sind ebenfalls BtM.

Besonderheit bei Codein, Dihydrocodein und Flunitrazepam

Diese Stoffe dürfen auch als ausgenommene Zubereitungen an betäubungsmittelabhängige Personen nur auf BtM-Rezept verschrieben und abgegeben werden. Für Codein und Dihydrocodein gilt dies auch bei alkoholabhängigen Personen.

Besonderheit bei homöopathischen Arzneimitteln, die Zubereitungen eines BtM sind

Wie der Anlage III zu entnehmen ist, können homöopathische Arzneimittel Opium bzw. Papaver somniferum enthalten. Sie sind dann ab einer bestimmten Potenzierung freigestellt (ausgenommene Zubereitungen), wenn sie nach den Regeln des Homöopathischen Arzneibuches hergestellt worden sind.

Beispiele: Papaver somniferum ab D4 bzw C2
Opium ab D6 bzw C3

Diese Arzneimittel sind nicht verschreibungspflichtig und stehen somit der heilpraktikerlichen Therapie sowie der Selbstmedikation ebenfalls zur Verfügung. Alle tieferen Potenzen sind allerdings BtM.

3 Staatliche Überwachung des legalen BtM-Verkehrs

Eines der Anliegen des BtM-Gesetzes ist die lückenlose Überwachung des legalen BtM-Verkehrs. Dies geschieht durch die folgenden verwaltungstechnischen Maßnahmen:

- Die Teilnahme am legalen BtM-Verkehr setzt eine Erlaubnis des BfArM (Bundesinstitut für Arzneimittel und Medizinprodukte) voraus. Damit sind alle Teilnehmer dort auch registriert.
- Jeder Teilnehmer hat eine Abgabe von BtM unverzüglich an das BfArM zu melden. Somit ist dort jederzeit bekannt, wer über welche Bestände verfügt. Nur Apotheken sind von dieser Meldepflicht ausgenommen, wenn BtM auf Grund ärztlicher Verordnung abgegeben werden. Die Abgabevorgänge sind von der Apotheke auf BtM-Karteikarten zu verbuchen und das Doppel des Rezeptes wird als Nachweis aufbewahrt (s. Kap. 7.16).

3.1 Erlaubnispflicht

Wer Betäubungsmittel anbauen, herstellen, mit ihnen Handel treiben, einführen, ausführen, abgeben, veräußern, sonst in Verkehr bringen oder erwerben will, benötigt dazu eine Erlaubnis des BfArM.

Jeder Teilnehmer am BtM-Verkehr erhält eine sogenannte BtM-Nummer, unter der sein jeweiliger Bestand an BtM beim BfArM verbucht ist.

Ebenso bedarf derjenige einer Erlaubnis, der ausgenommene Zubereitungen herstellen will.

3.2 Freistellung von der Erlaubnispflicht für Apotheken

Apotheken besitzen i. d. R. keine Erlaubnis, sind aber für bestimmte Tätigkeiten davon befreit.

Sie dürfen im Rahmen des Apothekenbetriebes
- BtM der Anlagen II oder III erwerben, an den Lieferanten zurückschicken, an nachfolgende Apothekeninhaber weitergeben, herstellen (gilt auch für ausgenommene Zubereitungen),
- BtM der Anlage III aufgrund ärztlicher Verschreibung abgeben.

Alle anderen Tätigkeiten im Zusammenhang mit BtM sind den Apotheken ohne Erlaubnis nicht gestattet.

Apotheken haben lediglich die Teilnahme am BtM-Verkehr mit der Ersteröffnung an das BfArM zu melden. Der Apothekenleiter erhält eine BtM-Nummer, unter der sein BtM-Bestand verbucht wird.

Ebenso benötigt keine Erlaubnis, wer BtM aufgrund ärztlicher Verschreibung erwirbt (der Patient) und wer gewerbsmäßig den Transport oder die Versendung von BtM zwischen befugten Teilnehmern übernimmt.

Fragen aus der Praxis

Frage 1
Dürfen BtM kurzfristig an andere Apotheken verliehen werden?

Antwort
Nein, eine Abgabe ist ausschließlich auf ärztliche Verordnung erlaubt. Eine kollegiale Hilfe für eine andere Apotheke ist hier nur möglich, wenn das Rezept zur Abgabe eingelöst wird.

Frage 2
Ein homöopathisch arbeitender Arzt verschreibt „Cannabis D 30". Darf eine rezepturmäßige Herstellung erfolgen oder nicht?

Antwort
Nein, Cannabis ist ein nicht verkehrsfähiges BtM der Anlage I und steht somit für die Arzneimittelherstellung nicht zur Verfügung. Die Argumentation des Arztes, bei einer D 30 sei kein einziges Molekül mehr vorhanden, ist unwesentlich, weil die Ausgangssubstanz nicht legal beschafft werden kann.

Frage 3
Müssen BtM dem Patienten selbst übergeben werden oder kann die Abholung auch durch eine andere Person erfolgen?

Antwort
Selbstverständlich ist es auch bei BtM möglich, das Rezept durch eine andere Person einlösen zu lassen.

4 Erwerb von BtM durch Apotheken

Die Bestellung von BtM erfolgt wie bei den sonstigen Arzneimitteln. Lediglich der Abgebende (Großhändler, Hersteller) hat den Vorgang an das BfArM in Berlin zu melden. Er füllt dazu einen vierteiligen **Abgabebelegsatz** aus:

Dieser besteht aus
a) Abgabemeldung (s. Abb. 4.1)
b) Empfangsbestätigung
c) Lieferschein
d) Lieferscheindoppel.

Alle vier Teile sehen ähnlich aus und werden beim Ausfüllen der Abgabemeldung im Durchschreibeverfahren ausgefüllt.

Zusammen mit dem BtM schickt der Lieferant die **Empfangsbestätigung** und den **Lieferschein** an die Apotheke, während er die **Abgabemeldung** und das **Lieferscheindoppel** behält.

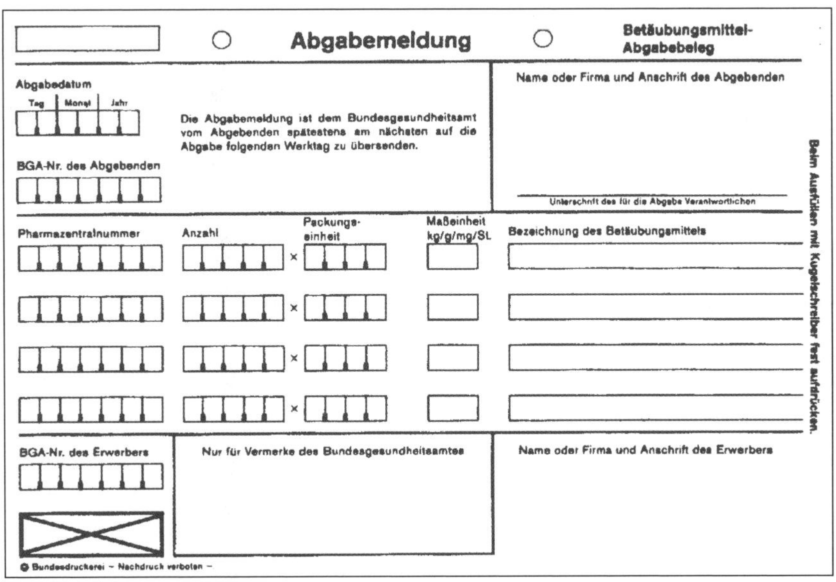
Abgabemeldung

Betäubungsmittel-Abgabebeleg

Abgabedatum
Tag | Monat | Jahr

Die Abgabemeldung ist dem Bundesgesundheitsamt vom Abgebenden spätestens am nächsten auf die Abgabe folgenden Werktag zu übersenden.

Name oder Firma und Anschrift des Abgebenden

BGA-Nr. des Abgebenden

Unterschrift des für die Abgabe Verantwortlichen

Pharmazentralnummer | Anzahl | Packungseinheit | Maßeinheit kg/g/mg/St. | Bezeichnung des Betäubungsmittels

Beim Ausfüllen mit Kugelschreiber fest aufdrücken.

BGA-Nr. des Erwerbers

Nur für Vermerke des Bundesgesundheitsamtes

Name oder Firma und Anschrift des Erwerbers

© Bundesdruckerei – Nachdruck verboten –

Abb. 4.1: Abgabemeldung des Großhändlers bei der Lieferung an Apotheken.

Anschließend muss er die **Abgabemeldung** an das BGA schicken.

Wenn die Lieferung in der Apotheke eintrifft, werden die Angaben auf der **Empfangsbestätigung** und auf dem **Lieferschein** überprüft (Name und Menge des Arzneimittels). Sind diese korrekt und stimmt die gelieferte Ware mit der bestellten überein, wird die **Empfangsbestätigung** unterzeichnet, das Lieferdatum eingetragen und an den Lieferanten zurückgeschickt. Dies darf auch durch eine Helferin bzw. PKA geschehen, wenn ihr durch die Apothekenleitung die Befugnis dazu erteilt wurde.

Bis zum Erhalt der Empfangsbestätigung dient dem Lieferanten das Lieferscheindoppel als Nachweis der vollzogenen Abgabe. Dieses kann nun verworfen werden.

Lieferschein und Empfangsbestätigung sind drei Jahre aufzubewahren.

5 Rücksendung von BtM

Es kann der Fall eintreten, dass ein BtM nicht mehr benötigt wird und zum Lieferanten zurückgeschickt werden soll.
In diesem Falle ist die Apotheke die abgebende Stelle und hat den Abgabebelegsatz auszufüllen.

Die **Abgabemeldung** wird an das BfArM geschickt, die **Empfangsbestätigung** zusammen mit dem **Lieferschein** zum Empfänger. Dieser schickt die Empfangsbestätigung zurück an die Apotheke und legt den Lieferschein zu seinen Unterlagen. Das Lieferscheindoppel kann nach Erhalt der Empfangsbestätigung verworfen werden.

In der Praxis erledigt manchmal die Großhandlung das Ausfüllen der Formalitäten für die Apotheken.

Alle Nachweise sind drei Jahre aufzubewahren und der Überwachungsbehörde auf Verlangen vorzulegen.

Zur Beachtung: Die Rücksendung darf ausschließlich an die Firma erfolgen, die das BtM ursprünglich geliefert hat. Alles andere wäre ein Weiterverkauf und ist den Apotheken nicht gestattet.

6 Vernichtung von BtM

BtM, die nicht mehr verkehrsfähig sind (z. B. nach Ablauf des Verfalldatums) oder nicht mehr benötigt werden, können vernichtet werden. Dies muss in Gegenwart zweier Zeugen geschehen. Dabei muss gewährleistet sein, dass eine auch nur teilweise Wiedergewinnung nicht möglich ist (somit ist es nicht statthaft, BtM zu den Altarzneimitteln zu geben).

Über die Vernichtung ist eine formlose Niederschrift anzufertigen, die vom Vernichter und den beiden Zeugen unterschrieben werden muss (Beispiel s. Abb. 6.1). Der Vorgang wird als „Abgang" in die Buchführung übernommen und das Protokoll beigefügt.

Beispiel für ein Vernichtungsprotokoll:

Vernichtungsprotokoll

Rudolphs-Apotheke Augsburg

Am 7.12.2002 wurde eine Flasche L-Polamidon 20,0 ml, Ch.-B. 2408-A nach Ablauf das Verfallsdatums durch Eingießen in das Abwasser vernichtet.

D. Kaufmann Vernichter	K. Mayer Zeuge	M. Wanner Zeuge

Abb. 6.1: Vernichtungsprotokoll.

7 Betäubungsmittel-verschreibungsverordnung (BtMVV)

Die BtMVV regelt die Verschreibung von BtM durch den Arzt und die Abgabe in der Apotheke.

7.1 Was steht in der BtMVV?

Die BtMVV gibt Auskunft darüber,

- welche BtM der Anlage III des BtMG von welchem Arzt verschrieben werden dürfen
- welche Mengen verordnet werden können
- welches Formblatt (Rezeptformular) für eine BtM-Verordnung zu verwenden ist
- welche Angaben dieses Rezeptformular enthalten muss
- welche Nachweise über Bestand und Verbleib von BtM in der Apotheke zu führen sind
- welche Regeln für die Verschreibung eines Substitutionsmittels gelten.

7.2 Grundsätzliches zur Verschreibung

- Für die Verordnung von BtM ist ein dreiteiliges Rezept (BtM-Rezept) zu verwenden. Eine Ausnahme stellt der Stationsbedarf dar; hierfür sind „Betäubungsmittelanforderungsscheine" vorgesehen.
- Die Verwendung eines normalen Rezeptes ist nur im Notfall erlaubt.
- BtM sind ausschließlich als Zubereitungen verordnungsfähig, nicht als Reinsubstanzen.
- Mengenangaben beziehen sich ebenso auf die Salze bzw. Ester der entsprechenden Verbindungen.
  Beispiel: Der Arzt darf für einen Patienten innerhalb von 30 Tagen 20 g Morphin, also auch nur 20 g Morphinhydrochlorid, 20 g Morphinsulphat etc. verordnen.
- BtM-Rezepte dürfen ab dem Ausstellungsdatum 7 Tage beliefert werden. Wird das Medikament allerdings im Rahmen des Kleinimportes (nach § 73 Abs. 3 AMG) aus

dem Ausland beschafft, ist eine Überziehung dieser Frist auf Grund der längeren Lieferzeit ausnahmsweise statthaft.

7.3 Welche BtM können verordnet werden?

In der Anlage III zum Betäubungsmittelgesetz sind zwar alle BtM aufgelistet, die grundsätzlich verordnungsfähig sind; diese stehen allerdings nicht allen Ärzten gleichermaßen zur Verfügung. Die BtMVV regelt nun genauer, wer welche BtM für Patienten bzw. den Praxis- bzw. Stationsbedarf verordnen darf und welche Mengen erlaubt sind. Es wird unterschieden:

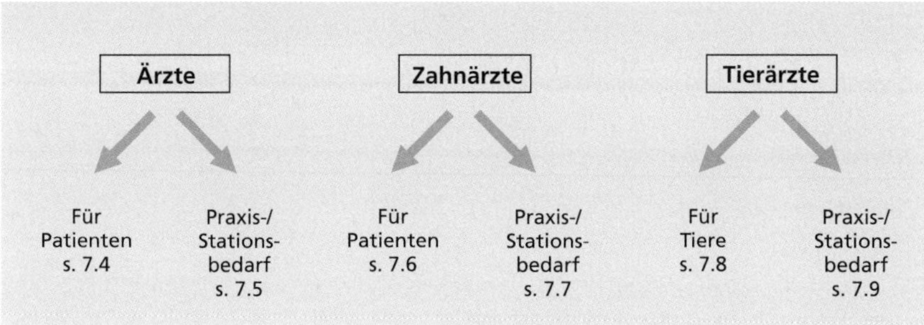

7.4 Ärztliche Verschreibung für Patienten

Der Arzt darf für einen Patienten innerhalb von 30 Tagen verschreiben[1]:

a) bis zu zwei der in Tabelle 7.1 genannten Betäubungsmittel bis zur jeweils genannten Höchstmenge

oder

b) ein BtM der Anlage III, mit Ausnahme von Alfentanil, Cocain, Etorphin, Remifentanil, und Sufentanil[2].

1) „Innerhalb von 30 Tagen": Gesamtmenge, die innerhalb von 30 Tagen verschrieben werden darf, unabhängig davon, auf wieviele Portionen diese verteilt wird. Dabei darf die verschriebene Menge auch länger als 30 Tage reichen.

2) Für die unter b) genannten BtM sind keine Höchstmengen festgesetzt.

Tab. 7.1: Betäubungsmittel und ihre Höchstmengen für die ärztliche Verordnung.

1.	Amfetamin	600 mg
2.	Buprenorphin	150 mg
2a.	Buprenorphin als Substitutionsmittel	720 mg
3.	Codein als Substitutionsmittel	40 000 mg
4.	Dihydrocodein als Substitutionsmittel	40 000 mg
5.	Dronabinol	500 mg
6.	Fenetyllin	2 500 mg
7.	Fentanyl	1 000 mg
8.	Hydrocodon	1 200 mg
9.	Hydromorphon	5 000 mg
10.	Levacecylmethadol	2 000 mg
11.	Levomethadon	1 500 mg
12.	Methadon	3 000 mg
13.	Methylphenidat*	2 000 mg
14.	Modafinil	12 000 mg
15.	Morphin	20 000 mg
16.	Opium, eingestelltes	4 000 mg
17.	Opiumextrakt	2 000 mg
18.	Opiumtinktur	40 000 mg
19.	Oxycodon	15 000 mg
20.	Pentazocin	15 000 mg
21.	Pethidin	10 000 mg
22.	Phenmetracin	600 mg
23.	Piritramid	6 000 mg
24.	Tilidin	18 000 mg

* Durch die Erhöhung der Dosis auf 2000 mg wird der Import von Ritalin SR 20 mg/100 St. ermöglicht.

Ausnahmefälle

In begründeten Ausnahmefällen[3] darf der Arzt für einen Patienten, der in seiner Dauerbehandlung steht, mehr als zwei BtM verordnen und auch die Höchstmengen überschreiten. Er hat dies auf dem Rezept durch ein „A" kenntlich zu machen.

7.5 Ärztliche Verschreibung für den Praxis- bzw. Stationsbedarf

Der Arzt darf für den Praxis- bzw. Stationsbedarf folgende BtM verordnen:

a) alle BtM, die für Patienten verschrieben werden dürfen (s. Kap. 7.4), allerdings ohne Höchstmengenbegrenzung und zusätzlich

b) Alfentanil, Sufentanil, Remifentanil und

[3] Ausnahmefälle: Das „A" ist ein Zeichen für die Apotheke, der Arzt zeigt damit, dass die Überschreitung gewollt ist.

c) Cocain; dieses allerdings nur zu Eingriffen am Kopf, als Lösung bis zu 20% oder als Salbe bis zu 2%.

Die verordneten Mengen dürfen seinen durchschnittlichen Zweiwochenbedarf nicht überschreiten. Die Vorratshaltung in der Praxis soll den Monatsbedarf nicht überschreiten.

Verschreibungsberechtigt für den Stationsbedarf ist nur der Arzt, der ein Krankenhaus oder eine Teileinheit (z. B. Station) leitet.

Tab. 7.2: Betäubungsmittel und ihre Höchstmengen für die zahnärztliche Verordnung.

1.	Buprenorphin	40 mg
2.	Hydrocodon	300 mg
3.	Hydromorphon	1200 mg
4.	Levomethadon	200 mg
5.	Morphin	5000 mg
6.	Oxycodon	4000 mg
7.	Pentazocin	4000 mg
8.	Pethidin	2500 mg
9.	Piritramid	1500 mg
10.	Tilidin	4500 mg

7.6 Zahnärztliche Verschreibung für Patienten

Der Zahnarzt darf für einen Patienten innerhalb von 30 Tagen verschreiben

a) eines der in Tab. 7.2 aufgelisteten Betäubungsmittel bis zur angegebenen Höchstmenge

oder

b) ein BtM der Anlage III außer Alfentanyl, Amfetamin, Cocain, Dronabinol, Etorphin, Fenetyllin, Fentanyl, Levacetylmethadol, Methadon, Methylphenidat, Modafinil, Nabilon, Normethadon, Opium, Papaver somniferum, Pentobarbital, Phenmetrazin, Remifentanil, Secobarbital und Sufentanil.

Mengenüberschreitungen sind nicht möglich.

7.7 Zahnärztliche Verschreibung für den Praxis- bzw. Stationsbedarf

Der Zahnarzt darf für seinen Praxis- bzw. Stationsbedarf die oben unter a) bzw. b) genannten BtM sowie Alfentanil, Sufentanyl, Remifentanyl und Fentanyl bis zu einer Menge, die seinem Zweiwochenbedarf entspricht, ohne Höchstmengenbegrenzung

Tab. 7.3: Betäubungsmittel und ihre Höchstmengen für die tierärztliche Verordnung.

1.	Amphetamin	600 mg
2.	Buprenorphin	150 mg
3.	Hydrocodon	1 200 mg
4.	Hydromorphon	5 000 mg
5.	Levomethadon	750 mg
6.	Morphin	20 000 mg
7.	Opium, eingestellt	12 000 mg
8.	Opiumextrakt	6 000 mg
9.	Opiumtinktur	120 000 mg
10.	Pentazocin	15 000 mg
11.	Pethidin	10 000 mg
12.	Piritramid	6 000 mg
13.	Tilidin	18 000 mg

verordnen. Die Vorratshaltung in der Praxis soll den Vierwochenbedarf nicht übersteigen. Verschreibungsberechtigt für den Stationsbedarf ist der Leiter der Klinik oder einer Teileinheit.

7.8 Tierärztliche Verschreibung für Tiere

Für ein Tier darf der Tierarzt innerhalb von 30 Tagen verordnen:

a) eines der in Tab. 7.3 aufgeführten BtM bis zur angegebenen Höchstmenge:

oder

b) ein BtM der Anlage III außer Alfentanil, Cocain, Dronabinol, Etorphin, Fenetyllin, Fentanyl, Levacetylmethadol, Methadon, Methaqualon, Methylphenidat, Modafinil, Nabilon, Oxycodon, Papaver somniferum, Pentobarbital, Phenmetrazin, Remifentanil, Secobarbital und Sufentanil.

Ausnahmefälle

In begründeten Ausnahmefällen darf der Tierarzt in einem besonders schweren Krankheitsfall mehrere BtM gleichzeitig verordnen und auch die Höchstmengen überschreiten. Er hat dies auf dem Rezept durch ein „A" kenntlich zu machen.

7.9 Tierärztliche Verschreibung für den Praxis- bzw. Stationsbedarf

Für seinen Praxis- bzw. Stationsbedarf darf der Tierarzt verordnen
a) alle BtM, die für ein Tier verordnet werden dürfen ohne Höchstmengenbegrenzung, sowie
b) Alfentanil, Fentanyl, Pentobarbital, Remifentanil und Sufentanil,
c) Cocain, dieses allerdings nur zu Eingriffen am Kopf als Lösung bis zu einem Gehalt von 20% oder als Salbe bis zu einem Gehalt von 2%,
d) Etorphin (nur für den Praxisbedarf), nur zur Immobilisierung von Tieren, die im Zoo, Zirkus oder in Wildgehegen gehalten werden, durch eigenhändige oder in Gegenwart des Verschreibenden erfolgende Verabreichung.

Verschreibungsberechtigt für den Stationsbedarf ist der Leiter der Klinik oder einer Teileinheit.

7.10 Verschreibung für Einrichtungen des Rettungsdienstes

Für das Verschreiben von BtM für Einrichtungen des Rettungsdienstes finden die Regeln für das Verschreiben von Stationsbedarf durch den Arzt Anwendung (s. 7.5).

Der Träger des Rettungsdienstes hat mit einer Apotheke einen Liefervertrag abzuschließen, in dem sich die Apotheke verpflichtet, mindestens einmal halbjährlich die BtM-Vorrate dort zu überprüfen. Inhalt der Überprüfung sind die ordnungsgemäße und sichere Lagerung sowie die einwandfreie Beschaffenheit der Medikamente. Darüber ist im Anschluss eine Niederschrift anzufertigen. Werden Mängel festgestellt, sind diese vom Träger des Rettungsdienstes in angemessener Frist zu beseitigen.

Dokumentation

In der Apotheke wird ein BtM-Anforderungsschein vorgelegt. Die Dokumentation erfolgt „ganz normal" auf BtM-Karteikarten (bzw. auf EDV, s. 7.16.).

Der Träger des Rettungsdienstes muss seinen Bestand und Verbleib ebenfalls dokumentieren.

7.11 Das BtM-Rezept

Es handelt sich um einen selbstdurchschreibenden dreiteiligen Belegsatz, der im Aufbau einem Kassenrezept entspricht (s. Abb. 7.1). Er wird verwendet zur Verordnung von BtM für Patienten bzw. Tiere und für den Praxisbedarf. Zusätzlich zu BtM dürfen auch „normale" Arzneimittel auf diesem Rezept mitverordnet werden.

Die Teile I und II (unteres und oberes Blatt) werden vom Kunden in der Apotheke vorgelegt

Teil I verbleibt in der Apotheke als Nachweis für die Abgabe.

Teil II (oberstes Blatt, Original) ist für die Verrechnung mit der Kasse bestimmt (Privatkunden bekommen Teil II wieder zurück).

Teil III (mittleres Blatt) verbleibt beim Arzt.

7.12 Der BtM-Anforderungsschein

BtM-Anforderungsscheine (Abb. 7.2) werden von den Stationen eines Krankenhauses oder für Einrichtungen des Rettungsdienstes verwendet.
Es handelt sich ebenfalls um einen dreiteiligen Belegsatz, der im Durchschreibeverfahren ausgefüllt wird. Teil III verbleibt beim verschreibenden Arzt, die Teile I und II sind zur Vorlage in der Apotheke bestimmt.

7.13 Angaben auf dem BtM-Rezept

Eine gültige Verschreibung muss enthalten:

- Name, Vorname u. Anschrift des Patienten bzw. die Angabe „Praxisbedarf"; bei tierärztlichen Verschreibungen die Art des Tieres sowie Name, Vorname und Anschrift des Tierhalters
- Ausstellungsdatum
- Arzneimittelbezeichnung und Darreichungsform. Soweit dies nicht eindeutig aus dem Namen des AM hervorgeht, sind zusätzlich anzugeben: Bezeichnung und Gewichtsmenge des enthaltenen BtM je abgeteilter Form
- Menge des verschriebenen Arzneimittels in g oder ml; Stückzahl der abgeteilten Form
- Gebrauchsanweisung mit Einzel- und Tagesgaben, bzw. der Vermerk „gemäß schriftlicher Anweisung"
- Name des Arztes, Berufsbezeichnung, Anschrift und Telefonnummer
- Unterschrift des Arztes; im Vertretungsfalle der Vermerk „i.V.".

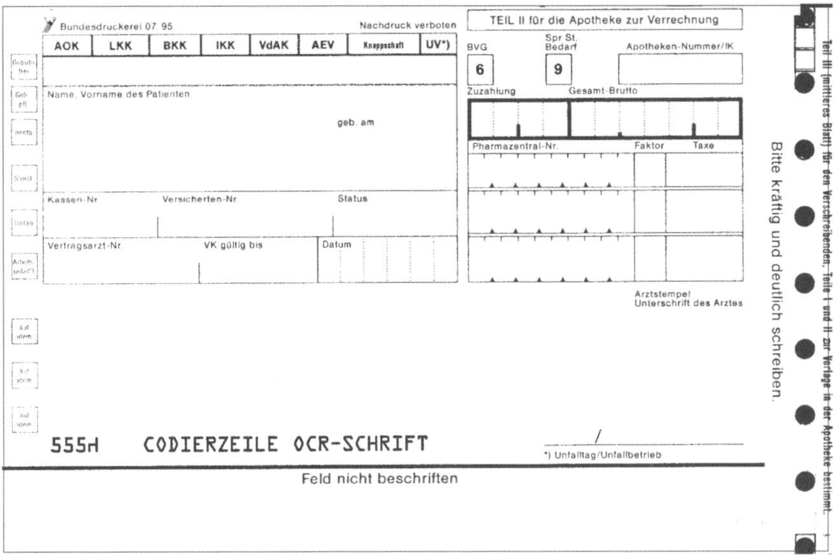

Bundesdruckerei 07.95 | Nachdruck verboten

AOK | LKK | BKK | IKK | VdAK | AEV | Knappschaft | UV*)

Name, Vorname des Patienten | geb. am

Kassen-Nr. | Versicherten-Nr. | Status

Vertragsarzt-Nr. | VK gültig bis | Datum

TEIL II für die Apotheke zur Verrechnung

BVG 6 | Spr St. Bedarf 9 | Apotheken-Nummer/IK

Zuzahlung | Gesamt-Brutto

Pharmazentral-Nr. | Faktor | Taxe

Arztstempel
Unterschrift des Arztes

Bitte kräftig und deutlich schreiben.

Teil III (mittleres Blatt) für den Verschreibenden, Teile I und II zur Vorlage in der Apotheke bestimmt.

555H CODIERZEILE OCR-SCHRIFT

*) Unfalltag/Unfallbetrieb

Feld nicht beschriften

Abb. 7.1: Verordnungsblatt für Betäubungsmittel („BtM-Rezept“, Originalfarbe: gelb).

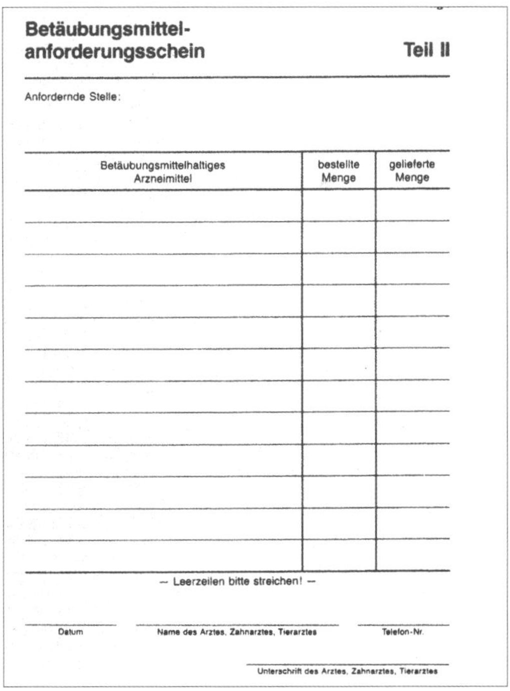

Betäubungsmittel-anforderungsschein **Teil II**

Anfordernde Stelle:

Betäubungsmittelhaltiges Arzneimittel	bestellte Menge	gelieferte Menge

– Leerzeilen bitte streichen! –

Datum | Name des Arztes, Zahnarztes, Tierarztes | Telefon-Nr.

Unterschrift des Arztes, Zahnarztes, Tierarztes

Abb. 7.2: Betäubungsmittel-anforderungsschein.

Sonderfälle

- Überschreitet der Arzt die zulässige Höchstmenge oder verschreibt er mehr als zwei Betäubungsmittel, hat er den Vermerk „A" anzubringen.
- Bei BtM-Verschreibungen zur Substitution ist ein „S" aufzutragen (s. 7.17).
- Nachgereichte BtM-Rezepte bei Notfallverschreibungen (s. 7.15) sind mit dem Buchstaben „N" zu versehen.

Außer der Unterschrift des Arztes ist es inzwischen auch erlaubt, die Angaben maschinell oder durch andere Personen machen zu lassen (s. 7.14).

7.14 Korrekturen auf dem BtM-Rezept

Enthält eine Verschreibung einen erkennbaren Irrtum oder ist sie unvollständig, kann die abgebende Person nach Rücksprache mit dem Arzt Änderungen vornehmen.

Solche Änderungen müssen in der Apotheke auf Teil I und II, vom Arzt auf Teil III vermerkt werden.

Ist eine Rücksprache mit dem Arzt nicht möglich (z. B. weil er zur Zeit nicht erreichbar ist), so darf das BtM oder eine Teilmenge davon abgegeben werden, wenn der Empfänger glaubhaft versichert oder anderweitig ersichtlich ist, dass es sich um einen dringenden Fall handelt. Der Arzt ist unverzüglich darüber zu informieren.

7.15 Notfallverschreibungen

In dringenden Notfällen dürfen Betäubungsmittel ausnahmsweise auf einem „normalen" Rezept verordnet werden. Die Menge darf allerdings nur den Umfang annehmen, der zur Behebung des Notfalles notwendig ist und das Rezept darf nicht älter als einen Tag sein.

Das Notfallrezept muss alle Angaben enthalten, die auch auf dem BtM-Rezept erforderlich sind und außerdem den Hinweis **„Notfall-Verschreibung"** tragen.

Die Apotheke muss den Arzt vor der Abgabe nach Möglichkeit informieren.

Der Arzt muss der abgebenden Apotheke ein BtM-Rezept unverzüglich nachreichen. Dieses muss die Kennzeichnung „N" tragen, damit es nicht nochmals eingelöst werden kann. Es ist zusammen mit der Notfallverordnung aufzubewahren.

7.16 Nachweis über Verbleib und Bestand von BtM

Die BtMVV schreibt vor, dass über den Verbleib und Bestand von BtM in der Apotheke fortlaufend Aufzeichnungen auf dem dafür vorgesehenen amtlichen Formblatt (Betäubungsmittelkarteikarten oder Betäubungsmittelbuch s. Abb. 7.3) zu führen sind. Die Nachweisführung kann auch mittels EDV erfolgen, wenn ein Ausdruck jederzeit möglich ist.

Man verwendet dazu für jedes BtM eine eigene Karte. Dies gilt ebenso für verschiedene Darreichungsformen und Stärken eines Fertigarzneimittels.

Eingetragen werden muss jeder Zugang und jeder Abgang (zu welchem Zwecke auch immer) eines BtM, so dass sich der tatsächliche Bestand immer mit dem Bestand der Karteikarte deckt (s. Abb. 7.4).

Als „Abgang" kommen folgende Fälle in Frage:

- Abgabe auf ärztliche Verordnung
- Rücksendung zum Lieferanten
- Vernichtung
- Herstellung eines Arzneimittels (z. B. Rezeptur, ausgenommene Zubereitungen)
- Verwendung von Rezeptursubstanzen für Prüfzwecke (Identitätsprüfung)
- Rezepturverluste. Diese sind im Einzelfalle schlecht messbar; praktibel wäre z. B. eine Aufsummierung am Ende eines jeden Monats.

7.17 Substitution

Unter Beachtung der gesetzlichen Vorgaben kann ein Arzt bei einer Opiatabhängigkeit eine Behandlung mit Ersatzstoffen (Substitutionsmitteln) durchführen. Ziel einer Substitution und Voraussetzung dafür, dass sie durchgeführt werden darf, ist die schrittweise Wiederherstellung der Betäubungsmittelabstinenz einschließlich der Besserung und Stabilisierung des Gesundheitszustandes. Dabei ist zu bedenken, dass unter Umständen dafür ein langer Zeitraum in Anspruch genommen werden muss.

Eine alleinige Gabe von Medikamenten zur Substitution ist nicht gestattet; vielmehr hat sich der Patient anderen vom Arzt für erforderlich gehaltenen Maßnahmen zu unterziehen (psychiatrische oder psychotherapeutische Behandlung- und Betreuung). Außerdem verbietet sich eine weitere Behandlung, wenn der Arzt Kenntnis davon hat, dass sein Patient auch noch von einem anderen Arzt Substitutionsmittel erhält, andere Stoffe gebraucht, die den Zweck der Behandlung gefährden oder das Substitutionsmittel nicht bestimmungsgemäß anwendet.

Der Patient muss seinen Arzt in erforderlichen Abständen aufsuchen, d. h. in der Regel einmal wöchentlich.

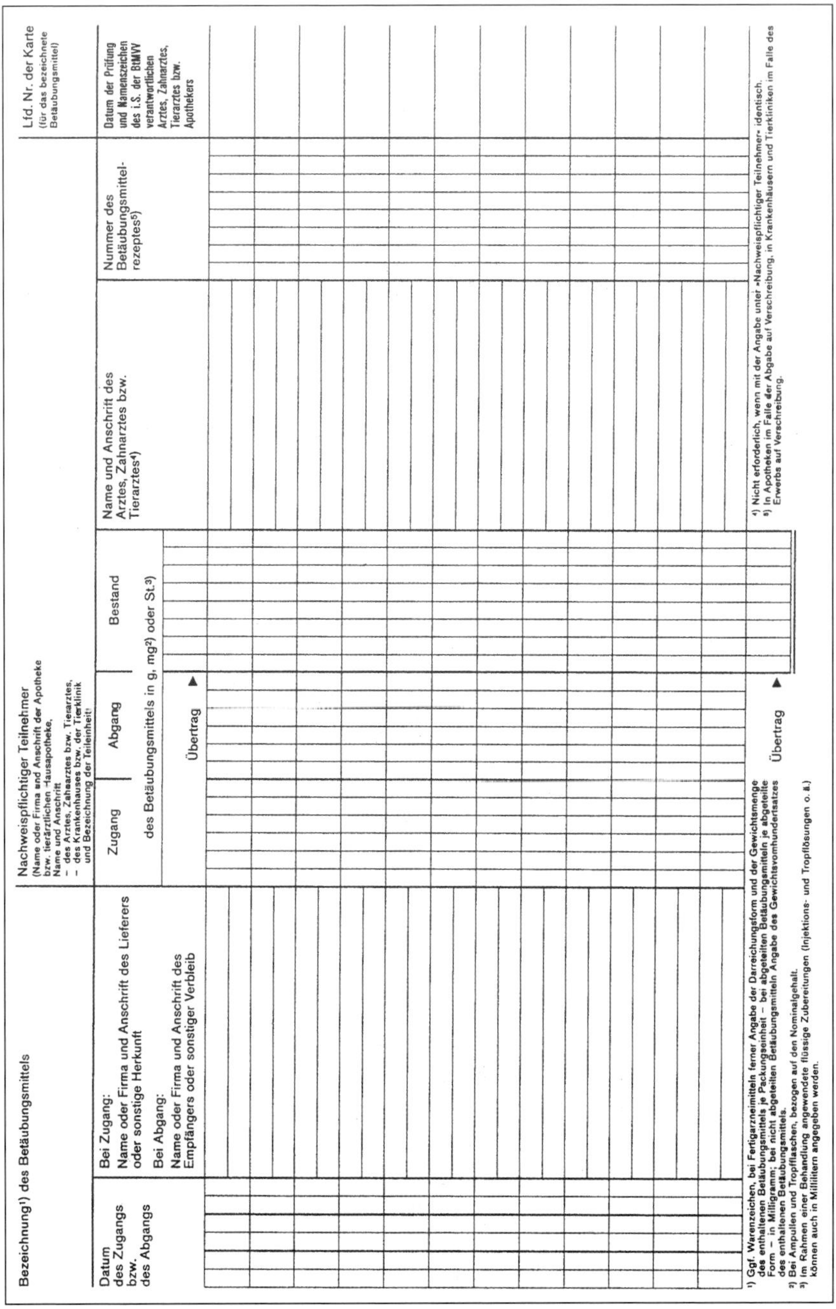
Bezeichnung[1]) des Betäubungsmittels

Nachweispflichtiger Teilnehmer
(Name oder Firma und Anschrift der Apotheke bzw. tierärztlichen Hausapotheke,
Name und Anschrift
– des Arztes, Zahnarztes bzw. Tierarztes,
– des Krankenhauses bzw. der Tierklinik und Bezeichnung der Teileinheit)

Lfd. Nr. der Karte
(für das bezeichnete Betäubungsmittel)

Datum des Zugangs bzw. des Abgangs	Bei Zugang: Name oder Firma und Anschrift des Lieferers oder sonstige Herkunft Bei Abgang: Name oder Firma und Anschrift des Empfängers oder sonstiger Verbleib	Zugang	Abgang	Bestand	Name und Anschrift des Arztes, Zahnarztes bzw. Tierarztes[4])	Nummer des Betäubungsmittelrezeptes[5])	Datum der Prüfung und Namenszeichen des i.S. der BtMVV verantwortlichen Arztes, Zahnarztes, Tierarztes bzw. Apothekers
		des Betäubungsmittels in g, mg[2]) oder St.[3])					
			Übertrag ▶				
			Übertrag ▶				

[1]) Ggf. Warenzeichen, bei Fertigarzneimitteln ferner Angabe der Darreichungsform und der Gewichtsmenge des enthaltenen Betäubungsmittels je Packungseinheit – bei abgeteilten Betäubungsmitteln je abgeteilte Form – in Milligramm; bei nicht abgeteilten Betäubungsmitteln Angabe des Gewichtsvomhundertsatzes des enthaltenen Betäubungsmittels.
[2]) Bei Ampullen und Tropfflaschen, bezogen auf den Nominalgehalt.
[3]) Im Rahmen einer Behandlung angewendete flüssige Zubereitungen (Injektions- und Tropflösungen o. ä.) können auch in Millilitern angegeben werden.
[4]) Nicht erforderlich, wenn mit der Angabe unter »Nachweispflichtiger Teilnehmer« identisch.
[5]) In Apotheken im Falle der Abgabe auf Verschreibung, in Krankenhäusern und Tierkliniken im Falle des Erwerbs auf Verschreibung.

Abb. 7.3: **Betäubungsmittelkarteikarte.**

Bezeichnung[1]) des Betäubungsmittels: **Dolantin Tropfen**

Nachweispflichtiger Teilnehmer (Name oder Firma und Anschrift der Apotheke bzw. tierärztlichen Hausapotheke, Name und Anschrift – des Arztes, Zahnarztes bzw. Tierarztes, – des Krankenhauses bzw. der Tierklinik und Bezeichnung der Teileinheit): **Rudolphs-Apotheke Augsburg**

Lfd. Nr. der Karte (für das bezeichnete Betäubungsmittel): **1**

Datum des Zugangs bzw. des Abgangs	Bei Zugang: Name oder Firma und Anschrift des Lieferers oder sonstige Herkunft. Bei Abgang: Name oder Firma und Anschrift des Empfängers oder sonstiger Verbleib	Zugang (des Betäubungsmittels in g, mg[2]) oder St.[3])	Abgang	Bestand	Name und Anschrift des Arztes, Zahnarztes bzw. Tierarztes[4])	Nummer des Betäubungsmittelrezeptes[5])	Datum der Prüfung und Namenszeichen des i.S. der BtMVV verantwortlichen Arztes, Zahnarztes, Tierarztes bzw. Apothekers
		Übertrag ▶		0			
23.10.00	Phönix, Riedinger Str. 1, 86154 Augsburg	5		5			
25.10.00	Anna Krank, Adlergasse 2, 86543 Augsburg		2	3	Dr. F. Gesund, Hofweg 2, 86153 Augsburg		
29.10.00	Phönix, Riedinger Str. 1, 86154 Augsburg		2	1			
04.11.00	Vernichtung s. Protokoll		1	0			
		Übertrag ▶					

[1]) Ggf. Warenzeichen, bei Fertigarzneimitteln ferner Angabe der Darreichungsform und der Gewichtsmenge des enthaltenen Betäubungsmittels je Packungseinheit – bei abgeteilten Betäubungsmitteln je abgeteilte Form – in Milligramm; bei nicht abgeteilten Betäubungsmitteln Angabe des Gewichtsvomhundertsatzes des enthaltenen Betäubungsmittels.
[2]) Bei Ampullen und Tropfflaschen, bezogen auf den Nominalgehalt.
[3]) Im Rahmen einer Behandlung angewendete flüssige Zubereitungen (Injektions- und Tropflösungen o. ä.) können auch in Millilitern angegeben werden.
[4]) Nicht erforderlich, wenn mit der Angabe unter »Nachweispflichtiger Teilnehmer« identisch.
[5]) In Apotheken im Falle der Abgabe auf Verschreibung, in Krankenhäusern und Tierkliniken im Falle des Erwerbs auf Verschreibung.

Abb. 7.4: Beispiel für das Führen einer BtM-Karteikarte: Fünf Flaschen Dolantin Tropfen wurden bestellt, zwei davon auf ärztliche Verordnung abgegeben, zwei zum Lieferanten zurückgeschickt und eine vernichtet. Die Nummer des BtM-Rezeptes muss mittlerweile nicht mehr eingetragen werden.

Für eine Substitution dürfen Zubereitungen aus den folgenden Arzneistoffen verwendet werden:

- Levomethadon
- Methadon
- Levacetylmethadol
- Buprenorphin

oder ein zur Substitution zugelassenes Fertigarzneimittel (d. h. ein Fertigarzneimittel, das die Substitution als zugelassene Indikation besitzt). Zur Zeit sind in Deutschland drei Fertigarzneimittel mit dieser Indikation verfügbar (Stand Dezember 2001):

„L-Polamidon® Lösung zur Substitution", 5 mg Levomethadon pro ml,

„Subutex® Sublingualtabletten in den Stärken 0,4 mg, 8,0 mg und 16 mg Buprenorphin pro Tablette sowie

Methaddict® Tabletten in den Stärken 5 mg, 10 mg und 40 mg Methadon

Die Zulassung des einzigen Fertigarzneimittels mit dem Wirkstoff „Levacetylmethadol" wurde wegen möglicher schwerwiegender Nebenwirkungen im April 2001 widerrufen.

L-Polamidon und Subutex sind auch für die „Take-Home-Verordnung" als FAM zugelassen; s. 7.17.2

Nur in **nicht anders behandelbaren Ausnahmefällen** dürfen Zubereitungen aus

- Codein oder
- Dihydrocodein

verordnet werden.

Neben den Fertigarzneimitteln können Rezepturen aus den Grundsubstanzen hergestellt werden. Ebenso lassen sich L-Polamidon® und Methaddict® durch Verarbeitung in Apotheken in Rezepturarzneimittel überführen; bei Subutex® ist dies nicht möglich, weil der Charakter einer Sublingualtablette erhalten bleiben muss.

7.17.1 Sonderregeln für das Verschreiben und Abgeben von Substitutionsmitteln

Alle Verschreibungen für die Substitution sind mit einem „S" zu versehen. Die verschriebene Arzneiform darf nicht zur parenteralen Anwendung bestimmt sein. In der Apotheke rezepturmäßig hergestellte Substitutionsmittel werden in eine Form gebracht, die nicht injizierbar ist (Eindickung, Färbung).

Der Arzt darf das BtM-Rezept dem Behandelten nicht aushändigen (Ausnahme: Take-Home-Verordnungen s. u.). Es kann nur vom Arzt selbst oder von einer von ihm damit beauftragten Person in der Apotheke eingelöst werden.

Das Substitutionsmittel wird dem Patienten vom Arzt selbst oder einer von ihm beauftragten Person zur unmittelbaren Einnahme („Einnahme unter Sicht") überlassen. Bei einer Verschreibung von Codein oder Dihydrocodein darf dem Patienten nach Verabreichung einer Dosis die für diesen Tag zusätzlich benötigte Menge des Substitutionsmittels in abgeteilten Einzeldosen zur eigenverantwortlichen Einnahme mitgegeben werden, wenn der Arzt es gestattet; ansonsten müsste der Patient alle Einzelgaben unter Sicht einnehmen.

Als „beauftragte Personen", die das Substitutionsmittel verabreichen und unter Sicht einnehmen lassen, kommen in Frage:

- Pharmazeutisches Personal
- Medizinisches Personal (z. B. Pflegepersonal bei Hausbesuchen)
- Dafür ausgebildetes Personal von Suchthilfeeinrichtungen.

Das Substitutionsmittel wird entweder in der Praxis des behandelnden Arztes, in einem Krankenhaus, in einer Apotheke oder in einer behördlich anerkannten Einrichtung eingenommen (bzw. bei Pflegebedürftigkeit zu Hause im Rahmen eines Hausbesuches). Der Arzt darf die Substitutionsmittel an diesen Orten lagern.

Die vom Arzt beauftragten Personen sind von ihm einzuweisen und zu kontrollieren. Insbesondere ist hier an eine Unterrichtung für Maßnahmen bei Notfällen zu denken und in welchen Fällen keine Abgabe erfolgen darf etc. Es wird dringend empfohlen, darüber eine schriftliche Vereinbarung zu treffen! Manche Landesapothekerkammern stellen ihren Mitgliedern dafür einen Vordruck zur Verfügung.

Die jeweilige Abgabe zur unmittelbaren Einnahme ist **patientenbezogen** zu dokumentieren. Für diese Dokumentation gibt es keine vorgeschriebene Form (Beispiel s. Abb. 7.5).

7.17.2 Take-Home-Verordnungen

Um den eigenverantwortlichen Umgang mit dem Substitutionsmittel zu fördern ist es dem Arzt erlaubt, ein Rezept für die Mitnahme, eine sogenannte „Take-Home-Verschreibung" auszustellen. Der Arzt kann sich für diese Möglichkeit entscheiden, wenn

- aus der Mitgabe des Substitutionsmittels eine Gefährdung für den Patienten, sowie andere Personen weitgehend auszuschließen ist,
- er davon ausgehen kann, dass der Patient keine weiteren Stoffe konsumiert, die zusammen mit dem Substitutionsmittel eine Gesundheitsgefährdung zur Folge haben könnten oder andere Stoffe missbräuchlich verwendet.

Außerdem muss die Einstellung auf eine stabile Dosis abgeschlossen sein.

In diesem Falle darf der Arzt dem Patienten ein Rezept ausstellen, das dessen Bedarf für **maximal sieben Tage** enthält. Er übergibt das Rezept seinem Patienten, der es anschließend in einer Apotheke seiner Wahl einlöst und das Arzneimittel eigenverantwortlich einnimmt.

Der Arzt hat die Reichdauer auf dem Rezept anzugeben.

Name, Adresse	Alexander Seibold Rudi-Dutschke-Allee 235, 86754 Augsburg	
Substitutionsmittel	Methadonlösung 1 % NRF	
Arzt	Dr. U. Obermaier	
Abgabedatum Uhrzeit	**Abgabemenge**	**Bemerkungen**
8.9.2002; 10.30 Uhr	5 ml	
9.9.2002; 11.10 Uhr	5 ml	
10.9.2002; 10.00 Uhr		Abgabe verweigert; Patient roch nach Alkohol; Arzt verständigt und Patient zur Praxis geschickt.

Abb. 7.5: Patientenbezogene Dokumentation für eine Substitutionsbehandlung mit Methadon.

Beispiel: Methadonhydrochlorid-Lösung 1% NRF
7 Einzeldosen zu 5,0 ml
täglich 1 Einzeldosis einzunehmen
Bedarf für 7 Tage vom........bis........ S

Jede Einzeldosis muss getrennt verpackt und mit einem kindergesicherten Verschluss abgegeben werden. Der Apothekenfachhandel bietet dafür verschiedene Lösungen an.

Die Abgabe von Take-Home-Verordnungen ist nur in Apotheken erlaubt. Arztpraxen, Suchthilfeeinrichtungen etc. sind dazu nicht berechtigt, da Substitutionsmittel wie alle anderen Betäubungsmittel der Apothekenpflicht unterstellt sind. Aus der Sicht des BtM-Rechts handelt es sich dabei sogar um eine strafbare Handlung (unerlaubte Abgabe von Betäubungsmitteln)!

Der Arzt kann einem Patienten zur Sicherstellung der Versorgung bei Auslandsaufenthalten für einen längeren Zeitraum als sieben Tage Substitutionsmittel verschreiben. Dies ist der zuständigen Landesbehörde unverzüglich anzuzeigen. Insgesamt darf dabei allerdings die für 30 Tage benötigte Menge pro Jahr nicht überschritten werden.

7.17.3 Notfallverschreibungen für die Substitution

Es ist dem Arzt „im Normalfall" zwar gestattet, Notfallverordnungen von BtM auf normalem Rezept auszustellen, im Rahmen einer Substitution ist dies allerdings nicht erlaubt. Eine Abgabe von Substitutionsmitteln ist somit nur nach Vorlage eines BtM-Rezeptes gestattet.

Teil VI

Apothekenübliche Waren

Dieter Kaufmann

1 Der Begriff „apothekenübliche Waren"

Die Apotheken haben den gesetzlichen Auftrag, die Bevölkerung ordnungsgemäß mit Arzneimitteln zu versorgen. Dieser Aufgabe haben sie sich hauptsächlich zu widmen. Deshalb beschränkt der Gesetzgeber auch ihr Warenangebot. In der amtlichen Begründung dazu heißt es:

> „Es liegt nicht im gesundheitspolitischen Interesse, dass die Apotheken sich zu Drugstores entwickeln. Aus diesem Grunde dürfen in der Apotheke neben Arzneimitteln nur Mittel und Gegenstände der Gesundheitsvorsorge, der Hygiene und der Körperpflege sowie bestimmte Warengruppen, für die der Apotheker besonders sachkundig ist, in Verkehr gebracht werden."

Die Apothekenbetriebsordnung enthält in § 25 einen Katalog aus elf Warengruppen, die außer den Arzneimitteln in Apotheken in Verkehr gebracht werden dürfen. Waren, die nicht zu diesen Gruppen gehören, dürfen deshalb nicht in Apotheken verkauft werden.

1. Verbandmittel
2. Mittel und Gegenstände zur Kranken- und Säuglingspflege
3. ärztliche, tierärztliche und zahnärztliche Instrumente
4. Mittel und Gegenstände zur Hygiene und Körperpflege
5. diätetische Lebensmittel und die in § 2 Abs. 2 Nr. 2 der Diätverordnung* genannten Lebensmittel des allgemeinen Verzehrs
6. Fruchtnektare, Fruchtsäfte, Gemüsesäfte, Gewürze, Honig, Hustenbonbons, Mineralwässer, Quellwässer, Tafelwässer, Spezialnahrung für Hochleistungssportler, Stoffe und Zubereitungen zur Nahrungsergänzung sowie Tee und teeähnliche Erzeugnisse, soweit diese nicht überwiegend zum Genuss verzehrt werden
7. Prüfmittel, Chemikalien, Reagenzien und Laboratoriumsbedarf
8. Schädlingsbekämpfungs- und Pflanzenschutzmittel
9. Mittel zur Aufzucht von Tieren
10. Raucherentwöhnungsmittel
11. Bücher, Zeitschriften und andere Informationsträger, soweit sie zur Unterstützung der Information und Beratung über Arzneimittel und die apothekenüblichen Waren geeignet sind.

*) Erläuterung s. 6.

Es ist oft nicht leicht zu entscheiden, ob ein Produkt nun tatsächlich „apothekenüblich" ist oder nicht. Die Vergangenheit hat gezeigt, dass Dinge, die zur Gesundheitsvorsorge verwendet werden, per Gerichtsentscheid als nicht apothekenüblich eingestuft wurden, wie zahlreiche Veröffentlichungen in der Fachpresse zeigen.

Beispiele für nicht-apothekenübliche Produkte:
„Naturkost"
Schlafpflaster
CDs bzw. Kassetten mit Entspannungmusik
Angoraunterwäsche
Anti-Schnarch-Geräte
Luftreiniger
Gymnastikwürfel

Der Themenkatalog der Ausbildungsordnung für PTA fordert eine „Kenntnis apothekenüblicher Waren". Es kann nun nicht Inhalt dieses Buches sein, alle Waren im Detail zu beschreiben. Dies würde schon für den Bereich „Verbandmittel" oder „Krankenpflegeartikel" den Rahmen sprengen. Außerdem stehen bereits geeignete Lehrbücher dafür zur Verfügung.
Ziel dieses Kapitels ist es, einige der genannten Produktgruppen zu charakterisieren, Beispiele zu geben und Abgrenzungen zu nicht-apothekenüblichen Produkten aufzuzeigen.

2 Verbandmittel

Verbandmittel sind Gegenstände, die dazu bestimmt sind,

- oberflächengeschädigte Körperteile zu bedecken,
- Körperflüssigkeiten aufzusaugen,
- Verbände zu fixieren oder zu schützen,

sowie

- Stütz-, Kompressions-, Entlastungsverbände.

Beispiele: Mullbinden, Kompressen, Heftpflaster, Schlauchverbände, Zellstoff, Idealbinden, Gipsbinden, Flüssigverbände, Polsterwatte, Damenbinden und Tampons, Handgelenksriemen, Augenklappen, Fingerlinge, Ohrenbinden.

Zur Beachtung: Verbandmittel, die ein Arzneimittel enthalten, sind selbst Arzneimittel und nicht Verbandmittel. Beispiel: ABC-Pflaster, TTS, Hühneraugenpflaster etc.

3 Mittel und Gegenstände zur Kranken- und Säuglingspflege

Zu diesen Produkten zählen Mittel und Gegenstände, die

- dazu dienen, Behinderungen infolge einer Krankheit auszugleichen,
- die Tätigkeit von kranken- bzw. säuglingspflegenden Personen erleichtern,

ohne dabei selbst eine Wirkung im Sinne einer Arznei zu zeigen.

Beispiele: Urinflaschen, Schnabeltassen, Luftkissen, Gummihandschuhe, Fieberthermometer, Klistierspritzen, Darmrohre, Holzspatel, Nasenduschen, Wärmeflaschen, Eisbeutel, Kolostomieartikel, Nierenschalen, Gehstöcke, Kompressionsstrümpfe, Armtragegurte, Inkontinenzartikel, Insulinspritzen, Schnuller, Milchpumpen, Nabelbinden, nichtarzneiliche Babypuder, Windeln, Babyhöschen, Beißwurzeln, Beißringe, Milchflaschen

Nicht-apothekenüblich sind z. B.: Babyspielzeug wie Klappern, Gummitierchen etc., Schlafpflaster, Magnetpflaster, einfache Sonnenbrillen

4 Ärztliche, zahnärztliche und tierärztliche Instrumente

Instrumente in diesem Sinne sind Gegenstände, die Ärzte, Zahnärzte und Tierärzte zur Ausübung ihres Berufes manuell benützen.

Beispiele: Einmalspritzen, Instrumentenschalen, Kanülen, Katheter, Pinzetten, Scheren, Schienen, Skalpelle, Transfusionsbestecke; auch Blutdruckmessgeräte sind ärztliche Instrumente, wobei es keine Rolle spielt, ob sie vom Arzt oder vom Patienten bedient werden.

Nicht-apothekenüblich sind: Energetisch betriebene Geräte, die durch technisch in ihnen ablaufende Vorgänge charakterisiert sind (z. B. Herzschrittmacher, Infusionspumpen), sind keine Instrumente in diesem Sinne.

5 Mittel und Gegenstände zur Hygiene und Körperpflege

Hygiene ist die Lehre von der Gesunderhaltung und der Krankheitsverhütung.

Mittel und Gegenstände zur Hygiene und Körperpflege sind Produkte, die ausschließlich oder auch dazu bestimmt sind, der Pflege des Körpers zu dienen.

Beispiele: Seifen, Bäder (sofern sie keine Arzneimittel sind), Haarwasser, Haarschampoo, Zahn- und Mundpflegeartikel, Pflegeartikel für Zahnersatz, Sonnenschutzpräparate, Nagelfeilen, Nagelscheren

Aus der oben genannten Definition geht hervor, dass beispielsweise kosmetische Produkte nicht zu den apothekenüblichen Waren zu zählen sind, wenn sie keinerlei pflegende Eigenschaften besitzen. Dazu zählen u. a. künstliche Nägel oder Wimpern, Augen-Make-up, Lidschatten.

6 Diätetische Lebensmittel

Was sind Lebensmittel?

Lebensmittel sind Stoffe, die dazu bestimmt sind, in unverändertem, zubereitetem oder verarbeitetem Zustand von Menschen verzehrt zu werden.

Keine Lebensmittel hingegen sind Stoffe, die überwiegend dazu bestimmt sind, zu anderen Zwecken als zur Ernährung oder zum Genuss verzehrt zu werden.

Was sind „diätetische Lebensmittel?"

Diätetische Lebensmittel sind Lebensmittel, die für eine besondere Ernährung bestimmt sind.

Lebensmittel sind für eine besondere Ernährung bestimmt, wenn sie den besonderen Ernährungserfordernissen folgender Verbrauchergruppen entsprechen:

- Bestimmter Gruppen von Personen, deren Verdauungs- oder Resorptionsprozess oder Stoffwechsel gestört ist, oder
- bestimmter Gruppen von Personen, die sich in besonderen physiologischen Umständen befinden und deshalb einen besonderen Nutzen aus der kontrollierten Aufnahme bestimmter in der Nahrung enthaltener Stoffe ziehen können, oder
- gesunder Säuglinge oder Kleinkinder.

Diätische Lebensmittel müssen sich zudem für den angegeben Ernährungszweck eignen und mit dem Hinweis darauf in Verkehr gebracht werden, dass sie für diesen Zweck geeignet sind, und sich auf Grund ihrer besonderen Zusammensetzung oder des besonderen Verfahrens ihrer Herstellung deutlich von den Lebensmitteln des allgemeinen Verzehrs unterscheiden.

Außerdem zählen zugelassene Kochsalzersatzstoffe, die Zuckeraustauschstoffe Fructose, Mannit, Sorbit und Xylit sowie die Süßstoffe Saccharin und Cyclamat zu den diätetischen Lebensmitteln, jodiertes Speisesalz dagegen nicht.

Auch bestimmte Mahlzeiten für Übergewichtige dürfen als diätetische Lebensmittel in Verkehr gebracht werden.

Die genannten Produkte müssen den besonderen Anforderungen der Diätverordnung entsprechen, um als diätetische Lebensmittel in Verkehr gebracht werden zu dürfen.

Dort sind Einzelheiten geregelt, wie z. B. Höchstmengen an Pestizidrückständen bei Säuglings- und Kleinkindernahrung, Kennzeichnung, Mindestgehalt an bestimmten Inhaltsstoffen u.s.w.

Neben den genannten „diätetischen Lebensmitteln" sind ausdrücklich für den Verkauf in Apotheken **„Lebensmittel des allgemeinen Verzehrs"** nach § 2 Abs. 2 Nr. 2 der Diätverordnung zugelassen. Damit gemeint sind insbesondere Nahrungsprodukte für Säuglinge und Kleinkinder, wie Gemüsebrei, Obstbrei, Malzprodukte, Säuglingsanfangsnahrung (milchhaltig oder milchfrei), Reisschleim, Haferschleim etc., die nicht unter die oben genannte Definition für diätetische Lebensmittel fallen.

Nicht apothekenüblich sind sogenannte „Vollwertkostprodukte", wie Vollkornflocken, ungeschwefelte Trockenfrüchte etc.

Teil VII

Gefahrstoffe

Dieter Kaufmann

1 Was sind Gefahrstoffe?

Gefahrstoffe sind alle Stoffe oder Zubereitungen, die mindestens eines der folgenden Gefährlichkeitsmerkmale aufweisen:

sehr giftig	sensibilisierend	explosionsgefährlich
giftig	krebserzeugend (cancerogen)	brandfördernd
gesundheitsschädlich	fortpflanzungsgefährdend (reproduktionstoxisch)	hochentzündlich
ätzend	erbgutverändernd (mutagen)	leichtentzündlich
reizend	umweltgefährlich	entzündlich

Gefährliche Stoffe werden „eingestuft", das heißt, sie werden auf Grund von Ergebnissen experimenteller Untersuchungen einem oder mehreren dieser Gefährlichkeitsmerkmale zugeordnet.

2 Gefahrensymbole

Symbole auf Verpackungen geben einen ersten Hinweis auf die Art der Gefährlichkeit des Inhaltes. Unter dem Symbol befindet sich die „Gefahrenbezeichnung". Jedes Symbol erhält außerdem noch einen sog. „Kennbuchstaben", der in Texten als Kürzel für die Gefahrenbezeichnung verwendet werden kann (s. Abb. 2.1).

Die Gefahrensymbole sind in schwarzem Druck auf orangegelbem Untergrund auszuführen.

Nicht für jedes Gefährlichkeitsmerkmal existiert ein Symbol; so beispielsweise nicht für „krebserzeugend". Diese Eigenschaft wird durch die Gefahrenhinweise („R-Sätze") zum Ausdruck gebracht.

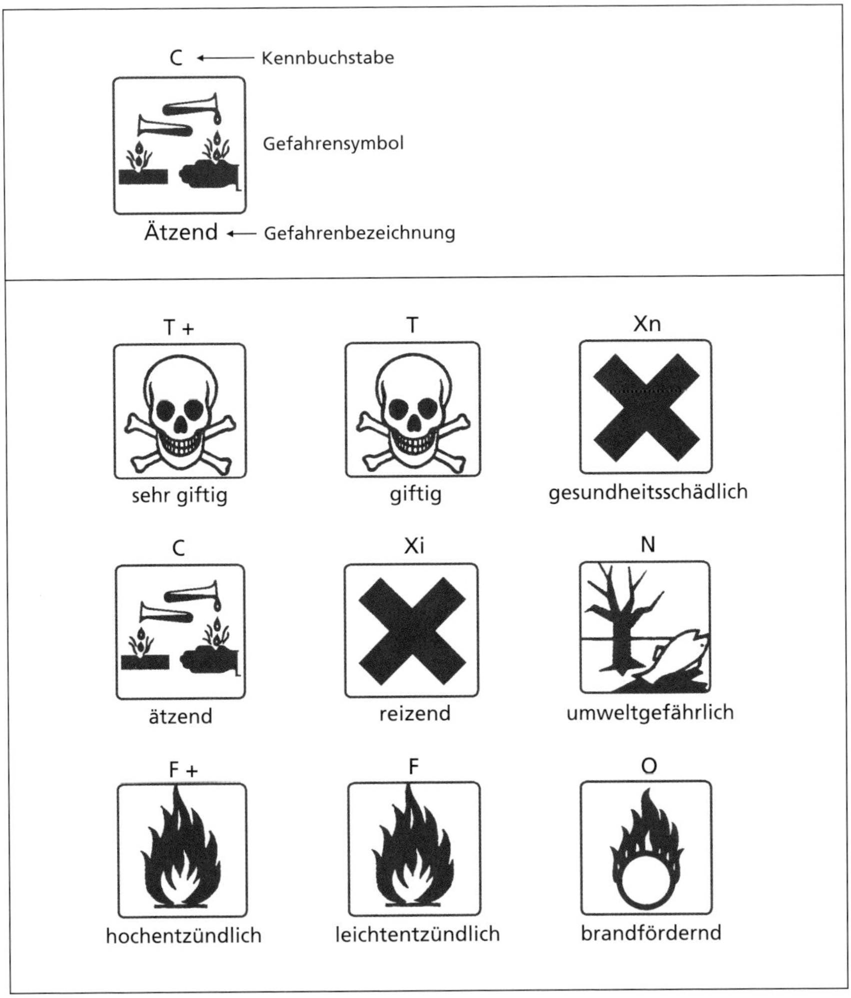

Abb. 2.1: Gefahrensymbole, -bezeichnungen und Kennbuchstaben der GefStoffV (Originalfarbe: schwarz auf orange). Das Symbol „explosionsgefährlich" fehlt, da es für Apotheken keine Bedeutung hat.

3 Die R-Sätze (Gefahrenhinweise) und S-Sätze (Sicherheitsratschläge)

Jedem Gefahrstoff sind außer dem Gefahrensymbol die sogenannten „Gefahrenhinweise" zugeordnet, dabei handelt es sich um standardisierte Kurzbeschreibungen der möglichen Gefahren, die von dem entsprechenden Stoff ausgehen. Diese beschreiben die Art der Gefährdung näher als das Symbol und ergänzen dieses um zusätzliche Angaben zur Gefährlichkeit.

Beispiel: Chloroform

Symbol:

gesundheitsschädlich

R-Sätze: Gesundheitsschädlich beim Verschlucken.
Gesundheitsschädlich: Gefahr ernster Gesundheitsschäden bei längerer Exposition durch Einatmen und durch Verschlucken.
Reizt die Haut.
Irreversibler Schaden möglich.

Die R-Sätze sind durchnummeriert.

R-Sätze

R 1 In trockenem Zustand explosionsgefährlich.
R 2 Durch Schlag, Reibung, Feuer oder andere Zündquellen explosionsgefährlich.
R 3 Durch Schlag, Reibung, Feuer oder andere Zündquellen besonders explosionsgefährlich.
R 4 Bildet hochempfindliche explosionsgefährliche Metallverbindungen
R 5 Beim Erwärmen explosionsfähig.
R 6 Mit und ohne Luft explosionsfähig.
R 7 Kann Brand verursachen.
R 8 Feuergefahr bei Berührung mit brennbaren Stoffen.
R 9 Explosionsgefahr bei Mischung mit brennbaren Stoffen.
R 10 Entzündlich.
R 11 Leichtentzündlich.
R 12 Hochentzündlich.
R 14 Reagiert heftig mit Wasser.
R 15 Reagiert mit Wasser unter Bildung hochentzündlicher Gase.
R 16 Explosionsgefährlich in Mischung mit brandfördernden Stoffen.
R 17 Selbstentzündlich an der Luft.
R 18 Bei Gebrauch Bildung explosionsfähiger/leichtentzündlicher Dampf-Luftgemische möglich.
R 19 Kann explosionsfähige Peroxide bilden.
R 20 Gesundheitsschädlich beim Einatmen.
R 21 Gesundheitsschädlich bei Berührung mit der Haut.
R 22 Gesundheitsschädlich beim Verschlucken.
R 23 Giftig beim Einatmen.

R-Sätze (Fortsetzung)

R 24 Giftig bei Berührung mit der Haut.
R 25 Giftig beim Verschlucken.
R 26 Sehr giftig beim Einatmen.
R 27 Sehr giftig bei Berührung mit der Haut.
R 28 Sehr giftig beim Verschlucken.
R 29 Entwickelt bei Berührung mit Wasser giftige Gase.
R 30 Kann bei Gebrauch leichtentzündlich werden.
R 31 Entwickelt bei Berührung mit Säure giftige Gase.
R 32 Entwickelt bei Berührung mit Säure sehr giftige Gase.
R 33 Gefahr kumulativer Wirkungen.
R 34 Verursacht Veratzungen.
R 35 Verursacht schwere Verätzungen.
R 36 Reizt die Augen.
R 37 Reizt die Atmungsorgane.
R 38 Reizt die Haut.
R 39 Ernste Gefahr irreversiblen Schadens.
R 40 Irreversibler Schaden möglich.
R 41 Gefahr ernster Augenschäden.
R 42 Sensibilisierung durch Einatmen möglich.
R 43 Sensibilisierung durch Hautkontakt möglich.
R 44 Explosionsgefahr bei Erhitzen unter Einschluss.
R 45 Kann Krebs erzeugen.
R 46 Kann vererbbare Schäden verursachen.
R 48 Gefahr ernster Gesundheitsschäden bei längerer Exposition.
R 49 Kann Krebs erzeugen beim Einatmen.
R 50 Sehr giftig für Wasserorganismen.
R 51 Giftig für Wasserorganismen.
R 52 Schädlich für Wasserorganismen.
R 53 Kann in Gewässern längerfristig schädliche Wirkung haben.
R 54 Giftig für Pflanzen.
R 55 Giftig für Tiere
R 56 Giftig für Bodenorganismen.
R 57 Giftig für Bienen.
R 58 Kann längerfristig schädliche Wirkungen auf die Umwelt haben.
R 59 Gefährlich für die Ozonschicht.
R 60 Kann die Fortpflanzungsfähigkeit beeinträchtigen.
R 61 Kann das Kind im Mutterleib schädigen.
R 62 Kann möglicherweise die Fortpflanzungsfähigkeit beeinträchtigen.
R 63 Kann das Kind im Mutterleib möglicherweise schädigen.
R 64 Kann Säuglinge über die Muttermilch schädigen.
R 65 Gesundheitsschädlich: kann beim Verschlucken Lungenschäden verursachen.
R 66 Wiederholter Kontakt kann zu spröder oder rissiger Haut führen.
R 67 Dämpfe können Schläfrigkeit oder Benommenheit verursachen.

Kombinierte R-Sätze (sprachlich zusammengefasste R-Sätze)

R 14/15 Reagiert heftig mit Wasser unter Bildung hochentzündlicher Gase.
R 15/29 Reagiert mit Wasser unter Bildung giftiger und hochentzündlicher Gase.
R 20/21 Gesundheitsschädlich beim Einatmen und bei Berührung mit der Haut.
R 20/22 Gesundheitsschädlich beim Einatmen und Verschlucken.
R 20/21/22 Gesundheitsschädlich beim Einatmen, Verschlucken und Berührung mit der Haut.
R 21/22 Gesundheitsschädlich bei Berührung mit der Haut und beim Verschlucken.
R 23/24 Giftig beim Einatmen und bei Berührung mit der Haut.
R 23/25 Giftig beim Einatmen und Verschlucken.
R 23/24/25 Giftig beim Einatmen, Verschlucken und Berührung mit der Haut.
R 24/25 Giftig bei Berührung mit der Haut und beim Verschlucken.
R 26/27 Sehr giftig beim Einatmen und bei Berührung mit der Haut.
R 26/28 Sehr giftig beim Einatmen und Verschlucken.
R 26/27/28 Sehr giftig beim Einatmen, Verschlucken und Berührung mit der Haut.

Kombinierte R-Sätze (Fortsetzung)

R 27/28	Sehr giftig bei Berührung mit der Haut und beim Verschlucken.
R 36/37	Reizt die Augen und die Atmungsorgane.
R 36/38	Reizt die Augen und die Haut.
R 36/37/38	Reizt die Augen, Atmungsorgane und die Haut.
R 37/38	Reizt die Atmungsorgane und die Haut.
R 39/23	Giftig, ernste Gefahr irreversiblen Schadens durch Einatmen.
R 39/24	Giftig, ernste Gefahr irreversiblen Schadens bei Berührung mit der Haut.
R 39/25	Giftig: ernste Gefahr irreversiblen Schadens durch Verschlucken.
R 39/23/24	Giftig: ernste Gefahr irreversiblen Schadens durch Einatmen und bei Berührung mit der Haut.
R 39/23/25	Giftig: ernste Gefahr irreversiblen Schadens durch Einatmen und durch Verschlucken.
R 39/24/25	Giftig: ernste Gefahr irreversiblen Schadens bei Berührung mit der Haut und durch Verschlucken.
R 39/23/24/25	Giftig: ernste Gefahr irreversiblen Schadens durch Einatmen, Berührung mit der Haut und durch Verschlucken.
R 39/26	Sehr giftig: ernste Gefahr irreversiblen Schadens durch Einatmen.
R 39/27	Sehr giftig: ernste Gefahr irreversiblen Schadens bei Berührung mit der Haut.
R 39/28	Sehr giftig: ernste Gefahr irreversiblen Schadens durch Verschlucken.
R 39/26/27	Sehr giftig: ernste Gefahr irreversiblen Schadens durch Einatmen und bei Berührung mit der Haut.
R 39/26/28	Sehr giftig: ernste Gefahr irreversiblen Schadens durch Einatmen und durch Verschlucken.
R 39/27/28	Sehr giftig: ernste Gefahr irreversiblen Schadens bei Berührung mit der Haut und durch Verschlucken.
R 39/26/27/28	Sehr giftig: ernste Gefahr irreversiblen Schadens durch Einatmen, Berührung mit der Haut und durch Verschlucken.
R 40/20	Gesundheitsschädlich: Möglichkeit irreversiblen Schadens durch Einatmen.
R 40/21	Gesundheitsschädlich: Möglichkeit irreversiblen Schadens bei Berührung mit der Haut.
R 40/22	Gesundheitsschädlich: Möglichkeit irreversiblen Schadens durch Verschlucken.
R 40/20/21	Gesundheitsschädlich: Möglichkeit irreversiblen Schadens durch Einatmen und bei Berührung mit der Haut.
R 40/20/22	Gesundheitsschädlich: Möglichkeit irreversiblen Schadens durch Einatmen und durch Verschlucken.
R 40/21/22	Gesundheitsschädlich: Möglichkeit irreversiblen Schadens bei Berührung mit der Haut und durch Verschlucken.
R 40/20/21/22	Gesundheitsschädlich: Möglichkeit irreversiblen Schadens durch Einatmen, Berührung mit der Haut und durch Verschlucken.
R 42/43	Sensibilisierung durch Einatmen und Hautkontakt möglich.
R 48/20	Giftig: Gefahr ernster Gesundheitsschäden bei längerer Exposition durch Einatmen.
R 48/24	Giftig: Gefahr ernster Gesundheitsschäden bei längerer Exposition durch Berührung mit der Haut.
R 48/25	Giftig: Gefahr ernster Gesundheitsschäden bei längerer Exposition durch Verschlucken.
R 48/20	Gesundheitsschädlich: Gefahr ernster Gesundheitsschäden bei längerer Exposition durch Einatmen.
R 48/21	Gesundheitsschädlich: Gefahr ernster Gesundheitsschäden bei längerer Exposition durch Berührung mit der Haut.

Kombinierte R-Sätze (Fortsetzung)

R 48/22	Gesundheitsschädlich: Gefahr ernster Gesundheitsschäden bei längerer Exposition durch Verschlucken.
R 48/20/21	Gesundheitsschädlich: Gefahr ernster Gesundheitsschäden bei längerer Exposition durch Einatmen und durch Berührung mit der Haut.
R 48/20/22	Gesundheitsschädlich: Gefahr ernster Gesundheitsschäden bei längerer Exposition durch Einatmen und durch Verschlucken.
R 48/21/22	Gesundheitsschädlich: Gefahr ernster Gesundheitsschäden bei längerer Exposition durch Berührung mit der Haut und durch Verschlucken.
R 48/20/21/22	Gesundheitsschädlich: Gefahr ernster Gesundheitsschäden bei längerer Exposition durch Einatmen, Berührung mit der Haut und durch Verschlucken.
R 48/23/24	Giftig: Gefahr ernster Gesundheitsschäden bei längerer Exposition durch Einatmen und durch Berührung mit der Haut.
R 48/23/25	Giftig: Gefahr ernster Gesundheitsschäden bei längerer Exposition durch Einatmen und durch Verschlucken.
R 48/24/25	Giftig: Gefahr ernster Gesundheitsschäden bei längerer Exposition durch Berührung mit der Haut und durch Verschlucken.
R 48/23/24/25	Giftig: Gefahr ernster Gesundheitsschäden bei längerer Exposition durch Einatmen, Berührung mit der Haut und durch Verschlucken.
R 50/53	Sehr giftig für Wasserorganismen, kann in Gewässern längerfristig schädliche Wirkungen haben.
R 51/53	Giftig für Wasserorganismen, kann in Gewässern längerfristig schädliche Wirkungen haben.
R 52/53	Schädlich für Wasserorganismen, kann in Gewässern längerfristig schädliche Wirkungen haben.

Um dem Verwender kurze und prägnante Empfehlungen für den sicheren Umgang mit einem Gefahrstoff zu geben, sind standardisierte Sicherheitsratschläge auf den Gefäßen anzubringen, die sog. „S-Sätze", die ebenfalls durchnummeriert sind.

S-Sätze

S 1	Unter Verschluss aufbewahren.
S 2	Darf nicht in die Hände von Kindern gelangen.
S 3	Kühl aufbewahren.
S 4	Von Wohnplätzen fernhalten.
S 5	Unter .... aufbewahren (geeignete Flüssigkeit vom Hersteller anzugeben).
S 6	Unter .... aufbewahren (inertes Gas vom Hersteller anzugeben).
S 7	Behälter dicht geschlossen halten.
S 8	Behälter trocken halten.
S 9	Behälter an einem gut gelüfteten Ort aufbewahren.
S 12	Behälter nicht gasdicht verschließen.
S 13	Von Nahrungsmitteln, Getränken und Futtermitteln fernhalten.
S 14	Von .... fernhalten (inkompatible Substanzen sind vom Hersteller anzugeben).
S 15	Vor Hitze schützen.
S 16	Von Zündquellen fernhalten. Nicht rauchen.
S 17	Von brennbaren Stoffen fernhalten
S 18	Behälter mit Vorsicht öffnen und handhaben.
S 20	Bei der Arbeit nicht essen und trinken.

S-Sätze (Fortsetzung)

S 21 Bei der Arbeit nicht rauchen.
S 22 Staub nicht einatmen.
S 23 Gas/Rauch/Dampf/Aerosol nicht einatmen (geeignete Bezeichnung ist vom Hersteller anzugeben).
S 24 Berührung mit der Haut vermeiden.
S 25 Berührung mit den Augen vermeiden.
S 26 Bei Berührung mit den Augen sofort gründlich mit Wasser abspülen und Arzt konsultieren.
S 27 Beschmutzte, getränkte Kleidung sofort ausziehen.
S 28 Bei Berührung mit der Haut sofort abwaschen mit viel.... (vom Hersteller anzugeben).
S 29 Nicht in die Kanalisation gelangen lassen.
S 30 Niemals Wasser hinzugießen.
S 33 Maßnahmen gegen elekrostatische Aufladungen treffen.
S 35 Abfälle und Behälter müssen in gesicherter Weise beseitigt werden.
S 36 Bei der Arbeit geeignete Schutzkleidung tragen.
S 37 Geeignete Schutzhandschuhe tragen.
S 38 Bei unzureichender Belüftung Atemschutzgerät anlegen.
S 39 Schutzbrille/Gesichtsschutz tragen.
S 40 Fußboden und verunreinigte Gegenstände mit. . . reinigen (Material vom Hersteller anzugeben).
S 41 Explosions- und Brandgase nicht einatmen.
S 42 Bei Räuchen/Versprühen geeignetes Atemschutzgerät anlegen und (geeignete Bezeichnung(en) vom Hersteller anzugeben).
S 43 Zum Löschen (vom Hersteller anzugeben) verwenden (wenn Wasser die Gefahr erhöht, anfügen: „Kein Wasser verwenden").
S 45 Bei Unfall oder Unwohlsein sofort Arzt hinzuziehen (wenn möglich Etikett vorzeigen).
S 46 Bei Verschlucken sofort ärztlichen Rat einholen und Verpackung oder Etikett vorzeigen.
S 47 Nicht bei Temperaturen über. . .°C aufbewahren (vom Hersteller anzugeben).
S 48 Feucht halten mit . . . (geeignetes Mittel vom Hersteller anzugeben).
S 49 Nur im Originalbehälter aufbewahren.
S 50 Nicht mischen mit. . .(vom Hersteller anzugeben).
S 51 Nur in gut gelüfteten Bereichen verwenden.
S 52 Nicht großflächig für Wohn- und Aufenthaltsräume zu verwenden.
S 53 Exposition vermeiden – vor Gebrauch besondere Anweisungen einholen.
S 56 Diesen Stoff und seinen Behälter der Problemabfallentsorgung zuführen.
S 57 Zur Vermeidung einer Kontamination der Umwelt geeigneten Behälter verwenden.
S 59 Information zur Wiederverwendung/Wiederverwertung beim Hersteller/Lieferanten erfragen.
S 60 Dieser Stoff und sein Behälter sind als gefährlicher Abfall zu entsorgen.
S 61 Freisetzung in die Umwelt vermeiden. Besondere Anweisungen einholen/Sicherheitsdatenblatt zu Rate ziehen.
S 62 Bei Verschlucken kein Erbrechen herbeiführen. Sofort ärztlichen Rat einholen und Verpackung oder Etikett vorzeigen.
S 63 Bei Unfall durch Einatmen: Verunfallten an die frische Luft bringen und ruhigstellen.
S 64 Bei Verschlucken Mund mit Wasser ausspülen (nur wenn Verunfallter bei Bewusstsein ist).

Kombinierte S-Sätze

S 1/2	Unter Verschluss und für Kinder unzugänglich aufbewahren.
S 3/7	Behälter dicht geschlossen halten und an einem kühlen Ort aufbewahren.
S 3/9/14	An einem kühlen, gut gelüfteten Ort, entfernt von . . . aufbewahren (die Stoffe, mit denen Kontakt vermieden werden muss, sind vom Hersteller anzugeben).
S 3/9/14/49	Nur im Originalbehälter an einem kühlen, gut gelüfteten Ort, entfernt von . . . aufbewahren (die Stoffe, mit denen Kontakt vermieden werden muss, sind vom Hersteller anzugeben).
S 3/9/49	Nur im Originalbehälter an einem kühlen, gut gelüfteten Ort aufbewahren.
S 3/14	An einem kühlen, von . . . entfernten Ort aufbewahren (die Stoffe, mit denen Kontakt vermieden werden muss, sind vom Hersteller anzugeben).
S 7/8	Behälter trocken und dicht geschlossen halten.
S 7/9	Behälter dicht geschlossen an einem gut gelüfteten Ort aufbewahren.
S 7/47	Behälter dicht geschlossen und nicht bei Temperaturen über. . . °C aufbewahren (vom Hersteller anzugeben).
S 20/21	Bei der Arbeit nicht essen, trinken, rauchen. Diesen Stoff und seinen Behälter der Problemabfallentsorgung zuführen.
S 24/25	Berührung mit den Augen und der Haut vermeiden.
S 29/56	Nicht in die Kanalisation gelangen lassen. Diesen Stoff und seinen Behälter der Problemabfallentsorgung zuführen.
S 36/37	Bei der Arbeit geeignete Schutzhandschuhe und Schutzkleidung tragen.
S 36/37/39	Bei der Arbeit geeignete Schutzkleidung, Schutzhandschuhe und Schutzbrille/Gesichtsschutz tragen.
S 36/39	Bei der Arbeit geeignete Schutzkleidung und Schutzbrille/Gesichtsschutz tragen.
S 37/39	Bei der Arbeit geeignete Schutzhandschuhe und Schutzbrille/Gesichtsschutz tragen.
S 47/49	Nur im Originalbehälter bei einer Temperatur von nicht über. . . °C (vom Hersteller anzugeben) aufbewahren.

4 Die EG-Stoffliste

In der sogenannten „EG-Stoffliste" sind die europaweit einheitlich eingestuften Stoffe aufgeführt. Sie enthält die Angaben zur Einstufung sowie das erforderliche Gefahrensymbol und die Nummern der R- und S-Sätze. Tabelle 4.1 enthält einen Auszug aus der vollständigen EG-Liste, die über 2000 Einzelsubstanzen umfasst. Die Spalte mit den VbF-Angaben ist im Original nicht enthalten, sie wurde hier zusätzlich angefügt, um die Suche zu vereinfachen.

Hinweise für die Verwendung

a) Für die Kennzeichnung von Reinstoffen werden die Spalten 1,2 und 4 benötigt. Handelt es sich um eine Zubereitung, also eine Verdünnung eines Stoffes, werden die Spalten 5 und 6 zusätzlich herangezogen. Dort sind für Verdünnungen des entsprechenden Stoffes Konzentrationsgrenzen (Spalte 5) und die jeweilige Kennzeichnung (Spalte 6, gleiche Zeile) angegeben.

Beispiel:
Essigsäure C* ≥ 90%
⇒ Symbol „C" und R-Satz 35

25% ≤ C* < 90%
⇒ Symbol „C" und R-Satz 34

10% ≤ C* < 25%

⇒ Symbol „Xi" und R-Satz 36/38

} Angaben zu den S-Sätzen werden nicht gemacht. Eine praktikable Möglichkeit ist, die S-Sätze des Reinstoffes aufzutragen.

*) Zur Beachtung: Dieses „C" bedeutet „Konzentration".

b) Sind mehrere R- bzw. S-Sätze angegeben, bedeutet die Verbindung durch einen Bindestrich „und", die Verbindung durch einen Schrägstrich, daß die kombinierten R- bzw. S-Sätze zu verwenden sind.

c) Die Anmerkungen in Spalte 1 der Stoffliste (Auszug):
Anmerkung A:
Der tatsächliche Name des Stoffes muß auf dem Kennzeichnungsschild angegeben werden, keine Gruppenbezeichnung.
Beispiel: Bei Atropinsalzen ist anzugeben, um welches Salz es sich handelt.
Anmerkung B:
Es ist bei der Kennzeichnung die genaue Konzentration in Gewichtsprozenten anzugeben.
Beispiel: Essigsäure 25%

d) Auf S-Sätze in Klammern darf verzichtet werden, wenn die Abgabe für industrielle Zwecke erfolgt.
e) Alle %-Angaben beziehen sich auf Massenprozente.
f) Ist ein Stoff soweit verdünnt, daß keine Einstufungs- oder Kennzeichnungsangaben mehr gemacht werden, so ist diese Zubereitung kein Gefahrstoff (z. B. Salzsäure 2%).
g) Die Spalte 3 „Einstufung" ist für eine Kennzeichnung nicht erforderlich, gibt aber weitere Hinweise über die Gefahren, die von den jeweiligen Stoffen ausgehen: Carc.Cat...= Cancerogenität, Repr.Cat....= reproduktionstoxischer Stoff, Muta.Cat....= erbgutverändernder Stoff. Die Abkürzung „Cat." Bedeutet „Kategorie". Die krebserzeugenden, reproduktionstoxischen und erbgutverändernden Stoffe werden nach ihrer Gefährlichkeit in drei Kategorien eingeteilt, wobei das Gefährdungspotential von Cat. 3 bis Cat. 1 zunimmt.
h) Bei einer Abgabe an Privatpersonen ist der S-Satz 2 immer anzugeben, auch wenn er in der Liste nicht aufgeführt ist.

Tab. 4.1: EG-Stoffliste.

Stoffidentität		Stoff		Zubereitungen		
Bezeichnung 1	EG-Nr. 2	Einstufung 3	Kennzeichnung 4	Konzentrations-grenzen 5	Einstufung/ Kennzeichnung 6	VbF
Aceton	200–662-2	F; R 11 Xi; R36 R66–67	Symb.: F; Xi R: 11-36-66-67 S: (2)-9–16-26			B
Ameisensäure. . .% Anm. B	200–579-1	C; R 35	Symb.: C R: 35 S: (1/2)-23–26-45	C ≥ 90% 10% ≤ C < 90% 2% ≤ C < 10%	C; R 35 C; R 34 Xi; R 36/38	
Ammoniak-Lösung. . .% Anm. B	215–647-6	C; R 34 N; R 50	Symb.: C,N R: 34–50 S: (1/2)-26–36/37/39–45-61	C ≥ 25% 10% ≤ C < 25% 5% ≤ C < 10%	C,N; R 34–50 C; R 34 Xi; R 36/37/38	
Anilin	200–539-3	T; R 48/23/24/25 Xn; R 20/21/22 N; R 50 Carc.Cat 3; R 40	Symb.: T; N R: 20/21/22–40-48/23/24/25–50 S: (1/2)-28–36/37–45-61			
Arsentrioxid	215–481-4	Carc.Cat 1 R 45 T+; R 28 C; R 34	Symb.: T+ R: 45–28-34 S: 53–45			

Tab. 4.1: **EG-Stoffliste (Fortsetzung).**

Stoffidentität		Stoff		Zubereitungen		
Bezeichnung **1**	**EG-Nr.** **2**	**Einstufung** **3**	**Kennzeichnung** **4**	**Konzentrations-grenzen** **5**	**Einstufung/ Kennzeichnung** **6**	**VbF**
Atropinsalze Anm. A		T+; R 26/28	Symb.: T+ R: 26/28 S: (1/2)-25–45			
Benzin (Wundbenzin DAB)	265–151-9	F; R 11 Xn; R 65 N: R51/53	Symb.: F; Xn; N R: 11–51/53-65 S: (2)-9–16-23–24-33-61-62			AI
Benzol	200–753-7	F; R 11 Carc.Cat.1 R 45 T; R 48/23/24/25	Symb.: F; T R: 45–11-48/23/24/25 S: 53–45			
Blei(II)-acetat	206–104-4	Repr.Cat.1 R 60–61 Xn;R48/22–33	Symb.: T R: 60–61-33–48/22 S: 53–45			
Chloralhydrat Vgl. Trichloracetalde-hydbismonohydrat	206–117-5	T; R 25 Xi; R 36/38	Symb.: T R: 25–36/38 S: (1/2)-25–45			
Chloroform Siehe: Trichlorme-than						

Tab. 4.1: **EG-Stoffliste (Fortsetzung).**

Stoffidentität		Stoff		Zubereitungen		
Bezeichnung **1**	**EG-Nr.** **2**	**Einstufung** **3**	**Kennzeichnung** **4**	**Konzentrations-grenzen** **5**	**Einstufung/ Kennzeichnung** **6**	**VbF**
Coffein	200–326-1	Xn; R 22	Symb.: Xn R: 22 S: (2)			
Dichlormethan	200–838-9	Carc.cat 3; R 40	Symb.: Xn R: 40 S: (2)-23–24/25–36/37			
Diethylether Vgl.: Ether	200–467-2	F+; R 12 R 19 Xn; R22 R66 R67	Symb.: F+; Xn R: 12–19–22–66–67 S: (2)-9–16-29–33			AI
Essigsäure. . .% Anm. B	200–580-7	R 10 C; R 35	Symb. C R: 10–35 S: (1/2)-23–26-45	$C \geq 90\%$ $25\% \leq C < 90\%$ $10\% \leq C < 25\%$	C; R 35 C; R 34 Xi; R 36/38	
Ethanol	200–578-6	F; R 11	Symb.: F R: 11 S: (2)-7–16	$C \geq 70\%$	F; R 11 *1	B
Formaldehyd. . .% Anm. B,D	200–001-8	T; R 23/24/25 C; R 34 Carc.Cat.3 R 40–43	Symb.:T R:23/24/25–34-40–43 S:(1/2)-26–36/37/39–45-51	$C \geq 25\%$ $5\% \leq C < 25\%$ $1\% \leq C < 5\%$ $0{,}2\% \leq C < 1\%$	T; R 23/24/25–34-40–43 Xn; R 20/21/22–36/37/38–40-43 Xn; R 40–43 Xi; R 43	

Tab. 4.1: EG-Stoffliste (Fortsetzung).

Stoffidentität		Stoff		Zubereitungen		
Bezeichnung **1**	**EG-Nr.** **2**	**Einstufung** **3**	**Kennzeichnung** **4**	**Konzentrations-grenzen** **5**	**Einstufung/ Kennzeichnung** **6**	**VbF**
Isopropylalkohol siehe 2-Propanol						
Jod	231–442-4	Xn; R 20/21 N; R 50	Symb.: Xn; N R: 20/21–50 S: (2)-23–25–61			
Kaliumbromat	231–829-8	O; R 9 Carc.Cat 2 R 45 T; R 25	Symb.: T; O R: 45–9-25 S: 53–45			
Kaliumdichromat Anm. E, 3	231–906-6	Carc.Cat.2 Muta.Cat.2 R 46–49 T+; R 26 T; R 25 Xn; R 21 Xi; R 37/38–41-43 N; R 50–53	Symb.: T+; N R: 49–46-21–25-26–37/38–41-43–50/53 S: 53–45-60–61			
Kaliumhydroxid	215–181-3	Xn; R 22 C; R 35	Symb.: C R 22–35 S (1/2)-26–37/39–45	$C \geq 25\%$ $5\% \leq C < 25\%$ $2\% \leq C < 5\%$ $0,5\% \leq C < 2\%$	C; R 22–35 C; R 35 C; R 34 Xi; R 36/38	
Kaliumpermanganat	231–760-3	O; R 8 Xn; R 22 N; R 50–53	Symb.: O; Xn; N R: 8–22–50/53 S: (2)–60–61			

Tab. 4.1: EG-Stoffliste (Fortsetzung).

Stoffidentität		Stoff		Zubereitungen		
Bezeichnung 1	EG-Nr. 2	Einstufung 3	Kennzeichnung 4	Konzentrations-grenzen 5	Einstufung/ Kennzeichnung 6	VbF
Methanol	200–659-6	F; R 11 T; R 23/24/25–39/23/24/25	Symb.: F, T R: 11–23/24/25–39/23/24/25 S: (1/2)-7-16-36/37-45	C ≥ 20% 10% ≤ C ≤ 20% 3% ≤ C ≤ 10%	T; R 23/24/25-39/23/24/25 T; R 20/21/22-39/23/24/25 Xn; R 20/21/22-40/20/21/22	B
Natriumfluorid	231–667-8	T; R 25 Xi; R 36/38 R 32	Symb.: T R: 25–32-36/38 S: (1/2)-22–36-45			
Natriumhydroxid	215–185-5	C; R 35	Symb.: C R: 35 S: (1/2)-26–37/39–45	C ≥ 5% 2% ≤ C < 5% 0,5% ≤ C < 2%	C; R 35 C; R 34 Xi; R36/38	
Nikotin	200–193-3	T+; R 27 T; R 25	Symb.: T+ R: 25–27 S: (1/2)-36/37–45			
Phenol	203–632-7	T: R 24/25 C; R 34	Symb.: T R: 24/25–34 S: (1/2)-28–45	C ≥ 5% 1% ≤ C < 5%	T; R 24/25–34 Xn; R 21/22–36/38	
Phosphorsäure...% Anm. B	231–633-2	C; R 34	Symb.: C R 34 S (1/2)-26–45	C ≥ 25% 10% ≤ C < 25%	C; R 34 Xi; R 36/38	
2-Propanol siehe Isopropyl-alkohol	200–661-7	F; R 11 Xi; R 36 R 67	Symb.: F; Xi R: 11-36-67 S: (2)-7–16-24/25-26	C ≥ 40% 20% ≤ C < 40%	F; Xi; R:11-36-67 Xi; R 36-67	B

Tab. 4.1: EG-Stoffliste (Fortsetzung).

Stoffidentität		Stoff		Zubereitungen		
Bezeichnung **1**	**EG-Nr.** **2**	**Einstufung** **3**	**Kennzeichnung** **4**	**Konzentrations-grenzen** **5**	**Einstufung/ Kennzeichnung** **6**	**VbF**
Resorcin	203–585-2	Xn; R 22 Xi; R 36/38 N; R 50	Symb.: Xn; N R: 22–36/38–50 S: (2)-26–61			
Salpetersäure ...% Anm. B	231–714-2	O; R:8 C;R:35	Symb.: O, C R: 8–35 S: (1/2)-23–26-36–45	$C \geq 20\%$ $5\% \leq C < 20\%$ $C \geq 70\%$	C; R 35 C; R 34 O; R 8	
Salzsäure ...% Anm. B	231–595-7	C; R 34 Xi; R 37	Symb.: C R: 34–37 S: (1/2)-26–45	$C \geq 25\%$ $10\% \leq C < 25\%$	C; R 34–37 Xi; R 36/37/38	
Schwefelsäure ...% Anm. B	231–639-5	C; R 35	Symb.: C R: 35 S: (1/2)-26–30-45	$C \geq 15\%$ $5\% \leq C < 15\%$	C; R 35 Xi; R 36/38	
Silbernitrat	231–853-9	C; R 34	Symbol.: C R: 34 S: (1/2)-26–45			
Terpentinöl	232–350-7	R 10 Xn; R 20/21/22–65 Xi; R 36/38 R 43 N; R 51–53	Symb.: Xn; N R: 10–20/21/22–36/38–43–51/53–65 S: (2)–36/37–46–61–62			
Tetrachlor-kohlenstoff	200–262-8	T; R23/24/25-48/23 Carc.Cat.3 R 40–52-53 N: R 59	Symb.: T; N R 23/24/25–40-48/23–52-53–59 S (1/2)-23–36/37–45-59–61			

Tab. 4.1: EG-Stoffliste (Fortsetzung).

Stoffidentität		Stoff		Zubereitungen		
Bezeichnung **1**	**EG-Nr.** **2**	**Einstufung** **3**	**Kennzeichnung** **4**	**Konzentrations-grenzen** **5**	**Einstufung/ Kennzeichnung** **6**	**VbF**
Trichlorethen („Tri")	201–167-4	Carc.Cat.3 R 40	Symb.: Xn R: 40 S: (2)-23–36/37			
Toluol	203–625-9	F; R 11 Xn; R 20	F; Xn R: 11–20 S: (2)-16–25-29–33	C ≥ 12,5%	F; Xn; R 11–20	
Trichlormethan (Chloroform)	200–663-8	Xi; R 38 Xn: R 22–48/20/22 Carc.Cat.3; R 40	Symb.: Xn R:22–38-40–48/20/22 S: (2)-36/37	C ≥ 20% 5% ≤ C < 20% 1% ≤ C < 5%	Xn; R 22–38-40–48/20/22 Xn;R 22–40-48/20/22 Xn;R 40	
Xylol Anm. C	215–535-7	R 10 Xn; R 20/21 Xi; R 38	Symb.:Xn R: 10–20/21–38 S: (2)-25	C ≥ 20% 12,5% ≤ C < 20%	Xn; R 10–20/21–38 Xn; R 20/21	
Wasserstoffperoxid-lösung. . .% Anm. B	231–765-0	O; R 8 C; R 34	Symb.: O,C R: 8–34 S: (1/2)-3–28-36/39–45	C ≥ 20% 5% < C < 20% C ≥ 60%	C; R 34 Xi; R 36/38 O; R 8	

*1) Ethanol 70% m/m entspricht 77% Vol.
*2) Isopropylalkohol 40% entspricht 48% Vol.

5 Kennzeichnung von Abgabegefäßen

5.1 Erforderliche Angaben

Abgabegefäße müssen mit folgenden Angaben versehen werden:

- Chemische Bezeichnung des Stoffes bzw. der Zubereitung (Spalte 1)
- EG-Nr. und die Angabe „EG-Kennzeichnung", wenn es sich um einen Stoff aus der EG-Stoffliste handelt (Spalte 2)
- Gefahrensymbol mit zugehöriger Gefahrenbezeichnung
- Hinweise auf besondere Gefahren (R-Sätze)
- Sicherheitsratschläge (S-Sätze)
- Füllmenge
- Name, Anschrift und Telefonnummer der Apotheke
- Bei brennbaren Flüssigkeiten ist außerdem die Angabe „VbF" sowie die Gefahrenklasse auf dem Etikett anzubringen (AI, AII oder B).

Wie bringt man in Erfahrung, welche Angaben bei den jeweiligen Stoffen zu machen sind?

- Zunächst sieht man in der „EG-Stoffliste" nach. Sie enthält alle erforderlichen Angaben, z. B. welches Symbol erforderlich ist, welche R- bzw. S-Sätze aufzutragen sind etc. Enthalten sind allerdings nur die bisher EG-weit einheitlich eingestuften Stoffe. Zahlreiche Ausgangsstoffe für die Arzneimittelherstellung sind nicht aufgelistet.
- Ist der gesuchte Stoff in der EG-Liste nicht aufgeführt, ist man trotzdem verpflichtet, in Erfahrung zu bringen, welche Angaben erforderlich sind. Man kann hierzu beispielsweise die Angaben des Liefergefäßes übernehmen oder vom Lieferanten ein Sicherheitsdatenblatt anfordern, das ebenfalls alle notwendigen Angaben enthält.

Reduzierte Kennzeichnung kleiner Gefäße

Gefäße mit einem Rauminhalt bis zu 125 ml müssen nicht mit den R- und S-Sätzen gekennzeichnet werden, wenn sie **brandfördernde**, **leichtentzündliche** oder **reizende** Stoffe enthalten.

Man beachte, daß es sich hierbei um „Kann"-Bestimmungen handelt. Es ist aus Gründen der Sicherheit sinnvoll, ein vollständiges Etikett zu verwenden!

5.2 Ausführung der Kennzeichnung

Die Angaben auf dem Behältnis müssen **deutlich** und **groß genug** sein um von normalsichtigen Menschen gut gelesen werden zu können. Das Etikett muss **dauerhaft haltbar** angebracht werden.

Mindestgrößen für Etiketten	
bis 3 Liter	52 mm x 74 mm
bis 50 Liter	74 mm x 105 mm

Farbe des Gefahrensymbols:
Das Gefahrensymbol muss in schwarzem Aufdruck auf orangegelben Untergrund, mindestens 1 cm^2 groß sein und mindestens ein Zehntel der Gesamtfläche der Kennzeichnung ausmachen.

5.3 Kennzeichnungsbeispiele

Zur Verdeutlichung sind nachfolgend einige Kennzeichnungsbeispiele aufgeführt.

Ammoniaklösung 25%
EG-Kennzeichnung
EG-Nr. 215-647-6

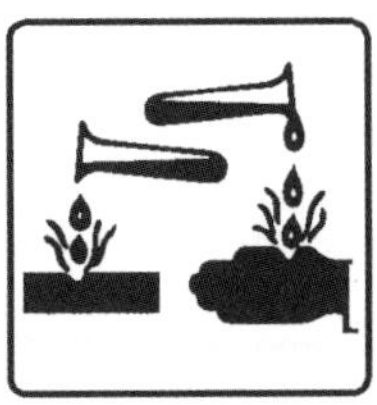

ätzend

umweltgefährlich

Verursacht Verätzungen.
Sehr giftig für Wasserorganismen.
Unter Verschluß und für Kinder unzugänglich aufbewahren.
Bei Berührung mit den Augen sofort gründlich mit Wasser ausspülen und Arzt konsultieren.
Bei der Arbeit geeignete Schutzkleidung, Schutzhandschuhe und Schutzbrille tragen.
Bei Unfall oder Unwohlsein sofort Arzt hinzuziehen und dieses Etikett vorzeigen.
Freisetzung in die Umwelt vermeiden.
Besondere Anweisungen einholen/Sicherheitsdatenblatt zu Rate ziehen.

250 ml

Gefahren Apotheke
Paula Giftig
Am Abgrund 4
24567 Grabenstetten
Tel. 02351/657

Abb. 5.1: Kennzeichnung von Ammoniaklösung 25%.

In folgendem Beispiel darf auf die R- und S-Sätze verzichtet werden, da das Füllvolumen nur 100 ml beträgt.

Aceton 100 ml

leichtentzündlich reizend

EWG-Kennzeichnung
EWG-Nr. 200-662-2

VbF:B

Gefahrstoff Apotheke
Karl Feurig
Am Gifthang 3
40034 Abgrund
Tel. 02376/5678

Abb. 5.2: Kennzeichnung von Aceton.

Terpentinöl 50 ml

umweltgefährlich gesundheitsschädlich

EG-Kennzeichnung
EG-Nr. 232-350-7

Entzündlich. Gesundheitsschädlich beim Einatmen, Verschlucken und Berührung mit der Haut. Reizt die Augen und die Haut. Sensibilisierung durch Hautkontakt möglich. Giftig für Wasserorganismen, kann in Gewässern längerfristig schädliche Wirkungen haben.
Gesundheitsschädlich: kann beim Verschlucken Lungenschäden verursachen. Darf nicht in die Hände von Kindern gelangen. Bei der Arbeit geeignete Schutzhandschuhe und Schutzkleidung tragen. Bei Verschlucken sofort ärztlichen Rat einholen und Verpackung oder Etikett vorzeigen. Freisetzung in die Umwelt vermeiden. Besondere Anweisungen einholen oder Sicherheitsdatenblatt zu Rate ziehen. Bei Verschlucken kein Erbrechen herbeiführen. Sofort ärztlichen Rat einholen und Verpackung oder dieses Etikett vorzeigen.

Korrekt Apotheke
Petra Anstand
Paragraphenhügel 3
08123 Gesetzesberg
Tel. 08123/6543

Abb. 5.3: Kennzeichnung von Terpentinöl als Nichtarzneimittel.

Wird Terpentinöl allerdings als Arzneimittel abgegeben, ist es nicht als Gefahrstoff zu kennzeichnen, sondern als Rezepturarzneimittel! (s. 8.)

6 Kennzeichnung von Vorratsgefäßen

Für Vorratsgefäße gelten dieselben Kennzeichnungspflichten wie für die Abgabegefäße und einige Besonderheiten.

6.1 Vereinfachte Kennzeichnungspflicht

Für Vorratsgefäße in Apotheken und wissenschaftlichen Laboratorien mit einem Rauminhalt von **bis zu 1 Liter,** die sog. **Standgefäße**, gilt eine vereinfachte Kennzeichnungspflicht (Beispiel s. Abb. 6.1).

Diese Gefäße müssen nur mit den folgenden Angaben versehen sein:

- Bezeichnung des Stoffes
- Gefahrensymbol mit Gefahrenbezeichnung
- Bei brennbaren Flüssigkeiten die Angabe „VbF" sowie die Gefahrenklasse (AI, AII oder B).

Bei allen Gefäßen mit mehr als 1 Liter Füllvolumen ist eine vollständige Kennzeichnung analog den Abgabegefäßen erforderlich!

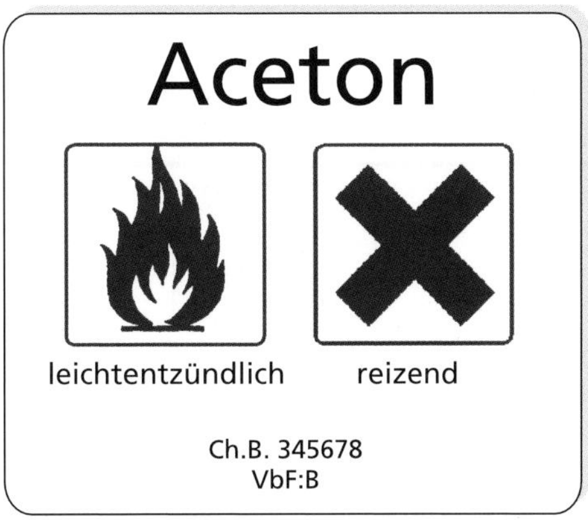

Abb. 6.1: Beispiel für die Kennzeichnung eines Vorratsgefäßes mit 1 l Aceton.

6.2 Ausgangsstoffe für die Arzneimittelherstellung

Vorratsgefäße mit Arzneistoffen sind in unterschiedlichen Schriftfarben bzw. Hintergrundfarben zu kennzeichnen:
Indifferentia: schwarze Schrift auf weißem Grund
Separanda: rote Schrift auf weißem Grund
Venena: weiße Schrift auf schwarzem Grund.
Zu welcher dieser drei Gruppen ein Arzneistoff gehört, ist aus den Lagerungsvorschriften der jeweiligen DAB-Monographie ersichtlich:

- „Vorsichtig zu lagern" sind die Separanda,
- „Sehr vorsichtig zu lagern" sind Venena.

Das Europäische Arzneibuch, in das inzwischen eine große Zahl von DAB-Monographien übergegangen ist, enthält keine analogen Lagerungsvorschriften. Deshalb wurde 1998 eine neue Anlage in den DAC aufgenommen, die die entsprechenden Lagerungsvorschriften enthält, **Anlage K** (Tab. 6.1).

Nicht zu vergessen ist die „interne Chargenbezeichnung" bzw. „Prüfnummer", die die Verbindung zum Prüfprotokoll herstellt! Diese muss nicht mit auf das Etikett und kann selbstverständlich aus optischen Gründen auch auf die Rückseite des Gefäßes geklebt werden.

Besitzt ein Arzneistoff gefährliche Eigenschaften, ist er zusätzlich als Gefahrstoff zu kennzeichnen!

Ein Problem ist, dass die meisten in Apotheken gelagerten Arzneistoffe nicht in der EG-Stoffliste verzeichnet sind. Informationen zur Kennzeichnung sind deshalb den Liefergefäßen oder den Sicherheitsdatenblättern zu entnehmen.

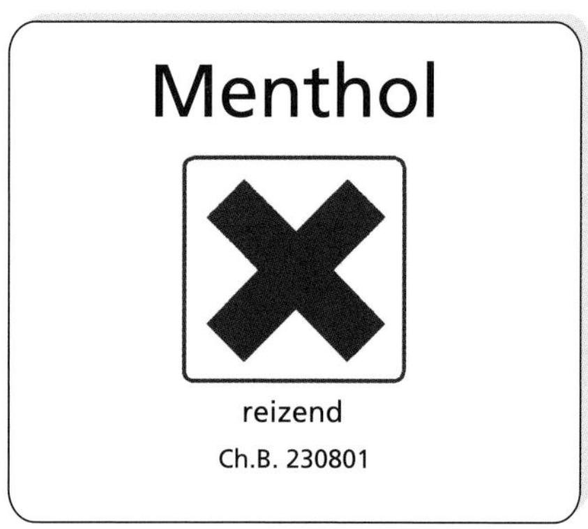

Abb. 6.2: Beispiel für die Kennzeichnung von Menthol in Gefäßen bis zu 1 l (Indiffentium: schwarz auf weißen Untergrund).

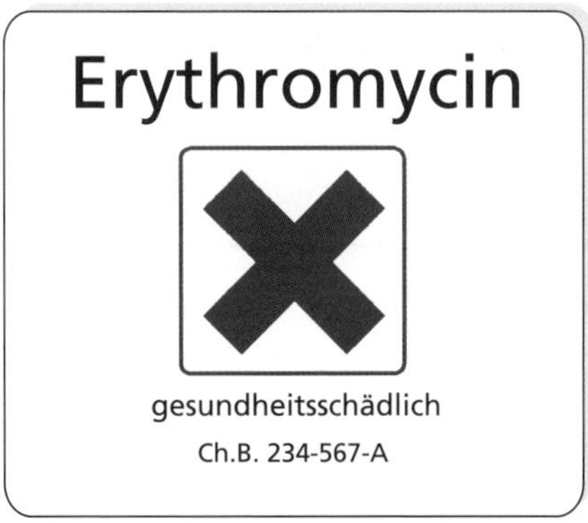

Abb. 6.3: Beispiel für die Kennzeichnung von Erythromycin in Gefäßen bis zu 1 l (Separandum: rote Schrift auf weißem Grund).

Tab. 6.1: Auszug aus der Anlage K zum DAC.

Atropinsulfat	Sehr vorsichtig zu lagern	Lidocain	Vorsichtig zu lagern
Bleipflastersalbe	Vorsichtig zu lagern	Lindan	Vorsichtig zu lagern
Belladonnablätter-fluidxtrakt	Vorsichtig zu lagern	Metronidazol	Vorsichtig zu lagern
Chloramphenicol	Vorsichtig zu lagern	Miconazol	Vorsichtig zu lagern
Dexamethason	Vorsichtig zu lagern	Natriumfluorid	Vorsichtig zu lagern
Dihydrocodein hydrogentartrat	Vorsichtig zu lagern	Neomycin-sulfat	Vorsichtig zu lagern
Erythromycin	Vorsichtig zu lagern	Nystatin	Vorsichtig zu lagern
Formaldehydlösung 35%	Vorsichtig zu lagern	Physostigminsulfat	Sehr vorsichtig zu lagern
Homatropin-hydrobromid	Sehr vorsichtig zu lagern	Pilocarpinhydrochlorid	Sehr vorsichtig zu lagern
Hyoscyaminsulfat	Sehr vorsichtig zu lagern	Salicylsäure	Vorsichtig zu lagern
Hydrocortison	Vorsichtig zu lagern	Scopolaminhydro-bromid	Sehr vorsichtig zu lagern
Ipecacuanhawurzel	Vorsichtig zu lagern	Testosteronpropionat	Vorsichtig zu lagern
Kaliumhydroxid	Vorsichtig zu lagern	Tretinoin	Vorsichtig zu lagern
Kaliumiodid	Vorsichtig zu lagern	Vitamin A	Vorsichtig zu lagern
Ketoprofen	Vorsichtig zu lagern	Vitamin D_3	Sehr vorsichtig zu lagern

Tabelle 6.2 enthält eine Auswahl apothekenüblicher Arzneistoffe. Auf die Wiedergabe der R- und S-Sätze wird verzichtet, da i.d.R. kleine Gefäße verwendet werden. Die rechte Spalte gibt an, ob es sich um ein Indifferentium (I), ein Separandum (S) oder ein Venenum (V) handelt. Die Abbildungen 6.2 und 6.3 zeigen Beispiele für die korrekte Kennzeichnung von Rezeptursubstanzen.

Tab. 6.2: Einteilung apothekenüblicher Stoffe und Zubereitung nach Gefahrstoffklassen.

Arzneistoff	Symbol	VbF	Gruppierung
Aluminiumchlorid-Hexahydrat	Xi		I
Baldriantinktur, etherische (enth. Ether u. Ethanol)	F	B	I
Baldriantinktur, zusammengesetzte (enth. Ether u. Ethanol)	F	B	I
Belladonnablätterextrakt, getrocknet (enth. Hyoscyamin)	T		S
Belladonnablätterfluidextrakt (enth. Hyoscyamin)	Xn		S
Benzoetinktur (enth. über 70% Ethanol)	F	B	I
Betamethasonvalerat	T		S
Bleipflaster (enth. Bleioxid)	T		S
Bleipflastersalbe (enth. Bleioxid)	T		S
Cassiaöl (enth. Zimtaldehyd)	Xi		I
Castellan'sche Lösung ohne Fuchsin (enth. Phenol)	Xn		I
Castellan'sche Lösung (enth. Phenol)	Xn		I
Cetylpyridiniumchlorid	Xn		I
Chloramphenicol	T		S
Chlorhexidindiacetat	Xi		I
Chloroform	Xn		S
Clobetasolpropionat	T		S
Clotrimazol	Xn		S
Coffein-Natriumbenzoat	Xn		S
Coffein-Natriumsalicylat	Xn		S
Dexamethason	T		S
Dihydrocodeinhydrogentartrat	T		
Eisen (II)-chlorid	Xn		I
Eisen (II)-sulfat	Xn		I
Eisen (III)-chlorid	Xn		I
Ephedrin	Xn		S
Ephedrinhydrochlorid	Xn		S

Tab. 6.2: Einteilung apothekenüblicher Stoffe und Zubereitung nach Gefahrstoffklassen (Fortsetzung).

Arzneistoff	Symbol	VbF	Gruppierung
Erythromycin	Xn		S
Ethanol über 77 Vol.% (bzw. 70 Masse%)	F	B	I
Etherweingeist (enth. Ether u. Ethanol)	F	B	I
Gentamycinsulfat	T		S
Hydrocortison	Xn		S
Isopropylalkohol über 40 Masse% (bzw. 48% Vol.)	F	B	I
Jod	Xn, N		S
Jodoform	Xn		S
Kaliumfluorid	T		S
Kristallviolett	Xn, N		I
Menthol	Xi		I
Methyl-4-hydroxybenzoat	Xi		I
Methylnicotinat	Xi		S
Methylsalicylat	Xi		I
Metronidazol	Xn		S
Myrrhentinktur (enth. über 70% Ethanol)	F	B	I
Natriumcarbonat	Xi		I
Natriumfluorid	T		S
Phenolum liquefactum	T		S
Physostigminsalicylat	T+		V
Pilocarpinhydrochlorid	T+		S
Prednisolon	T		S
Propyl-4-hydroxybenzoat	Xi		I
Resorcin	Xn; N		I
Salicylsäure	Xn		I
Scopolaminhydrobromid	T+		V
Senföl (Allylsenföl)	T		S
Silbernitrat	C		S
Sorbinsäure	Xi		I
Terpentinöl	Xn, N		I
Testosteron	T		S
Testosteronpropionat	T		S
Thymol	C		S
Triamcinolonacetonid	T		S
Vitamin A-Säure	T		S

Tab. 6.2: Einteilung apothekenüblicher Stoffe und Zubereitung nach Gefahrstoffklassen (Fortsetzung).

Arzneistoff	Symbol	VbF	Gruppierung
Vitamin-A-palmitat	T		S
Wacholderholzöl (enth. Terpentinöl)	Xn		I
Weinsäure	Xi		I
Zedernblätteröl (enth. Terpenkohlenwasserstoffe)	Xn		I
Zimtöl (enth. Zimtaldehyd)	Xi		I
Zitronensäure	Xi		I

6.3 Art und Gestaltung der Vorratsgefäße

Die Versandgefäße, in denen bestellte Stoffe geliefert werden, sind nicht immer gleichzeitig als Vorratsgefäße tauglich. Möglicherweise hält das Material der Beanspruchung nicht über einen längeren Zeitraum stand oder ist bereits durch den Transport beschädigt. Meist entspricht die Beschriftung der Transportgefäße nicht den Vorschriften, was Farbe und Untergrund betrifft (falls es sich um Arzneistoffe handelt).

Für die meisten Stoffe sind Glasgefäße geeignete Lagerbehälter. Es empfiehlt sich, nach Erhalt einer Lieferung aus den Versandgefäßen in hauseigene Standgefäße umzufüllen (außer bei empfindlichen Stoffen, wie z. B. ätherischen Ölen).

Es dient der Übersichtlichkeit, wenn einheitliche Behältnisse und ein einheitliches Namenssystem verwendet werden. Dies ist nicht gewährleistet, wenn unterschiedliche Gefäße der verschiedenen Lieferanten als Vorratsbehältnisse Verwendung finden.

Dem spricht entgegen der hohe Preis für entsprechende Glasstopfengefäße. Eine preisgünstige Variante stellen braune Weithalsgefäße mit Schraubdeckel dar.

7 Verpackung von Gefahrstoffen

Gefahrstoffe müssen so verpackt sein, dass ihr Inhalt nicht ungewollt nach außen gelangen kann.

Weder für die innerbetriebliche **Lagerung** noch für die **Abgabe** dürfen Gefahrstoffe in Behältnisse gegeben werden, durch die der Inhalt mit Lebensmitteln verwechselt werden kann.

Dies gilt auch für vollständig als Gefahrstoff gekennzeichnete Gefäße!

7.1 Warnzeichen für Sehbehinderte

Die **Abgabebehältnisse** sind mit einem für Blinde und Sehbehinderte zu ertastenden Warnzeichen zu versehen, wenn sie an Privatpersonen abgegeben werden und die in Abb. 7.1 aufgeführten Stoffe enthalten.

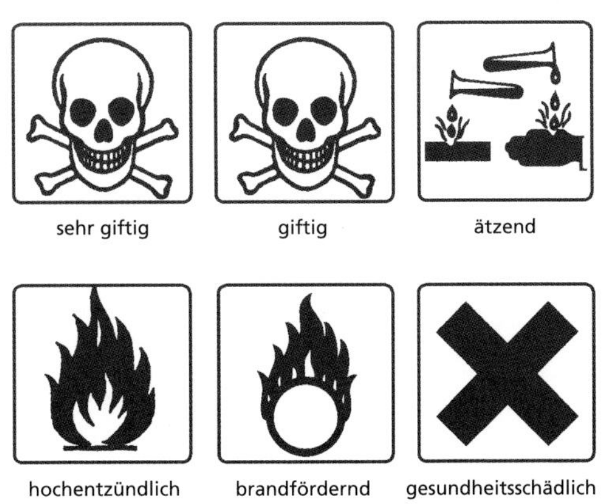

Abb. 7.1: Stoffe, bei denen eine Blindentastmaske erforderlich ist.

Das Blindenwarnzeichen ist ein erhabenes gleichschenkliges Dreieck, das ertastet werden kann.

Es muß unabhängig von der Größe des Gefäßes an einer geeigneten Stelle aufgeklebt werden. Im Handel befinden sich schwarze und transparente Aufkleber. Beide können verwendet werden. Außerdem solche, die den Kennbuchstaben (T, T+, F etc.) enthalten, was allerdings nicht erforderlich ist.

7.2 Kindergesicherte Verschlüsse

Abgabegefäße, die sehr giftige, giftige oder ätzende Stoffe enthalten, müssen mit kindergesicherten Verschlüssen versehen sein, wenn sie an Privatpersonen abgegeben werden. Dies gilt unabhängig von der Größe des Gefäßes.

Abb. 7.2: Stoffe, bei denen ein kindergesicherter Verschluss erforderlich ist.

8 Anwendungsbereich gefahrstoffrechtlicher Vorschriften

Die beschriebenen Kennzeichnungs- und Verpackungsvorschriften gelten nicht für Arzneimittel, Tabakwaren, Kosmetika oder Lebensmittel, die sich in Endverbraucherverpackungen befinden.

Ansonsten würde sich beispielsweise die folgende widersprüchliche Kennzeichnung ergeben:

Pilocarpin AT 2%
10 ml

3 x täglich 1 Tr.
in beide Augen

xy-Apotheke

Sehr giftig beim Einatmen und bei Berührung mit der Haut.

Berührung mit den Augen vermeiden.

Bei Unwohlsein Arzt konsultieren

25.11.2002

sehr giftig

Ausnahme

Rezepturarzneimittel mit **gefährlichen physikalischen Eigenschaften** müssen allerdings zusätzlich mit dem Gefahrensymbol, der Gefahrenbezeichnung und den R- und S-Sätzen gekennzeichnet werden. Man versteht darunter v.a. die leicht- bzw. hochentzündlichen und brandfördernden Rezepturarzneimittel (bei Gefäßen unter 125 ml genügt das Symbol mit Gefahrenbezeichnung); Näheres s. Teil I 2.1.5.

9 Lagerung von Gefahrstoffen

9.1 Allgemeines

Die Lagerung hat so zu erfolgen, dass die menschliche Gesundheit und die Umwelt nicht gefährdet werden und Mißbrauch sowie Fehlgebrauch ausgeschlossen ist.

Um Verwechslungsgefahren auszuschließen müssen Gefahrstoffe übersichtlich geordnet und getrennt von Arzneimitteln aufbewahrt werden.

9.2 Ätzende Stoffe

Ätzende Stoffe dürfen **nicht über Augenhöhe** gelagert werden.

Es besteht die Gefahr, sich beim Auslaufen von Flüssigkeiten bzw. Herabfallen von Gefäßen die Augen zu verätzen, was im schlimmsten Falle zur Erblindung bzw. bleibenden Sehbehinderungen durch Narbenbildung führt (Abb 9.1).

Abb. 9.1: Ätzende Stoffe nicht über Augenhöhe lagern.

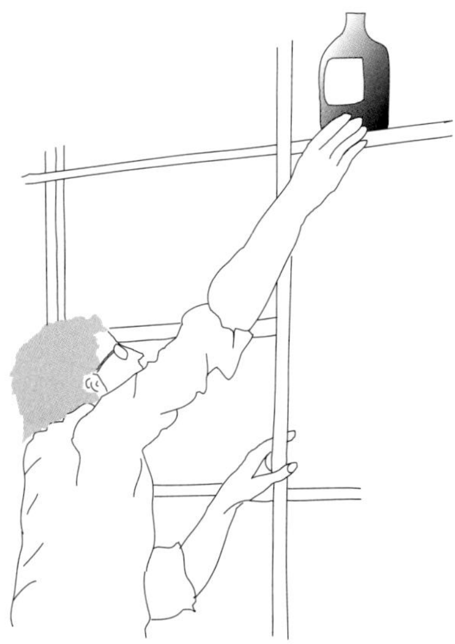

9.3 Gifte

Giftige Stoffe (T und T+) sind **unter Verschluss** zu lagern. Der Zugang ist nur fachkundigen Personen zu gewähren. Dies dürfte in der Regel das pharmazeutische Personal sein.

Zur Beachtung: Der Reagenziensatz enthält zahlreiche Giftstoffe und muss deshalb verschlossen sein!

9.4 Brennbare Flüssigkeiten

Brennbare Flüssigkeiten dürfen nur in Vorrats- oder Lagerräumen gelagert werden. Die Mengen sind begrenzt; Näheres s. Teil I 7.3.

10 Abgabe von Gefahrstoffen

10.1 An wen dürfen Gefahrstoffe abgegeben werden?

Gefahrstoffe nach Abb. 10.1 dürfen nur unter den folgenden Bedingungen abgegeben werden:

- Der Empfänger ist mindestens 18 Jahre alt.
- Der Gefahrstoff wird für einen erlaubten Zweck verwendet und es bestehen keine Anhaltspunkte für eine unerlaubte Verwendung oder Weiterveräußerung.

Bei Giftstoffen müssen außerdem Name und Anschrift des Erwerbers bekannt sein oder nachgewiesen werden.

Die abgebende Person hat zu entscheiden, ob der angegebene Verwendungszweck erlaubt ist oder nicht! Es sollte in jedem Falle Rücksprache mit der Apothekenleitung erfolgen.

Unterrichtungsspflicht

Der Erwerber muss vor der Abgabe **über die mit der Verwendung verbundenen Gefahren und entsprechende Vorsichtsmaßnahmen sowie Maßnahmen bei**

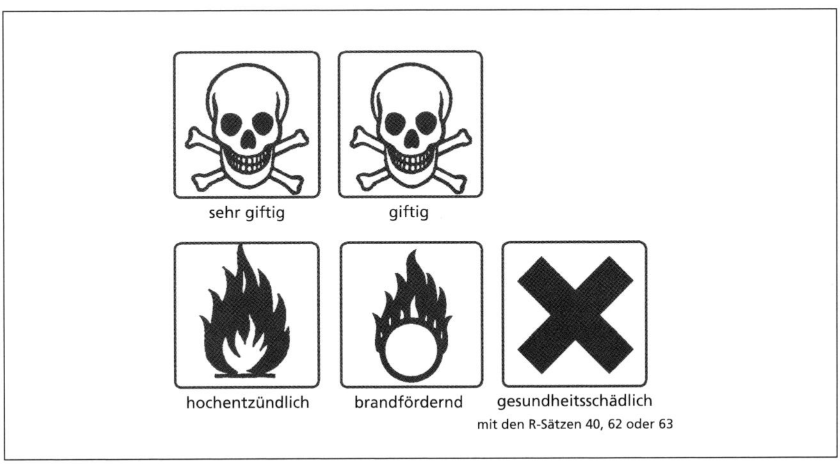
sehr giftig
giftig
hochentzündlich
brandfördernd
gesundheitsschädlich
mit den R-Sätzen 40, 62 oder 63

Abb. 10.1: Gefahrstoffe mit Abgabebeschränkung.

versehentlichem Verschütten und zur ordnungsgemäßen Entsorgung unterrichtet werden.

Dazu ist es erforderlich, sich vor der Abgabe kundig zu machen. Dies geschieht beispielsweise durch einen Blick in das zu dem entsprechenden Stoff gehörende Sicherheitsdatenblatt (im „PHAGRO-Ordner", der allen Apotheken zur Verfügung gestellt wurde). Auch durch eine mündliche Formulierung der Inhalte der R- u. S.-Sätze dürfte man dieser Forderung weitgehend nachkommen.

10.2 Abgabe von Gefahrstoffen an Minderjährige

Außer der Abgabebeschränkung unter 10.1. findet sich kein ausdrückliches Verbot der Abgabe an Minderjährige in den gefahrstoffrechtlichen Vorschriften. Zu bedenken ist allerdings, dass S-Satz 2 „Darf nicht in die Hände von Kindern gelangen" immer aufgetragen wird, so daß sich dadurch automatisch ein Abgabeverbot an Kinder ergibt. Bei Jugendlichen hat der Abgebende zu entscheiden, ob dies verantwortet werden kann; er hat auf jeden Fall seine Sorgfaltspflicht zu beachten und die damit verbundenen rechtlichen Konsequenzen.

10.3 Aufzeichnungspflichten bei der Abgabe

Die Abgabe von sehr giftigen und giftigen Stoffen ist in einem „Abgabebuch" zu protokollieren. Folgende Aufzeichnungen sind zu machen:

- Art und Menge des Gefahrstoffes
- Datum der Abgabe
- Verwendungszweck
- Name und Anschrift des Erwerbers
- Name des Abgebenden
- Unterschrift des Erwerbers.

Über die Form des Abgabebuches und die darin enthaltenen Aufzeichnungen gibt es keine Vorschrift, es muss lediglich alle oben genannten Angaben enthalten. Folglich kann es sich um ein einfaches Heft oder einen Ringordner handeln. Die Aufzeichnungen müssen drei Jahre aufbewahrt werden.

Man kann sich auch selbst eine Empfangsbestätigung erstellen, in der der Empfänger durch seine Unterschrift bestätigt, dass die abgebende Person ihren Verpflichtungen nachgegangen ist. Dies ist zwar nicht vorgeschrieben, kann aber im Schadensfall nützlich sein (Abb. 10.2).

Empfangsbestätigung

Frau/Herr ....

Adresse ....

hat am ....

in unserer Apotheke den folgenden Gefahrstoff erhalten:

.... Menge ....

Verwendungszweck ....

Die/Der Erwerber/in wurde über die mit dem Verwenden verbundenen Gefahren, notwendige Vorsichtsmaßnahmen beim bestimmungsgemäßen Gebrauch und für den Fall des unvorhergesehenen Verschüttens oder Freisetzens sowie über die ordnungsgemäße Entsorgung unterrichtet.

Die/Der Erwerber/in bestätigt, den Gefahrstoff nur für den angegebenen Zweck zu verwenden.

.... , den ....

....

Unterschrift des Erwerbers

Apothekenstempel

....

Name des Abgebenden

Abb. 10.2: Muster einer Empfangsbestätigung.

10.4 Gebrauchsanweisung

sehr giftig | giftig | ätzend

Werden sehr giftige, giftige oder ätzende Zubereitungen an **private Verbraucher** abgegeben, muß eine genaue und allgemeinverständliche Gebrauchsanleitung auf der Verpackung angebracht bzw. beigelegt werden, die auch die ordnungsgemäße Entsorgung von Leerpackungen umfasst.

Gebrauchsanweisung für

Wasserstoffperoxidlösung ≥ 20%

- Bitte vor der ersten Verwendung sorgfältig lesen

1. Hinweise zur bestimmungsgemäßen und sicheren Anwendung

Beim Umgang Hautkontakt und Verspritzen vermeiden - Verätzungsgefahr.
Gefäße nach Gebrauch sofort wieder verschließen
Gefäß vor Kindern gesichert aufbewahren.
Bei der Verwendung nicht rauchen.
Niemals in Behältnisse umfüllen, die für Lebensmittel vorgesehen sind (Saftflaschen, Tassen, Gläser etc.).

2. Schädliche Auswirkungen bei Missbrauch oder fehlerhaftem Gebrauch

Verursacht Verätzungen d.h. sie kann bei Kontakt Haut und Schleimhaut zerstören. besonders gefährdet sind die Augen, da durch Hornhautverätzung Erblindungsgefahr besteht.

3. Schutzmaßnahmen bei der Verwendung

Schutzhandschuhe tragen. Am besten geeignet sind Handschuhe aus PVC, Nitrilgummi oder dicke Naturkautschukhandschuhe.
Augen schützen! Rundum geschlossene Schutzbrille tragen..

4. Sofortmaßnahmen der Ersten Hilfe bei Unfällen

Nach Augenkontakt: Sofort spülen! Dazu Auge mit Daumen u. Zeigefinger offen halten und mit viel Wasser mindestens 10 Minuten lang spülen. Darauf achten, dass das andere Auge dabei nicht benetzt wird. Anschließend Augenarzt aufsuchen.
Der Gang zum Augenarzt ohne ausreichende vorherige Spülung kann zur Erblindung führen!
Bei Hautkontakt: Benetzte Kleidungsstücke entfernen und benetzte Hautstellen mit viel Wasser spülen. Anschließend die Wunde steril (mit einer Kompresse) abdecken und Arzt aufsuchen.
Nach Verschlucken: Möglichst viel Wasser trinken, Mund ausspülen und anschließend Arzt aufsuchen.

5. Aufbewahrung:

Kein Glasgefäß verwenden, sondern einen Kunststoffbehälter und diesen von Zeit zu Zeit entlüften. Gefäß nach Gebrauch immer gut verschließen. Nicht über Augenhöhe lagern und gegen Herabfallen sichern. Verschlossenes Gefäß zwischendurch entlüften.

6. Vorgehensweise bei versehentlichem Verschütten

Verschüttete Wasserstoffperoxidlösung mit Sand, Holzspänen oder alten Stofflappen aufsaugen und diese in ein beschriftetes Glas oder Kunststoffbehältnis geben. Entsorgung siehe unter 7. Anschließend mit viel Wasser nachwischen. Dabei Schutzkleidung tragen (s.3.)!

7. Entsorgung von Produktresten und Leerpackungen

Kleine Mengen vorsichtig mit viel Wasser verdünnen und zum Abwasser gießen.
Zur Entsorgung sind die örtlichen Vorschriften zu beachten. Die meisten gefährlichen Stoffe dürfen nicht zum Hausmüll! Bitte rufen Sie die für Sie zuständige Behörde an, dort gibt es eine Abfallberatungsstelle, die Ihnen weiterhilft.

Abb. 10.3: Gebrauchsanweisung von Wasserstoffperoxidlösung.

Die Gebrauchsanweisung muß folgende Angaben enthalten:

- Hinweise zur bestimmungsgemäßen und sicheren Anwendung,
- mögliche schädliche Auswirkungen auf die Gesundheit,
- geeignete Schutzmaßnahmen bei der Anwendung,
- Maßnahmen der ersten Hilfe bei Unfällen und ggf. Löschhinweise,
- Aufbewahrungshinweise,
- ordnungsgemäße Entsorgung von Produktresten und Leerpackungen

Abbildung 10.3 zeigt ein Beispiel für eine Gebrauchsanweisung von Wasserstoffperoxidlösung.

Eine Sammlung kopierfähiger Gebrauchsanweisungen ist in dem Buch „Gefahrstoffrecht für die Apothekenpraxis" von D. Kaufmann, Deutscher Apotheker Verlag Stuttgart, enthalten.

10.5 Das Sicherheitsdatenblatt

Wer Gefahrstoffe an **nicht private** Abnehmer abgibt, hat bei der ersten Lieferung ein sog. Sicherheitsdatenblatt kostenlos beizulegen. Alle Apotheken wurden mittlerweile mit einem Ordner versorgt, der Sicherheitsdatenblätter aller gängigen Gefahrstoffe enthält. Im Bedarfsfalle ist davon eine Kopie zu ziehen, die, mit dem Abgabedatum versehen, der Lieferung beigelegt wird.

10.6 Abgabeverbote

Für einige besonders gefährliche Stoffe herrscht ein eingeschränktes oder auf bestimmte Personen beschränktes Abgabeverbot.

Beispiele:

- Chloroform: Abgabe verboten
- Tetrachlormethan: Abgabe verboten
- Alle Stoffe, die als krebserzeugend, reproduktionstoxisch oder erbgutverändernd in die Kategorien 1 oder 2 eingestuft wurden, dürfen an Privatpersonen nicht abgegeben werden (ersichtlich aus der Spalte 3 der EG-Stoffliste: Carc.Cat. 1 bzw. 2; Muta.Cat. 1 bzw. 2; Repr.Cat. 1 bzw. 2).

Weitere Abgabeverbote, die allerdings normalerweise für Apotheken keine Bedeutung haben, sind der Chemikalienverbotsverordnung § 1 zu entnehmen.

11 Das betriebsinterne Gefahrstoffverzeichnis

Wer als Apothekenleiter Arbeitnehmer beschäftigt, muss ein Verzeichnis der Gefahrstoffe erstellen, die sich in seiner Apotheke befinden. Dieses Verzeichnis muß folgende Angaben enthalten:

- Die Bezeichnung des Gefahrstoffes
- Einstufung bzw. gefährliche Eigenschaften
- Ungefähre Mengenbereiche des Gefahrstoffes im Betrieb
- Arbeitsbereiche, in denen mit dem Gefahrstoff umgegangen wird.

Ein Beispiel für eine Gefahrstoffliste zeigt Tab. 11.1.

Die Ausführung kann schriftlich erfolgen oder auch auf elektronischem Datenträger gespeichert werden.

Dieses Verzeichnis muss im Bedarfsfalle aktualisiert und einmal jährlich überprüft werden. Es ist der zuständigen Behörde auf Verlangen vorzuzeigen.

Tab. 11.1: Beispiel für ein betriebsinternes Gefahrstoffverzeichnis (Auszug).

Gefahrstoff	Gefahren-bezeichnung	R-Sätze	VbF	Lagerort/ Menge	Lagerort/ Menge
Ethanol 96%	F	11	B	Vorratsraum: 25 l	
Scopolamin HBr	T+	26/27/28		Giftschrank: 10 g	
		usw.			

Eine Auflistung der R-Sätze im Wortlaut ist dieser Liste beizufügen.

Teil VIII

Verbandmittel zur Versorgung haushaltsüblicher Verletzungen

Friedlinde Wilson

1 Einführung

Ist die Apotheke mit der fachgerechten Versorgung einer Wunde konfrontiert, muss abgeklärt werden, ob zur Behandlung der Verletzung nach der Erstversorgung der Gang zum Arzt erforderlich ist. Bei allen Verletzungen ist der Tetanus-Impfstatus mit Impfausweis zu überprüfen. Es liegt dann ein ausreichender Impfschutz vor, wenn bei sauberen, geringfügigen Wunden innerhalb der letzten 10 Jahre bzw. bei allen anderen Wunden (tiefe und/oder verschmutzte) innerhalb der letzten 5 Jahre eine vollständige Grundimmunisierung, bestehend aus drei Teilimpfungen, oder eine Auffrischimpfung nach einer vollständigen Grundimmunisierung erfolgte. Unabhängig vom Impfstatus ist jede Wunde, die verschmutzt oder – wenn sie nicht im akuten Zustand ärztlich behandelt wurde – bereits Zeichen einer Infektion oder einer Entzündung (Rötung, Schmerz, Wärme, Schwellung) zeigt, durch den Arzt zu versorgen. Auch Fremdkörper in Wunden müssen auf jeden Fall durch den Arzt entfernt werden. Die Versorgung der Wunden, die keiner ärztlichen Betreuung bedürfen, sollte nach folgendem Schema erfolgen:

- Reinigung der Wunde
- gegebenenfalls Desinfektion
- Wundbedeckung je nach
  - Wundart
  - Wundgröße
  - Menge des Sekrets
  - Heilstadium

2 Wundreinigung

Während der Arzt bei stärker verschmutzten Wunden Spülungen mit Ringer Lösung, physiologischer Kochsalzlösung oder verdünnter Wasserstoffperoxid-Lösung durchführen wird und größere Schmutzteilchen mit einer Pinzette oder Mulltupfer entfernt, hat der Laie wenig Möglichkeiten, die Wunde gründlich zu reinigen. Das Spülen der Wunde unter fließendem Leitungswasser wird manchmal empfohlen, da sich neben dem Reinigungseffekt ein Kühleffekt günstig auf den Schmerz auswirkt. Es muss jedoch so verfahren werden, dass der Schmutz mit dem Wasser entfernt wird und nicht tiefer in die Wunde eingespült wird. Mit sterilen Mullkompressen (z. B. ES-Kompressen) oder Vliesstoffkompressen (z. B. Vliwasoft) kann dann die Wunde vorsichtig ab- und trockengetupft werden. Es ist jedoch immer zu bedenken, dass beim nicht fachmännischen Säubern verschmutzter Wunden neue Mikroverletzungen durch das Bewegen der Fremdkörperteilchen entstehen können.

3 Desinfektion

Auch die Verwendung von Antiseptika ist nicht unumstritten. Bei nicht infektionsgefährdeten Wunden wird deshalb empfohlen, ganz auf den Einsatz von Antiseptika zu verzichten. **PVP-Iod-Lösung** (z. B. Betaisodona® Lösung) hat ein breites Wirkungsspektrum. Wegen der möglichen perkutanen Resorption sollte PVP-Iod nicht bei Iod-Allergie, Schilddrüsenerkrankung, Schwangerschaft oder bei Kindern unter 6 Monaten angewendet werden. Besser verträglich ist **Octenidin** (z. B. Octenisept® Wunddesinfektion). Aufgrund mangelnder Erfahrung sollte es jedoch nicht bei Kindern unter acht Jahren eingesetzt werden. Auch **Chlorhexidindigluconat** (z. B. Hexamed® Spray) zählt bei kleinen oberflächlichen Wunden zu den gebräuchlichen Desinfektionsmitteln. Bei tiefen oder großflächigen Wunden sowie bei Säuglingen, Schwangeren und Stillenden ist es nicht anzuwenden. Wundreinigungstücher, die gleichzeitig Chlorhexidindiglukonat als Antiseptikum enthalten (z. B. Hansaplast®

Wundreinigungstücher), sind dadurch, dass sie einzeln versiegelt sind, vor allem für unterwegs geeignet.

Grundsätzlich soll bei allen Wunden anfangs ein häufiger Verbandwechsel erfolgen, um keimbelastetes Sekret, das auch Gewebetrümmer enthalten kann, regelmäßig abzuziehen und um die physiologische Wundreinigung anzuregen. Bei fehlenden Entzündungszeichen fördert im weiteren Heilverlauf ein seltener Verbandwechsel die Wundruhe und wirkt sich damit günstig auf den Heilprozess aus. Das bis zum Ende der Wundheilung, also bis zu dem Moment, bis die Wunde wieder vollständig mit Epidermis überzogen ist, jede Wunde als infektionsgefährdet gilt, ist ein Einschleppen von Keimen, wie es z. B. durch Wasserkontakt geschehen kann, auf jeden Fall zu vermeiden.

4 Wundarten und ihre Versorgung

4.1 Schnittwunden

Auch wenn Schnittwunden häufig stark bluten, besteht durch Ausschwemmen der Keime ein reduziertes Infektionsrisiko. Sind die Wundränder glatt durchtrennt, ist mit einem schnellen Heilverlauf zu rechnen.

Bei der Versorgung gilt es, die Wundränder zu adaptieren, das heißt möglichst nahe aneinander zu befestigen. Bei kleinen, nicht zu tiefen Schnittwunden wird ein Wundschnellverband (z. B. Dermaplast® Elastic) ausreichen. Bei Schnittwunden, die nicht genäht werden müssen, kommen in der Arztpraxis häufig Klammerpflaster (z. B. Porofix® Klammerpflaster) oder Wundnahtstreifen (z. B. Leukostrip®) zum Einsatz. Bei der Anwendung ist zu beachten, dass die Wundränder anatomisch richtig gegenüberliegend fixiert werden müssen, da sonst unschöne Narben entstehen können.

Schnittwunden, die stark bluten, müssen bis zur Blutstillung mit einer gut saugenden Kompresse (z. B. Hansaplast® Saugstarke Kompresse) und Fixierbinde (z. B. Translast®), im einfachsten Fall mit einem Verbandpäckchen versorgt werden. Da DIN 13151 bei Verbandpäckchen neben der früher üblichen Mull-Watte-Kompresse auch andere Wundauflagen zulässt, z. B. nicht verklebende und anstelle der starren Mullbinde elastische Fixierbinden sind die in der Materialzusammensetzung verbesserten Verbandpäckchen (z. B. DermaCare Verbandpäckchen) den herkömmlichen vorzuziehen. Reicht ein Verbandpäckchen nicht aus, ist ein Druckverband anzulegen. Die betroffene Körperregion ist hochzulagern. Der Arzt ist auf jeden Fall zu konsultieren, wenn der Verdacht besteht, dass Nerven, Sehnen oder wichtige Gefäße mitverletzt sind.

4.2 Schürfwunden

Ist nur die gefäßlose Epidermis betroffen, blutet die Schürfwunde nicht und kann nach gründlicher Reinigung und Desinfektion je nach Größe mit einem Wundschnellverband (z. B. Cosmomed® Protect), einem Kompressenverband (z. B. Hansplast® Saugstarke Kompresse und Mollelast® Fixierbinde oder Omnisilk® Heftpflaster) oder auch Sprühverband (z. B. Hansaplast® Sprühpflaster) versorgt werden. Reicht die mechanische Verletzung tiefer und sind Kapillargefäße betroffen, so blutet die Schürfwunde stärker und bildet dann Sekret. Sie schmerzt oft beträchtlich, da auch die Nervenenden freigelegt sind. Stark verschmutzte Schürfwunden sind wegen der Infektionsgefahr und der Fremdkörperpartikel auf jeden Fall vom Arzt zu reinigen und zu desinfizieren.

Als Wundauflage ist eine Kompresse zu wählen, die nicht mit der Wunde verklebt. Geeignet sind hydrophobe Salbenkompressen (z. B. Lomatuell® H) , die sekretdurchlässig sind und mit textilen Auflagen kombiniert werden, oder Saugkompressen mit geringer Verklebungstendenz (z. B. Askina® Pad). Fixiert werden die Wundauflagen mit breitflächigen Fixierpflastern aus elastischem Vliesstoff (z. B. Omnifix® elastic) oder mit elastischen Fixierbinden (z. B. Ypsifix® color). Auch ein Fertigverband (z. B. Hansaplast® Fertigverband) kann geeignet sein.

Da viele Wundschnellverbände aus Vliesstoff Wundauflagen mit einer hydrophoben Wundkontaktseite haben, in verschiedensten Größen und steril angeboten werden, sind auch sie zur Versorgung von Schürfwunden geeignet (z. B. Curapor® steril).

Soll die Wunde vor Wasserkontakt geschützt werden, ist der Einsatz von wasserdichten, aber atmungsaktiven Wundschnellverbänden mit hydrophober Wundkontaktseite (z. B. Hansaplast® Aqua Protect) sinnvoll. Eine verzögerte Schorfbildung und eine verlängerte Sekretneigung mit diesen Pflastern darf nicht irritieren, da der austrocknende Effekt dieser Pflaster geringer ist als bei den gut luftdurchlässigen Pflastern. Wie aus der Behandlung chronischer Wunden aber bekannt ist, funktionieren Zellwanderung und Zellteilung in diesem Milieu besser als im trockenen und nicht infizierte Wunden heilen im Allgemeinen schneller.

4.3 Quetsch-, Biss-, Riss- und Platzwunden

Diese Wunden sind gekennzeichnet durch fransige Wundränder und in die Tiefe gehende Verletzungen. Bei Platz- und Quetschwunden entstehen oft ausgedehnte Blutergüsse und schmerzhafte Schwellungen.

Da bei Quetsch-, Biss-, Riss- und Platzwunden wegen der Infektionsgefahr, wegen einer nach außen hin nicht abzuschätzenden Zerstörung von Gewebe in der Tiefe und wegen der unregelmäßigen Wundränder meist nicht mit einem unkomplizierten Heilverlauf zu rechnen ist, sind alle diese Wunden durch den Arzt zu versorgen.

Die Art des Verbandes bei der frischen Verletzung richtet sich nach der Stärke der Blutung. Ein leichter Kompressionsverband hilft der Blutstillung und beugt gegebenenfalls einer Ödembildung und Schwellung vor. In diesem Fall sind zur Fixierung der Wundauflage lateximprägnierte Fixierbinden (z. B. Haftelast®) mit mäßiger Dehnbarkeit, Idealbinden oder mittelkräftige Universalbinden (z. B. Idealast®) geeignet. Auch ein breitflächiges Fixierpflaster (z. B. Fixomull® stretch), vollflächig über die Kompresse geklebt, wirkt einer Schwellung entgegen. Zusätzliche Kühlung mit einer Kälte-Gelkompresse (z. B. 3M® ColdHot®-Kompresse) dient der Abschwellung und Schmerzlinderung, das Hochlagern der betreffenden Körperregion vermindert die Blutung.

Bei größerem Gewebeverlust ist es möglich, dass der Arzt nach allen Erst-Maßnahmen der Wundreinigung zu Hydrogelen in der Tube (z. B. Cutinova® Gel), gelbildenden Alginat- bzw. Hydrofaser-Kompressen (z. B. Sorbalgon®)/Tamponaden oder hydroaktiven Schaumstoff-Tamponaden (z. B. Cutinova® cavity) greift, um in der Wundhöhle ein feuchtes, aber nicht nasses Klima zu schaffen. Bei Anwendung der feuchten Wundbehandlung bis zum Ende des Heilprozesses würden nach der Reinigungsphase Hydrokolloid-Kompressen (z. B. Comfeel® plus) oder hydroaktive Schaumstoffkompressen (z. B. Cutinova® foam), dann Hydrogel-Kompressen (z. B. Hydrosorb® comfort) und am Ende der Wundheilung zur Stabilisierung der neu gebildeten Epidermis die wasserdichten, aber atmungsaktiven PU-Folienverbände (z. B. Suprasorb®F) mögliche Verbandmittel zur Versorgung sein.

Ein Schorf bildet sich im Gegensatz zur herkömmlichen austrocknenden Versorgung während des gesamten Heilprozesses nicht.

4.4 Verbrennungen – Verbrühungen

Die Versorgung richtet sich nach dem Schweregrad und dieser nach der Tiefe und der Fläche des Schadens. Nach der Tiefe des Schadens werden Verbrennungen in folgende Grade eingeteilt:

Verbrennungen 1. Grades:
Nur die oberste Hautschicht ist geschädigt. Es zeigen sich Rötung, Schwellung, Spannungsgefühl und durch Entzündungsmediatoren Schmerz, aber noch keine Blasen. Meist ist die Kühlung des betroffenen Körperteils unter kaltem Leitungswasser (mindestens 15–30 Minuten) ausreichend. Auch die Verwendung eines kühlenden Gels (z. B. Brand- und Wundgel-Medice N) ist möglich. Sollte gegebenenfalls das Reiben der Kleidung als unangenehm empfunden werden, ist die gerötete Körperstelle je nach Größe mit einem rutschfesten Verband (z. B. STADAmed Schutzpolsterpflaster) zu versehen.

Verbrennungen 2. Grades:
Der Hitzeschaden reicht bis in die Dermis. Da die Hautanhangsgebilde mit vitalen Zellen noch erhalten sind, erfolgt die Regeneration zwar langsamer als bei Grad 1 aber trotzdem meist ohne Narben.

Blasenbildung und Schmerz zeichnen diesen Grad aus. Auch hier hilft der sofortige Einsatz von kaltem Wasser oder kühlendem Spray (z. B. Urgo® cool Kühlspray) sowohl gegen den Schmerz als auch gegen die Tiefenausdehnung. Die Brandblasen dürfen keinesfalls durch den Laien eröffnet werden. Besonders wichtig ist aber deren Schutz vor Stoß und Druck, eventuell mit Hilfe eines Ringpolsters, und die Verwendung von sterilen Wundauflagen mit geringer Verklebungstendenz (z. B. Solvaline® N). Da die Kompressen nur locker, aber rutschfest fixiert werden sollen, eignen sich zu deren Fixierung Heftpflasterstreifen (z. B. Leukosilk®), mit denen ein Fensterverband angelegt wird, oder ein Netzverband (z. B. Stülpa®-fix) der richtigen Größe. Brandblasen können auch mit Hydrokolloidpflastern oder Hydrogelpflastern (z. B. Fenistil® Wundpflege bei Verbrennungen) versorgt werden.

Bei ganz großen Blasen haben sich aluminiumbedampfte Verbandtücher mit Bindebändern (z. B. Metalline® Verbandtuch) oder Verbandpäckchen mit Mullbinde (z. B. Metalline® Verbandpäckchen) bewährt. Berücksichtigt werden sollte, dass diese Materialien in der Erstversorgung erst aufgelegt werden, wenn die Abkühlung soweit abgeschlossen ist, dass sich der wärmeisolierende Effekt nicht mehr nachteilig auswirken kann.

Da der feuchte Wundgrund von Brandblasen äußerst infektionsgefährdet ist, sollten Brandblasen immer vom Arzt versorgt werden. Salbenkompressen, auch arzneimittelhaltige (z. B. Sofra Tüll®), und hydroaktive Wundverbände (z. B. Varihesive®) werden je nach Heilzustand eingesetzt.

Da bei ausgedehnten Verbrennungen zweiten Grades die Absonderung großer Mengen einweißreicher Flüssigkeit zu einem erheblichen Eiweiß- und Flüssigkeitsdefizit führt und der Körper durch Einweißzerfallsprodukte überschwemmt wird, ist bei Verbrennungen von mehr als 10 % der Körperoberfläche (bei Kindern von mehr als 5 %) der unverzügliche Transport in eine Spezialklinik obligat. (Faustregel: Die Handfläche entspricht etwa 1 % der Körperoberfläche. Die Berechnung nach der Neunerregel ist bei Erwachsenen üblich).

Verbrennungen 3. und 4. Grades:
Alle Hautschichten sind zerstört. Der Wundgrund ist trocken, weißlich oder schwarz. Vitale Zellen sind nicht mehr vorhanden. Von Verbrennungen 4. Grades spricht man dann, wenn die Muskeln und Knochen verkohlt sind. Da das Gewebe sich nicht mehr von alleine erneuern kann, müssen die Nekrosen chirurgisch abgetragen werden.

4.5 Verätzungen

Wunden durch Laugen und Säuren werden analog den Brandwunden in Abhängigkeit der Verletzungstiefe eingeteilt. Man spricht deshalb auch von „chemischen Verbrennungen".

Während Säuren einen harten Schorf bilden, der als Schutzbarriere das weitere Eindringen der Säure verhindern kann, führen Laugen zu einer schmierig-flüssigen Auflösung der Haut. Laugen können deshalb tiefer eindringen.

Die Versorgung von Verätzungen ist im Allgemeinen ähnlich der von Brandverletzungen.

In allen Fällen, in denen in der Apotheke Wunden zu versorgen sind, müssen Einmalhandschuhe getragen werden.
Bei der Versorgung von Verletzungen innerhalb der Belegschaft einer Apotheke ist zu beachten, dass die Apotheke verpflichtet ist, alle geleisteten Erste-Hilfe-Maßnahmen schriftlich in einem Verbandbuch, einer Kartei oder EDV festzuhalten (berufsgenossenschaftliche Vorschriften „Erste Hilfe").

Literatur

Blank, I.: Wundversorgung und Verbandwechsel, Verlag Kohlhammer, Stuttgart

Wilson, F., Kohm, B. (1999): Verbandmittel, Krankenpflegeartikel und Medizinprodukte. Deutscher Apotheker Verlag. Stuttgart

www.medizinfo.de/wundmanagement/wundversorgung.htm

www.hartmann-online.de/deutsch/produkte/wundbehandlung/wundforum/default.htm

www.wundnetz.de

www.dav-buchhandlung.de/download/wundversorgung.pdf

www.pharmalink.de (führt unter „Hersteller"zu den Medizinprodukteherstellern)

Teil IX

Apothekenübliche erklärungsbedürftige Medizinprodukte

Friedlinde Wilson

1 Inkontinentenversorgung

1.1 Einführung

So unterschiedlich die Ursachen für eine Inkontinenz sind, so unterschiedlich sind auch die Mengen Urin, die unkontrolliert abgegeben werden. Nach den Ursachen richtet sich die Therapie, nach der Urinmenge die Art der Versorgung.

Der zweizyklische Rhythmus der Blasenfunktion umfasst die unbewusste Blasenfüllung, in welcher der Blasenmuskel inaktiv und der Schließmuskel angespannt ist, und die willkürlich ausgelöste Blasenentleerung, bei der der Blasenwandmuskel aktiv zur Kontraktion gebracht wird und der Blasenschließmuskel durch Erschlaffung den Urin freigibt. Die Steuerung der Blasenentleerung geschieht über Nervenimpulse, wobei die Steuerungs- und Schaltzentren im Großhirn, im Hirnstamm und im Rückenmark sitzen.

Inkontinenz kann deshalb ihre Ursache in einer Funktionsstörung des Schließmuskelsystems, der Blasenwandmuskulatur oder der Steuerung- und Schaltzentren haben.

Die Beratung in der Apotheke sollte sich nicht nur auf das Spektrum an Medizinprodukten zur Versorgung der Inkontinenz konzentrieren, sondern auch auf die Möglichkeiten verweisen, wie Inkontinenz neben den therapeutischen Behandlungsmethoden (medikamentöse Therapie, Elektrostimulation, operative Methoden) verbessert werden kann. Hierzu zählen:

- Beckenbodentraining bei Stressinkontinenz unter fachmännischer Anleitung von Krankengymnasten, eventuell unterstützt durch Vaginalkonen (z. B. Femcon) oder Biofeedback-Geräte (z. B. EMG 500 Biofeedback-Trainingsgerät) zur Kontrolle und Motivationsverbesserung des Beckenbodentrainings.
- Miktionsprotokoll und Toilettentraining bei Dranginkontinenz. Das Toilettentraining hat zum Ziel, die Blasenentleerung nach einem bestimmten Zeitplan durchzuführen. Um diesen Plan aufzustellen, muss über mehrere Tage ein Miktionsprotokoll geführt werden, in das kontrollierte und unkontrollierte Blasenentleerungen sowie die Flüssigkeitszufuhr eingetragen werden. Das Ziel ist, die festgelegten Intervalle der Toilettenbesuche von Tag zu Tag zu verlängern.
- Hinweise, die allgemein helfen, eine Inkontinenz zu vermeiden:
  - Maßnahmen zur Verbesserung der Beweglichkeit, z. B. Gewichtsreduktion
  - richtige Kleidung, die den Toilettengang erleichtert, z. B. Trainingsanzug ohne Knöpfe und Reissverschluss

- Toilettenstuhl, wenn der Weg zur Toilette zu weit ist, für Männer Urinflasche
- Überprüfung der Arzneimittel, die für andere Erkrankungen eingenommen werden, hinsichtlich ihres Einflusses auf die Blasenfunktionen
- Förderung der Verdauung, da schwere Formen von Obstipation zur Koteinklemmung führen können, die sowohl Stuhl- wie Harninkontinenz begünstigen.

Die beste Lösung des hygienischen Problems der Harninkontinenz stellt nicht die optimale Versorgung dar, sondern die Rehabilitation mit dem Ziel der Wiedererlangung der natürlichen Kontrolle über die Blasenfunktion!

1.2 Versorgung Inkontinenter mit Medizinprodukten

Die Wahl des Hilfsmittels orientiert sich an folgenden Kriterien:

1. Grad der Inkontinenz
2. besteht zusätzlich Stuhlinkontinenz
3. Beweglichkeit des Patienten
4. Hautbeschaffenheit.

Zur Erfassung des Inkontinenzgrades kann die Klassifikation, wie sie von der Gesellschaft für Inkontinenzhilfe (GIH) erarbeitet wurde und die den Urinverlust pro Stunde angibt, hilfreich sein (Tab. 1.1). Zur leichteren Orientierung bei der Produktauswahl und um eine psychisch belastende Überversorgung zu vermeiden, wurde die Klassifikation der GIH um die Angabe des Urinverlusts in 4 Stunden ergänzt. Nach diesem Zeitraum sollte außer bei sporadischer Harninkontinenz tagsüber ein Wechsel der Vorlage erfolgen.

Im Hilfsmittelindex sind die Medizinprodukte, die in der Inkontinenzversorgung eingesetzt werden, in Gruppen zusammengefasst.

Die geringste Saugleistung haben die Produkte, die in der Gruppe **Vorlagen für Urininkontinenz** (z. B. Molimed® midi) gelistet sind. Sie werden vor allem von Frauen bei Stressinkontinenz verwendet. Die Saugkapazität muss mindestens 150 ml betragen, sodass diese Produkte auch bei belastender Harninkontinenz geeignet sind. Da der Hilfsmittelindex hinsichtlich Format und Flüssigkeitsaufnahme nur Mindestzahlen angibt, die nach oben offen sind, bieten Hersteller manchmal innerhalb ein- und derselben Gruppe Produkte mit unterschiedlicher Saugleistung an.

Tab. 1.1: Klassifikation der Inkontinenz nach Schweregrad

Sporadische Harninkontinenz	Urinverlust < 10 ml/Std. bzw. < 40 ml in 4 Std.
Belastende Harninkontinenz	Urinverlust < 25 ml/Std. bzw. < 100 ml in 4 Std.
Schwere Harninkontinenz	Urinverlust < 50 ml/Std. bzw. < 200 ml in 4 Std.
Absolute Harninkontinenz	Urinverlust > 50 ml/Std. bzw. > 200 ml in 4 Std.

Männern mit leichten Formen der Inkontinenz (Tröpfelinkontinenz, Schließmuskelschwäche nach Katheter) stehen Tropfenfänger zur Verfügung, die jedoch nicht im Hilfsmittelindex aufgeführt sind und bei denen deshalb kein Rechtsanspruch auf Erstattung besteht (z. B. Tena for men normal, extra).

Bei mittlerer bis schwerer Inkontinenz und/oder Stuhlinkontinenz stehen **saugende Inkontinenzvorlagen** oder **saugende Inkontinenzwindelhosen** zur Verfügung. Männer **ohne** Stuhlinkontinenz können ableitende Systeme verordnet bekommen.

Saugende Inkontinenzvorlagen sind anatomisch geformt (z. B. Tena comfort plus) oder rechteckig (z. B. Molinea plus D Größe 1). Die Untergruppen unterscheiden sich in Größe und Saugleistung (siehe Tabelle). Fixiert werden die saugenden Inkontinenzvorlagen mit eng anliegenden Unterhosen oder Netzhosen (z. B. Tenafix L), wie sie in 2 Größen im Hilfsmittelindex aufgenommen sind.

Sowohl zur Gruppe der saugenden Inkontinenzvorlagen wie zur Gruppe der saugenden Inkontinenzwindelhosen (z. B. Molicare® Größe 1 small) gehört eine Untergruppe „Wiederverwendbare Vorlagen" bzw. „Wiederverwendbare Inkontinenzwindelhosen" (z. B. Kylie diverse Slips). Hier sind waschbare Artikel mit definierter Saugleistung zu finden. Von Personen mit leichten Inkontinenzformen können diese waschbaren Hilfsmittel, besonders die Hosen, die normalen Unterhosen ähnlich sehen, oft eher akzeptiert werden als die Materialien, die an die Babyversorgung erinnern. Auch bei Personen mit Hautproblemen kann an diese Artikel gedacht werden, da weniger Plastikmaterial mit der Haut in Berührung kommt. Es ist aber darauf hinzuweisen, dass nur die waschbaren Artikel im Hilfsmittelindex aufgenommen sind, die bezüglich der Saugleistung alle Kriterien der Krankenkassen erfüllen. Anderenfalls werden die Artikel nicht von den gesetzlichen Krankenkassen erstattet.

Nicht aufgenommen im Hilfsmittelindex sind zudem die Einweg-Windelhosen in Schlupfform (z. B. Tena pants), die Vorlagen ohne Wäscheschutzfolie (z. B. Molinea® Pads), die Fixierhosen mit hohem Baumwollanteil oder die Schutzhosen aus Baumwolle mit Wäscheschutzfolie (z. B. Suprima® Bodyguard).

Wie aus der Tabelle 1.2 ersichtlich ist, haben die anatomisch geformten Vorlagen kaum eine geringere Saugkapazität als die Windelhosen. Für den gehfähigen Patient mit keiner oder minimaler Stuhlinkontinenz (schmierige Ausscheidung) ist deshalb die seitlich offene Form, wie es bei den anatomisch geformten Vorlagen der Fall ist, vorzuziehen. Zu berücksichtigen ist auch, dass der Wechsel des Hilfsmittels am Tag öfters erfolgen kann als in der Nacht und deshalb am Tag Hilfsmittel mit geringerer Saugleistung, die einen geringeren Wärmestau erzeugen, ausreichen. Bei Stuhlinkontinenz höheren Grades sind die Windelhosen erforderlich.

In der Gruppe „Externe Urinableiter" sind in der Untergruppe Urinableiter für Frauen und Männer Plastikbeutel mit haftender Hautschutzplatte und mit Urinablaufventil beschrieben, die bei immobilen Personen angewendet werden können. Bei Frauen mit Hautproblemen haben sie den Vorteil, dass sie nur den Urogenitalbereich abdichten, während die übrige Haut trocken bleibt. Bei Männern werden sie verwen-

Tab. 1.2: Vergleichende Aufstellung der saugenden Einweg-Inkontinenzvorlagen und Einweg-Inkontinenzwindelhosen des Hilfsmittelindex.

Saugende Inkontinenzvorl. Untergruppe	Positionsnummer	Format/Saugleistung	Gruppe: Saugende Inkontinenzwindelhosen Untergruppe	Positionsnummer	Format/Saugleistung
Vorlagen für Urininkontinenz	15.025.01.5 001–999	mind. ca 8x20 cm/ mind. 150 ml			
Rechteckvorlagen Größe 1	15.025.01.3 001–999	ca 20x40 cm/ mind. 150 ml			
Rechteckvorlagen Größe 2	15.025.01.4 001–999	ca 20x60 cm/ mind. 190 ml			
Anatom. geformte Vorlagen, normale Saugleistung, Gr. 1	15.025.01.0 001–999	ca 30x60 cm (Saugpolster)/ mind. 450 ml	Windelhosen Größe 1	15.25.03.0 001–999	50–80 cm Körperumfang/ mind. 500 ml
Anatom. geformte Vorlagen, erhöhte Saugleistung, Gr 2	15.025.01.1 001–999	ca 30x60 cm (Saugpolster)/ mind. 600 ml	Windelhosen Größe 2	15.25.03.1 001–999	70–110 cm Körperumfang/ mind. 750 ml
Anatom. geformte Vorlagen, hohe Saugleistung, Gr. 3	15.025.01.2 001–999	ca 30x70 cm (Saugpolster)/ mind. 900 ml	Windelhosen Größe 3	15.25.03.2 001–999	100–150 cm Körperumfang/ mind. 1000 ml

det, wenn Urinal-Kondome wegen besonderer anatomischer Verhältnisse nicht verwendet werden können.

Der Richtwert für die Tragedauer ist 18 Stunden.

Ähnlich aufgebaut sind „Stuhlauffangbeutel" für die Stuhlinkontinenz beim immobilen Patienten. Sie unterscheiden sich gegenüber den Externen Urinableitern nur in der Form der Hautschutzplatte und im Auslass (Hersteller von Externen Urinableitern und Stuhlauffangbeuteln: Firma Hollister).

1.3 Weitere Hilfsmittel zur Inkontinentenversorgung

Übersicht

Für Männer mit Harninkontinenz sind im Hilfsmittelindex

- Urinalkondome/Rolltrichter (innerhalb der Gruppe „Externe Urinableiter")
- Urinalbandagen

und für Männer, Frauen und Kinder folgende weitere Gruppen aufgeführt

- Einmalgebrauchs-Katheter
- Verweilkatheter.

An Zubehör für Urinalkondome/Rolltrichter und Verweilkatheter sind Urin-Beinbeutel, Urin-Bettbeutel, Urinbeutel für geschlossene Systeme Urinbeutel für den Dauergebrauch, Haltebänder für die Beutel und Katheterverschlüsse beschrieben.

Vollständigkeitshalber seien noch folgende Gruppen erwähnt:

- Analtampons
- Bettnässertherapiegeräte und
- Sonstige Hilfsmittel zur Inkontinenztherapie.

Urinalkondome/Rolltrichter

Sie bestehen aus Latex (z. B. Urinar Rolltrichter), Silikon-Latex (z. B. U-Kath-Rolltrichter), aus latexfreiem Silikon (z. B. „Pop on" selbstklebendes Kurz-Kondomurinal) oder Kunststoff (z. B. Urimed® Vision). Zur Haftung besitzen sie eine klebende Innenseite (z. B. InCare Anti-Reflux-Kondom) oder sie werden als hautfreundlichere Alternative mit Haftstreifen (z. B. Urihesive Strips bzw. Conveen Set) am Penis fixiert. Verschiedene Größen ermöglichen die Anpassung an die anatomischen Gegebenheiten. Zu wechseln sind Urinalkondome alle 12 Stunden.

An die Urinalkondome bzw. Rolltrichter werden Urin-Beutel bzw. -Bettbeutel mit Rücklaufsperre, mit oder ohne Ablauf, steril oder unsteril, angeschlossen. Die Beinbeutel haben noch Ösen für Befestigungsbänder, häufig mit Klettverschluss, die Bettbeutel Ösen für Bettbeutelhalter. Beinbeutel können auch in Taschen getragen werden, wie z. B. in sog. Einbeinhosen („Beinlinge") (z. B. Conveen Beinling) oder in textilen Beinbeuteltaschen mit einem Taillengurt (z. B. Urimed® Beinbeuteltasche).

Mehrkammerige Beinbeutel haben den Vorteil, sich beim Füllen besser dem Bein anzupassen (z. B. Conveen Mehrkammer-Beinbeutel). Unsterile Beinbeutel sind nur geeignet, wenn über eine Rücklaufsperre ein Reflux aus dem unsterilen Beutel sicher verhindert wird.

Urinalbandagen

Sie sind aus Latex oder Gummi (z. B. Russka-Urinal) und für den dauerhaften Gebrauch gedacht. Sie müssen regelmäßig gereinigt und desinfiziert werden. Diese „Urinale" können wie die Urinbeutel für den Dauergebrauch nicht mehr als zeitgemäß angesehen werden.

Einmalgebrauchs-Katheter

Sie dienen der intermittierenden Harnentleerung bei neurogenen Blasenentleerungsstörungen, wenn die Blase nicht bewusst entleert werden kann. Dies ist der Fall z. B. bei vielen Patienten mit Rückenmarkverletzungen. Auch Personen mit unvollständiger Blasenentleerung können zur Selbstkatheterisierung angeleitet werden. Voraussetzung ist eine Blase mit guter Füllkapazität und eine ausreichende Schließmuskelfunktion. Für die Selbstkatheterisierung sind Beweglichkeit, manuelle Geschicklichkeit, Motivation und geistige Wachheit notwendig. Nach Schulung sind die Patienten in der Lage, nach Zeitplan mehrmals täglich den Katheter zur Blasenentleerung einzuführen und dann wieder zu entfernen.

Die Katheter, die dafür angeboten werden, müssen steril sein und enthalten oft ein Gleitmittel. Dies kann gebrauchsfertig aufgetragen sein (z. B. SIMCARE uroflo silky) oder muss mit Wasser aktiviert werden (z. B. EasyCath-Set für Männer). Die Kathetergrößen entsprechen in Länge, Durchmesser und Katheterspitze den normalen Kathetern (z. B. Nelaton, 40 cm, 8 bis 18Ch).

Verweilkatheter

Zweiläufige Dauerkatheter, bei denen ein mit sterilem Wasser gefüllter Ballon den Katheter dauerhaft in der Blase hält, sind zur Versorgung Inkontinenter wegen der hohen Infektionsgefahr und der Bildung einer Schrumpfblase umstritten.

Sollte diese Versorgungsart trotzdem gewählt werden, ist für ein geschlossenes System zu sorgen, d. h. der Ablauf des Katheters ist mit einem dafür geeigneten Beutel fest zu verbinden und die Verbindung bis zum Wechsel des Katheters, was bei Silikonkathetern (z. B. Rüsch-Brillant Ballonkatheter) erst nach ca 3 Wochen sein muss, nicht zu lösen. Die sterilen Beutel müssen eine sichere Rücklaufsperre und einen Entleerungsstutzen haben (z. B. Mono Flo Tag & Nacht).

Über Eigenschaften dieser Beutel siehe Urinalkondome.

1.4 Verordnungsfähigkeit von Hilfsmitteln zur Versorgung Inkontinenter

Hilfsmittel werden dann von den gesetzlichen Krankenkassen erstattet, wenn die medizinische Voraussetzung für die Verordnung gegeben ist.

Der Arzt sollte dies auf dem Rezept begründen, z. B. „Wegen Inkontinenz, zur Ermöglichung der Teilnahme am gesellschaftlichen Leben". Im Sinne der Krankenkassen sollten die Ärzte nur die siebenstellige Positionsnummer auf das Rezept schreiben, mit der die Hilfsmittelgruppe eindeutig zu identifizieren ist. Die Apotheke könnte dann unter wirtschaftlichen Gesichtspunkten innerhalb der Gruppe frei wählen.

2 Blutdruckmessgeräte

2.1 Einführung: Medizinproduktegesetz (MPG) – Medizinprodukte-Betreiberverordnung (MPBetreibV)

Die **elektronischen** Blutdruckmessgeräte zählen zu den nichtinvasiven aktiven (d. h. energetisch betriebenen) diagnostischen Medizinprodukten der Klasse IIa mit Messfunktion (Klassifizierung nach § 13 MPG bzw Anhang IX der Richtlinie 93/42/EWG). In der Apotheke dürfen solche Geräte in Betrieb genommen oder zum Verkauf angeboten werden, die das CE-Kennzeichen und die vierstellige Kenn-Nummer einer benannten Stelle, die für die sicherheitstechnische Prüfung verantwortlich zeichnet, tragen.

Werden in der Apotheke Blutdruckmessgeräte zur **Testung** am Patienten verwendet, müssen folgende Vorschriften eingehalten werden:

- Führen eines Medizinproduktebuches nach den Vorgaben des § 7 MPBetreibV;
- Führen eines Bestandsverzeichnisses nach den Vorgaben des § 8 MPBetreibV;
- Zugängliche Aufbewahrung der Gebrauchsanweisung und der dem Medizinprodukt beigefügten Hinweise (§ 9 MPBetreibV);
- Beachtung der Gebrauchsanweisung und der beigefügten sicherheitstechnischen Informationen und Instandhaltungshinweisen (§ 2 MPBetreibV);
- Veranlassung der messtechnischen Kontrolle alle 2 Jahre. (§ 11 MPBetreibV sowie Anlage 2 zu § 11 Abs. 1, Dokumentation im Medizinproduktebuch).

Für diejenigen Blutdruckmessgeräte, die in der Apotheke zum **Verkauf** angeboten werden, gelten die Vorschriften der Medizinprodukte-Betreiberverordnung nicht.

2.2 Unterschiede bei Blutdruckmessgeräten

Unterschiede und Messmethode

Stethoskopgeräte (z. B. RR-Test classic) und die älteren Modelle an elektronischen Blutdruckmessgeräten (z. B. boso-privat automatic) funktionieren nach der Riva-Rocci-Methode, bei denen pulssynchrone Klopfgeräusche („Korotkow-Töne“) registriert werden, die durch Wirbelbildung im verengten Blutgefäß entstehen. Die heute zur Selbstmessung meist üblichen Geräten messen nach der oszillometrischen Methode. Sie erfassen die Druckwellen, die auf die Gefäßwände zwischen Systole und Diastole bei nachlassendem Manschettendruck treffen. Wegen des geringen Bedienungskomforts sind Stethoskopgeräte zur Selbstmessung weniger geeignet. Bei Schwerhörigkeit sind sie ungeeignet. Bei Patienten mit Herzrhytmusstörungen oder Arteriosklerose liefern Stethoskop-Messgeräte dagegen die besten Ergebnisse.

Geräte, die nach der oszillometrischen Methode messen, besonders die Vollautomaten, sind leicht und sicher zu handhaben. Sind auskultatorische Lücken bekannt, das sind Schalllücken zwischen den Korotkow-Tönen, sind diese Geräte den Stethoskopgeräten vorzuziehen.

Unterschiede bei den einzelnen Geräten

Da die Stethoskopgeräte in der Apotheke eine weniger große Rolle spielen, wird an dieser Stelle nur auf die Unterschiede der Geräte zur Blutdruckmessung nach der oszillometrischen Methode eingegangen.

- **Halbautomaten – Vollautomaten**
  Während bei Vollautomaten (z. B. Tensoval comfort) die Manschette beim Starten automatisch aufgepumpt und die Luft während der Messung automatisch abgelassen wird, muss bei den Halbautomaten (z. B. visomat 2 plus) die Manschette manuell aufgepumpt werden. Der Druckablass verläuft dann automatisch.
- **Oberarmgeräte – Handgelenkgeräte**
  Bei den Handgelenkgeräten haben sich die „Blutdruck-Uhren" (z. B. NAIS diagnostec EW 285) gegenüber den Geräten mit Tischstation (z. B. boso-medistar) durchgesetzt. Die Handhabung der Handgelenkgeräte ist besonders einfach. Da sich am Handgelenk arteriosklerotische Veränderungen deutlicher bemerkbar machen als am Oberarm, können diese Geräte dann nicht empfohlen werden, wenn die Werte, die am Oberarm gemessen werden, gegenüber denen am Handgelenk um mehr als 10 mmHg differieren.
- **Gerätespezifische Unterschiede**
  Um korrekte Messergebnisse zu bekommen, ist es wichtig, die richtige Manschettengröße zu verwenden. Die Deutsche Liga zur Bekämpfung des hohen Blutdrucks empfiehlt folgende Manschettengrößen (Tab. 2.1).

Manche Hersteller bieten neben der Standardgröße entsprechend der Empfehlung der Hochdruckliga lange oder extralange Manschetten für den Oberarm (z. B. Tensoval comfort large für Oberarmumfang 32–42 cm) bzw. Sondergrößen für das Handgelenk an (z. B. NAIS EW 285 für Handgelenkumfang von 13,5–22 cm).

Blutdruckmessgeräte können sich außerdem hinsichtlich folgender Kriterien unterscheiden:

Tab. 2.1: Empfohlene Manschettengrößen zur Blutdruckmessung.

Patient	Oberarmumfang	Manschetten – Breite x Länge (Mindestmaß) in cm	Handgelenkumfang
Kleinkind		5 x 8	
Kind		8 x 13	
Erwachsener	kleiner als 33 cm	12–13 x 24 (Standard)	
Erwachsener	von 33 bis 41 cm	15 x 30	13,5 bis 19,5 cm Sondergrößen bis 22 cm
Erwachsener	größer 41 cm	18 x 36	

- Druckvorwahltaste (z. B. boso medicus)
- Memory-Funktion (z. B. Tensoval mobil)
- batterieschonende Abschalteautomatik (z. B. alle boso-Geräte)
- Netzteil als mögliches Zubehör (z. B. omron M4-I)
- Blutdruckpass beiliegend (z. B. Braun PrecisionSensor BP 2550)
- Hinweise auf zu hohe Werte (z. B. NAIS EW 285)
- Fuzzy Logic Technologie (Geräte mit dieser weiterentwickelten Elektronik liefern genauere Messwerte bei schwachem oder instabilem Puls) (z. B. Tensoval comfort).

Regeln für das Selbstmessen

- Vor der Messung keine koffeinhaltigen Getränke zu sich nehmen und nicht rauchen!
- Nicht bei gefüllter Blase messen!
- Messen immer zur gleichen Zeit (morgens, gegebenenfalls abends)!
- Die Messung sollte im Sitzen nach 2–3 Minuten Ruhe, nach körperlicher Anstrengung nach 20 bis 30 Min. Ruhe erfolgen!
- Immer am gleichen Arm bzw. Handgelenk messen! Bei unterschiedlichen Messergebnissen zwischen beiden Armen bzw. Handgelenken sollte immer am Arm mit den höheren Werten gemessen werden!
- Oberarmgeräte: Luftleere Blutdruckmessmanschette am Oberarm, der zuvor von beengender Kleidung befreit wurde, so anlegen, dass Manschettenrand 2 bis 3 cm oberhalb der Ellenbeuge liegt. Manschette muss fest angelegt sein, darf aber nicht abschnüren! (Besondere Herstellerhinweise beachten!)
- Handgelenkgeräte: Bezüglich des genauen Anlegens Herstellerhinweise beachten! Handgelenk auf Herzhöhe bringen (z. B. durch Verwenden eines Luftpolsters, Kissen oder des Transportbehälters)!

- Während des Messens nicht reden, Arm nicht bewegen und nicht anspannen! Keine Faust machen bei Handgelenkgeräten!
- Eine Wiederholung der Messung darf erst nach einer Pause von mindestens einer Minute erfolgen!
- Werte in Blutdruckpass eintragen, sofern Gerät nicht über Memory-Funktion verfügt!

3 Medizinprodukte für Diabetiker

Für Diabetiker, die Insulin spritzen müssen, sind drei Gruppen an Medizinprodukten von Bedeutung:

- Blutzuckermessgeräte zur Selbstkontrolle
- Einmalspritzen und Injektionshilfen
- Kanülen

3.1 Blutzuckermessgeräte zur Selbstkontrolle

Eine Selbstkontrolle ist sinnvoll

- vor jeder Insulingabe als Verlaufskontrolle, ggf. zum Anpassen der Dosis
- zum Erkennen einer Unterzuckerung
- zur Überwachung des Blutzuckerspiegels in besonderen Situationen (Sport, Reisen, Essen unbekannter Lebensmittel, Krankheit, Gewichtsreduktion).

Der zur Messung erforderliche Blutstropfen wird mit einer Stechhilfe (z. B. Softclix® II) aus der Fingerbeere oder dem Ohrläppchen, bei Säuglingen auch aus der Ferse gewonnen. Es können alle Finger verwendet werden, zu bevorzugen sind allerdings die Finger, die nicht zum Greifen benötigt werden. Die Finger-Außenseiten haben den Vorteil, dass das austretende Blut leichter auf das Testfeld getropft werden kann. Zu beachten ist, dass nicht in die Fingerspitze, sonder in die seitliche Fingerbeere gestochen wird. Die Hautbezirke müssen regelmäßig gewechselt werden.

Zur Vermeidung von falschen Ergebnissen muss Folgendes beachtet werden:

- Hände säubern! Die Reinigung mit warmem Wasser und Seife ist ausreichend. Die Hände sind gut abzutrocknen.
- Die Haut ist **nicht** zu desinfizieren!
- Bluttropfen nicht herauspressen, da sonst die Blutzuckerkonzentration durch den Anteil an Gewebsflüssigkeit niedriger ist!

Der Blutstropfen kann auf Teststreifen (z. B. Haemo-Glukotest® 20–800 R) aufgetragen werden, die entweder ein visuelles Ablesen durch Farbvergleich mit Farbfeldern auf der Teststreifendose möglich machen oder bei denen die Lichtabsorption mit Hilfe eines Reflektionsphotometers gemessen wird (z. B. Gluco Touch®). Die andere Mög lichkeit der Auswertung erfolgt über eine elektro-chemische Messung mittels der Sensortechnologie (z. B. Omnitest®Sensor Set).

Da sich die auf dem Markt befindlichen Geräte stark voneinander unterscheiden, sind die jeweiligen Gebrauchsanweisungen gründlich zu studieren, um Fehler und Störungen zu vermeiden. Besonders zu beachten sind die Lagerungshinweise, das Verfalldatum und die richtige Codierung des Gerätes.

Verschmutzte Teststreifenhalter, eine verschmutzte Messoptik, verfallene, feuchtgewordene oder zu lange geöffnete Teststreifen können das Ergebnis verfälschen.

Blutzuckermessungen in der Apotheke

Zur Vermeidung von Blutkontakt ist Folgendes zu beachten:

- Desinfizierter Arbeitsplatz!
- Tragen von Einmalhandschuhen!
- Verwendung von Lanzettiergeräten mit Einwegkappen, die Lanzetten integriert haben! (z. B. Glucolet® Combi)
- Vernichtung der gebrauchten Einwegkappen und Teststreifen im Kanülensammelbehälter!
- Gerätereinigung des Blutzuckermessgerätes nach Herstellerangaben!

Um Messfehler zu vermeiden, muss vor jeder Verwendung einer neuen Teststreifenserie das Gerät neu codiert werden! Auch bei längerer Nichtbenutzung empfiehlt es sich, neu zu codieren. Leere Batterien müssen sofort ausgetauscht werden. Bei der Bewertung der Messergebnisse ist zu bedenken, dass Arzneimitteleinnahmen den Blutzuckerspiegel erhöhen, erniedrigen oder durch Störung der Messung den Messwert verfälschen können. Auch ein hoher Hämatokrit oder hohe Konzentrationen von Harnsäure, Lipiden oder Bilirubin können das Messergebnis beeinflussen.

3.2 Einmalspritzen und Injektionshilfen

Insulininjektionen können mit Einmalspritzen oder einem Pen erfolgen. Mit diesen Geräten ist bei jeder Injektion ein Einstich vorzunehmen im Gegensatz zu Insulinpumpen (z. B. H-TRON® plusV100), bei denen eine Kanüle (z. B. DISETRONIC Classic® PR Infusionsset) in der Haut fixiert wird und die Insulingabe programmierbar ist.

Einmalspritzen

Insulinpflichtige Diabetiker, die keinen Pen verwenden, benötigen für ihr Insulin, das pro Milliliter 40 Insulineinheiten enthält, eine Einmalspritze mit einer entsprechenden Graduierung (z. B. Omnican® 20/40/80). Die maximale Insulinmenge ist bei den 0,5 ml fassenden Spritzen 20 I.E., bei den 1 ml fassenden 40 I.E. und den 2 ml fassenden Spritzen 80 I.E. Nicht verwechselt werden dürfen diese Einmalspritzen mit denjenigen, die Pen-Benützern für den Fall, dass der Pen defekt ist, zur Verfügung stehen, um das Insulin aus der Patrone injizieren zu können. Dies sind Einmalspritzen mit einer Skala 100 I.E. pro ml, da das Patroneninsulin 2,5fach höher dosiert ist (entsprechend 0,3 ml = 30 I.E., 0,5 ml = 50 I.E.) (z. B. Omnican® 30/50/100).

Die meisten Spritzen sind mit einer feinen Kanüle fest verbunden. Eine Dosierungsungenauigkeit durch den Totraum am Kanülenkonus ist bei diesen Spritzen nicht zu befürchten. Da mit der sehr feinen empfindlichen Kanüle aber der Gummistopfen der Injektionsflasche durchstochen werden muss, besteht die Gefahr, dass die Kanüle dabei verbogen wird. Dem Diabetiker stehen deshalb auch Spritzen ohne aufgesetzte Kanüle zur Verfügung (z. B. Omnican® 40 SOLO). Er hat dann die Möglichkeit, mit einer dickeren Kanüle das Insulin aus der Flasche aufzuziehen (z. B. B.Braun Insulin-Entnahme-Set) und mit einer dünnen Kanüle zu injizieren (z. B. Sterican® Insulin, Gauge 30 x 5/16", Länge 8 mm).

Nähere Informationen zur Entnahme des Insulins aus dem Fläschchen, Umgang mit Pens und Lagerung von Insulin siehe Teil II/2.1.

Pen

Pens haben sich als nützliche Injektionshilfen bewährt, da sie unauffällig mitgetragen werden können und die Injektion schnell und praktisch durchgeführt werden kann. Das umständliche Aufziehen aus der Ampullenflasche entfällt. Die Dosis kann genau eingestellt werden, was oft durch hörbare Klicks auch für Sehbehinderte von Vorteil ist. Die vielen verschiedenen Geräte auf dem Markt unterscheiden sich in folgenden Kriterien:

- **Dosierungsschritte**
  Es gibt Geräte (z. B. OptiPen® 1E, NovoPen®3 Demi), bei denen die Einheiten in Schritten von 0,5 I.E., 1 I.E., 2 I.E. oder 5 I.E. eingestellt werden können. Angaben auf dem Gerät wie 1E oder 2E deuten darauf. Zum Einstellen der Dosis muss bei einigen Geräten zuerst ein Freigabeknopf gedrückt werden.
- **Dosisanzeige**
  Die meisten Pens zeigen in einem Display die eingestellte Dosis an (z. B. OptiPen®). Eine andere Möglichkeit ist, dass die Zahlen am Drehknopf abgelesen werden (z. B. BerliPen®) .
- **Höchste Dosisvorwahl**
  Der Pen mit der kleinsten Dosisvorwahl ermöglicht eine maximale Dosisvorwahl von nur 15 I.E. (z. B. BD-Pen mini), der Pen mit der größten Dosisvorwahl maximal 70 I.E. (z. B. NovoPen®3). Alle anderen Pens liegen mit ihrer Dosisvorwahl zwischen diesen beiden Größen.
- **Dosiskorrektur**
  Während bei einigen Pens die eingestellte Dosis Insulin noch verworfen werden muss, wenn mehr Insulin aufgezogen wurde als benötigt, so ist der Trend bei

neuen Geräten zu einer unkomplizierten Dosiskorrektur feststellbar (z. B. HumaPen® Ergo).

- **Hinweis auf letzte Injektion und letzte Dosis**
  Bei einigen Pens ist es möglich, die Einheiten, die zuletzt gespritzt wurden, nachträglich abzulesen (z. B. Innovo®). Ein Pen (z. B. Innovo®) gibt auf einem Display den Hinweis, wie viele Stunden seit der letzten Injektion vergangen sind.
- **Insulinabgabe nach Einstich**
  Nach Einstich der Nadel sind die Einheiten durch Drücken des Knopfes bis zum Einrasten (z. B. OptiPen®) oder durch Betätigen eines Schiebers (z. B. Autopen®-Set) zu injizieren.
- **Hinweis auf Restmenge**
  Bei den meisten Pens befindet sich die Patrone hinter einem Sichtfenster, durch das die vorhandene Menge Insulin verfolgt werden kann. Ist am Gehäuse eine Skala aufgebracht, hat man Hinweise, wie viel Einheiten sich noch in der Patrone befinden.
- **Patronengröße**
  Üblich sind Pens mit 1,5 ml Patronen, entsprechend 150 I.E. und solche mit 3 ml Patronen, entsprechend 300 I.E. (z. B. NovoPen® 1,5 und 3)
- **Patronenwechsel**
  Probleme beim Wechseln der Patrone ergeben sich dann, wenn die Kolbenstange umständlich zurückgedreht werden muss, bevor die neue Patrone eingesetzt werden kann. Bei einigen neueren Geräten wird die Kolbenstange automatisch zurückgezogen oder dreht sich durch Ausüben eines leichten Drucks in die Ausgangsposition zurück. Das Problem mit dem Austausch der Patrone entfällt bei **Fertigpens** (z. B. Humalog® Pen Lilly). Die leeren Pens mancher Hersteller können zum Recyclen an die Herstellerfirma zurückgeschickt werden (z. B. NovoLet®). Zu beachten ist, dass Pens mit eingelegten Patronen nicht kühl gelagert werden müssen, jedoch die Vorratspatronen.
- **Einstichhilfen – Spritzen ohne Nadel**
  Menschen mit Spritzenangst wird diese durch Geräte genommen, die halbautomatisch oder vollautomatisch arbeiten. Bei Halbautomaten (z. B. PenMate® für NovoPen®) wird nach Spannen einer Feder die Kanüle auf Knopfdruck unter die Haut geschoben. Das Insulin wird aber wie bei den anderen Pens erst durch Drücken des Dosierknopfes freigegeben. Bei Vollautomaten (z. B. Lilly-Diapen 2) erfolgt der Einstich und die Insulingabe automatisch. Auch die Einstichtiefe kann beim Vollautomaten reguliert werden. Druckluftbetriebene Injektoren (z. B. Rösch Injex®-System) ermöglichen heute die Injektion ohne Nadel. Allerdings sind die Geräte teuer, ziemlich schwer und unhandlich. Auch wird die Verwendung von Suspensionen nicht empfohlen.

Anzumerken ist, dass Diabetiker im Allgemeinen im Krankenhaus auf Insulin eingestellt werden und mit einem oder zwei Pens – für den Fall dass zwei unterschiedlich lang wirkende Insuline injiziert werden – nach Hause entlassen werden. Die Apotheke ist dann erst beim Auftauchen von Problemen mit dem Pen konfrontiert. Um qualifiziert mit den Problemen umgehen zu können, wäre es wichtig, wenn in der Apotheke Demonstrationsgeräte mit den entsprechenden Gebrauchsanweisungen vorhanden wären. Da jeder Hersteller seine eigenen Isulinpatronen und Kanülen anbietet, die meist nicht zu den Systemen anderer Hersteller passen, ist der Wechsel vom Pen eines Herstellers zum Pen eines anderen Herstellers nicht so ohne weiteres möglich.

Kanülen

Pen-Kanülen (z. B. NovoFine®) zeichnen sich durch eine zweite Nadel aus, die in die Patrone eingestochen wird. Nur manche Pen-Kanülen (z. B. BD Mikro-Fine® 5/8/12,7 mm Pennadeln für BD Pen, BerliPen®, NovoPen® und Pens von Lilly sowie BD Mikro-Fine® 5/8/12,7 mm für OptiPen® und OptiSet®)sind mit Pens anderer Hersteller kompatibel.

Auch wenn es möglich ist, die Pen-Kanülen mehrfach zu verwenden, empfehlen die Hersteller, die Kanülen nach jeder Injektion abzuschrauben. Da besonders bei Suspensionsinsulinen Teilchen das Kanülenlumen verstopfen können, ist aber vor jeder Injektion die Durchgängigkeit zu überprüfen, indem 1–2 Einheiten abgespritzt werden, bevor die eigentliche Dosis eingestellt wird. Gleichzeitig ist zu überprüfen, ob eine Luftblase entfernt werden muss.

Literatur

Füsgen, I. (1996): Inkontinenz. Govi Verlag, Eschborn

Niederstadt, C., Fischer, G. (1996): Harninkontinenz, Wort & Bild Verlag, Baierbrunn

Nuber, G. (1999): Diabetes Journal, Kirchheim-Verlag, Mainz

Ruhland, B. (1996): Diabetes, Wort & Bild Verlag, Baierbrunn

König, E. (1999): Bluthochdruck, Wort & Bild Verlag, Baierbrunn

Wilson, F., Kohm, B. (1999): Verbandmittel, Krankenpflegeartikel und Medizinprodukte. Deutscher Apotheker Verlag, Stuttgart

www.gih.de (Gesellschaft für Inkontinenzhilfe)

www.paritaet.org/hochdruckliga/indexv4.htm (Bluthochdruckliga)

www.pharmalink.de (führt unter „Hersteller" zu den Medizinprodukteherstellern und unter „Beratung" zu einer ausführlichen Diabetes-Linksammlung, vor allem unter „Diabeticus")

Teil X

Ernährungsberatung

Dorothea Erfurt

1 Warum Ernährungsberatung?

Der Zusammenhang von Ernährung und Gesundheit ist unbestritten. Etwa ein Drittel der Krankheiten wäre vermeidbar, wenn sich die Betroffenen gesundheitsbewusster ernähren und leben würden. Die Realität sieht jedoch meist so aus, dass dieser Zusammenhang ignoriert wird. Viele ernährungsabhängigen Krankheiten werden meist symptombezogen mit Arzneimitteln behandelt. Eine notwendige Veränderung des Verhaltens, dem Lossagen von liebgewonnenen und vielleicht auch bequemen Lebensgewohnheiten erscheint mühsam. So kann es viel einfacher sein, im Zeitalter des medizinischen Fortschritts schnelle Abhilfe durch einen Arzt zu erhoffen statt das eigene Ernährungsverhalten zu überdenken. Notwendige Beratungsleistungen des Arztes werden zudem auch noch inadäquat honoriert und oft fehlt bei vollen Wartezimmern die für ein Gespräch notwendige Zeit. So ist schnell ein Rezept geschrieben. Viele gesundheitliche Probleme, die sich oft über Jahrzehnte entwickelt haben, lassen sich jedoch nicht in kurzer Zeit mit einigen verordneten Medikamenten beheben.

Die PTA ist beim Einlösen des Rezeptes in der Regel eine der ersten Ansprechpartnerinnen des Kunden, der sich von ihr zusätzliche Beratung, eine Verstärkung, Zustimmung oder Alternativen zu den Ratschlägen des Arztes erhofft. Andere Kunden sehen die Apotheke auch als erste Anlaufstelle in Gesundheits- und Ernährungsfragen, weil sie einen Arztbesuch aus verschiedenen Gründen (vorerst) nicht in Erwägung ziehen. Das Fragen in der Apotheke hat einen völlig unverbindlichen Charakter. Man muss sich in der Regel auch nicht anmelden und erhofft sich unter Umständen auch mehr Zeit für ein Beratungsgespräch.

Die Motive für Kunden, sich mit ihren Ernährungsgewohnheiten auseinanderzusetzen sind vielfältig. Fragen zur gesunden Ernährung, zu einschlägigen Informationen aus den Medien zu immer neuen und obskuren Diäten und zur Gesundheitsprophylaxe stehen häufig zur Diskussion. Kunden wollen durch ihre Nachfragen auch ergründen, inwieweit es einen Einfluss der Ernährung auf ihre Befindlichkeitsstörungen gibt, inwieweit Nebenwirkungen von Arzneimitteln durch Kompensationsmaßnahmen über eine Ernährungsveränderung zu mildern sind oder ob sie ein dauerhaftes Angewiesensein auf Arzneimittel abwenden können.

An diesem Punkt knüpfen die nachfolgenden Abschnitte des Kapitels an. Sie sollen in Ergänzung zum Ausbildungsfach „Ernährungslehre und Diätetik" eine Grundlage für eine qualifizierte Ernährungsberatung in der Apotheke geben. Es geht darum, welche Formen der Beratung geeignet sind, wie Ernährungsberatung sinnvoll in die Serviceleistungen der Apotheke integriert werden kann und welche Besonderheiten im Beratungsgespräch Beachtung finden sollen. Die PTA soll unterstützt werden, Rat suchende Kunden seriös und fachlich versiert zu beraten und sie befähigen, therapeutische Ratschläge des Arztes kompetent zu begleiten. Letztlich ist es eine Herausforderung an das pharmazeutische Personal, sich durch die Beratungsqualität vom Angebot an selbst ernannten Ernährungs- und Gesundheitsberatern, von ungezählten Angeboten für Diäten und Wundermitteln wohltuend abzuheben.

2 Grundlagen der Ernährungsberatung

2.1 Ernährungsberatung in der Apotheke

Beratung wird als ein helfendes Gespräch zwischen einem Beratenden und einem Klienten verstanden, bei dem es darum geht, Menschen beim Entscheiden von Problemlösungen zu helfen. In der Apotheke spricht man besser vom pharmazeutischen Personal und dem Kunden. Im Rahmen der Ernährungsberatung sollen Ernährungsempfehlungen und das aktuelle Essverhalten des Rat suchenden Kunden in Einklang gebracht werden. Positive Veränderungen ungünstiger Ernährungsgewohnheiten tragen dazu bei, ernährungsabhängige Krankheiten zu verhindern oder zu therapieren.

Die Jahresberichte der Deutschen Gesellschaft für Ernährung belegen, dass sich weite Teile der Bevölkerung in Deutschland falsch, bzw. unangepasst ernähren. Die negativen Folgen der Fehlernährung machen sich oft erst nach längerer Zeit bemerkbar und werden oft zusätzlich durch die Art der Lebensführung wie Bewegungsmangel, Rauchen, Alkoholkonsum und Stress verstärkt. Auch Übergewicht, gestörte familiäre Kontakte, ein niedriger Bildungsgrad, schlechte Wohn- und Arbeitsbedingungen stehen mit ernährungsabhängigen Krankheiten in enger Beziehung.

Die Fachkompetenz der Apotheke in Arzneimittelfragen wird von der Bevölkerung anerkannt. Eine zusätzliche Spezialisierung auf die Ernährungsberatung ermöglicht es, sich auf einem weiteren Gebiet zu profilieren, den Beratungsservice auszudehnen und auf diese Weise neue Kundenkreise zu erschließen. Durch ihre Ausbildung ist die PTA für die Ernährungsberatung fachlich geeignet und kann durch eine Zusatzausbildung, bzw. Weiterbildung zur „Fach-PTA für Ernährungsberatung" zusätzliche Qualifikationen einbringen. Ganz wesentlich für den Erfolg einer Ernährungsberatung ist die fachliche, aber auch die persönliche Kompetenz der Mitarbeiter.

Ernährungsberatung in der Apotheke bietet im Vergleich zu anderen Beratungsinstitutionen auch fachliche Vorteile: das pharmazeutische Personal kann zum einen ernährungsphysiologisches Wissen vermitteln. Gleichzeitig können aber auch Zusammenhänge zwischen Arzneimitteltherapie und dem aktuellen Befinden erkannt und dem Kunden diätetische Maßnahmen bzw. physiologische Folgeerscheinungen erklärt werden. So verursachen beispielsweise bestimmte Medikamente unangenehme Begleiterscheinungen wie Gewichtszunahme oder Verstopfung, die für die

Arzneimitteltherapie nicht relevant sind. Für den Kunden sind sie aber möglicherweise unangenehm und bedürfen der Erklärung, bevor durch ihn falsche Rückschlüsse gezogen werden oder unangepasste Reaktionen auf diese Veränderungen erfolgen.

Jede Apotheke muss für sich festlegen, ob Ernährungsberatung nur im kurzen Kundengespräch im Handverkauf, in einer Einzelberatung nach Terminabsprache, in Kundenseminaren oder selbst in Gruppen durchgeführt werden soll. Entsprechend sollte das Informationsmaterial aufgebaut werden und die Außenwirksamkeit organisiert werden. Dazu gehören zum Beispiel die Nutzung des Schaufensters, Einlageblätter oder Anzeigen in den Kundenzeitungen und ein Eintrag auf der Internet-Seite der Apotheke (siehe Punkt 6.1).

Eine Apotheke, die Ernährungsberatung anbieten will, muss ihre organisatorischen Strukturen entsprechend darauf ausrichten.

Was kann sich die Apotheke im Rahmen der Ernährungsberatung als Ziel setzen? Die Kunden, die den Rat suchen, kommen freiwillig. Sie bringen eigene Lebenserfahrungen, Vorstellungen und Wünsche mit und sie wollen, dass sich Erfolge auch in überschaubarer Zeit mit einem vertretbaren Maß an Anstrengungen einstellen. Das Ziel von Ernährungsberatung kann also nur sein, Ernährungswissen so zu vermitteln, dass es die Zielgruppe bzw. den Kunden in seiner Situation erreicht und Motivationen für eine Veränderung sowie eine dauerhafte Beibehaltung von gesundheitsförderlichen Ernährungsgewohnheiten weckt. Dies bedeutet aber auch, dass die Kunden die Entscheidung haben müssen, was sie von den Ratschlägen aus der Apotheke leicht, schwer oder gar nicht umsetzen können und wollen. Ernährungsberatung heißt, die Kunden in die Lage zu versetzen, eine gesunde Ernährung, bzw. soviel sie sich davon ausgesucht haben, aus eigener Einsicht und eigenem Entschluss dauerhaft und nicht nur vorübergehend zu praktizieren.

Prinzipiell bieten sich für eine Ernährungsberatung in Apotheken folgende Schwerpunkte an:

- Verbreitung des aktiven Wissens zu gesunder Ernährung
- Klärung von Problemen und Fragestellungen zu Krankheitsbildern, die mit Hilfe von Ernährungsumstellungen oder -veränderungen positiv beeinflusst werden können
- Minimierung der Nebenwirkung von Arzneimitteln durch gezielte Ernährungsanpassung.

2.2 Ernährungsberatung und Ernährungstherapie

Ernährungsberatung ist eine freiwillige, kurzfristige, oft nur situative Beziehung zwischen einem Rat Suchenden (Kunden) und einem Beratenden mit dem Ziel, aktuelle Ernährungsprobleme zu lösen, Fehlernährung vorzubeugen und ernährungsabhängige Krankheiten zu verhüten oder einer Behandlung/Therapie zuzuführen (nach Diedrichsen, 1990).

Ernährungstherapie wird als Maßnahme zur Heilung beziehungsweise zur Behandlung einer Krankheit verstanden (Pschyrembel, 1998). Sie versteht sich als eine Form neben medikamentöser, operativer, physiotherapeutischer oder psychotherapeutischer Therapie. Damit ist die Ernährungstherapie eine medizinisch (in der Regel vom Arzt) angeordnete und notwendige Maßnahme, die zur Heilung bzw. Behandlung einer Krankheit, zum Beispiel bei Diabetes mellitus, beitragen soll. Der Erfolg einer Ernährungstherapie wird jedoch maßgeblich von der Bereitschaft und den Fähigkeiten des Patienten bestimmt, diese Therapieform anzunehmen. Ist er durch eine professionelle und methodisch kompetente Ernährungsberatung motiviert, wird er den Therapieerfolg maßgeblich beeinflussen.

Was bedeutet dies für die Apotheke? Die pharmazeutischen Mitarbeiterinnen und Mitarbeiter können durch eine begleitende Ernährungsberatung den Erfolg der Ernährungstherapie sichern, wenn dies vom Kunden gewollt und respektiert wird. Zudem hat Ernährungsberatung in jedem Fall immer auch einen prophylaktischen Charakter.

2.3 Ernährungsberatung als Hilfe zur Selbsthilfe

Ernährungsberatung soll als Hilfe zur Selbsthilfe verstanden werden. Diese Art der Hilfe bezieht sich auf die Entwicklung und Herausbildung von Selbstkontrolle und Autonomie durch den Rat Suchenden. Dazu müssen beispielsweise in einem Beratungsgespräch zur allgemeinen Ernährungsberatung die Ursachen der Fehlernährung ergründet werden, soweit dies in der Apotheke möglich ist.

Dabei zeigt sich, dass Kunden mit Problembewusstsein und/oder Leidensdruck im Allgemeinen eine bessere Motivation und Bereitschaft zur Mitwirkung haben. Dies kann zum Beispiel der Fall sein bei Ernährungsfragen in der Schwangerschaft, bei der Ernährung von Säuglingen und Kleinkindern oder beim Auftreten einer Krankheit.

Wenn es in der Ernährungsberatung gelingt, die Kunden so zu beraten, dass sie auf Grund neuer Einsichten das Ernährungsverhalten dauerhaft verändern, so ist das Ziel der Hilfe zur Selbsthilfe erreicht. Je früher dies gelingt, desto größer sind die Chancen, die neu erworbenen Verhaltensmuster in spätere Lebensphasen mitzunehmen (siehe auch Punkt 3).

2.4 Grenzen der Ernährungsberatung in der Apotheke

Rat suchende Kunden sollten in einer Ernährungsberatung lernen, die Risiken und gesundheitlichen Folgen ihres aktuellen Ernährungsverhaltens einzuschätzen und Entscheidungen zu treffen, die zur Lösung des Problems beitragen. Nicht jede Person, selbst wenn sie zunächst die Beratung aus eigener Entscheidung gesucht und gewünscht hat, kann und will dies auch tun. Zunächst kann es von Seiten des Kunden zu Frustrationen führen. Unrealistische Erwartungshaltungen an die Machbarkeit der Ernährungsumstellung (z. B. bei Gewichtsreduktion) und/oder mangelnder Rückhalt im familiären oder sozialen Umfeld können während der Beratung zu offenen oder verdeckten Widerständen führen, die später unter Umständen zu einem Rückzug aus der Beratung führen. Die Beratungsziele der Apotheke müssen demnach nicht identisch mit denen des Kunden sein. Dies zu akzeptieren und nicht als persönliches Versagen zu betrachten, fällt sicher nicht leicht. Die Beratenden sollten es aber tolerieren können. In diesem Falle sind die Grenzen der Ernährungsberatung erreicht.

Ernährungsberatung in der Apotheke muss auch eindeutig abgrenzbar sein von ärztlichen Leistungen und von ärztlicher Kompetenz. Sie kann eine medizinisch notwendige und vom Arzt angeordnete Ernährungstherapie nicht ersetzen, sondern gegebenenfalls nur begleiten. Auch bei Problemen, die einer medizinischen Abklärung bedürfen, sollte immer die Empfehlung gegeben werden, einen Arzt zu konsultieren.

3 Psychische und soziale Aspekte der Ernährungsberatung

3.1 Psychische Aspekte

Zahlreiche Studien belegen, dass das Wissen um gesunde Ernährung zwar eine notwendige, aber keine hinreichende Bedingung für eine Verhaltensänderung darstellt. Trotzdem ist die vorwiegend praktizierte Form der Ernährungsberatung nach wie vor dadurch geprägt, dass sie rational-kognitiv und durch reine Vermittlung von Informationen durchgeführt wird. Wenn Ernährungsberatung den Rat Suchenden aber auch nachhaltig erreichen will, dann sind im nicht unerheblichen Maße psychologische Fähigkeiten der Berater gefragt. Zuwenig Beachtung findet die Tatsache, dass vor allem Aspekte, wie zum Beispiel die Person der Beratenden, ihre Verhaltensweisen, ihr Auftreten etc. eine große Rolle für die Rat Suchenden spielen und sich Beratungsabbrüche oft auf Unstimmigkeiten in diesem Beziehungsverhältnis zurückführen lassen. Auch das subjektive Erleben und die Zufriedenheit des Rat Suchenden in seinem Lebensumfeld spielen bei Beratungen oft nur sehr bedingt eine Rolle. Für den Erfolg der Beratung, für seine Mitarbeit, die Compliance, ist dies aber wichtig. Ein Hinterfragen von unerwünschtem Verhalten, von Beratungsabbruch könnte unter Umständen zu dem Ergebnis führen, dass dieses Verhalten eine Reaktion auf Störungen des Gleichgewichts in den sozialen Alltagsbeziehungen (Familie, Partner, Kollegen...) darstellt, die den Kunden psychisch belastet. Auch Selbstwertverlust oder Hilflosigkeit angesichts der zu lösenden Probleme können den Erfolg einer Ernährungsberatung in Frage stellen. Wenn Ernährungsberatung mit einer Veränderung des Ernährungsverhaltens einhergehen soll, ist es deshalb wichtig, die alltäglichen Bedingungen des Kunden wahrzunehmen, seine Sorgen und Nöte ernst zu nehmen und zu berücksichtigen. Dann kann auch die beratende Person als Verursacher oder Mitverantwortlicher einer möglichen Non-Compliance ausscheiden.

Die Beratenden müssen wissen, dass sich beim Kunden Veränderungen nicht über Nacht herausbilden können. Sie vollziehen sich hauptsächlich in der natürlichen Lebensumwelt und werden bei gewünschten weiteren Beratungen durch Anleitung, Hilfestellung, Ermutigung und Anerkennung verstärkt. Trotzdem verlaufen Änderungen im Regelfall nicht reibungslos. Stagnation und Rückfälle sind in der Ernährungsberatung einzuplanen und nicht als individuelles Versagen zu bewerten. Bei einem positiven Verlauf einer Ernährungsberatung wird der Kunde erkennen, dass er Anregungen erhält und die konkrete Erfahrung macht, dass alternative Verhaltensweisen für die Erhaltung bzw. Wiederherstellung seiner Gesundheit besser geeignet sind als die bisherigen Reaktionen, die laufend zu Problemen führten.

In der Regel werden auf dem Weg zu einer dauerhaften Verhaltensänderung fünf Phasen durchlaufen:

- **Phase der Überlegung**
  In dieser Phase beschäftigt sich der Rat Suchende mit seinem Problemverhalten, entwickelt Problembewusstsein und stellt Überlegungen zu Veränderungen an.
- **Phase der Entscheidung**
  Es kommt zu einer „Selbstverpflichtung" für eine Veränderung.
- **Phase der Handlung**
  Der Rat suchende Kunde unternimmt Handlungen zur Veränderung seines Problemverhaltens. Zum Beispiel beginnt er bei vorhandenem Übergewicht, bestimmte Bereiche seines Ernährungsverhaltens, wie z. B. die schrittweise Reduzierung des Schokoladenkonsums und des Fettanteils der verwendeten Lebensmittel, zu verändern.
- **Phase der Aufrechterhaltung**
  Alternatives, erwünschtes Ernährungsverhalten wird in der natürlichen Lebensumgebung angewendet, erweitert und allmählich stabilisiert.
- **Phase des Rückfalls**
  Rückfälle sind möglich und einzukalkulieren. Sie sind aufzuarbeiten, bis zur erfolgreichen, dauerhaften Zielerreichung.

Oft kommt es vor, dass die guten Ansätze zur Änderung der Ernährungsweise schon bald wieder aufgegeben werden. Deshalb kommt der Rückfallverhütung und -bewältigung eine besondere Bedeutung zu. Das Wissen darum ermöglicht es, den Kunden schon bei der Beratung auf kritische Situationen vorzubereiten. Dies können Stresssituationen, veränderte Lebenssituationen wie z. B. Urlaub und Feiertage oder auch eine Stagnation des Behandlungsverlaufs sein. Auch mangelnde Konsequenz kann zum Rückfall in alte Muster führen. Dies nicht als „Ende" und als „Verlieren" zu betrachten sondern als normale Gegebenheit zu akzeptieren, wird bei ihm die Bereitschaft fördern, das erwünschte Ernährungsverhalten endgültig zu stabilisieren. Auf die Bedeutung von Rückfall verhütenden Bewältigungsstrategien soll an dieser Stelle hingewiesen werden. Zum Beispiel kann man mit dem Kunden über geeignete Ablenkungs- und Vermeidungsreaktionen bei Heißhungerattacken auf Süßes, über Einkaufstipps für Lebensmittel sprechen oder auf die Bedeutung des Verhaltens seiner Umgebung durch Akzeptanz, Unterstützung und Ermutigung hinweisen.

3.2 Soziale Aspekte

Selbst wenn uns der Kunde als Individuum entgegentritt, ist es nicht gerechtfertigt, ihn isoliert zu sehen. Seine Motive, Einstellungen und Erwartungen, seine Erkenntnisse und Überzeugungen, seine Lernprozesse werden, wie bereits erwähnt, von seinem engeren und weiteren sozialen Umfeld geprägt. Er ist ein Teil von Kulturen und von Gruppen wie Familie, Freundeskreis, Freizeitgruppen, Religionsgemeinschaften, Arbeitskollegien und anderen, in denen er als Mitglied eine bestimmte Rolle spielt und er steht auch unter dem Einfluss von Gruppen, denen er nicht angehört, die ihm aber imponieren.

Als besonders wichtig für die Ernährungsberatung ist der Einfluss der Medien zu beurteilen, die bestimmte Vorbilder suggerieren, Trends bestimmen, die es dem Einzelnen nicht immer leicht machen, sich im Wirrwarr der Informationen zu orientieren und richtige Entscheidungen für sich selbst zu treffen. Im Apothekenalltag treten so zum Beispiel oft Beratungswünsche zu neuen Wundermitteln, Empfehlungen und Trends meist zeitgleich mit den Erscheinungsterminen und Sendezeiten einschlägiger Medien auf. Häufig sind es Fragen zur Gewichtskontrolle. Frauen neigen in der Regel mehr als Männer dazu, sich mit dieser Art von Werbeaussagen zu identifizieren, gerade was das gegenwärtige Schönheitsideal betrifft.

Bei älteren Kunden resultieren Ernährungsprobleme meist aus einem veränderten sozialen Hintergrund. Mit dem Älterwerden treten meist auch mehr Krankheiten auf, die häufig zu einem anderen Essverhalten führen. Allein sein, Krankheiten, soziale Isolation, sich nicht mehr ausreichend selbst versorgen können und finanzielle Sorgen bedeuten ein erhebliches Risiko für ein problematisches Essverhalten. Während bei jüngeren Senioren eher ein Übergewicht auftritt, sind ältere Senioren eher untergewichtig. Bei einem Drittel liegt ein erhöhtes Risiko für eine Mangelernährung vor. Ein unterschätztes Risiko stellt auch der Alkoholmissbrauch dar. So betreiben in der Altersgruppe der über 60-Jährigen etwa 10 bis 20 % der Männer und 5 bis 10 % der Frauen Alkoholmissbrauch. Angesichts steigender Lebenserwartung könnte mit einer weiteren Zunahme gerechnet werden.

Die Ursachen und Faktoren des Ernährungsproblems sind also nicht nur beim Kunden selbst, sondern ebenfalls in seiner sozialen und gesellschaftlichen Umwelt zu sehen. Es empfiehlt sich deshalb, seinen sozialen und auch ökonomischen Umweltbezug, wie z. B. bisherige Ernährungsgewohnheiten und das Ernährungsverhalten der Familie oder des Lebensumfelds in die Analyse einzubeziehen. Einzukalkulieren ist auch die Tatsache, dass bei finanziellen Problemen zumeist erst am Essen gespart und auf preiswertere Produkte zurück gegriffen wird. Eine Orientierung auf (teure) Bio-Produkte wäre also in einer Beratung kontraproduktiv.

Auch soziokulturelle Barrieren können in einer Beratung aufgrund von schichtspezifischen Unterschieden auftreten. Sie zeigen sich darin, dass Berater und Kunden andere soziokulturelle Hintergründe haben, die ein gegenseitiges Verstehen erschweren und das aktuelle Ernährungsproblem in unterschiedlicher Weise beurteilen lassen.

Besonders bei der Ernährungsberatung von ausländischen Kunden ist der soziokulturelle Aspekt wichtig. In Deutschland leben zur Zeit circa 9% Ausländer, davon sind 40% länger als 15 Jahre im Lande. In Großstädten tragen sie im nicht unerheblichen Teil zum Kundenbild in Apotheken bei. Die kulturellen Unterschiede in der Mentalität, im Grad ihres Spracherwerbs, im Bildungsstand und in ihrer Sozialisation sind in einer pluralistischen Gesellschaft zu berücksichtigen. Dies wird allerdings häufig ignoriert. Die Beratungsangebote sind meist nicht auf diese Bevölkerungsgruppen ausgerichtet, deren Ernährungsgewohnheiten und Essgewohnheiten häufig noch traditionell geprägt sind und durch die älteren Familienmitglieder an die jüngere Generation weitergegeben werden. Diese Generation steht jedoch oft in einem Spannungsverhältnis zwischen diesen Familien- und Ernährungstraditionen und denen aus der westlichen Welt, die bei den Jüngeren nicht selten „Fast food" bedeuten.

Das Wissen um die kulturspezifische Bedeutung von Ernährungsgewohnheiten, der Speisenauswahl und der Erziehung der Kinder zu einem bestimmten Essverhalten, spielen bei einer kompetenten, handlungsorientierten Ernährungsberatung eine große Rolle und erfordern Toleranz und Einfühlsamkeit.

4 Formen der Ernährungsberatung

4.1 Einzelberatung

Die häufigste Form der Ernährungsberatung ist die Einzelberatung. Einzelberatung meint eine zielorientierte Interaktion zwischen einem Beratenden und einem Rat Suchenden (Kunden) mit einem (aktuellen) Ernährungsproblem oder einer ernährungsbezogenen Fragestellung. Dies kommt in der Regel im Apothekenalltag am häufigsten vor. Bei einer einmaligen und zeitlich beschränkten Beratung wird man sich auf ein bestimmtes Problem konzentrieren, bei dem größere Zusammenhänge zwischen bestimmten Krankheiten und der Ernährung nicht ausführlich erörtert werden.

Ist der Wunsch nach mehr und intensiverer Beratung von Seiten des Kunden vorhanden, ist die Zeit im normalen Offizinalltag oft zu knapp. Hier bietet sich die Möglichkeit, eine Beratung nach Terminvergabe anzubieten. In diesem Fall kann im Gespräch individueller und gezielter auf den Zusammenhang von Krankheit, Gewohnheiten und Arzneimitteltherapie des Rat Suchenden eingegangen oder eine besondere Ernährungssituation erklärt werden.

Wegen des hohen Aufwands kann eine personell normal ausgestattete Apotheke diese Form der Einzelberatung sicher nur bei Rat Suchenden mit komplexeren Ernährungsproblemen sowie für diejenigen anbieten, die ihre Fragen in einem individuellen, auf ihre Bedürfnisse bezogenen Gespräch darlegen wollen. Eine Konzentration auf bestimmte Zielgruppen erscheint sinnvoll, z. B. für Diabetiker, Adipöse, Schwangere, Eltern von Kleinkindern. In einer Apotheke ist dies jedoch nur umsetzbar, wenn geeignetes Personal, z. B. eine Fach-PTA für Ernährung, zur Verfügung steht und geeignete Räumlichkeiten vorhanden sind (siehe Punkt 6).

Bei komplizierten Beratungssituationen, die unter Umständen einen schwierigen psychosozialen Hintergrund vermuten lassen, sollte auf die Inanspruchnahme einer institutionalisierten Ernährungsberatung (z. B. Beratungsstellen für Essstörungen) und/oder die Hilfe eines Arztes hingewiesen werden. Hier liegt unter Umständen eine Grenze der Beratungskompetenz der Apotheke (siehe Punkt 2.4).

4.2 Kundenseminare

Kundenseminare stellen eine weitere Möglichkeit dar, ernährungsrelevante Probleme einem größeren Personenkreis in allgemein verständlicher Form vorzustellen. Die Vermittlung von theoretischen Grundlagen ist dabei ein elementarer Bestandteil. Auf die individuelle Situation der Teilnehmer kann im Einzelnen nicht oder nur ansatzweise eingegangen werden. Schon im Vorfeld dieser Veranstaltung sollte sich die Apotheke genau überlegen, welche Ziel- bzw. Kundengruppe man ansprechen und möglichst auch erreichen will. Die Festsetzung eines Themas ergibt sich jedoch in der Regel aus

- der Kundenstruktur
- der Jahreszeit
- häufig vorkommenden Krankheiten
- gesundheitsrelevanten Fragen/Interessenlage.

Die Teilnehmer solcher Veranstaltungen machen häufig die Erfahrung, dass andere Menschen gleiche oder ähnliche Gesundheits- oder Ernährungsprobleme wie sie haben. Diese Beobachtung kann emotional erleichtern und ermutigen, das individuelle Ernährungsverhalten oder -problem zu verändern. Aus einem Kundenseminar heraus können sich dadurch Interaktionen der Teilnehmer ergeben, die zum einen den inhaltlichen Teil der Veranstaltung positiv oder auch negativ/störend ergänzen oder aber das Interesse an weiteren Seminaren wecken. Kundenseminare in der Apotheke bieten die Möglichkeit, weitere Kunden zu finden und Stammkunden zu binden. Neue Kontakte werden aufgenommen und alte gepflegt, die das Image der Apotheke fördern.

4.3 Mediengestützte Ernährungsberatung

Wenn sich eine Apotheke für die Ernährungsberatung als Teil ihres Beratungsservices entschieden hat, sollte sie einen breiten Fundus von aktuellen Informationsmaterialien für spezielle Zielgruppen, zu verschiedenen ernährungsrelevanten Fragestellungen und zu verschiedenen Krankheitsbildern bereithalten. Dieses Material kann dem Kunden kostenfrei oder – z. B. bei Videos oder Büchern – gegen eine (Leih-)Gebühr überlassen werden. Viele Apotheken erstellen auch selbst Informationsmaterial zu Ernährungsthemen, zu Angeboten von Selbsthilfegruppen in der Umgebung oder zu Seminarterminen. Wichtig ist, dass die Informationen professionell und aktuell gestaltet und jederzeit verfügbar sind.

Zur gesundheitsorientierten Ernährungsberatung eignet sich auch der gezielte Einsatz von relativ kostengünstigen (Massen-)Medien von Verbänden, Selbsthilfegruppen und Organisationen, durch die Lernziele im Ernährungsverhalten rationell vermittelt werden können und den Aufwand der Apotheke in dieser Hinsicht in Grenzen halten. Mit Videokassetten, Faltblättern, Kundenzeitschriften, Büchern und Plakaten kann man gezielt Fragen der gesunden Ernährung aufgreifen und ihre Rolle bei chronischen oder Zivilisationskrankheiten wie z. B. Adipositas, Hypertonie und Gicht aufzeigen. Bereits Erkrankte können sich informieren, worauf sie im Einzelnen etwa bei Diabetes und Fettstoffwechselstörung achten und wie sie sich zukünftig verhalten sollen. Die Leser erhalten Tipps für alltägliche Ernährungssituationen und sollen überzeugt werden, dass eine dauerhaft gesundheitsorientierte Ernährungsweise die Lebensqualität erheblich steigert.

Medien zeigen vor allem dann positive Wirkung, wenn sie unwillkürliche Aufmerksamkeit erregen, Spannung erzeugen und den Empfänger ansprechen. Ihre Wirkung verstärkt sich, wenn sie gezielt Persönlichkeitsmerkmale wie Alter, soziokultureller Hintergrund, Stimmungslage sowie früher gemachte Erfahrungen mit diesem Medium berücksichtigen. Ob ein Medium überhaupt den Kunden anspricht, hängt auch von früheren Erfahrungen mit diesem Medium ab. Medien in der Apotheke einzusetzen, bedeutet auch, sich mit ihnen und ihren Inhalten kritisch auseinander zu setzen, um sie nicht zur Manipulation oder als Werbemedium bestimmter Interessenvertreter einzusetzen.

Allein durch Medien lassen sich aber kaum dauerhafte Änderungen des Ernährungsverhaltens erzielen. Information und Aufklärung über gesunde Ernährung vermehren zwar das Ernährungswissen, ändern aber meist nicht, oder nur kurzzeitig das konkrete gesundheitliche Verhalten, wie z. B. Fehlernährung, Stress, Bewegungsmangel, Rauchen und Alkoholkonsum.

Der personale Mittler, nämlich der Ernährungsberater mit seiner persönlichen Wirkung, ist deshalb nicht zu ersetzen. Er vermittelt und informiert nicht nur, sondern nimmt in den Beratungsgesprächen unmittelbaren sozialen Kontakt mit dem Rat Suchenden auf und kann auf seine Bedürfnisse gezielt eingehen. Der Einsatz von Medien kann also eine sinnvolle Maßnahme sein, die eine Beratung begleitet und unterstützt oder im Vorfeld den Wunsch nach mehr Information auslöst.

5 Das Beratungsgespräch

5.1 Verlauf einer Einzelberatung

Einzelberatungen ergeben sich meist situationsbezogen aus einem Verkaufsgespräch. Dabei hat der Kunde ein aktuelles (Ernährungs-)Problem, auf das er eine (schnelle/kurze) Antwort haben möchte. Die zur Verfügung stehende Zeit ist begrenzt. Wenn jedoch der Wunsch nach ausführlicher Beratung vorhanden ist, sollte das Angebot einer Beratung nach Terminvergabe gemacht werden. Der Kunde wird dies bei entsprechender Begründung anerkennen, wenn man ihm zu Verstehen gibt, sich dann ausführlich und frei von Störungen mit seinem Problem beschäftigen zu können. Bei der Vereinbarung eines Beratungstermins sollten konkrete Absprachen über die zur Verfügung stehende Zeit gemacht werden. In der Regel sind Beratungszeiten von 30 bis maximal 45 Minuten ausreichend, weil dann die Konzentrationsfähigkeit nachlässt.

Oberstes Prinzip bei der Beratung muss sein, den Rat Suchenden, der mit bestimmten Bedürfnissen, Einstellungen und Gefühlen in die Einzelberatung kommt, zu akzeptieren und zu verstehen. Die Gefühle, die der Kunde je nach Gefühlsintensität als Spannung, Problem oder Konflikt erlebt, sollen ja in und durch eine Beratung in konkrete Lösungsvorschläge oder Anregungen münden. Die Lösung des Problems erfolgt auch nur schrittweise in einem Prozess, in dem der Berater dem Rat suchenden Kunden Informationen gibt, die dieser aufnimmt, gedanklich verarbeitet und umsetzen muss. Dabei werden verschiedene Phasen durchlaufen, die je nach Beratungssituation unterschiedlich ausfallen können:

- Kontaktaufnahme und Beziehungsaufbau
- Problemanalyse
- Ist-Soll-Vergleich
- Zielsetzungen
- Entscheidung/Alternativen
- Handlungsplan
- Gesprächsabschluss
- Gesprächsauswertung/Evaluierung.

Aus der Verkaufspsychologie ist bekannt, dass die Phase der **Kontaktaufnahme** eine besondere Bedeutung hat. Schon in den ersten Sekunden entscheidet der Kunde, ob ihm sein Gegenüber vertrauenswürdig und sympathisch ist. Der Rat suchende Kunde bringt in dieser Phase sein Anliegen vor, worauf der Berater entscheidet, ob er für dieses Problem die nötige Kompetenz besitzt, um das Anliegen mit dem Kunden zu lösen. Diese Phase ist wichtig, da in ihr das nötige Vertrauen geschaffen wird und mögliche Ängste und Vorbehalte beim Kunden abgebaut werden sollen. Wie aber lässt sich Vertrauen gezielt aufbauen? Für den Aufbau von Vertrauen sind fachliche Aspekte ebenso relevant wie die Person des Beraters. Menschen wirken im Allgemeinen aufeinander sympathisch und vertrauensvoll, wenn Ähnlichkeiten und Gemeinsamkeiten bestehen, wie z. B. gemeinsame Hobbys, Kleidung, Lebensweise und darüber hinaus bestimmte Merkmale der Körpersprache vorhanden sind, die dem Gegenüber sympathisch erscheinen oder aber bei ihm Distanz und Abneigung auslösen. In Erwägung zu ziehen ist auch das Alter des Beraters und eine dadurch vom Kunden erwartete Kompetenz. Selbst die ethnische Herkunft unterstützt oft Gemeinsamkeiten und erleichtert die Kontaktaufnahme. Letzteres kann eine besondere Rolle bei der Beratung von Menschen spielen, die aus anderen Kulturkreisen oder Regionen kommen.

Der Kunde nimmt neben diesen persönlichen Merkmalen weitere Eindrücke auf, von denen er sich angezogen oder abgewiesen fühlt: Vom äußeren Erscheinungsbild der Apotheke, über die Sauberkeit, bis hin zu Gerüchen und der Gestaltung der Offizin. Diese und andere persönlich geprägten Wahrnehmungen liegen meist im Bereich des Unbewussten, sie sind aber oft maßgeblich an einer Entscheidung beteiligt, sich auf eine Beratung einzulassen. Bevor also die eigentliche Beratung beginnt, muss in vielen Punkten Übereinstimmung vorhanden sein. Wenn die Phase des Kontaktaufbaus positiv verlaufen ist, kann die zweite Gesprächsphase beginnen. In dieser Phase, der **Problemanalyse**, trägt der Rat Suchende sein Anliegen vor. Zum Beispiel klagen ältere Menschen oft über ein mangelndes Durstgefühl, sie trinken zu wenig und sind häufig mit Verdauungsproblemen und Obstipation konfrontiert. Das Problem kann darin bestehen, dass der Kunde zu wenig Flüssigkeit zu sich nimmt. In diesem Fall würde eine Beratung darauf hinauslaufen, zu zeigen, wie er seine Flüssigkeitsaufnahme durch geeignete Speisen und Getränke erhöhen kann um sein Problem, die Obstipation, zu beheben. Im Rahmen dieser Gesprächsphase ist es von Bedeutung, dem Kunden im Gespräch immer wieder eine Rückmeldung zu geben, um sicherzustellen, dass das Gesagte richtig verstanden wurde.

Um sich ein genaueres Bild von der Lebens- und Ernährungssituation des Rat suchenden Kunden zu machen, sind darüber hinaus Fragen notwendig, die sich zum Beispiel auf die familiäre Situation, den Gesundheitszustand und die körperliche Aktivität beziehen. Lebt der Kunde zum Beispiel allein, sind seine Ernährungsgewohnheiten oft sehr verschieden von denen in einer Familie. Ist zum Beispiel ein älterer, allein stehender Kunde krankheitsbedingt an das Haus gebunden und erhält sein Essen aus einer Gemeinschaftsverpflegung, ist das für seine individuelle Ernährungssituation oft ein entscheidender Einschnitt. Ein genaueres Bild erhält man, wenn man den Kunden bittet, seine Ernährungsgewohnheiten über eine gewisse Zeit aufzuschreiben (siehe Punkt 7.1).

Im nächsten Gesprächsabschnitt wird das Problem definiert und die Situation mit dem Kunden besprochen. Dabei geht es darum, ihn für eine Veränderung zu motivieren, erste Lösungsansätze zu suchen und Teilziele zu setzen. Ziel dieser Phase ist die gemeinsame Entwicklung eines konkreten **Handlungsplanes**. Zum Beispiel kann man bei mangelndem Durstgefühl einen Tagestrinkplan einschließlich der geeigneten Getränke aufstellen. Bisherige Problemlösungsversuche des Kunden sollten auf jeden Fall in das Gespräch einbezogen werden, um die Gründe für eventuelle Misserfolge aufzudecken. Alle **Entscheidungen und Entschlüsse** bezüglich der Umsetzung der Tipps und Empfehlungen müssen jedoch letztendlich vom Kunden ausgehen. Er ist es, der die Motivation und das Durchhaltevermögen zur Änderung häufig jahrelanger unangemessener Essgewohnheiten aufbringen muss.

Zum **Gesprächsabschluss** erfolgt eine kurze Zusammenfassung der Ziele und Vereinbarungen, Fragen, die sich aus dem Gespräch eventuell ergeben haben, sind zu klären. Der Kunde bekommt geeignetes Informationsmaterial mit den wichtigsten Informationen zu seinem Problem. Sofern nicht die rein informatorische Fragestellung im Vordergrund steht, sollten auf jeden Fall weitere Beratungen angeboten werden. Nur durch mehrmalige Termine kann die Motivationen zu einer Ernährungsumstellung aufrecht erhalten und gefördert werden. Wenn der Kunde es wünscht, ist damit auch eine Hilfestellung der Apotheke bei auftretenden Problemen gewährleistet. Wünschenswert ist es, wenn bei wiederholter Beratung immer die gleiche PTA/der gleiche Mitarbeiter in der Apotheke Ansprechpartner ist. Er kann am besten den Verlauf und den Erfolg einer Beratung verfolgen und begleiten. Erfolgreich ist eine Beratung immer dann, wenn sie zu günstigen, befriedigenden Lösungen führt. Inwieweit der Kunde sein Ernährungsverhalten verändert, kann erst im Verlauf von weiteren Beratungen festgestellt werden. Optimale Lösungen von Ernährungsproblemen gibt es in der Beratungspraxis nur selten. Bei möglichen Rückschlägen, die stets einzuplanen sind, muss der Berater zu früheren Phasen des Problemlösungsprozesses zurückkehren. Zur **Evaluation** der Beratung kann man auch den Kunden mündlich oder schriftlich befragen. Damit können auch noch einmal die Qualität und Effektivität der Ernährungsberatung innerhalb des Apothekenteams überprüft werden und eventuelle Veränderungsvorschläge in die Beratungsarbeit integriert werden.

5.2 Fragebogen

Was und in welchem Umfang isst mein Rat suchender Kunde wirklich und welche konkreten Lebensumstände sind zu berücksichtigen? Diese Fragen müssen beantwortet werden, bevor gezielte Empfehlungen gegeben und Aussagen getroffen werden können. Meist werden im Gespräch zum Essverhalten nur diffuse Angaben gemacht, auf deren Aussagen man keine gezielte Beratung aufbauen kann. Innerhalb der Ernährungsberatung wird diese Phase als Problemanalyse bezeichnet (siehe Punkt 5.1). Um diese Phase zu objektivieren und zu rationalisieren, kann ein Fragebogen eingesetzt werden (siehe Punkt 8).

5.2.1 Einsatz des Fragebogens

Der Fragebogen ist eine gute Grundlage für das Gespräch, vor allem dann, wenn es um häufige ernährungsbedingte Erkrankungen, wie Fettstoffwechselstörungen, Übergewicht, Obstipation Bluthochdruck und Gicht geht.

Nachdem die Angaben zum Rat suchenden Kunden auf dem Fragebogen vermerkt sind (Alter, Größe, Gewicht, BMI (siehe dort)) füllt der Kunde den Fragebogen im Allgemeinen allein und in Ruhe aus. Der Fragebogen ermittelt die Verzehrshäufigkeit von verschiedenen Lebensmitteln und zeigt damit die Ernährungsvorlieben. „Problemspeisen" werden ersichtlich, aber auch günstige Nahrungsmittel, die bereits spontan häufig verzehrt werden. Die Auswertung des Fragebogens zeigt, bei welchen Lebensmittelgruppen der Kunde seine Ernährungsgewohnheiten ändern sollte.

Body-Mass-Index (BMI)

Die Erfassung des Körpergewichts und der Körpergröße gehört zu jeder Ernährungsanamnese. Über- und Untergewicht sind nicht selten Risikofaktoren für viele Erkrankungen, sie sind aber auch selbst ein unabhängiger Risikofaktor. Zur Beurteilung des Körpergewichts (im Verhältnis zur Körpergröße) hat sich auf internationaler Ebene der Body-Mass-Index (BMI) durchgesetzt.

Er errechnet sich wie folgt:

BMI = Körpergewicht (kg)/Körpergröße (m^2)

Mit dem Body-Mass-Index kann zu Beginn der Ernährungsberatung zunächst ein möglicher Adipositasgrad errechnet werden:

Kategorie	Adipositasgrad	BMI (kg/m^2)
Normalgewicht	0	20–24,9
Übergewicht		
■ mäßig	I	25–29,9
■ deutlich	II	30–40
■ extrem	III	mehr als 40

Wünschenswerter BMI in Abhängigkeit zum Alter:

Altersgruppe	Body-Mass-Index (kg/m²)
19–24 Jahre	19–24
25–34 Jahre	20–25
35–44 Jahre	21–26
45–54 Jahre	22–27
55–65 Jahre	23–28
über 65 Jahre	24–29

5.2.2 Grenzen des Fragebogens

Der Fragebogen gibt keine Auskunft übert die absolut verzehrte Menge von Lebensmitteln. Will man die zugeführten Nährstoff- und Energiemengen exakt ermitteln, so ist der zusätzliche Einsatz eines Ernährungsprotokolls notwendig, in dem die genauen Mengen eingetragen werden. Je nach Erkrankung muss im Beratungsgespräch bei bestimmten Lebensmittelgruppen detailliert nachgefragt werden. Zum Beispiel bei Käse: Hinter diesem Oberbegriff verbergen sich Käsesorten mit einem hohen oder niedrigen Fettgehalt. Blauschimmelkäse hat einen hohen Salzgehalt und Schmelzkäse ist relativ phosphatreich. Auch bei den Getränken ist es in der Ernährungsanamnese wichtig nachzufragen, welche Mengen (Gläser, Tassen) sie etwa pro Tag trinken.

Auf die Zubereitungsart gehen die Fragebögen nicht ein. Hier muss geklärt werden, ob die jeweiligen Lebensmittel gekocht, gebraten oder gedünstet wurden. Je nach dem verändert sich der Fettgehalt aber auch der Gehalt von Vitaminen und Mineralstoffen.

Der Fragebogen enthält auch keine Aussagen zu Faktoren, wie Mahlzeitenstrukturen, Essensgewohnheiten, Vorlieben und Abneigungen gegenüber bestimmten Speisen. Diese Fragen müssen ebenfalls im Gespräch erläutert werden.

5.3 Gesprächsführung

5.3.1 Zuhören können

Wenn man eine vertrauensvolle Gesprächsatmosphäre aufbauen will, sind richtiges Zuhören und Fragetechniken wichtige Kriterien. Normalerweise neigt man im Beratungsgespräch schnell dazu, „kompetente" Ratschläge zu geben. Zuhören ist nicht selten schwieriger als Reden. Es erfordert Geduld, Konzentration, analytisches Denken und ein Gespür für Unausgesprochenes. Wenn es gelingt, durch konzentriertes Zuhören, die Probleme, Wünsche und Sorgen des Rat Suchenden zu erkennen, fühlt sich dieser angenommen und als Persönlichkeit verstanden. Aufmerksames Zuhören bedeutet nicht Passivität, es bedeutet auch nicht, mit versteinerter Mine den Gesprächspartner zu fixieren. Es geht einher mit non-verbalen, körperlichen Signalen, wie Körperhaltung, Mimik und Gestik, die Ablehnung oder Sympathie ausdrücken können und dem Gegenüber vermitteln, dass da jemand ist, der ihn versteht. Aufmerksames Zuhören löst eine ganze Reihe positiver Reaktionen aus: Der Gesprächspartner fühlt sich angenommen, er kann sich ganz auf das konzentrieren, was er als Problem vortragen möchte und er hat nicht das Gefühl, dass der Berater eigentlich gar keine Zeit für ihn hat und mit anderen Dingen beschäftigt ist.

Voraussetzung für aufmerksames Zuhören ist neben dem Interesse am Gesprächspartner die notwendige Ruhe und ein geeigneter Gesprächsrahmen der Vertraulichkeit gewährleistet. Die Gestaltung des Beratungsraumes hat einen Einfluss auf das Gelingen der Beratung: Freundliche Bilder, Pflanzen oder ein Blumenstrauß auf dem Beratungstisch sorgen für eine angenehme Atmosphäre. Ein Schreibtisch, der als Barriere zwischen Berater und Rat Suchenden steht ist weniger geeignet. Auch ein klingelndes Telefon würde ebenso die Situation stören, wie Unterbrechungen durch andere Mitarbeiter der Apotheke.

5.3.2 Körpersprache

Von der Körpersprache geht eine nicht zu unterschätzende Botschaft aus, die die verbale Kommunikation unterstützt aber auch abschwächen kann.

Die **Körperhaltung** verrät oft die Einstellung zum Gegenüber. Eine lässige Haltung, nervöses Trommeln auf die Tischplatte, oder übertriebene Steifheit wirkt sich nachteilig auf die Beratungssituation aus. Eine offene, dem Kunden zugewandte Haltung signalisiert die Bereitschaft zum Zuhören. Nebenbeschäftigungen verbieten sich von selbst.

Hinter der **Mimik** verstecken sich Botschaften. Welche Signale senden wir aus, wenn wir mit hängenden Mundwinkeln und missmutigem Blick auf einen Kunden zugehen? Wie muss er hochgezogene Augenbrauen einordnen? Jede PTA sollte versuchen, sich ihrer non-verbalen Signale bewusst zu werden. Ohne **Blickkontakt** ist die Verbindung zwischen den Gesprächspartnern nicht hergestellt. Er ermöglicht eine Vertrauensbasis, schafft Rückkopplungsmöglichkeiten und vermittelt das Gefühl, sich ganz dem Rat suchenden Kunden zuzuwenden. Natürlich wird es unmöglich sein, während des gesamten Gesprächs den Blick nicht abzuwenden, es würde ein Anstarren bedeuten. Während man sich auf Gesprächsinhalte konzentriert, wendet man den Blick meist ab.

Gestik als wichtiges Element der non-verbalen Kommunikation kann sprachliche Äußerungen unterstreichen, sie kann sogar völlig an die Stelle sprachlicher Äußerungen treten. Zum Beispiel sind Nicken, Lächeln, Schulterzucken, Handbewegungen wichtige Zeichen an den Gesprächspartner. Die Wirksamkeit derartiger Zeichen hängt von der Form der Ausdeutung durch den Empfänger ab. Sie können verstärkend oder abschwächend wirken, aber auch missgedeutet werden.

5.3.3 Fragetechniken

Durch richtiges Fragen können in der Beratung schneller und sicherer Bedürfnisse, Probleme und Wünsche des Kunden erkannt werden. Es setzt aber voraus, dass gefragt wird und nicht von vorschnellen Annahmen ausgegangen wird. Im Folgenden werden zwei für die Beratung wichtige Fragetechniken aufgezeigt:

Geschlossene Fragen

Zu den geschlossenen Fragen gehören die Ja-Nein-Fragen. Sie setzen von vornherein einen Rahmen, den der Kunde nicht verlassen kann. Eine solche Frage wäre zum Beispiel: „Haben Sie heute schon etwas gegessen?" Oder: „ Sind Sie Diabetiker?" Geschlossene Fragen werden meist eingesetzt, um schnell Informationen zu erhalten. Probleme und besondere Umstände können aber damit nicht erfragt werden.

Offene Fragen

Im Gegensatz zu offenen Fragen kann der Gesprächspartner nicht nur mit einem „Ja" oder „Nein" antworten. sondern muss eine Erklärung oder Begründung abgeben. Diese Fragen werden auch als so genannte W- Fragen bezeichnet, da sie immer mit dem Buchstaben „W" beginnen. Mit „wer, wo, wie, warum, wozu und womit" kann man mehr über die konkrete Situation erfahren. Offene Fragen veranlassen den Rat Suchenden dazu, ausführlicher über sich und sein Problem zu erzählen, sie können aber auch eingesetzt werden, um ein Gespräch lebendig zu halten.

Menschen antworten auf Fragen, deren Sinn sie nicht verstehen, nur ungern, und wenn sie antworten, dann tendieren sie dazu, sozial erwünschte Antworten zu geben. Fragen sollten deshalb grundsätzlich so begründet werden, dass der Gesprächspartner nachvollziehen kann, warum die jeweilige Frage gestellt wird. Ein Beispiel soll dies belegen: In einer Ernährungsberatung für einen Kunden, der wegen seines Übergewichts in Zusammenhang mit Bluthochdruck beraten werden will, wird dieser gefragt, ob er eventuell Ursachen im familiären Umfeld vermutet. Diese Frage wird begleitet von der Feststellung, dass man deshalb fragt, weil man die Ernährungsberatung auf die Ursachen abstimmen möchte. Diese Begründung wird dem Kunden die Beantwortung der Frage erleichtern und ihn motivieren, auch nach Ursachen der persönlichen Lebensführung zu suchen.

Eine weitere Beobachtung ist die, dass sich Menschen in der Regel gegen ungebetene Belehrungen oder Informationen wehren. Fragen sollten deshalb so gestellt werden, dass der Rat Suchende erkennt, dass er über das Problem noch nicht genügend weiß und um weitere Informationen bittet.

Redselige oder egozentrische Menschen möchten sich auch durch das Fragen in ihrer Meinung bestätigt wissen. Ein solches Bestätigen enthält sich jeder Bewertung, es demonstriert lediglich, dass man sich mit den Ansichten des Kunden auseinandersetzt und was man als Berater verstanden hat. Mit folgenden Satzanfängen greift man die Ansichten des Kunden auf, kann aber dem Gespräch eine Wendung geben:

- „Sie legen Wert auf…."
- „Sie wünschen sich…"
- „Für Sie hat große Bedeutung…"

5.3.4 Zusammenfassung

Aus der Forschung zur Effektivität von Beratungsgesprächen weiß man, dass Expertenwissen nur dann etwas bewirken kann, wenn die Umsetzung von Ratschlägen und Empfehlungen im Lebensalltag des Betroffenen realisiert werden kann. Ratschläge und Empfehlungen werden nur dann umgesetzt, wenn persönliche Wünsche und Ziele in erreichbare Nähe rücken und der Entschluss von selbst kommt. Deshalb sollte im Gespräch immer daran gedacht werden, dass man:

- die Situation immer vom Standpunkt des Rat suchenden Kunden betrachtet
- Informationen erst dann gibt wenn der Kunde es wünscht
- Überzeugungsarbeit leistet, statt zu überreden
- gestellte Fragen begründet, aber so, dass es der Gesprächspartner nachvollziehen kann
- statt *müssen, sollen, nicht dürfen* besser *können, wollen* und *möchten* sagt
- nicht alles auf einmal ändern kann, sondern Teilziele zusammen mit dem Kunden berät
- den Spielraum und die Freiheit des Kunden so wenig wie möglich einengt
- Lebensmittel nicht rigoros verbietet, sondern flexible Kontrollen ermöglicht
- konkrete Verhaltensmaßnahmen und nicht abstrakte Ziele festlegt.

5.4 Finanzielle Aspekte von Beratungsgesprächen

Ernährungsberatung ist wie jede andere qualifizierte Beratung in der Apotheke mit einem relativ hohen personellen Aufwand verbunden. Apotheken zeichnen sich aber zunehmend, sozusagen als Gegentrend gegen den Versandhandel mit Arzneimitteln, durch hohe Beratungskompetenz aus, die letztendlich vom Kunden geschätzt wird. Mit Ernährungsberatung allein kann man kein Geld verdienen, es können sich aber Impulse für Zusatzkäufe daraus ergeben. Ein zufriedener, gut beratener Kunde wird immer wieder kommen, was durchaus zu Sortimentsverschiebungen führen kann.

Wichtig ist jedoch, dass die im Beratungsgespräch erwähnten Produkte auch in der Apotheke angeboten werden, so z. B. ballaststoffreiche Produkte oder Vitamine. Generell sollte Ernährungsberatung aber nicht zu Kaufempfehlungen führen. Das würde auf lange Sicht die Glaubwürdigkeit der Beratung in Frage stellen. Im Gegenteil: Die Kunden kommen erst recht und aus freier Entscheidung in die Apotheke, wenn sie nicht zum Kauf gedrängt wurden. Bestenfalls spricht sich die Beratungskompetenz herum und führt zu neuen Apothekenkunden.

6 Gestaltung von Kundenseminaren

6.1 Vorbereitung des Seminars

Für engagierte und motivierte Apothekenteams ist die Vorbereitung und Gestaltung eines Kundenseminars eine Herausforderung. Engagement und Motivation sind aber nicht „Selbstläufer", sie entstehen durch Anerkennung der Arbeit des Einzelnen und des Teams insgesamt. Die Durchführung der Veranstaltung kann normalerweise nur außerhalb der Öffnungszeit der Apotheke und damit der normalen Arbeitszeit der Mitarbeiter stattfinden. Wie geht man mit dieser Arbeitszeitverlagerung um, kann man mit den Mitarbeitern noch um diese Zeit rechnen? Mit einer Lösung, die auch die Interessen der aktiv Beteiligten berücksichtigen sollte, kann mit der Vorbereitung des Seminars begonnen werden. Dabei ist die PTA durchaus in der Lage, über die Durchführung von Einzelberatungen hinaus an der Planung und Durchführung eines Kundenseminars mitzuwirken. Für eine Fach-PTA für Ernährung wäre es eine Aufgabe, die sie auf Grund ihrer Zusatzqualifikation in Absprache eigenverantwortlich durchführen könnte. Die Entscheidung, wer für welche Teile des Kundenseminars zuständig ist, sollte jedoch im Apothekenteam festgelegt werden.

Analyse der Zielgruppe

Bevor die inhaltliche Arbeit zu einem Kundenseminar beginnt, sollte genau überlegt werden, welche Zielgruppe man ansprechen will. Dabei können Rezeptanalysen hilfreich sein, die Aufschluss über die häufigsten Verordnungen geben. Bei zahlreichen internistischen Verordnungen wäre beispielsweise zu überlegen, inwieweit sich die Thematik „Hypercholesterolämie und gesunde Ernährung" für ein Seminar anbieten würde. Eine andere Herangehensweise wäre auch die Überlegung, welche Themen aktuell von Interesse sein könnten und welche Zielgruppe man damit anspricht. Als dritte Möglichkeit eignet sich die Kundenbefragung in schriftlicher oder mündlicher Form, in deren Auswertung sich bestimmte Interessengebiete für ein Kundenseminar ergeben.

Aus der Analyse der Zielgruppe ergibt sich auch meist die Zusammensetzung der Teilnehmer: Ihr Alter, eventuell die Geschlechtszugehörigkeit und die Interessenlage. Zum Beispiel wird man beim Thema „Säuglingsernährung" die Zielgruppe „junge Mütter" oder „junge Eltern" ansprechen. Ein Thema „Ernährung im Alter" wird fraglos eine ganz andere Kundengruppe anziehen.

Ankündigung der Veranstaltung

Wie kann die Apotheke auf das Kundenseminar aufmerksam machen? Nach der Festlegung der Zielgruppe und der Thematik wird man überlegen, wie und mit welchen Mitteln die Ankündigung der Veranstaltung erfolgt. Als Möglichkeit bietet sich einiges: Direktes Ansprechen oder Anschreiben von potentiell interessierten Kunden. Wenn man die datenrechtlichen Bestimmungen beachtet, kann man diese über gespeicherte Kundendaten (Apo-Card oder mit Rezeptstatistiken des Apothekenrechenzentrums auf CD-Rom- jedoch ohne die Erfassung der Privatrezepte) sehr schnell ermitteln. Unabhängig davon können Aufsteller in und vor der Apotheke, ein Einlageblatt in den Kundenzeitschriften, eine Anzeige in der lokalen Tageszeitung oder ein Hinweis auf der Internet-Seite der Apotheke auf die Veranstaltung hinweisen. Auch ein Schaufenster zum Thema mit dem Hinweis auf ein Kundenseminar wäre eine effektive Möglichkeit, Interesse zu wecken.

Räumlichkeiten

Die äußeren Umstände tragen im erheblichen Maße zum Gelingen eines Kundenseminars bei. In der Apotheke ist außerhalb der Öffnungszeiten in der Offizin sicher genügend Platz für die Veranstaltungsteilnehmer. Trotzdem wird es sinnvoll sein, im Vorfeld zu klären, wie viele Teilnehmer kommen werden und ob die Zahl der Stühle ausreicht. Auch die Möglichkeiten zur Verdunklung, Belüftung und entsprechender Beleuchtung sind zu prüfen. Meist wird man einen Overhead-Projektor einsetzen, wofür eine Projektionswand und Sichtmöglichkeiten von allen Plätzen notwendig sind. Auch ein Flip-Chart eignet sich, wenn bestimmte Gedanken, Thesen, Stichworte oder Ergebnisse aus der Diskussion sichtbar festgehalten werden sollen.

Materialsammlung

Je nach Zielgruppe geht es nun darum, geeignete Informationsmaterialien zusammen zu stellen. Wichtig ist es, sich auf die Situation der Teilnehmer einzustellen, sie nicht mit Fachbegriffen und abstrakten Informationen zu überhäufen. Geeignete Materialien sind zum Beispiel Patientenbroschüren, die zielgruppengerechte Informationen enthalten. Auch die Deutsche Gesellschaft für Ernährung stellt gut aufbereitete Informationsmaterialien zur Verfügung.

6.2 Vortrag und Diskussion

Am Anfang eines jeden Vortrages gilt es, das Vertrauen und das Interesse der Zuhörer zu gewinnen. Der oder die Vortragende sollte sich den Zuhörern vorstellen und die Beziehung zum Thema erläutern. Bestehen besondere Erfahrungen mit dem

Thema, hat der oder die Vortragende eine persönliche Beziehung zum Inhalt des Vortrages? Als Aufhänger kann man eine kurze Geschichte erzählen, einen Fall zum Thema vorstellen oder einen aktuellen Bezug herstellen. Im Vortrag selbst ist es wichtig, nicht mit zu vielen Fakten und Informationen zu arbeiten. Der Mensch nimmt mit Hilfe seiner Sinne Informationen wahr und erkennt auf diese Weise, was in der Umwelt geschieht. Aufgrund der begrenzten Kapazität des Kurzzeitgedächtnisses kann er jeweils nur eine verhältnismäßig kleine Menge von Reizen aufnehmen und verarbeiten. Dabei versucht er, wesentliche von unwesentlichen Informationen zu unterscheiden. Deshalb ist es notwendig und wichtig, Vortragsinhalte auf das Wesentliche zu reduzieren und Teilergebnisse jeweils zusammen zu fassen. Weniger an Stofffülle ist in der Regel mehr im Verstehen und Aufnehmen.

Günstig ist es ggf. auch, den Teilnehmern schon während des Vortrages Gelegenheit zu geben, Zwischenfragen zu stellen. Das erhöht die Aufmerksamkeit und lockert die Atmosphäre auf. Insgesamt sollte ein Seminar nicht länger als 90 Minuten dauern. Davon sind etwa 30 Minuten für Anfragen und Diskussionen einzuplanen.

Bei der Verwendung von Overhead-Folien müssen diese so bedruckt sein, dass sie die Teilnehmer ohne Mühe auch vom letzten Platz aus lesen können. Für das Bedrucken eignet sich am besten ein PC mit Tintenstrahl- oder Laserdrucker. Folien sollten einfach und übersichtlich gestaltet sein und eine klare Aussage haben. Zur Unterstützung der Aussagen können Farben verwendet werden. Sie können verdeutlichen, vereinfachen und das Wesentliche hervorheben.

Nach dem Auflegen ist es wichtig, den Teilnehmern genügend Zeit zum Betrachten zu geben und mit den Erläuterungen nicht sofort zu beginnen. Erläuterungen werden immer in Richtung des Publikums gesprochen, nicht zur Projektionswand.

Der letzte Eindruck bleibt wie der Beginn eines Vortrages lange haften. Aus der Wahrnehmungspsychologie weiß man, dass der Mensch, das was er zuletzt hört oder sieht, am besten behält. Aus diesem Grunde ist es wichtig, sich genau zu überlegen, wie der Vortrag abgeschlossen wird: Die einfachste Methode besteht in einer kurzen Zusammenfassung. Die wichtigsten Aussagen oder Ergebnisse können in Form von kurzen prägnanten Formulierungen auf einer Folie und/oder auf einem „Thesenpapier" zusammengefasst werden.

6.3 Nachbereitung des Kundenseminars

Eine interessante Veranstaltung wird sich unter den Apothekenkunden herumsprechen. Vielleicht kann man auch im Schaufenster Fotos platzieren, die das Seminar als gelungene Aktion der Apotheke darstellen und auf die Beratungskompetenz aufmerksam machen. Vielleicht hat man neue Kunden gewonnen oder Stammkunden bestärkt, in gerade dieser Apotheke weiter Kunde zu sein.

Innerhalb des Apothekenteams ist es wichtig, sich über Erfolge und eventuelle Misserfolge auszutauschen. Was lief gut, was könnte beim nächsten Mal besser organisiert werden? Welche Wünsche oder Anregungen gab es von Seiten der Teilnehmer? Welche Konsequenzen hat dies für die weitere Beratung oder für die Gestaltung des Sortiments? Auch wenn ein Kundenseminar nicht optimal verlief, sollte man sich nicht entmutigen lassen, sondern aus den Fehlern lernen.

7 Ernährungsberatung an einem ausgewählten Beispiel: der ältere Apothekenkunde

Etwa 50 Prozent der Apothekenkunden sind über 60 Jahre alt und stellen damit die zahlenmäßig größte Kundengruppe in der Apotheke dar. Warum sollte man mit der Ernährungsberatung nicht gerade diese Kundengruppe im Blick haben? Der Wunsch, gesund und aktiv alt zu werden, möglichst noch lange das eigene Leben selbstbestimmt zu führen, ist in dieser Gruppe bei steigender Lebenserwartung zunehmend verbreitet. Jüngere Senioren sind deshalb in der Regel sehr an Gesundheitsfragen und Dienstleistungen der Apotheke zum Thema Gesundheit und Ernährung interessiert. Sie nehmen gern Anregungen und Hinweise an und versuchen diese je nach persönlicher Bedeutsamkeit in ihre Lebensführung zu integrieren. Bei den älteren Senioren verschiebt sich altersbedingt die Problematik, sie sind aber diejenigen, die dankbar sind für Zuspruch und Hilfe, wenn diese auf eine Verbesserung ihrer Lebenssituation gerichtet sind.

7.1 Beratungssituation bei einem Kunden mit Obstipation

In diesem Abschnitt soll eine mögliche Beratungssituation nachvollzogen werden, bei der es ein aktuelles Gesundheitsproblem eines Rat Suchenden zu lösen gilt:

> Stellen wir uns folgende Situation vor: Herr Adam, etwa 70 Jahre alt, ist Stammkunde der Apotheke. Schon jahrelang lösen er und seine Frau ihre Rezepte dort ein und erledigen dort darüber hinaus auch alle Besorgungen an „Gesundheitsprodukten", die sie für ihren kleinen Senioren-Haushalt benötigen. Meist bekommt Herr Adam seine Medikamente von einem Internisten verordnet, weil er Probleme mit dem Herzen hat. Aber auch sonst kommt er gern mal in der Apotheke vorbei, weil er da bei seinen kleineren und größeren Gesundheitsproblemen immer einen guten Rat bekommt. Die Apotheke liegt günstig für ihn, er fühlt sich dort wohl, nicht zuletzt deshalb, weil die Mitarbeiterinnen und Mitarbeiter immer sehr freundlich zu ihm sind.

Die im Punkt 5.1 bereits theoretisch beschriebene **Kontaktphase** ist bei diesem Kunden positiv zu bewerten. Die Apotheke und das pharmazeutische Personal sagen ihm zu, er fühlt sich gut beraten. Wenn man dem phasenhaften Verlauf eines Beratungsgesprächs folgt, kommt nun die Phase der **Problemanalyse.**

An diesem Tag plagen Herrrn Adam andere, ihm sonst nicht bekannte Beschwerden. In der Offizin ist zur Zeit wenig Betrieb und so kann er gleich loslegen. Beim Einlösen eines Rezeptes für seine Herz-Tabletten kommen diese zur Sprache, denn seit einiger Zeit - so formuliert er - hat er Verdauungsprobleme, die sich vor allem durch Verstopfung und Blähungen bemerkbar machen. Er möchte etwas dagegen unternehmen und fragt die PTA im Handverkauf um ihren Rat.
Die PTA kennt Herrn Adam gut. Er ist ihr als kooperativer, interessierter Kunde bekannt, der um seine Gesundheit bedacht ist. In diesem Fall sofort etwas „aus der Schublade" zu ziehen wäre sicher eine schnelle Lösung, aber im Sinne der Beratungskompetenz der Apotheke wohl eher unzureichend. Gerade bei älteren Menschen, so erinnert sie sich, können viele Ursachen für eine Obstipation eine Rolle spielen, die es abzuklären gilt. Die PTA versucht vorerst im weiteren Gesprächsverlauf durch einige Fragen mögliche Ursachen oder Begleitumstände der Obstipation zu erfahren, die ihr eine kompetente Entscheidung ermöglichen. Mit den so genannten geschlossenen Fragen, auf die Herr Adam nur mit „Ja" oder „Nein" antworten könnte, kann sie keine wesentlichen Informationen erhalten. Mehr Hintergründe sind mit den offenen Fragen zu erfragen:

PTA: *„Herr Adam, wie lange haben Sie denn schon diese Probleme?"*
Herr Adam: *„Ich glaube, das ist seit dem meine Frau im Krankenhaus ist und ich mir Sorgen um sie mache. Jeden Tag besuche ich sie. Ich merke manchmal, dass ich fast vergesse etwas zu essen und wenn ich dann Zeit finde, dann ist es nichts Gescheites, weil ich doch selbst nicht kochen kann".*
PTA: *„Wenn Sie fast das Essen vergessen, kann das keine gute Lösung für Sie sein. Wer könnte Sie denn da aus Ihrer Familie etwas unterstützen, vielleicht beim Einkaufen oder auch beim Kochen helfen?"*
Herr Adam: *„Ach wissen Sie, das ist alles so kompliziert, ich helfe mir da vorerst mit Fertiggerichten und esse eben Kaltes - Brot und so etwas. Das geht schnell. Außerdem schmeckt es alleine sowieso nicht gut."*
PTA: *„Das kann ich mir vorstellen. Allein essen, das ist wirklich nicht sehr schön. Wie lange wird denn Ihre Frau noch im Krankenhaus bleiben müssen?"*
Herr Adam: *Ich hoffe, nicht mehr so lange, aber drei Wochen wird es mindestens noch dauern."*

Herr Adam macht auf einmal einen sehr betrübten Eindruck.
In der Analyse des Problems ist der PTA deutlich geworden, dass sich Herr Adam in einer für ihn schwierigen Situation befindet. Kein Wunder, dass er da Verdauungsprobleme hat. Sie überlegt kurz und fragt dann Herr Adam, ob er zwischen den Verstopfungsphasen auch Zeiten des Durchfalls hat und ob der Stuhl blutig ist. Ihre Frage begründet sie damit, dass andere Ursachen ja möglichst ausgeschlossen sein sollten. Nachdem Herr Adam ihre Frage verneint, entscheidet sie sich, Herrn Adam vorerst einmal Milchzucker zu empfehlen, um seine Verdauung erst einmal wieder in Schwung zu bringen. Eigentlich sollte sie mit ihm über eine ballaststoffreiche Kost sprechen, ohnehin nimmt er diese zur Zeit kaum auf, da er wenig frisches Obst und Gemüse zu sich nimmt. Mit der Milchzucker-Empfehlung ist Herr Adam aber vorerst zufrieden.

PTA: *„Herr Adam, wenn Ihnen der Milchzucker hilft, ist das in Ordnung, besser wäre es aber, wenn Sie mehr frisches Obst und Gemüse essen würden, denn da sind Ballaststoffe enthalten, die Ihre Darmtätigkeit ankurbeln. Und außerdem ist es auch gesund und gesund wollen Sie ja jetzt auf alle Fälle bleiben! Aber darüber könnten wir mal ein anderes Mal reden."*

Herr Adam: *„Ja, ja, das mit dem Gemüse und Obst ist ja normalerweise auch so wenn meine Frau einkauft und kocht. Ich versuch's jetzt erst mal mit dem Milchzucker, vielen Dank für Ihren guten Rat."*
PTA: *„Ja, versuchen Sie es. Milchzucker hat keine Nebenwirkungen, und wenn es nicht besser klappt mit der Verdauung, dann kommen Sie halt wieder zu uns in die Apotheke. Wir sollten dann Ihr Problem schon ausführlicher besprechen und werden eine Lösung finden!"*

Herr Adam und die PTA verabschieden sich, beide sind mit dem Gesprächsverlauf zufrieden. Herrn Adams aktuelles Problem ist besprochen und er hat die Möglichkeit, im Bedarfsfall auf das Beratungsangebot der Apotheke zurückzugreifen.

Dieses kurze Beispiel soll zeigen, wie man eine Ernährungsberatung im normalen Verkaufsgespräch einbinden kann, ohne (vorerst) einen Beratungstermin zu vereinbaren.

Nach einigen Tagen kommt Herr Adam wieder in die Apotheke, sein Verdauungsproblem hat sich noch nicht entscheidend gebessert und er möchte nun auf das Beratungsangebot der PTA zurückkommen. Herr Adam will nun wirklich „etwas unternehmen", wie er im Gespräch sagt. Psychologisch betrachtet ist er motiviert für die Veränderungen seiner Befindlichkeitsstörungen. Im Moment ist aber nicht die nötige Zeit für ein ausführlicheres Gespräch vorhanden. Der PTA ist noch recht gut die momentane Lebenssituation von Herrn Adam in Erinnerung (siehe auch Punkt 3, psychologische und soziale Aspekte der Ernährungsberatung). Sie schlägt Herrn Adam eine ausführlichere Ernährungsberatung vor, für die er vorerst zu Hause einen Fragebogen ausfüllt (siehe Punkt 8). Da kann er in Ruhe erst mal aufschreiben, was er momentan eigentlich so isst. Ihre Entscheidung begründet sie damit, dass sie sich ein genaueres Bild über Herrn Adams Essgewohnheiten verschaffen will. Diesem Vorschlag stimmt Herr Adam gerne zu.

Herr Adam: *„Ja, ja, da haben sie recht. Man weiß immer gar nicht, was man eigentlich so isst. Ich habe mir da wenig Gedanken gemacht in letzter Zeit."*

Im Beratungsgespräch stellt sich bei der gemeinsamen Auswertung des Fragebogens heraus, dass Herr Adam viel zu wenig trinkt und auch sonst wenig ballaststoffreiche, frische Lebensmittel isst. Im Gespräch beklagt er auch immer wieder, dass er momentan kaum Appetit verspürt. Die PTA weiß aus ihrer Ausbildung, dass ältere Menschen mindestens 1,5 bis zwei Liter Flüssigkeit pro Tag trinken sollten. Das schafft Herr Adam bei weitem nicht und mit den Fertiggerichten und dem Weißbrot nimmt man nun wirklich wenig Ballaststoffe auf. Beide überlegen, wie man etwas an der gegenwärtigen Situation verändern kann.

PTA: *„Ich könnte Ihnen aber ein Ballaststoffpräparat aus der Apotheke empfehlen, bis Ihre Frau wieder zu Hause ist."*

Sie zeigt ihm ein Produkt mit dem Hinweis, dass er da mehr trinken müsste als bisher, damit es richtig wirken kann.

Herr Adam: *„Das verstehe ich schon mit dem Trinken, aber ich vergesse es einfach weil ich ja gar keinen Durst verspüre. Wie viel Tassen oder Gläser sind denn das eigentlich am Tag?"*
PTA: *„Das sind etwa zwei Tassen oder Gläser pro Mahlzeit, d. h. fünf Mal am Tag. Ich gebe Ihnen jetzt einen Trinkplan mit, da können Sie selbst besser einschätzen was Sie schon getrunken haben."*

Mit diesen Vorschlägen ist Herr Adam ebenfalls einverstanden. Er will es also weiter versuchen mit dem empfohlenen Ballaststoffpräparat und dem festen Vorsatz mehr zu trinken. Von „chemischen Abführmitteln" hält er ohnehin nichts, das bringe auf die Dauer keine Lösung.

Auch in dieser Beratungssituation werden **Handlungsziele** gemeinsam besprochen. In diesem Fall verständigen sich Herr Adam und die PTA auch wieder auf **Teilziele**, denn Herr Adam nimmt vorerst einmal mehr Ballaststoffe und Flüssigkeit zu sich. In weiteren Beratungen könnten dann weitere Veränderungen besprochen werden wie zum Beispiel die Appetitlosigkeit und die Erhöhung des Anteils an frischen Lebensmitteln. Beides hängt bei ihm sicher eng zusammen.

Mit der Beratung sind Herr Adam und die PTA zufrieden. Herr Adam kann jederzeit wieder kommen und ist hocherfreut, dass sich die Apothekenmitarbeiter so viel Zeit für ihn und seine Probleme nehmen. Das tut ihm gut in seiner jetzigen Situation.

Für die PTA sind Ernährungsberatungen eine Herausforderung, die Kenntnisse und Fähigkeiten sowohl in fachlicher als auch in psychologischer Hinsicht erfordern. Bei diesem Gespräch hat sie das Gefühl und die Gewissheit, dass Herr Adam mit ihrer Beratung zufrieden war. Sie wird für eine mögliche weitere Beratung noch einige Informationsmaterialien für Herrn Adam heraussuchen.

Das Überdenken der eigenen „Beratungsleistung" kann als Teil der **Gesprächsevaluation** aufgefasst werden. Im realen Apothekenalltag wird natürlich die Frage aufkommen, inwieweit und wie oft man sich Ernährungsberatung überhaupt „leisten" kann (siehe Punkt 5.4, Finanzielle Aspekte von Ernährungsberatung). Mit Sicherheit hat die Apotheke beim oben beschriebenen Beratungsbeispiel aber einen zufriedenen, dankbaren Kunden, der seine guten Erfahrungen mit der Apotheke auch an

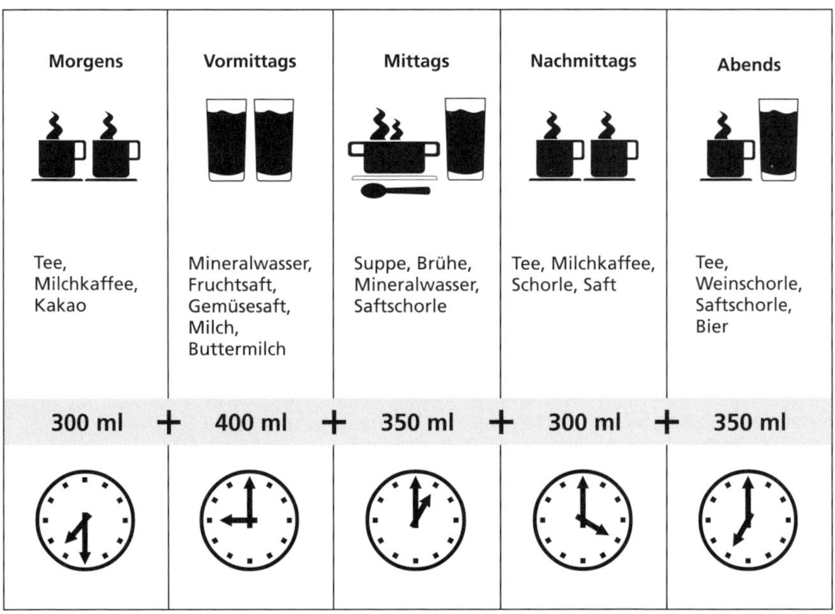

Abb. 7.1 Ein anschaulicher Trinkplan macht es vielen alten Patienten leichter, auf eine ausreichende Flüssigkeitszufuhr zu achten (Bühler Graphik).

Bekannte weitergibt. Eine Evaluation könnte auch ergeben, dass man nur bei speziellen, genau festgelegten Ernährungsproblemen eine Beratung dieses Ausmaßes anbietet. Dies ist aber alles eine Entscheidung, die jede Apotheke für sich selbst treffen muss.

7.2 Zur Gesundheits- und Ernährungssituation im Alter

Der medizinische Fortschritt hat sich in den letzten Jahrzehnten erfolgreich mit der Behandlung lebensverkürzender Erkrankungen auseinander gesetzt. So sind beispielsweise bestimmte Infektionskrankheiten mit Antibiotika und Herz-Kreislauf-Erkrankungen mit neuen Wirkstoffen therapierbar. Lebensbedrohliche Situationen kann man dank schneller und effektiver „Gerätemedizin" gut beherrschen. Wenn wir uns aber einerseits über eine höhere Lebenserwartung freuen können, so müssen wir andererseits feststellen, dass gleichzeitig Menschen altersbedingt zunehmend unter mehreren Erkrankungen leiden. Dazu gehören vor allem Erkrankungen des Herz-Kreislauf-Systems (z. B. Hypertonie), des Bewegungs- und Stützapparates (bei Adipositas) und des Fettstoffwechsels (Hypercholesterolämie). Von Diabetes mellitus Typ 2, Krebserkrankungen und dem Nachlassen von Stoffwechsel- und Verdauungsfunktionen sind weite Teile der Senioren betroffen. Krankheiten wie diese haben oft einen ernährungsbedingten Hintergrund und lassen sich durch eine entsprechende Ernährungsveränderung positiv beeinflussen. Hinzu kommt, dass die Einnahme von Arzneimitteln den Bedarf an lebenswichtigen Nährstoffen, wie Vitamine und Mineralstoffe erhöht. Bei einem Drittel der vor allem älteren Senioren liegt ein erhöhtes Risiko für eine Mangelernährung vor. Eine Schlüsselrolle dafür spielt der mit dem Alter nachlassende Appetit. Etwa 25% der Frauen und 10% der Männer haben einen mäßigen bis schlechten Appetit, für den es eine Reihe von Ursachen gibt. Inaktivität aufgrund von Erkrankungen ist ein entscheidender Einflussfaktor. Chronischer Bewegungsmangel beschleunigt den altersassoziierten Muskelabbau und den damit verbundenen Verlust an Kräften. Durch die Abnahme von stoffwechselaktivem Muskelgewebe sinkt darüber hinaus der Energieverbrauch, Appetit und Nahrungsaufnahme werden reduziert und das Risiko für eine Mangelernährung steigt. Daraus entsteht ein Teufelskreis: Die Mangelernährung führt wiederum zu einer weiteren Abnahme von Muskelmasse und der damit verbundene Kräfteverlust begünstigt erneut den Bewegungsmangel.

Aus dieser Situation ergibt sich die Forderung, jüngere Senioren in der Ernährungsberatung schon frühzeitig mit der Bedeutung gezielter Bewegung und nährstoffdichter Ernährung wie Obst, Gemüse, Milchprodukten und Fisch vertraut zu machen. Der Konsum von Fleisch, Eiern und Wurstwaren sollte gesenkt werden. Schon ein Glas Multivitaminsaft zu einer Mahlzeit könnte helfen, die häufig beobacheteten Defizite in der Aufnahme von B-Vitaminen und Vitamin C auszugleichen.

Ein anderer Problembereich für die Ernährungsberatung stellt das Körpergewicht dar. In Deutschland haben etwa 60% der Männer und 45% der Frauen bereits ein Körpergewicht, das sich in dem Gewichtsbereich des Body-Mass-Index von 24 bis 29 bewegt. Zirka 30% der Senioren sind untergewichtig, 2 bis 8% stark untergewichtig. Als übergewichtig gelten zwischen 13 und 17% der Senioren. Auffällig ist, dass bei jüngeren Senioren eher ein Übergewicht auftritt, während ältere Senioren eher untergewichtig sind.

Wissenschaftliche Studien haben ergeben, dass ein leichtes Übergewicht bei Hochbetagten mit der geringsten Sterblichkeitsrate verbunden ist. Es ist aber noch nicht abschließend beantwortet, für welches Alter dieser Gewichtsbereich optimal ist. Für die Beratung von Senioren heißt dies, dass bei den jüngeren Senioren Informationen zu einer ausgewogenen, aber kalorienreduzierten Kost notwendig sind und beim älteren, oft untergewichtigen Senioren mehr der Schwerpunkt auf einer nährstoffdichten Lebensmittelauswahl liegt.

Zahlreiche Ernährungsprobleme haben ihre Ursachen auch im Lebensumfeld der Betagten: Manche Menschen haben nur eine geringe Einflussmöglichkeit auf ihren Speiseplan da sie sich nicht mehr selbst verpflegen oder ihre ökonomischen Mittel begrenzt sind. Soziale Vereinsamung und Isolation lassen den Appetit schwinden, psychische Erkrankungen wie Depressionen sowie Altersdemenz verstärken diese Erscheinung. Auch das Nachlassen von Stoffwechsel- und Verdauungsfunktionen sowie Gebissveränderungen müssen berücksichtigt werden. Vielleicht können bereits kleine Veränderungen den beschriebenen Teufelskreis durchbrechen: Überlegenswert ist, ob Hilfe in Anspruch genommen werden sollte, ob man das Essen in einer Gemeinschaft einnimmt oder an der Wohnsituation etwas ändert.

In der Ernährungsberatung muss der Beratende entscheiden, in welchem Ausmaß der Rat suchende Senior sein Verhalten ändern sollte und vor allem auch kann. Was ist ihm zuzumuten, was ist angesichts der Probleme sinnvoll? Was an (vermeintlicher) Lebensqualität lohnt sich aufzugeben und was nicht? Ältere Menschen trennen sich oft schwer von liebgewonnenen Gewohnheiten.

Ganz allgemein gilt: Dem älteren Menschen nicht zu viel zumuten. In kleinen Schritten vorgehen und pro Beratungsgespräch nicht mehr als ein bis zwei Aspekte gründlich besprechen.

In jedem Falle wird Beratung, speziell Ernährungsberatung, eine notwendige und lohnenswerte Aufgabe der Apotheken bleiben.

8 Fragebogen für die Ernährungsberatung

(Apothekenname)

Name des Kunden/der Kundin: .... Datum: ....

Alter: .... Größe: .... Gewicht: ....

BMI: ....

(Wird von der Apotheke ausgefüllt)

Wie häufig essen und trinken Sie folgende Lebensmittel?

Lebensmittel	**täglich/ fast täglich**	**3–4 × pro Woche**	**1–3 × pro Woche**	**seltener oder nie**
Vollkornbrot/-brötchen				
Müsli, Frühstücksflocken				
Mischbrot/Weißbrot/Brötchen				
Reis, hell/Nudeln, hell				
Vollkornreis/Vollkornnudeln				
Pellkartoffeln/Salzkartoffeln				
Pommes frites/Bratkartoffeln				
Gemüse, frisch oder tiefgekühlt				
Gemüsekonserven				
Frische Salate/Rohkost				
Salate mit Mayonnaise-/Sahnesauce				
Hülsenfrüchte (Erbsen, Linsen)				
Obst, frisch oder tiefgekühlt				
Obst aus der Konserve				
Milch				

Lebensmittel	täglich/ fast täglich	3–4 × pro Woche	1–3 × pro Woche	seltener oder nie
Joghurt/Kefir/Buttermilch/Quark				
Sahne/saure Sahne				
Käse				
Fleisch/Geflügel				
Fisch, frisch oder tiefgekühlt				
Fischkonserven				
Meeresfrüchte				
Eier (auch in Speisen)				
Kuchen/Torten/süßes Gebäck				
Chips/gesalzene Nüsse/Salzstangen				
Schokolade, Süßigkeiten				
Eis/Pudding/Sahnecremes				
Marmelade/Honig/Nusscremes				
Mineralwasser/Kräuter- oder Früchtetee				
Kaffee/schwarzer Tee				
Limonade, Colagetränke, Fruchtnektar				
Fruchtsaft (ohne Zucker)				
Bier/Wein				
Liköre/Weinbrand etc.				

Literatur

Holtmeier, H.-J. (1999): Die Ernährung des alternden Menschen. Wissenschaftliche Verlagsgesellschaft, Stuttgart

Holtmeier, H.-J. (2000): Diät bei Übergewicht und gesunde Ernährung. Wissenschaftliche Verlagsgesellschaft, Stuttgart

Memke, H. (1998): Krankheitsprävention durch Ernährung. Wissenschaftliche Verlagsgesellschaft, Stuttgart

Spegg, H., Erfurt, D. (2001): Ernährungslehre und Diät. Deutscher Apotheker Verlag, Stuttgart.

www.aid.de: Auswertungs- und Informationsdienst – bietet wissenschaftlich abgesicherte Informationen in den Bereichen Verbraucher, Ernährung, Landwirtschaft und Umwelt

www.dge.de: Deutsche Gesellschaft für Ernährung - fördert die ernährungswissenschaftliche Forschung und die aktuelle wissenschaftliche Diskussion und schafft damit die wichtigste Voraussetzung für kompetente Ernährungsberatung

www.dife.de: Deutsches Institut für Ernährungsforschung – ist ein Ernährungsberatungszentrum mit Links zum Thema ERrnährung

Teil XI

Warenbewirtschaftung

Josef Fischer

1 Warenwirtschaftssysteme

Unter dem Begriff Warenbewirtschaftung oder Warenwirtschaft fasst man alle Vorgänge zusammen, die sich mit dem Abverkauf, der Nachbestellung und der Lagerung der Waren, die in einer Apotheke vorrätig gehalten werden, beschäftigen. Alle hierbei anfallenden Daten werden gesammelt und können ausgewertet werden. Darüber hinaus können aber auch andere Daten, z. B. Verfalldaten, gespeichert und bei Bedarf abgerufen werden. Alle Maßnahmen, die diese Vorgänge routinemäßig erfassen und koordinieren werden als Warenwirtschaftssysteme bezeichnet.

Früher wurden diese Daten – wenn überhaupt – manuell auf Karteikarten festgehalten. Ab etwa 1970 wurde die ABDA-Lochkarte, die auch heute noch häufig anzutreffen ist, eingeführt. Sie dient als Datenträger und wird zum Nachbestellen abverkaufter Artikel benötigt. Erst die Einführung der elektronischen Datenverarbeitung (EDV) in der Apotheke hat schließlich zu einem geschlossenen System geführt, bei dem alle anfallenden Daten, vom Abverkauf über die Bestellung bis hin zum Wareneingang, gesammelt und jederzeit schnell ausgewertet werden können.

1.1 Stammdatensatz

Um Zugriff auf die Daten von Arzneimitteln und anderen apothekenüblichen Waren zu haben und um einen Datenfluss mit dem pharmazeutischen Großhandel aufbauen zu können, wird ein einheitlicher Stammdatensatz benötigt. So ist z. B. der ABDA-Stammdatensatz, meist kurz als Taxe bezeichnet, in den Apotheken weit verbreitet. Er enthält praktisch alle in Deutschland erhältlichen Arzneimittel, darüber hinaus aber auch Drogen, Chemikalien, Verbandstoffe, Krankenpflegeartikel, Medizinprodukte, Nahrungsergänzungsmittel usw. Die auf Apothekencomputern auch anzutreffende Große Deutsche Spezialitätentaxe („Lauertaxe") entspricht dem ABDA-Stammdatensatz.

In diesen Stammdatensätzen sind erfasst:

- Name des Produktes
- Darreichungsform
- Packungsgröße
- Hersteller
- Pharmazentralnummer (PZN)
- Abgabestatus

- Apothekenverkaufspreis
- Apothekeneinkaufspreis
- Herstellerabgabepreis an Großhandlungen
- N-Kennzeichnung und Zuzahlung
- Festbetrag und gegebenenfalls Mehrzahlung
- Kennzeichnung als Negativartikel
- Besondere Vertriebswege (nicht über GH, nur an krankenhausversorgende Apotheken).

Diese Datensätze bedürfen ständiger Aktualisierung. In 14-tägigem Turnus werden den Apotheken von den jeweiligen Software-Häusern die aktuellen Änderungen zur Verfügung gestellt, entweder in Form von Datenträgern (Disketten, Magnetbänder) oder die Daten werden über das ISDN-Telefonnetz direkt in den Apothekencomputer eingespeist. Zu den Stichdaten – 1. und 15. eines jeden Monats – müssen diese Daten dann in der Apotheke verarbeitet werden. Es handelt sich zumeist um Preisänderungen, Änderungen von Packungsgrößen, Neueinführungen oder um Artikel, deren Produktion eingestellt wurde.

Neben diesem allgemeinen Datensatz verfügt jede Apotheke über einen apothekenspezifischen Datensatz, der als Artikelstamm, Stammdaten, Apothekenstamm oder Lagersatz bezeichnet wird. Er enthält alle Artikel, die in dieser Apotheke am Lager sind (Lagerartikel) bzw. auf Kundenwunsch bestellt wurden (Einmal-, Bestell- oder Durchgangsartikel). Zu den Daten, die im Apothekenstamm gespeichert werden, zählen der Lagerbestand, Lagerort, Bestellmenge, Mindestbestand, Abverkaufs- und Bestelldaten der letzten 12 Monate sowie den sich daraus ergebenden Amortisierungsfaktor und eventuell erzielte Rabatte. Der Zeitraum, über den Abverkaufs- und Bestelldaten gespeichert werden, kann von der Apotheke nach Bedarf verändert werden. Daneben können auch apothekenspezifische Texte im Artikelstamm gespeichert werden.

Die Leistung einer Apothekensoftware ist u. a. gekennzeichnet durch die Vielzahl der Daten, die für jeden Artikel erfasst werden, den schnellen Zugriff auf diese Daten und die Verknüpfung dieser Daten mit den Bestellprogrammen, der ABDA-Datenbank oder auch dem Rezepturtaxationsprogramm.

1.2 Einteilung der Warenwirtschaftssysteme

Die in der Apotheke üblichen Warenwirtschaftssysteme werden nach den unterschiedlichen Datenerfassungspunkten eingeteilt. Richtet man sich nach der Wiederbestellung der abverkauften Ware, so spricht man von einem **POR-System**, orientiert man sich hingegen am Abverkauf, so handelt sich um ein **POS-System**.

1.3 POR-System

Das ältere, aber in Apotheken nach wie vor weitverbreitete System ist das POR-System. POR bedeutet point of reordering – Zeitpunkt des Wiederbestellens. Es ist durch die Verwendung der ABDA-Lochkarten gekennzeichnet.

Am Lagerort eines jeden Artikels befinden sich ein gelbes und ein weißes Kärtchen. Das gelbe Kärtchen dient als Standortkärtchen, das weiße Kärtchen hingegen ist das Bestellkärtchen. Im unteren Teil dieses weißen Kärtchens ist die Pharmazentralnummer des betreffenden Artikels in Form einer maschinenlesbaren Lochung eingestanzt. Auf dem Bestellkärtchen werden dann der Mindestbestand und die Bestellmenge vermerkt. 1/3 bedeutet zum Beispiel: Wenn nach einem Abverkauf noch eine Packung vorhanden ist, so wird das Kärtchen gezogen und es werden 3 Packungen nachbestellt.

Die gezogenen Kärtchen werden gesammelt und kurz vor dem Großhandelsanruf werden die auf den Kärtchen eingestanzten Pharmazentralnummern mit Hilfe eines Lesegerätes eingelesen und dem Bestellvorschlag des Großhandels zugeordnet. Dieser Bestellvorschlag wird nochmals in Bezug auf Bestellmengen und eventuelle Sonderangebote der Großhandlungen überprüft und dann zur Datenübertragung bereitgestellt.

Nach Lieferung der bestellten Waren werden im Rahmen der Wareneingangsbearbeitung die Kärtchen dem jeweiligen Artikel zugeordnet und wieder am Lagerort plaziert. Bei dieser einfachen Variante des POR-Systems werden in der EDV lediglich die Daten der Wiederbestellung festgehalten. Werden beim Abverkauf jedoch Datenkassen eingesetzt, so lassen sich auch die Abverkäufe in der EDV erfassen.

1.4 POS-System

POS bedeutet point of sale, also Zeitpunkt des Abverkaufs als Datenerfassungspunkt. Das POS-System kommt ohne ABDA-Lochkarten aus. Beim Abverkauf wird die als Strichcode auf dem Umkarton aufgetragene Pharmazentralnummer des Artikels mit Hilfe eines Scanners in den Computer eingelesen und der Abverkauf registriert. Gleichzeitig wird der Lagerbestand herabgesetzt.

Wird nun der vorgegebene Mindestbestand erreicht, so wird automatisch die Nachbestellung der Ware ausgelöst, wobei der Rechner an Hand der Anzahl der vorhergegangen Abverkäufe eine Bestellmenge vorschlägt. Je nach System und Einstellung werden die einzelnen Positionen entweder gleich einem Lieferanten zugeordnet oder sie landen in einem Sammelpool und können vor der Datenübertragung bestimmten Großhandlungen zugewiesen werden. Auch beim POS-System ist eine kritische Überprüfung der Bestellung in Hinblick auf die Bestellmenge und etwaige Großhandelsangebote erforderlich.

Nach Anlieferung der bestellten Ware werden im Rahmen der Wareneingangsbearbeitung die Pharmazentralnummern der gelieferten Packungen mit Hilfe eines Scanners in die EDV eingelesen und somit der Lagerbestand wieder aktualisiert. Bei dieser Gelegenheit werden üblicherweise auch die Verfalldaten der gelieferten Packungen manuell eingegeben und ebenfalls abgespeichert. Gegebenenfalls werden die Packungen mit den vorbereiteten Auszeichnungsetiketten versehen und eingeräumt.

2 Kassensysteme

Nachdem auf jedem Verordnungsblatt – mit Ausnahme von Privatrezepten – eine Reihe von Daten maschinenlesbar aufgebracht werden muss, finden in den Apotheken hauptsächlich Datenkassen Verwendung. Der Abverkauf läuft hierbei folgendermaßen ab:

Zunächst wird die Verkäuferkennung eingegeben, dann die Abverkaufsart gewählt, z. B. Barverkauf, Privatrezept oder Kassenrezept. In letzterem Fall müssen zusätzlich der Zuzahlungsstatus – befreit oder nicht befreit – sowie die Kassenart – Regionalkasse, Ersatzkasse, Berufsgenossenschaft, Bundeswehr, Sozialhilfe usw. – gewählt werden, da für die einzelnen Kostenträger – mit Ausnahme der apothekenpflichtigen Arzneimittel – zum Teil unterschiedliche Berechnungsgrundlagen gelten (siehe auch XII. 5.). Nun werden Anzahl und Pharmazentralnummer des jeweiligen Abverkaufsartikels eingegeben. Dies kann durch Einscannen des Strichcodes, Eingabe über die Tastatur oder Auswahl über die Taxe geschehen. Arbeitet man mit einem POS-System wird, wie bereits erwähnt, jetzt auch der Lagerbestand korrigiert und eventuell auch die Nachbestellung ausgelöst. Das Rezept kann nun bedruckt werden. Werden keine weiteren Rezepte bearbeitet oder Barverkäufe eingelesen, so wird der Verkaufsvorgang abgeschlossen und in der Regel ein Kassenbon ausgedruckt, auf dem die abgegeben Artikel, deren Apothekenverkaufspreise, die jeweiligen Zuzahlungen und eventuell anfallende Mehrzahlungen aufgeführt sind. Abhängig von der Qualität der eingesetzten Software können auch noch Einnahmehinweise, Verweise auf Interaktionen und apothekeneigene Texte ausgedruckt werden.

Falls ein Arzneimittel nicht vorrätig ist und für den Kunden bestellt wird (Einmal- oder Bestellartikel), wird ein Abholbeleg, auf dem der fehlende Artikel sowie der Abholtermin vermerkt sind, ausgedruckt.

Daneben bieten Datenkassen aber auch eine Reihe von statistischen Auswertungsmöglichkeiten, z. B. Anzahl der Kunden pro Zeiteinheit wie Stunde oder Tag, Umsatz pro Kunde, Anzahl der Rezepte, aufgeschlüsselt nach den einzelnen Kostenträgern, oder Verteilung des Umsatzes auf die verschiedenen Warengruppen.

3 Bestellwesen

Eine wichtige Aufgabe eines Warenwirtschaftssystems ist die Steuerung des Bestellwesens. Dazu zählen die Bedarfsermittlung, also die Feststellung des Mindestbestandes und der optimalen Bestellmenge, aber auch die Überarbeitung des Bestellvorschlags, das Senden des Auftrages und die Bearbeitung von Defekten.

3.1 Bedarfsermittlung

Breite und Tiefe des Warenlagers einer Apotheke sind vor allem durch deren Standort und Umgebung geprägt, z. B. Lage in der Innenstadt mit einem hohen Anteil an Laufkundschaft oder Stadtrand- bzw. Landapotheke mit überwiegend Stammkunden sowie Anzahl und Fachbereiche der in der Nähe niedergelassenen Ärzte.

Die Festlegung des Mindestbestandes und der optimalen Bestellmenge lässt sich nur durch sorgfältiges Beobachten des Warenflusses unter Berücksichtigung saisonaler Besonderheiten bewerkstelligen. Die ständig zunehmende Anzahl an Generika und nun auch an Importarzneimitteln erschwert diese Aufgabe allerdings erheblich.

Früher wurden mit Hilfe von Strichlisten auf der Rückseite der ABDA-Lochkarten die Bestellungen pro Monat markiert und daraus der Warenbedarf abgeleitet. Diese Aufgabe übernimmt nun das computergestützte Warenwirtschaftssystem. Man hat jederzeit raschen Zugriff auf alle Bestell- und Abverkaufsdaten sowie den jeweiligen Lagerbestand (POS-System) und kann sich die optimalen Bestellmengen sowohl für eine Großhandelsbestellung als auch für den Direktbezug beim Hersteller ermitteln lassen. Wichtig für jede Apotheke ist es, einerseits möglichst lieferfähig zu sein, aber auch ein Ausufern des Warenlagers zu vermeiden.

Von Bedeutung ist in diesem Zusammenhang auch das Einbeziehen von sogenannten Nein- oder Negativverkäufen. Man versteht darunter Waren, die auf Rezept oder im Handverkauf verlangt werden, aber nicht am Lager sind. Darf ein solcher Artikel bestellt werden, so liegt kein Umsatzverlust vor und dieses Produkt erscheint als Einmalartikel im Artikelstamm.

Verzichtet der Kunde auf eine Bestellung, entsteht der Apotheke ein Umsatzverlust. Diese Vorgänge sind unbedingt EDV-mäßig zu erfassen, da bei einer Häufung von Neinverkäufen bestimmter Produkte deren Aufnahme in den Warenbestand überdacht werden muss.

3.2 Bestellung

Die pharmazeutischen Großhandlungen, bei denen eine Apotheke bestellt, haben genau festgelegte Anrufzeiten, die eingehalten werden sollten, um Verzögerungen bei der Auslieferung der bestellten Waren zu vermeiden.

Kurz vor der vereinbarten Anrufzeit wird der Bestellvorschlag nochmals überprüft, u. a. auch daraufhin, ob Arzneimittel, die einem Kunden zugesagt wurden, auch tatsächlich in der Bestellung sind.

Bei Artikeln die häufig benötigt werden, können auch besondere Angebote der Großhandlungen berücksichtigt werden. Zu Monatsbeginn werden von den einzelnen Großhändlern Disketten, auf denen die speziellen Rabattangebote gespeichert sind, an die Apotheken ausgeliefert. Diese Disketten können in die Bestellprogramme eingespielt werden. Wird nun ein Artikel bestellt, für den ein solches Angebot vorliegt, erscheint auf der Bestellliste ein entsprechender Hinweis mit Angabe der Einsparung die sich erzielen lässt.

Wünscht man einen Rückruf durch den Großhandel, so wird dies im Auftrag vermerkt. Nun kann diese Bestellung für den vorgesehenen Großhandel zur Datenübertragung bereitgestellt werden.

Der Großhandel hat über eine besondere Telefonleitung direkten Zugriff auf den, in der Apotheken-EDV für ihn vorbereiteten, Auftrag. Die Auftragsdaten werden nun vom Apothekencomputer zum Großhandelsrechner übertragen, anschließend erfolgt eine Rückmeldung über den Empfang der Daten. Diese Art der Datenübertragung wird als seriell bezeichnet.

Falls beim Lieferanten alle bestellten Positionen vorhanden sind, erscheint auf dem Monitor der Apotheke bei dem jeweiligen Auftrag ein Vermerk wie z. B. „gesendet". Der Auftrag kann nun in den Wareneingang verbucht werden.

3.3 Defektbearbeitung

Wenn ein Artikel vom Großhandel nicht geliefert werden kann so spricht man von einem Defekt. Man kann sich die Artikel die defekt sind, also fehlen, auflisten lassen. Es können folgende Meldungen erscheinen:

- **„Zur Zeit defekt".** Der Großhandel hat diesen Artikel zwar normalerweise im Sortiment, aber eben derzeit nicht auf Lager. In diesem Fall wird man diesen Artikel bei einem anderen Lieferanten bestellen, ihn zu einem anderen Großhandel umlenken.
- **„Verbund möglich".** Der Großhandel hat den Artikel zwar auch nicht auf Lager, er kann aber aus einer anderen Niederlassung der Unternehmensgruppe geliefert werden, allerdings erst zu einem etwas späteren Zeitpunkt.
- **„Nicht geführt".** Dieses Produkt zählt nicht zum Sortiment des jeweiligen Großhandels. In diesem Fall bieten sich folgende Möglichkeiten an:

- Umlenken zu einem anderen Großhandel.
- Direktbestellung beim Hersteller. Hier muss mit zum Teil nicht unerheblichen Beschaffungskosten gerechnet werden.
- Disponieren durch den Großhandel. Der Großhändler wird den gewünschten Artikel bei seiner nächsten Bestellung bei dem betreffenden Hersteller im Auftrag der Apotheke mitbestellen. Hierbei entstehen zwar keine Beschaffungskosten, allerdings ist eine Rückgabe des Artikels im Falle der Nichtabholung durch den Kunden nicht möglich.

- **„Vom Hersteller zur Zeit nicht lieferbar".** Man kann versuchen das Produkt bei einem anderen Großhändler zu erwerben. Ist dies nicht möglich, sollte man sich beim Hersteller über Ursache und Dauer des Lieferproblems informieren. Ist eine rasche Auslieferung nicht zu erwarten, muss man sich mit dem Kunden oder mit dem Arzt, der das nicht lieferbare Arzneimittel verordnet hat, wegen eines Alternativpräparates in Verbindung setzen.
- **„Lieferung nicht über Großhandel".** Manche Hersteller liefern alle ihre Arzneimittel oder bestimmte Produkte ihres Sortimentes nur unmittelbar an Apotheken, es muss also eine Direktbestellung (Telefon, Fax) erfolgen. Bei einem guten Warenwirtschaftsprogramm sind solche Artikel in der Taxe entsprechend gekennzeichnet!
- **„Außer Handel".** Herstellung und Vertrieb des Produktes sind eingestellt. Mitunter sind Nachfolgeprodukte im Handel und können über Vermerke in der Taxe ausfindig gemacht werden. Vorsicht, häufig unterscheiden sich diese Produkte ganz erheblich vom Vorgängerartikel.

3.4 Wareneingang

Nach Anlieferung der bestellten Waren wird die Wareneingangskontrolle durchgeführt. Die Lieferung wird auf Richtigkeit und Vollständigkeit überprüft. Zu diesem Zweck werden die Pharmazentralnummern der einzelnen Artikel eingescannt. Wie bereits erwähnt werden bei POS-Systemen hierbei auch die Bestandszahlen aktualisiert. Die Verfalldaten werden manuell über die Tastatur eingegeben. Wenn nötig können auch die zwischenzeitlich ausgedruckten Preisauszeichnungsetiketten auf die Packungen aufgeklebt werden. Einmalartikel werden den entsprechenden Rezepten bzw. Abholbelegen zugeordnet – falls erforderlich, werden Einnahmehinweise oder Gebrauchsanweisungen vermerkt.
Wenn auch bei der Rechnungstellung keine Abweichungen festgestellt werden, kann der Auftrag gebucht und die Ware weggeräumt werden.

Literatur

Knoellinger, H., Berger, R. (2002): PKA 22. 22. Auflage. Deutscher Apotheker Verlag, Stuttgart

Teil XII

Preisberechnungen

Josef Fischer

1 Arzneimittelpreisverordnung

1.1 Gültigkeit

Die Arzneimittelpreisverordnung (AMPreisV) trat am 1. 1. 1981 in Kraft. Sie findet im Bereich der Bundesrepublik Deutschland Anwendung bei der Preisberechnung von

- apothekenpflichtigen Fertigarzneimitteln und
- apothekenpflichtigen Stoffen und Zubereitungen aus diesen Stoffen.

Ausgenommen von der AMPreisV sind u. a. apothekenpflichtige Arzneimittel, die von Krankenhausapotheken abgegeben werden oder an Krankenhäuser, diesen gleichgestellte Einrichtungen sowie Justizvollzugsanstalten geliefert werden.

Werden frei verkäufliche Arzneimittel auf Verordnung eines Arztes, Zahnarztes, Tierarztes oder Heilpraktikers abgefüllt, angefertigt oder als Fertigarzneimittel abgegeben, so fallen sie ebenfalls unter die AMPreisV. Bei der Preisberechnung frei verkäuflicher Fertigarzneimittel zu Lasten gesetzlicher Krankenkassen sind die besonderen Regelungen der jeweiligen Arzneimittelliefervertäge zu beachten.

Frei verkäufliche Arzneimittel im Handverkauf unterliegen nicht der AMPreisV. Die Preise können von den Apotheken nach den Gesetzen der Marktwirtschaft frei kalkuliert werden.

Keine Anwendung findet die AMPreisV auch für Medizinprodukte, Verbandstoffe, Pflaster, Hilfsmittel und alle anderen apothekenüblichen Waren. Werden solche Produkte jedoch, soweit zulässig, zu Lasten gesetzlicher Krankenkassen oder ähnlicher Kostenträger verordnet, so gelten besondere Preisfestsetzungen gemäß den jeweiligen Lieferverträgen. (s. 5)

1.2 Zuschläge

In der AMPreisV sind **Apothekenfestzuschläge** (§ 3) sowie **Großhandelshöchstzuschläge** (§ 2) festgelegt. Höchstzuschläge dürfen nicht über- jedoch unterschritten werden. Aus diesem Grunde können Großhandlungen und Arzneimittelhersteller Apotheken beim Wareneinkauf Rabatte anbieten. Festzuschläge dürfen hingegen weder über- noch unterschritten werden. Daraus ergibt sich einerseits die Einheitlichkeit der Abgabepreise apothekenpflichtiger Arzneimittel in der Bundesrepublik

Deutschland, andererseits das Verbot der Rabattgewährung auf die Abgabepreise. Eine Ausnahme stellt der 6%ige Abschlag dar, der gesetzlichen Krankenkassen gewährt werden muss (Kassenrabatt).

Für Arzneimittel, die in der Apotheke abgefüllt oder rezepturmäßig hergestellt werden, finden sich in der AMPreisV die entsprechenden Berechnungsgrundlagen, also die jeweiligen Zuschläge auf Stoffe und Behältnisse sowie die Rezepturzuschläge (§§ 4, 5).

1.3 Besondere Leistungen

In den Paragraphen 6, 7 und 8 sind Vergütungen für besondere Leistungen aufgeführt, die von den Apotheken berechnet werden können.

- **Notdienst** (§ 6). Für die Inanspruchnahme während der allgemeinen Ladenschlusszeiten (werktags 0.00–6.00 und 20.00–24.00, samstags 0.00–6.00 und 16.00–24.00, sonntags 0.00–24.00) können die Apotheken pro Kunde einen zusätzlichen Betrag von 1,53 € (1,63 € für GKV) erheben.
- **Betäubungsmittel** (§ 7). Bei der Abgabe eines Betäubungsmittels, dessen Verbleib nachzuweisen ist, können die Apotheken einen zusätzlichen Betrag von 0,26 € (0,28 € für GKV) berechnen.
- **Sonderbeschaffung** (§ 8). Telefon-, Faxgebühren, Porti, Versandkosten und andere Kosten für die Beschaffung von Arzneimitteln, die üblicherweise nicht von Apotheken oder dem Großhandel vorrätig gehalten werden, können mit Zustimmung des Kostenträgers gesondert berechnet werden. In den Lieferverträgen mit den Regionalklassen (Primär- oder RVO-Kassen) sind je nach Kammerbereich unterschiedliche Pauschalen festgelegt, bis zu deren Höhe Beschaffungskosten ohne vorherige Genehmigung durch die Kassen geltend gemacht werden können. Bei Ersatzkassen kann der tatsächlich anfallende Betrag (auch Telefon- oder Faxkosten) bis maximal 5,11 € zzgl. MWSt. und Faktor 1,06383 berechnet werden. Beschaffungskosten für Hilfsmittel hingegen dürfen nicht abgerechnet werden.
  Auf Verlangen müssen angefallene Kosten nachgewiesen werden.

Die in den §§ 6, 7 aufgelisteten Vergütungen enthalten bereits die gesetzliche Mehrwertsteuer.

Unzulässiger Abzug des Kassenrabatts

Der bundeseinheitliche Arzneimittelliefervertrag mit den Ersatzkassen aber auch beispielsweise der bayerische Liefervertrag mit den Primärkassen schließen den 6%igen Kassenrabatt auf diese besonderen Leistungen aus. Da aber bei den Verrechnungsstellen der Kassenrabatt pauschal von der Gesamtsumme der Rezepte abgezogen wird,

sind die Beträge der Sondervergütungen in diesen Fällen mit dem Faktor **1,06383** zu multiplizieren, um den unzulässigen Rabattabzug auszugleichen.
Dieses Vorgehen ist auch immer dann anzuwenden, wenn Kassenrabatt auf bestimmte Artikel nicht gewährt werden muss.

In welchen Fällen Kassenrabatt nicht abgezogen werden darf, ist den jeweiligen Arzneimittellieferverträgen zu entnehmen.

1.4 Hilfstaxe

Im Gegensatz zu einer Taxe sind in der AMPreisV Einzelpreise für Stoffe nicht aufgelistet. Der Gesetzgeber hat jedoch vorgesehen, dass für Stoffe von den Krankenkassenverbänden und den Apothekerverbänden gemeinsam **Basispreise** ermittelt werden, die dann bei Preisberechnungen zugrunde gelegt werden müssen. Diese Basispreise sind in der vom Arzneibüro der ABDA erstellten **Hilfstaxe** aufgelistet und mit einem Stern (★) gekennzeichnet. Preise für Stoffe, die dieses Kennzeichen nicht tragen, sind nach den gleichen Gesichtspunkten ermittelt worden. Bei der Abgabe auf Grund ärztlicher Verordnung ist allerdings von den jeweiligen tatsächlichen Apothekeneinkaufspreisen auszugehen. Ist ein Stoff nicht in der Hilfstaxe aufgeführt, so ist ebenfalls der tatsächlich erbrachte Einkaufspreis maßgebend. Dieser Preis wird sinnvollerweise dem Artikelstamm der EDV entnommen.

Die in der Hilfstaxe aufgelisteten Preise sind die Durchschnittspreise der wichtigsten Hersteller bzw. Anbieter.

Bei Flüssigkeiten ist neben dem Basispreis für Mengen auch der Basispreis für Volumina aufgeführt. Die Angabe der relativen Dichte ermöglicht mit ausreichender Genauigkeit die Umrechnung von Massen in Volumina.

Neben diesen Basispreisen enthält die Hilfstaxe unnötigerweise noch Preise für die gebräuchlichsten Gewichtsstufen. Unnötig sind diese Preise deshalb, weil sie bei der Preisberechnung für Mengen, die von diesen Gewichtsstufen abweichen, nicht herangezogen werden dürfen.

Hilfreich hingegen sind die Berechnungen von Abgabepreisen gebräuchlicher Handverkaufsarzneimittel. Die aufgelisteten Preise enthalten stets das Behältnis und die Mehrwertsteuer. Flüssige Arzneimittel sind nach dem Volumen (ml) berechnet, alle anderen nach der Masse (g).

Eine in gleicher Weise erstellte Preisliste liegt auch für Gefäße und Behältnisse vor. Es ist zu beachten, dass die Gefäßpreise bereits die Vergütung für notwendig werdende Etiketten enthalten.

Nach jeder Berechnung, z. B. Ermittlung des maßgeblichen Einkaufspreises oder der Mehrwertsteuer, ist das Ergebnis auf einen ganzen Cent zu **runden.**

2 Apothekenpflichtige Fertigarzneimittel

2.1 Apothekenzuschläge

Die prozentualen Apothekenfestzuschläge sind degressiv gestaltet und prozentual gestaffelt (s. Tab. 2.1).

Die Zuschläge werden jeweils zum Nominaleinkaufspreis, also nicht zu dem durch einen Rabatt erniedrigten Einkaufspreis, erhoben.

Den derart ermittelten Netto-Verkaufspreisen ist noch die Umsatzsteuer, derzeit die Mehrwertsteuer von 16% hinzuzufügen.

Tab. 2.1: Apothekenfestzuschläge.

Der Festzuschlag ist bei einem Betrag:		
	bis 1,22 €	68,0% (Spanne 40,5%)
von 1,23 €	bis 1,34 €	0,83 €
von 1,35 €	bis 3,88 €	62,0% (Spanne 38,3%)
von 3,89 €	bis 4,22 €	2,41 €
von 4,23 €	bis 7,30 €	57,0% (Spanne 36,3%)
von 7,31 €	bis 8,67 €	4,16 €
von 8,68 €	bis 12,14 €	48,0% (Spanne 32,4%)
von 12,15 €	bis 13,55 €	5,83 €
von 13,56 €	bis 19,42 €	43,0% (Spanne 30,1%)
von 19,43 €	bis 22,57 €	8,35 €
von 22,58 €	bis 29,14 €	37,0% (Spanne 27,0%)
von 29,15 €	bis 35,94 €	10,78 €
von 35,95 €	bis 543,91 €	30% (Spanne 23,1%)
ab 543,92 €		8,263% zuzüglich 118,24 €

Berechnungsbeispiele:

Von einem apothekenpflichtigen Fertigarzneimittel sind drei Packungsgrößen im Handel:

OP 20 Tbl. AEK	8,19 €	
Festzuschlag	4,16 €	konstanter Betrag
Netto-VK	12,35 €	
16% MwSt.	1,98 €	
AVK	**14,33 €**	
OP 50 Tbl. AEK	19,22 €	
Festzuschlag	8,26 €	43%
Netto-VK	27,48 €	
16% MwSt.	4,40 €	
AVK	**31,88 €**	
OP 100 Tbl. AEK	38,71 €	
Festzuschlag	11,61 €	30%
Netto-VK	50,32 €	
16% MwSt.	8,05 €	
AVK	**58,37 €**	

An diesem Beispiel ist noch eine Besonderheit festzustellen:
Beim Vergleich der Verkaufspreise sieht man, dass 2 × 50 Tabletten teurer sind als 1 × 100 Tabletten. Betrachtet man hingegen die Einkaufspreise, so kann man feststellen, dass der Einkaufspreis von 2 × 50 Tabletten geringer ist als der Einkaufspreis von 1 × 100 Tabletten. Dies ist eine Konsequenz der degressiven Zuschläge.

2.2 Rohgewinnspanne

Die Ermittlung der Rohgewinnspanne soll an folgendem Beispiel aufgezeigt werden:

OP 20 Tbl. AEK	3,55 €	
Festzuschlag	2,20 €	62%
Netto-VK	5,75 €	
16% MwSt.	0,92 €	
AVK	**6,67 €**	

Der Festzuschlag von 2,20 € entspricht dem Rohgewinn. Soll die Spanne in % ausgedrückt werden, ergibt sich folgende Berechnung:

Netto-VK	5,75 € ≙	100%
Rohgewinn	2,20 € ≙	x
	x =	**38,3%**

Die Gewinnspanne kann durch das Ausnützen von Rabatten verbessert werden. Wird für dieses Fertigarzneimittel ein Naturalrabatt 6 + 1 angeboten, ergibt sich folgende neue Spannenberechnung:

Tatsächlicher EK: $\frac{3{,}55 \cdot 6}{7} = 3{,}04$ €

Netto-VK	5,75 €		
tatsächl. EK	– 3,04 €		
Rohgewinn neu	2,71 €		
Netto-VK	5,75 €	≙	100%
Rohgewinn neu	2,71 €	≙	x_1

$\mathbf{x_1 = 47{,}1\%}$

3 Preisbildung für Stoffe

3.1 Preise für Arzneistoffe, die abgepackt, abgefüllt oder gekennzeichnet werden

Wird ein Arzneistoff oder eine in der Hilfstaxe aufgelistete galenische Zubereitung (z. B. Zinkpaste) umgefüllt, abgefüllt, abgepackt oder gekennzeichnet, so ist auf den Einkaufspreis der abzugebenden Menge sowie auf die Verpackung ein Zuschlag von **100%** zu erheben.

Beispiel: Zinkpaste 75,0 g

Basispreis für 250,0 g	4,29 €	
Preis für 75,0 g	1,29 € + 100%	2,58 €
Kruke 75,0 g	0,27 € + 100%	0,54 €
Netto-VK		3,12 €
16% MwSt.		0,50 €
Abgabepreis		**3,62 €**

Bei Flüssigkeiten kann – falls nötig – mit Hilfe der relativen Dichte das Volumen in die Masse umgerechnet und entsprechend taxiert werden. Sinnvoller ist es zur Berechnung den Basispreis des Volumens heranzuziehen.

Beispiel: Baldriantinktur 50,0 ml

Basispreis für 1000 ml	9,97 €	
Preis für 50 ml	0,50 € + 100%	1,00 €
Tropfglas 50 ml	0,30 € + 100%	0,60 €
Netto-VK		1,60 €
16% MwSt.		0,26 €
Abgabepreis		**1,86 €**

3.2 Abgabe von Teilmengen – „Auseinzeln"

Wird bei einem Fertigarzneimittel eine Teilmenge des Inhaltes unverändert abgegeben, bezeichnet man diesen Vorgang als „Auseinzeln". Das Arzneimittel verliert seinen Fertigarzneimittel-Charakter und wird zum „Stoff". Die Preisberechnung wird wie folgt vorgenommen:

Eine OP mit 20 Temgesic® Sublingualtabletten hat einen AEK von 11,56 €, der AVK beträgt 19,85 €. Werden von diesem Fertigarzneimittel 15 Tabletten verordnet, so muss ausgeeinzelt werden. Es wird der anteilige Einkaufspreis ermittelt, hinzu kommt der Zuschlag von 100%. Ebenso verfährt man mit einem geeigneten Behältnis.

Beispiel: Temgesic® Sublingualtabletten

$\frac{11{,}56 \cdot 15}{20}$	= 8,67 € + 100% =	17,34 €
Weithalsglas 25 ml		
	0,43 € + 100%	0,86 €
Netto-VK		18,20 €
16% MwSt.		2,91 €
AVK		21,11 €
BTM-Gebühr		0,26 €
Abgabepreis		**21,36 €**

Ist der Kostenträger z. B. eine Ersatzkasse, so werden die 0,26 € BTM-Gebühr mit dem Faktor 1,06383 multipliziert, es werden also 0,28 € berechnet.

„Sine Confectione", d. h. Abgaben ohne Originalverpackung und Packungsbeilage, Verordnungen werden analog berechnet.

4 Preise für Zubereitungen aus Stoffen

Bei der Preisberechnung von Zubereitungen aus Stoffen, üblicherweise als Rezepturen bezeichnet, wird auf die Einkaufspreise der zu verarbeitenden Mengen sowie der Behältnisse ein Zuschlag von **90%** erhoben. Der niedrigstmögliche Einkaufspreis für einen Stoff beträgt 0,01 €; daraus ergibt sich, dass sich bei einem Zuschlag von 90% ein **Mindestpreis von 0,02** € errechnet.

Bei der Taxation von Rezepturen ist zusätzlich ist ein **Rezepturzuschlag** zu erheben. Die Rezepturzuschläge sind, abhängig vom Schwierigkeitsgrad und Zeitaufwand, in drei Gruppen aufgeteilt. Sie gelten jeweils für eine Grundmenge, die von der Art der Zubereitung abhängig ist.

Wird eine Grundmenge bis zur gleich großen Menge überschritten, so erhöht sich der Rezepturzuschlag jeweils um die Hälfte der Grundvergütung.

Es darf jeweils nur ein Rezepturzuschlag berechnet werden, auch wenn bei der Anfertigung einer Rezeptur mehrere Tätigkeiten (z. B. Lösen und Emulgieren) anfallen. Es wird dann der jeweils höchste Rezepturzuschlag gewählt.

Rezepturzuschläge dürfen keinesfalls als Arbeitspreise im betriebswirtschaftlichen Sinne verstanden werden!

Tab. 4.1: Rezepturzuschläge.

Kategorie	Grundmenge	Rezepturzuschlag
Wenig aufwändige Rezepturen		**1,53 €**
Teemischungen	300,0 g	
Mischen von Flüssigkeiten		
Lösungen ohne Anwendung von Wärme		
Aufwändigere Rezepturen		**3,07 €**
Puder	200,0 g	
Ungeteilte Pulver		
Salben, Cremes, Pasten, Gele		
Suspensionen, Emulsionen		
Lösungen unter Anwendung von Wärme	300,0 g	
Abkochungen, Aufgüsse, Mazerationen		
Sehr aufwändige Rezepturen		**4,60 €**
Sterilisation, Sterilfiltration, aseptische Herstellung	300,0 g	
Abgeteilte Pulver, Zäpfchen, Vaginalzäpfchen, Füllen von Kapseln	12 Stück	
Pillen	50 Stück	

Da das Taxieren von Rezepturen im Rahmen der schulischen PTA-Ausbildung ausführlichst besprochen und geübt wurde, soll hier nur auf einige Besonderheiten eingegangen werden.

4.1 Berechnung von gereinigtem Wasser

Wird in einer Rezeptur gereinigtes Wasser benötigt, so muss dieses mikrobiologisch einwandfrei sein. Dies kann auf unterschiedliche Weise erreicht werden (s. Kap. I.4.5.6). In jedem Fall ist, unabhängig von der verarbeiteten Wassermenge, ein **Qualitätszuschlag von 1,46** € (0,77 € + 90% Zuschlag) zu berechnen. Der Qualitätszuschlag darf in einer Rezeptur nur einmal angesetzt werden. Bei der Taxation von Wasser für Injektionszwecke wird kein Qualitätszuschlag berechnet.

Beispiel:

Glycerol 85%	15,0 g	
Gereinigtes Wasser	30,0 g	
Basiscreme DAC zu	100,0 g	
Glycerol 85%		
Basispreis 1000,0 g	4,97 €	
Preis für 15,0 g	0,07 € + 90%	0,13 €
Gereinigtes Wasser		
Basispreis 1000,0 g	0,80 €	
Preis für 30,0 g	0,02 € + 90%	0,04 €
Qualitätszuschlag	0,77 € + 90%	1,46 €
Basiscreme DAC		
(in der Hilfstaxe unter Ungt. basalis zu finden)		
Basispreis 250,0 g	4,88 €	
Preis für 55,0 g	1,07 € + 90%	2,03 €
Unguatorkruke 100 ml	0,77 € + 90%	1,46 €
Rezepturzuschlag		3,07 €
Netto-VK		8,19 €
16% MwSt.		1,31 €
Abgabepreis		**9,50 €**

4.2 Verwendung der Taxhilfen

Für einige häufiger verwendete galenische Zubereitungen, wie z. B. Ethanol 70% V/V, Ethanol 90% V/V. Isopropylalkohol 70% V/V, Wasserhaltige hydrophile Salbe oder Zuckersirup sind in der Arzneimittelliste der Hilfstaxe keine Basispreise aufgeführt. Um das Taxieren zu vereinfachen, sind für diese Zubereitungen auf der Grundlage der mit den Krankenkassen vereinbarten Preise Tabellen ausgearbeitet worden, aus denen sich der Preis inklusive 90% Zuschlag für die jeweilige Menge bzw. das jeweilige Volumen ablesen lassen. Zu diesen Beträgen sind noch der Rezepturzuschlag, falls erforderlich der Qualitätszuschlag für gereinigtes Wasser, der Gefäßpreis sowie die Mehrwertsteuer hinzuzurechnen. In der Hilfstaxe sind diese Zubereitungen mit dem Symbol „#" gekennzeichnet.

Beispiel:

Salicylsäure	3,0 g	
Ethanol 70% V/V zu	100,0 g	
Salicylsäure		
Basispreis 100,0 g	4,52 €	
Preis für 3,0 g	0,14 € + 90%	0,27 €
Ethanol 70% V/V (unversteuert)		
Preis für 97,0 g gemäß Taxhilfen (64,46 g Ethanol 96% V/V, 32,54 g ger. Wasser)		0,36 €
Qualitätszuschlag	0,77 € + 90%	1,46 €
Gewindeflasche GL 28 150 ml	0,50 € + 90%	0,95 €
Rezepturzuschlag		1,53 €
Netto-VK		4,57 €
16% MwSt.		0,73 €
Abgabepreis		**5,30 €**

Da die Dichte dieser Lösung < 1 ist, muss ein entsprechend großes Abgabegefäß gewählt werden.

4.3 Berechnung von Hilfsstoffen

Hilfsstoffe, die aus galenischen Gründen erforderlich sind, wie Rizinusöl zum Anreiben von Perubalsam, Konservierungsstoffe oder Isotonisierungsmittel, werden grundsätzlich berechnet, auch wenn sie in der ärztlichen Verordnung nicht dediziert aufgeführt sind. In letzterem Fall empfiehlt es sich, einen Vermerk auf dem Rezept anzubringen. Da es sich bei den Hilfsstoffen zumeist um Kleinstmengen handelt, wird oftmals nur der Mindestpreis von 0,02 € (inklusive 90% Zuschlag) angesetzt werden können.

Ist bei der Taxation von Suppositorien, die nach einem empirischen Verfahren dosiert wurden, die genaue Menge an Suppositoriengrundlage nicht bekannt, so geht man von einer Suppositorienmasse von 2,0 g (Kindersuppositorien 1,0 g) aus und zieht davon die Arzneistoffmengen ab. Die sich daraus ergebende Masse dient als Berechnungsgrundlage. Zur Herstellung notwendige Überschüsse dürfen nicht berechnet werden.

Bei der Herstellung von Hartgelatinekapseln empfiehlt es sich, vor dem Verteilen der Arzneistoff-/Füllstoff-Mischung diese zu wiegen, um so die Masse des benötigten Füllstoffes zu ermitteln.

4.4 Angaben auf der Verschreibung

Bei Arzneimitteln, die in der Apotheke hergestellt werden, müssen nach § 9 (2) der AMPreisV die Einzelbeträge des Apothekenabgabepreises auf der Verschreibung ausgewiesen werden. Es sei hier ausdrücklich darauf hingewiesen, dass diese Verpflichtung uneingeschränkt gilt, auch wenn Rezepte, auf denen nur der Abgabepreis aufgeführt ist, derzeit in der Regel nicht beanstandet werden.

Bei der Abrechnung mit Primärkassen können in den einzelnen Kammerbezirken abweichende Regelungen gelten. In Bayern beispielsweise verzichten die Primärkassen auf die Auflistung der Einzelbeträge.

4.5 Fertigarzneimittel in Rezepturen

Werden in Rezepturen Fertigarzneimittel verarbeitet, so werden, unabhängig davon, ob der gesamte Inhalt oder nur eine Teilmenge der Originalpackung benötigt wird, der Einkaufspreis der Originalpackung und ein Zuschlag von 90% berechnet. Auszugehen ist stets von der wirtschaftlichsten Packungsgröße.

Beispiel: Von Jellin® Salbe sind folgende Packungsgrößen im Handel:

OP 15,0 g AEK 4,09 €
OP 50,0 g AEK 11,48 €

Werden für eine Rezeptur 45,0 g Jellin® Salbe benötigt, so würde die Verwendung von drei OP mit je 15,0 g zwar genau der verordneten Menge entsprechen, da aber in diesem Fall die OP mit 50,0 g preisgünstiger ist, muss sie der Berechnung zu Grunde gelegt werden.

In der Hilfstaxe sind einige Fertigarzneimittel, Rezeptursubstanzen und Rezepturgrundlagen aufgelistet, die mit einem ☆ gekennzeichnet sind. Hier darf, abweichend von der obigen Regelung, nur die tatsächlich benötigte Teilmenge berechnet werden. Auszugehen ist von der in der Hilfstaxe aufgeführten Packungsgröße. Im Falle von Preisänderungen gelten für diese ☆-Artikel die jeweils aktuellen Preise des Herstellers. Bei der Berechnung für Privatpatienten hat die ☆-Kennzeichnung keine Bedeutung, es kann die ganze Originalpackung taxiert werden.

Beispiel:

Dermatop® Creme	25,0 g		
Dermatop® Basiscreme	25,0 g		

Von Dermatop® Creme sind folgende Packungsgrößen im Handel:

OP 10,0 g AEK	2,71 €		
OP 30,0 g AEK	6,43 €		
OP 50,0 g AEK	10,08 €		

Da 25,0 g benötigt werden, ist die OP mit 30,0 g der Berechnung zu Grunde zu legen.

OP 30,0 g	6,43 € + 90%	12,22 €	

Von Dermatop® Basiscreme sind folgende Packungsgrößen im Handel:

OP 50,0 g AEK	3,21 €		
OP 100,0 g AEK	5,60 €		

In der Hilfstaxe ist Dermatop® Basiscreme mit ☆ gekennzeichnet, es muss daher vom Basispreis ausgehend anteilig berechnet werden.

Basispreis 50,0 g	3,21 €	
Preis für 25,0 g	1,61 € + 90%	3,06 €

Gesamttaxation:

Dermatop® Creme		12,22 €
Dermatop® Basiscreme		3,06 €
Unguatorkruke 50 ml	0,60 € + 90%	1,14 €
Rezepturzuschlag		3,07 €
Netto-VK		19,49 €
16% MwSt.		3,12 €
Abgabepreis		**22,61 €**

Zu den typischen Serviceleistungen einer Apotheke zählt es, auf Wunsch des Kunden Trockensäfte durch Zugabe von Leitungswasser gebrauchsfertig herzurichten. Da die Krankenkassen diesen Vorgang als selbstverständliche, unentgeltliche Serviceleistung der Apotheken betrachten, darf in diesem Fall nur der AVK des FAM berechnet werden, auch dann, wenn der Arzt die Apotheke durch einen Hinweis wie „Bitte lösen" oder „Solve" ausdrücklich dazu auffordert.

Das Gleiche gilt auch bei der Abgabe von Augentropfen, die in der Apotheke vor der Abgabe gebrauchsfertig hergerichtet werden müssen (z. B. Ecolicin®).

4.6 Besondere Rezepturen

In der Hilfstaxe finden sich im Anschluss an die Taxhilfen (ab S. 135) Regelungen für die Preisbildung parenteraler Infusionslösungen. Es handelt sich hierbei um Zubereitungen zu deren Herstellung besondere Einrichtungen, z. B. eine Reinwerkbank (Laminarflow) vorhanden sein müssen:

- Zytostatikahaltige Lösungen
- Antibiotika- und virustatikahaltige Lösungen
- Parenterale Ernährungslösungen
- Schmerzlösungen
- sonstige Lösungen

Für Methadon-Rezepturen enthält die Hilfstaxe Preisblätter (ab S. 141), aus denen die Abgabepreise für Methadon-Zubereitungen, abhängig von der Dosis und der Menge (Tage), abgelesen werden können. Zusätzlich ist lediglich noch die BtM-Gebühr zu berechnen.

5 Sonstige

Wie eingangs erwähnt gilt die AMPreisV nicht für die sogenannten apothekenüblichen Waren. Soweit für diese Produkte gesetzliche Krankenkassen oder ähnliche Einrichtungen als Kostenträger aufkommen, gelten die mit den jeweiligen Kostenträgern vereinbarten Arzneimittellieferverträge. Hier gelten im wesentlichen folgende Berechnungsvorgaben:

- AMPreisV (zuzüglich MwSt.)
- Prozentuale Zuschläge (zuzüglich MwSt.)
- Festbeträge
- Vertragspreise.

Festbeträge sind von den Krankenkassen einseitig festgelegt und zumeist sehr knapp kalkuliert, es können sich Mehrkosten für die Versicherten ergeben.

Vertragspreise sind zwischen den Leistungserbringern und den Kostenträgern vereinbart. Dem Versicherten entstehen keine Mehrkosten.

Abrechnungspreise enthalten stets die Mehrwertsteuer; ist für die jeweilige Position der Abzug des Kassenrabattes unzulässig, ist der Betrag mit dem Faktor 1,06383 multipliziert (s. Kap. 2.1.3).

Für Ersatzkassen, Berufsgenossenschaften, Bundeswehr, zivilen Ersatzdienst, Bundesgrenzschutz und die Postbeamtenkrankenkasse sind die Lieferverträge bundeseinheitlich. Die Vereinbarungen mit den Primärkassen und den Sozialhilfeträgern sind dagegen auf den Bereich der jeweiligen Apothekerkammer beschränkt. Aus diesem Grund sind in der folgenden Übersichtstabelle (Tab. 5.1) nur die bundeseinheitlichen Regelungen aufgeführt. Es bleibt jedem Benutzer dieses Buches überlassen, die für ihn maßgebenden Bestimmungen selbst einzutragen.

Tab. 5.1: Zuschläge für die Abrechnung mit den einzelnen Kostenträgern.

	Ersatzkassen Einzelverordnung	**Sprechstundenbedarf (nur Zahnarzt)**	**Primärkassen Einzelverordnung**	**Sprechstundenbedarf**
Nichtapothekenpflichtige AM	AMPreisV	20%		
AM nach § 73 Abs. 3 AMG (Einzelimporte)	AMPreisV	AMPreisV		
Haemophilie-Präparate	10%			
AM zur Anwendung bei der Dialyse Nierenkranker	10%			
Impfstoffe	AMPreisV			
Infusionslösungen mind. 500 ml	AMPreisV	bis 10 St. 20% ab 11 St. 10%		
Krankenkost Diätpräparate	bis 11 Stück 20% ab 12 Stück 10%	–		
Medizinprodukte	45%	20%		
Pflaster Verbandstoffe	45% ab AEK 15,34 € AMPreisV	Vertragspreis bzw. 20%		
Röntgenkontrastmittel	AMPreisV	bis 9 St. 20% ab 10 St. 10%		
Teststreifen	Vertragspreis bzw. 15%; **F***			
Bandagen	Vertragspreis			
Inkontinenz Externe Systeme	22,5%			
Inkontinenz Vliesstoff-Produkte	Vertragspreis			
Kompressionsartikel	Vertragspreis			
Krankenunterlagen	20%; **1**			
Stomaartikel	Vertragspreis			
Hilfsmittel Diabetiker-Bedarf	Vertragspreis bzw. 15%			
Hilfsmittel Atemtherapie Milchpumpen	Vertragspreis			
Hilfsmittel Blutdruck- bzw. Blutzuckermessgeräte	Vertragspreis **2**			

Tab. 5.1: **Zuschläge für die Abrechnung mit den einzelnen Kostenträgern. (Fortsetzung)**

	Ersatzkassen Einzelverordnung	Sprechstundenbedarf (nur Zahnarzt)	Primärkassen Einzelverordnung	Sprechstundenbedarf
Sonstige Hilfsmittel für die kein Vertragspreis vereinbart wurde **3**	20% **1**	20% **F***		

F*: der errechnete Preis (inkl. MwSt.) ist mit dem Faktor 1,06383 zu multiplizieren.
1 Zuschlagsregelung gilt nur, wenn der Zeilenwert von 54,71 € (incl. 7% MwSt.) bzw. 59,31 € (incl. 16% MwSt.) nicht überschritten wird und das Hilfsmittel in Anlage 12 enthalten ist.
2 Der Vertragspreis hat nur bei einer namenlosen Verordnung Gültigkeit, dann ist auch keine Genehmigung durch den Kostenträger erforderlich. Im Falle einer Markennamenverordnung muss ein Kostenvoranschlag eingereicht werden.
3 Hilfsmittel, für die kein Vertragspreis vereinbart wurde, die aber von den Verträgen erfasst sind.

Tab. 5.2: **Zuschläge für die Abrechnung mit den einzelnen Kostenträgern.**

	Sozialhilfe	Bundeswehr (BW) Bundesgrenzschutz (BGS)	Berufsgenossenschaften	Postbeamtenkrankenkasse
Nichtapothekenpflichtige AM		45%	45%	AMPreisV
AM nach § 73 Abs. 3 AMG (Einzelimporte)		AMPreisV	AMPreisV	AMPreisV
Haemophilie-Präparate			AMPreisV	10%
AM zur Anwendung bei der Dialyse Nierenkranker			AMPreisV	25%
Impfstoffe		AMPreisV	AMPreisV	AMPreisV
Infusionslösungen mind. 500 ml		AMPreisV	AMPreisV	AMPreisV
Krankenkost Diätpräparate		50%	30% **F*** Dauerverordnung 20% **F***	25%
Medizinprodukte		45%	45% **F***	–
Pflaster Verbandstoffe		BW 50% BGS 45%	45% **F***	45%
Röntgenkontrastmittel		AMPreisV	AMPreisV	AMPreisV
Teststreifen		45%	45%	AMPreisV

Tab. 5.2: Zuschläge für die Abrechnung mit den einzelnen Kostenträgern. (Fortsetzung)

	Sozial-hilfe	**Bundeswehr (BW) Bundes-grenzschutz (BGS)**	**Berufsgenos-senschaften**	**Post-beamten-kranken-kasse**
Inkontinenz Externe Systeme		45% **1**	35% **F*** Dauerverord-nung 20% **F* 1**	AMPreisV
Inkontinenz Vliesstoff-Produkte		45% **1**	35% **F*** Dauerverord-nung 20% **F* 1**	AMPreisV
Kompressionsartikel		45% **1**	35% **F*** Dauerverord-nung 20% **F* 1**	AMPreisV
Krankenunterlagen		45% **1**	35% **F*** Dauerverord-nung 20% **F* 1**	AMPreisV
Stomaartikel		45% **1**	35% **F*** Dauerverord-nung 20% **F* 1**	AMPreisV
Hilfsmittel Diabetiker-Bedarf		45% **1**	35% **F*** Dauerverord-nung 20% **F* 1**	AMPreisV
Hilfsmittel Atemtherapie Milchpumpen		45% **1**	35% **F*** Dauerverord-nung 20% **F* 1**	AMPreisV
Hilfsmittel Blutdruck- bzw. Blutzucker-messgeräte		45% **1**	35% **F*** Dauerverord-nung 20% **F* 1**	AMPreisV
Hilfsmittel für die kein Ver-tragspreis vereinbart wurde, die aber von den Verträgen erfasst sind		45%	35% **F*** Dauerverord-nung 20% **F* 1**	AMPreisV

F*: Der errechnete Preis (inkl. MwSt.) ist mit dem Faktor 1,06383 zu multiplizieren.
1 Da Hilfsmittel, für das kein Vertragspreis vereinbart wurde, das aber von den Verträgen erfasst ist.

Anhang

Bekanntmachung der Neufassung des Gesetzes über den Beruf des pharmazeutisch-technischen Assistenten

Vom 23. September 1997

Auf Grund des Artikels 3 des Gesetzes zur Anpassung des Apothekenrechts und berufsrechtlicher Vorschriften an das Europäische Gemeinschaftsrecht vom 23. August 1994 (BGBl. I S. 2189) wird nachstehend der Wortlaut des Gesetzes über den Beruf des pharmazeutisch-technischen Assistenten in der seit dem 1. September 1994 geltenden Fassung bekanntgemacht. Die Neufassung berücksichtigt:

1. das am 24. März 1968 in Kraft getretene Gesetz vom 18. März 1968 (BGBl. I S. 228),
2. den am 9. Dezember 1973 in Kraft getretenen § 6 des Gesetzes vom 4. Dezember 1973 (BGBl. I S . 1813),
3. den am 1. März 1986 in Kraft getretenen Artikel 42 des Gesetzes vom 18. Februar 1986 (BGBl. I S. 265),
4. den am 1. September 1994 in Kraft getretenen Artikel 2 des Gesetzes vom 23. August 1994 (BGBl. I S. 2189).

Bonn, den 23. September 1997

Der Bundesminister für Gesundheit
Horst Seehofer

Gesetz über den Beruf des pharmazeutisch-technischen Assistenten

§ 1

Wer eine Tätigkeit unter der Berufsbezeichnung „pharmazeutisch-technischer Assistent" oder „pharmazeutisch-technische Assistentin" ausüben will, bedarf der Erlaubnis.

§ 2

(1) Die Erlaubnis wird erteilt, wenn der Antragsteller

1. das 18. Lebensjahr vollendet hat,
2. sich nicht eines Verhaltens schuldig gemacht hat, aus dem sich die Unzuverlässigkeit zur Ausübung des Berufs ergibt,

3. nicht wegen eines körperlichen Gebrechens, wegen Schwäche seiner geistigen oder körperlichen Kräfte oder wegen einer Sucht zur Ausübung des Berufs unfähig oder ungeeignet ist,
4. nach einem zweijährigen Lehrgang und einer halbjährigen praktischen Ausbildung die staatliche Prüfung für pharmazeutisch-technische Assistenten bestanden hat.

(2) Eine außerhalb des Geltungsbereichs dieses Gesetzes erworbene abgeschlossene Ausbildung für die Ausübung des Berufs des pharmazeutisch-technischen Assistenten gilt als Ausbildung im Sinne des Absatzes 1 Nr. 4, wenn die Gleichwertigkeit des Ausbildungsstandes nachgewiesen ist. Die Voraussetzung des Absatzes 1 Nr. 4 gilt als erfüllt, wenn der Antragsteller

1. in einem anderen Mitgliedstaat der Europäischen Gemeinschaften oder in einem anderen Vertragsstaat des Abkommens über den Europäischen Wirtschaftsraum eine Ausbildung abgeschlossen hat, die in diesem Staat zur Ausübung eines dem Beruf des pharmazeutisch-technischen Assistenten entsprechenden Berufes befähigt, und dies durch Vorlage eines in dem betreffenden Mitglied- oder Vertragsstaat ausgestellten Diploms, das den Mindestanforderungen des Artikels 1 Buchstabe a der Richtlinie 92/51/EWG des Rates vom 18. Juni 1992 über eine zweite allgemeine Regelung zur Anerkennung beruflicher Befähigungsnachweise in Ergänzung zur Richtlinie 89/48/EWG ABl. EG Nr. L 209 S. 25) entspricht, oder durch Vorlage eines Prüfungszeugnisses, das den Mindestanforderungen des Artikels 1 Buchstabe b der genannten Richtlinie entspricht, nachweist oder
2. Ausbildungsnachweise nach Artikel 6 Buchstabe b der genannten Richtlinie vorlegt, wenn er einen dem Beruf des pharmazeutisch-technischen Assistenten entsprechenden Beruf in den vorhergehenden zehn Jahren mindestens zwei Jahre lang in einem anderen Mitglied- oder Vertragsstaat ausgeübt hat, der diesen Beruf nicht gemäß Artikel 1 Buchstabe e und Buchstabe f Unterabsatz 1 der genannten Richtlinie reglementiert

und er, sofern seine bisherige Ausbildung sich hinsichtlich der theoretischen und/oder praktischen Fachgebiete wesentlich von den Voraussetzungen des Absatzes 1 Nr. 4 unterscheidet, nach seiner Wahl entweder einen Anpassungslehrgang absolviert oder sich einer Eignungsprüfung unterzogen hat. Wenn der Antragsteller weder ein Diplom noch ein Prüfungszeugnis noch Ausbildungsnachweise nach Satz 1 besitzt, gilt die Voraussetzung des Absatzes 1 Nr. 4 als erfüllt, wenn er den betreffenden Beruf in den vorangegangenen zehn Jahren mindestens drei Jahre lang in einem anderen Mitglied- oder Vertragsstaat, der diesen Beruf nicht reglementiert, ausgeübt und einen Anpassungslehrgang absolviert hat. Die Anpassungslehrgänge dürfen die Dauer von zwei Jahren nicht überschreiten.

§ 3

(1) Die Erlaubnis ist zurückzunehmen, wenn bei ihrer Erteilung eine der Voraussetzungen nach § 2 Abs. 1 Nr. 2 und 3 nicht vorgelegen hat, die staatliche Prüfung nach

§ 2 Abs. 1 Nr. 4 nicht bestanden oder die Ausbildung nach § 2 Abs. 2 nicht abgeschlossen war.

(2) Die Erlaubnis ist zu widerrufen, wenn nachträglich die Voraussetzung nach § 2 Abs. 1 Nr. 2 weggefallen ist.

(3) Die Erlaubnis kann widerrufen werden, wenn nachträglich eine der Voraussetzungen nach § 2 Abs. 1 Nr. 3 weggefallen ist.

§ 4

(weggefallen)

§ 5

(1) Der Lehrgang wird an einer Lehranstalt durchgeführt, die als zur Ausbildung geeignet staatlich anerkannt ist.

(2) Zum Lehrgang wird zugelassen, wer eine abgeschlossene Realschulbildung oder eine andere gleichwertige Ausbildung nachweist.

(3) Der Lehrgang umfaßt eine theoretische und praktische Ausbildung.

§ 6

Die praktische Ausbildung wird in Apotheken, ausgenommen Zweigapotheken, abgeleistet. Der Apothekenleiter hat für eine ordnungsgemäße praktische Ausbildung des Anwärters zu sorgen. Die Zahl der in der Apotheke auszubildenden Anwärter soll in einem angemessenen Verhältnis zum Umfang des Apothekenbetriebs, insbesondere zur Zahl der in der Apotheke tätigen Apotheker stehen.

§ 7

(1) Das Bundesministerium für Gesundheit regelt im Benehmen mit dem Bundesministerium für Bildung und Wissenschaft durch Rechtsverordnung mit Zustimmung des Bundesrates in einer Ausbildungs- und Prüfungsverordnung für pharmazeutisch-technische Assistenten die Mindestanforderungen an den Lehrgang, das Nähere über die praktische Ausbildung in der Apotheke und über die staatliche Prüfung. Es kann in dieser Rechtsverordnung auch das Nähere über ein Praktikum außerhalb der schulischen Ausbildung, die Anrechnung gleichwertiger Ausbildungszeiten und Prüfungen sowie die Anrechnung von Unterbrechungen auf die Dauer des Lehrgangs regeln.

(2) In der Rechtsverordnung nach Absatz 1 ist für Antragsteller aus einem anderen Mitgliedstaat der Europäischen Gemeinschaften oder einem anderen Vertragsstaat des Abkommens über den Europäischen Wirtschaftsraum, die eine Erlaubnis nach § 2 Abs. 1 in Verbindung mit § 2 Abs. 2 Satz 2 und 3 beantragen, zu regeln:

1. das Verfahren bei der Prüfung der Voraussetzungen des § 2 Abs. 1 Nr. 1 bis 3, insbesondere die Vorlage der vom Antragsteller vorzulegenden Nachweise und die

Ermittlung durch die zuständige Behörde entsprechend den Artikeln 10 und 12 Abs. 1 der Richtlinie 92/51/EWG,
2. das Recht von Inhabern eines Diploms oder eines Prüfungszeugnisses nach Maßgabe des Artikels 11 Abs. 2 der Richtlinie 92/51/EWG, zusätzlich zu einer Berufsbezeichnung nach § 1 die im Heimat- oder Herkunftsmitgliedstaat bestehende Ausbildungsbezeichnung und, soweit nach dem Recht des Heimat- oder Herkunftsmitgliedstaates zulässig, deren Abkürzung in der Sprache dieses Staates zu führen,
3. Die Frist für die Erteilung der Erlaubnis entsprechend Artikel 12 Abs. 2 der Richtlinie 92/51/EWG.

§ 8

Der pharmazeutisch-technische Assistent ist befugt, in der Apotheke unter der Aufsicht eines Apothekers pharmazeutische Tätigkeiten auszuüben. Das Nähere bestimmt die Apothekenbetriebsordnung. Zur Vertretung in der Leitung einer Apotheke ist der pharmazeutisch-technische Assistent nicht befugt.

§ 9

(1) Die Entscheidung nach § 2 Abs. 1 trifft die zuständige Behörde des Landes, in dem der Antragsteller die staatliche Prüfung für pharmazeutisch-technische Assistenten abgelegt hat.

(2) Die Landesregierungen bestimmen die zur Durchführung dieses Gesetzes zuständigen Behörden.

§ 10

(1) Ordnungswidrig handelt, wer die Berufsbezeichnung „pharmazeutisch-technischer Assistent" oder „pharmazeutisch-technische Assistentin" führt, ohne die Erlaubnis nach § 1 zu besitzen.

(2) Die Ordnungswidrigkeit kann mit einer Geldbuße bis zu fünftausend Deutsche Mark geahndet werden.

§§ 11 und 12

(weggefallen)

§ 13

(Inkrafttreten)

Ausbildungs- und Prüfungsverordnung für pharmazeutisch-technische Assistentinnen und pharmazeutisch-technische Assistenten (PTA-APrV)

Vom 23. September 1997

Auf Grund des § 7 des Gesetzes über den Beruf des pharmazeutisch-technischen Assistenten vom 18. März 1968 (BGBl. I S. 228), der durch Artikel 2 des Gesetzes vom 23. August 1994 (BGBl. I S. 2189) geändert worden ist, in Verbindung mit Artikel 56 des Zuständigkeitsanpassungs-Gesetzes vom 18. März 1975 (BGBl. I S. 705) und dem Organisationserlaß vom 17. November 1994 (BGBl. I S. 3667) verordnet das Bundesministerium für Gesundheit im Benehmen mit dem Bundesministerium für Bildung, Wissenschaft, Forschung und Technologie:

Abschnitt 1
Allgemeine Vorschriften

§ 1 Ausbildung

(1) Die Ausbildung für pharmazeutisch-technische Assistentinnen und pharmazeutisch-technische Assistenten umfaßt:

1. einen zweijährigen Lehrgang an einer staatlich anerkannten Lehranstalt für pharmazeutisch-technische Assistenten (Lehranstalt),
2. ein Praktikum von 160 Stunden in einer Apotheke,
3. eine Ausbildung in Erster Hilfe von 8 Doppelstunden außerhalb der schulischen Ausbildung,
4. eine praktische Ausbildung von sechs Monaten in der Apotheke.

Die Ausbildung schließt mit der staatlichen Prüfung ab.

(2) Der Lehrgang nach Absatz 1 Satz 1 Nr. 1 umfaßt den in der Anlage 1 Teil A aufgeführten theoretischen und praktischen Unterricht von 2600 Stunden. Über die regelmäßige und erfolgreiche Teilnahme an den Ausbildungsveranstaltungen des Lehrgangs nach Satz 1 erhält der Schüler bei nicht schulrechtlich geregelten Ausbildungen eine Bescheinigung nach dem Muster der Anlage 2 oder, sofern der Lehrgang schulrechtlich geregelt wird, ein Zeugnis der Schule.

(3) Das Praktikum nach Absatz 1 Satz 1 Nr. 2 ist während des Lehrgangs nach Absatz 1 Satz 1 Nr. 1 außerhalb der schulischen Ausbildung in einer Apotheke unter der Aufsicht eines Apothekers abzuleisten. Es soll den Schülern Einblicke in die Betriebsabläufe einer Apotheke und die pharmazeutischen Tätigkeiten vermitteln und in Abschnitten von mindestens fünf Tagen abgeleistet werden. Über die regelmäßige Teilnahme an dem Praktikum erhält der Schüler eine Bescheinigung nach dem Muster

der Anlage 3. Für Apothekenhelfer, Apothekenfacharbeiter, pharmazeutische Assistenten und pharmazeutisch-kaufmännische Angestellte entfällt das Praktikum.

(4) Die praktische Ausbildung in der Apotheke nach Absatz 1 Satz 1 Nr. 4 erstreckt sich auf die in Anlage 1 Teil B aufgeführten Lerngebiete und findet nach dem Bestehen des ersten Abschnitts der staatlichen Prüfung statt. Sie dient der Vorbereitung auf den zweiten Prüfungsabschnitt und darf nur Tätigkeiten umfassen, die die Ausbildung fördern. Insbesondere sollen die im Lehrgang erworbenen pharmazeutischen Kenntnisse vertieft und praktisch angewendet werden. In einem Tagebuch sind die Herstellung und Prüfung von je vier Arzneimitteln zu beschreiben und zu zwei weiteren Gebieten der praktischen Ausbildung schriftliche Arbeiten anzufertigen. Über die regelmäßige Teilnahme an der praktischen Ausbildung in der Apotheke erhält der Praktikant eine Bescheinigung nach dem Muster der Anlage 4.

§ 2 Staatliche Prüfung

(1) Die staatliche Prüfung nach § 1 Abs. 1 Satz 2 besteht aus zwei Abschnitten. Der erste Abschnitt der Prüfung findet am Ende des zweijährigen Lehrgangs statt. Er umfaßt einen schriftlichen, mündlichen und praktischen Teil. Der zweite Abschnitt der Prüfung findet nach Abschluß der praktischen Ausbildung in der Apotheke statt; er besteht aus einer mündlichen Prüfung.

(2) Der Prüfling legt die Prüfung bei der Lehranstalt ab, an der er den Lehrgang abschließt. Die zuständige Behörde, in deren Bereich die Prüfung oder ein Teil der Prüfung abgelegt werden soll, kann aus wichtigem Grund Ausnahmen zulassen. Die Vorsitzenden der beteiligten Prüfungsausschüsse sind vorher zu hören.

§ 3 Prüfungsausschuß

(1) Bei jeder Lehranstalt ist ein Prüfungsausschuß zu bilden, der aus folgenden Mitgliedern besteht:

1. einem bei der zuständigen Behörde beschäftigten Apotheker oder einem von der zuständigen Behörde beauftragten Apotheker als Vorsitzenden,
2. einem Beauftragten der Schulverwaltung, wenn die Lehranstalt nach den Schulgesetzen eines Landes der staatlichen Aufsicht durch die Schulverwaltung untersteht,
3. folgenden Fachprüfern:
   a) mindestens einem Apotheker und weiteren an der Lehranstalt tätigen Unterrichtskräften entsprechend den zu prüfenden Fächern,
   b) in Apotheken tätigen Apothekern, die keine Lehrkräfte der Lehranstalt sind;

dem Prüfungsausschuß sollen diejenigen Lehrkräfte angehören, die den Prüfling in dem Prüfungsfach überwiegend ausgebildet haben. Die in Satz 1 Nr. 3 Buchstabe b genannten Mitglieder des Prüfungsausschusses gehören dem Prüfungsausschuß nur für den zweiten Prüfungsabschnitt als Fachprüfer an.

(2) Die zuständige Behörde kann abweichend von Absatz 1 Nr. 1 einen dem Prüfungsausschuß angehörenden Beauftragten der Schulverwaltung zum Vorsitzenden bestellen. In diesem Fall muß dem Prüfungsausschuß ein bei der zuständigen Behörde beschäftigter Apotheker oder ein von der zuständigen Behörde beauftragter Apotheker angehören.

(3) Jedes Mitglied des Prüfungsausschusses hat einen oder mehrere Stellvertreter. Die zuständige Behörde bestellt den Vorsitzenden des Prüfungsausschusses und nach Anhörung der Leitung der Lehranstalt die Fachprüfer und deren Stellvertreter für die einzelnen Fächer.

(4) Die zuständige Behörde kann Sachverständige und Beobachter zur Teilnahme an allen Prüfungsvorgängen entsenden.

§ 4 Zulassung zur Prüfung

(1) Der Vorsitzende entscheidet auf Antrag des Prüflings über die Zulassung zum ersten und zweiten Abschnitt der Prüfung und setzt die Prüfungstermine im Benehmen mit der Lehranstaltsleitung fest. Der Prüfungsbeginn für den ersten Prüfungsabschnitt soll nicht früher als zwei Monate vor dem Ende des Lehrgangs liegen.

(2) Die Zulassung zum ersten Abschnitt der Prüfung wird erteilt, wenn folgende Nachweise vorliegen:

1. die Geburtsurkunde oder ein Auszug aus dem Familienbuch der Eltern, bei Verheirateten die Heiratsurkunde oder ein Auszug aus dem für die Ehe geführten Familienbuch,
2. die Bescheinigung nach § 1 Abs. 2 Satz 2 über die Teilnahme an den Ausbildungsveranstaltungen des Lehrgangs oder das Zeugnis,
3. die Bescheinigung über das Praktikum in einer Apotheke außerhalb der schulischen Ausbildung nach § 1 Abs. 3 Satz 3 und
4. ein Nachweis über eine Ausbildung von acht Doppelstunden in Erster Hilfe nach § 1 Abs. 1 Satz 1 Nr. 3.

(3) Die Zulassung zum zweiten Abschnitt der Prüfung wird erteilt, wenn folgende Nachweise vorliegen:

1. das Zeugnis über den ersten Prüfungsabschnitt nach § 7 Abs. 2 Satz 1,
2. die Bescheinigung nach § 1 Abs. 4 Satz 5 über die Ableistung der praktischen Ausbildung in der Apotheke,
3. das Tagebuch nach § 1 Abs. 4 Satz 4.

(4) Die Zulassung zu den einzelnen Abschnitten der Prüfung sowie die Prüfungstermine sollen dem Prüfling spätestens zwei Wochen vor Prüfungsbeginn schriftlich mitgeteilt werden.

§ 5 Niederschrift

Über die Prüfung in jedem Fach ist eine Niederschrift zu fertigen, aus der Gegenstand, Ablauf und Ergebnisse der Prüfung und etwa vorkommende Unregelmäßigkeiten hervorgehen.

§ 6 Benotung

Die schriftlichen Aufsichtsarbeiten und die Leistungen in den mündlichen und praktischen Prüfungen des ersten Prüfungsabschnitts sowie der zweite Prüfungsabschnitt werden wie folgt benotet:

- „sehr gut" (1), wenn die Leistung den Anforderungen in besonderem Maße entspricht,
- „gut" (2), wenn die Leistung den Anforderungen voll entspricht,
- „befriedigend" (3), wenn die Leistung im allgemeinen den Anforderungen entspricht,
- „ausreichend" (4), wenn die Leistung zwar Mängel aufweist, aber im ganzen den Anforderungen noch entspricht,
- „mangelhaft" (5), wenn die Leistung den Anforderungen nicht entspricht, jedoch erkennen läßt, daß die notwendigen Grundkenntnisse vorhanden sind und die Mängel in absehbarer Zeit behoben werden können,
- „ungenügend" (6), wenn die Leistung den Anforderungen nicht entspricht und selbst die Grundkenntnisse so lückenhaft sind, daß die Mängel in absehbarer Zeit nicht behoben werden können.

Satz 1 gilt für die Bildung der Prüfungsnoten in den einzelnen Teilen des ersten Prüfungsabschnitts entsprechend.

§ 7 Bestehen und Wiederholung der Prüfung

(1) Die Prüfung ist bestanden, wenn jeder der nach § 2 Abs. 1 Satz 3 für den ersten Prüfungsabschnitt vorgeschriebenen Teile und der zweite Prüfungsabschnitt nach § 2 Abs. 1 Satz 4 bestanden sind.

(2) Über den bestandenen ersten Prüfungsabschnitt wird ein Zeugnis nach dem Muster der Anlage 5 erteilt. In das Zeugnis nach dem Muster der Anlage 5 werden bei schulrechtlich geregelten Ausbildungsgängen die Fächer und die erzielten Gesamtnoten aufgenommen. Über den bestandenen zweiten Prüfungsabschnitt wird ein Zeugnis nach dem Muster der Anlage 6 erteilt. Über das Nichtbestehen eines Prüfungsabschnitts erhält der Prüfling vom Vorsitzenden des Prüfungsausschusses eine schriftliche Mitteilung, in der die Prüfungsnoten anzugeben sind.

(3) Aus den Noten des ersten und zweiten Prüfungsabschnitts wird eine Gesamtnote für die staatliche Prüfung für pharmazeutisch-technische Assistenten gebildet, indem die Prüfungsnoten für jeden Teil des ersten Prüfungsabschnitts sowie die Note für den zweiten Prüfungsabschnitt addiert und durch die Anzahl der Noten dividiert

werden. Die Gesamtnote der staatlichen Prüfung für pharmazeutisch-technische Assistenten wird wie folgt bewertet:

- „sehr gut" bei Werten unter 1,5,
- „gut" bei Werten von 1,5 bis 2,5,
- „befriedigend" bei Werten von über 2,5 bis 3,5,
- „ausreichend" bei Werten von über 3,5 bis 4,0.

Über die bestandene staatliche Prüfung für pharmazeutisch-technische Assistenten wird ein Zeugnis nach dem Muster der Anlage 7 erteilt. In das Zeugnis werden bei schulrechtlich geregelten Ausbildungsgängen die Fächer und die erzielten Gesamtnoten aufgenommen.

(4) Der Prüfling kann jede Aufsichtsarbeit der schriftlichen Prüfung und jedes Fach der mündlichen und praktischen Prüfung sowie die Prüfung nach § 15 einmal wiederholen, wenn er – bei schulrechtlich geregelter Ausbildung unter Berücksichtigung der Leistungen während der Ausbildung – die Note „mangelhaft" oder „ungenügend" erhalten hat.

(5) Hat der Prüfling mehr als zwei Aufsichtsarbeiten der schriftlichen Prüfung, die gesamte mündliche Prüfung nach § 13, mehr als ein Fach der praktischen Prüfung oder die Prüfung nach § 15 zu wiederholen, so darf er zur Wiederholungsprüfung nur zugelassen werden, wenn er an einer weiteren Ausbildung teilgenommen hat, deren Dauer und Inhalt vom Vorsitzenden des Prüfungsausschusses im Benehmen mit den Fachprüfern und den Beisitzern bestimmt werden. Die weitere Ausbildung nach Satz 1 darf einschließlich der für die Prüfung erforderlichen Zeit die Dauer von einem Jahr nicht überschreiten. Ein Nachweis über die weitere Ausbildung ist dem Antrag des Prüflings auf Zulassung zur Wiederholungsprüfung beizufügen. Die Wiederholungsprüfung muß spätestens zwölf Monate nach der letzten Prüfung abgeschlossen sein, in begründeten Fällen kann die zuständige Behörde Ausnahmen zulassen.

§ 8 Rücktritt von der Prüfung

(1) Tritt ein Prüfling nach seiner Zulassung von der Prüfung zurück, so hat er die Gründe für seinen Rücktritt unverzüglich dem Vorsitzenden des Prüfungsausschusses schriftlich mitzuteilen. Genehmigt der Vorsitzende den Rücktritt, so gilt die Prüfung als nicht unternommen. Die Genehmigung ist zu erteilen, wenn wichtige Gründe vorliegen. Im Falle einer Krankheit kann die Vorlage einer ärztlichen Bescheinigung verlangt werden.

(2) Wird die Genehmigung für den Rücktritt nicht erteilt oder unterläßt es der Prüfling, die Gründe für seinen Rücktritt unverzüglich mitzuteilen, so gilt die Prüfung als nicht bestanden. § 7 Abs. 4 gilt entsprechend.

§ 9 Versäumnisfolgen

(1) Versäumt ein Prüfling einen Prüfungstermin oder gibt er eine Aufsichtsarbeit nicht oder nicht rechtzeitig ab oder unterbricht er die Prüfung, so gilt die Prüfung als

nicht bestanden, wenn nicht ein wichtiger Grund vorliegt; § 7 Abs. 4 gilt entsprechend. Liegt ein wichtiger Grund vor, so gilt die Prüfung als nicht unternommen.

(2) Die Entscheidung darüber, ob ein wichtiger Grund vorliegt, trifft der Vorsitzende des Prüfungsausschusses. § 8 Abs. 1 Satz 1 und 4 gilt entsprechend.

§ 10 Ordnungsverstöße und Täuschungsversuche

Der Vorsitzende des Prüfungsausschusses kann bei Prüflingen, die die ordnungsgemäße Durchführung der Prüfung in erheblichem Maße gestört oder sich eines Täuschungsversuchs schuldig gemacht haben, den betreffenden Teil der Prüfung für „nicht bestanden" erklären; § 7 Abs. 4 gilt entsprechend. Eine solche Entscheidung ist im Falle der Störung der Prüfung nur bis zum Abschluß der gesamten Prüfung, im Falle eines Täuschungsversuchs nur innerhalb von drei Jahren nach Abschluß der Prüfung zulässig.

§ 11 Prüfungsunterlagen

Auf Antrag ist dem Prüfungsteilnehmer nach Abschluß der Prüfung Einsicht in seine Prüfungsunterlagen zu gewähren. Schriftliche Aufsichtsarbeiten sind drei, Anträge auf Zulassung zur Prüfung und Prüfungsniederschriften zehn Jahre aufzubewahren.

Abschnitt 2
Prüfungsbestimmungen für die Ausbildung zu pharmazeutisch-technischen Assistenten
Erster Prüfungsabschnitt

§ 12 Schriftlicher Teil der Prüfung

(1) Der schriftliche Teil der Prüfung erstreckt sich auf folgende Fächer:

1. Arzneimittelkunde,
2. Allgemeine und pharmazeutische Chemie,
3. Galenik,
4. Botanik und Drogenkunde.

Der Prüfling hat in jedem Fach in jeweils einer Aufsichtsarbeit ein Thema ausführlich abzuhandeln und zusätzlich schriftlich gestellte Einzelfragen zu beantworten. Die Aufsichtsarbeit dauert im Fach 1 180, in den Fächern 2 bis 4 jeweils 120 Minuten. Der schriftliche Teil der Prüfung soll innerhalb einer Woche abgeschlossen werden. Die Aufsichtsführenden werden von der Schulleitung gestellt.

(2) Die Aufgaben für die Aufsichtsarbeiten werden von dem Vorsitzenden des Prüfungsausschusses auf Vorschlag der Fachprüfer gestellt. Jede Aufsichtsarbeit ist von mindestens zwei Fachprüfern zu benoten. Aus den Noten der Fachprüfer bildet der Vorsitzende des Prüfungsausschusses im Benehmen mit den Fachprüfern die Note für die einzelne Aufsichtsarbeit sowie aus den Noten der vier Aufsichtsarbeiten die Prü-

fungsnote für den schriftlichen Teil der Prüfung. Der schriftliche Teil der Prüfung ist bestanden, wenn jedes Fach mindestens mit „ausreichend" bewertet wird.

§ 13 Mündlicher Teil der Prüfung

(1) Der mündliche Teil der Prüfung erstreckt sich auf folgende Fächer:

1. Gefahrstoff-, Pflanzenschutz und Umweltschutzkunde,
2. Pharmazeutische Gesetzeskunde, Berufskunde,
3. Medizinproduktekunde.

Die Prüflinge werden einzeln oder in Gruppen bis zu vier geprüft. Die Prüfung soll für den einzelnen Prüfling in jedem Fach nicht länger als 15 Minuten dauern.

(2) Jedes Fach wird vor dem Vorsitzenden von mindestens einem Fachprüfer abgenommen und benotet. Der Vorsitzende kann auch selbst prüfen. Aus den Noten der Fachprüfer bildet der Vorsitzende des Prüfungsausschusses im Benehmen mit den Fachprüfern die Prüfungsnote für den mündlichen Teil der Prüfung. Der mündliche Teil der Prüfung ist bestanden, wenn jedes Fach mindestens mit „ausreichend" bewertet wird.

§ 14 Praktischer Teil der Prüfung

(1) Der praktische Teil der Prüfung erstreckt sich auf folgende Fächer:

1. Chemisch-pharmazeutische Übungen:
   im Fach „Chemisch-pharmazeutische Übungen einschließlich Untersuchung von Körperflüssigkeiten" sind zwei Arzneimittel nach den anerkannten pharmazeutischen Regeln zu prüfen;
2. Übungen zur Drogenkunde:
   im Fach „Übungen zur Drogenkunde" ist eine Droge nach den anerkannten pharmazeutischen Regeln zu prüfen und ein Gemisch von Drogen in seinen Bestandteilen zu bestimmen;
3. Galenische Übungen:
   im Fach „Galenische Übungen" sind vier galenische Zubereitungen, davon zwei Arzneimittel auf Verschreibung (Rezeptur), nach den anerkannten pharmazeutischen Regeln und den Vorschriften der Apothekenbetriebsordnung herzustellen.

(2) Die Aufgaben für den praktischen Teil der Prüfung werden von dem Vorsitzenden des Prüfungsausschusses auf Vorschlag der Fachprüfer gestellt. Der praktische Teil der Prüfung wird in jedem einzelnen Fach von mindestens zwei Fachprüfern abgenommen und benotet. Aus den Noten der Fachprüfer bildet der Vorsitzende des Prüfungsausschusses im Benehmen mit den Fachprüfern die Note für das jeweilige Fach der Prüfung sowie aus den Noten der einzelnen Fächer die Prüfungsnote für den praktischen Teil der Prüfung. Der praktische Teil der Prüfung ist bestanden, wenn jedes Fach mindestens mit „ausreichend" benotet wird.

(3) Die Prüfung soll für jedes Fach nicht länger als sechs Stunden dauern.

Abschnitt 3
Prüfungsbestimmungen für die Ausbildung zu pharmazeutisch-technischen Assistenten
Zweiter Prüfungsabschnitt

§ 15 Apothekenpraxis

(1) Der zweite Prüfungsabschnitt erstreckt sich auf die Prüfung des Fachs „Apothekenpraxis". Der Prüfling soll in einem mündlichen Prüfungsgespräch, das sich auf die in der Anlage 1 Teil B aufgeführten Lerngebiete und das Tagebuch erstreckt, nachweisen, daß er die zur Ausübung des Berufs des pharmazeutisch-technischen Assistenten erforderlichen Kenntnisse besitzt. Die Prüflinge werden einzeln oder in Gruppen bis zu drei geprüft. Die Prüfung soll für den einzelnen Prüfling mindestens 20 und nicht länger als 30 Minuten dauern.

(2) Die Prüfung wird vor dem Vorsitzenden von jeweils mindestens einem Fachprüfer nach § 3 Abs. 1 Nr. 3 Buchstabe a und b abgenommen und benotet. Der Vorsitzende kann auch selbst prüfen. Aus den Noten der Fachprüfer bildet der Vorsitzende des Prüfungsausschusses im Benehmen mit den Fachprüfern die Prüfungsnote für den zweiten Prüfungsabschnitt. Der zweite Prüfungsabschnitt ist bestanden, wenn die Prüfung mindestens mit „ausreichend" benotet wird.

Abschnitt 4
Anrechnungs- und Anerkennungsvorschriften

§ 16 Anrechnungsfähige Ausbildungszeiten und Prüfungen

(1) Auf Antrag kann von der zuständigen Behörde eine andere Ausbildung im Umfang ihrer Gleichwertigkeit auf die Dauer des Lehrgangs nach § 1 Abs. 1 Satz 1 Nr. 1 angerechnet werden, wenn die Erreichung des Ausbildungsziels dadurch nicht gefährdet wird. Satz 1 gilt entsprechend für Zeiten eines Studiums der Pharmazie oder einer anderen naturwissenschaftlichen Fachrichtung.

(2) Eine außerhalb des Europäischen Wirtschaftsraumes abgeschlossene Ausbildung erfüllt die Voraussetzungen des § 1 Abs. 2 Satz 1 und des § 2 Abs. 1 Satz 2, wenn die Gleichwertigkeit des Ausbildungsstandes anerkannt wird.

§ 17 Fehlzeiten

(1) Auf die Dauer des Lehrgangs nach § 1 Abs. 1 Satz 1 Nr. 1 werden angerechnet

1. Ferien,
2. Unterbrechungen durch Schwangerschaft, Krankheit oder aus anderen, von der Schülerin oder vom Schüler nicht zu vertretenden Gründen bis zur Gesamtdauer von acht Wochen, bei verkürztem Lehrgang nach § 16 Abs. 1 bis zu höchstens drei Wochen.

Auf Antrag können auch darüber hinausgehende Fehlzeiten berücksichtigt werden, soweit eine besondere Härte vorliegt und das Ausbildungsziel durch die Anrechnung nicht gefährdet wird.

(2) Wird die praktische Ausbildung in der Apotheke nach § 1 Abs. 1 Satz 1 Nr. 4 länger als vier Wochen unterbrochen, ist die darüber hinausgehende Zeit nachzuholen. Satz 1 gilt entsprechend, wenn die praktische Ausbildung in besonderen Fällen nicht ganztägig abgeleistet werden kann.

§ 18 Sonderregelungen für Inhaber von Diplomen oder Prüfungszeugnissen aus anderen Mitgliedstaaten der Europäischen Union oder einem anderen Vertragsstaat des Abkommens über den Europäischen Wirtschaftsraum

(1) Antragsteller, die eine Erlaubnis nach § 1 des Gesetzes über den Beruf des pharmazeutisch-technischen Assistenten beantragen, können zum Nachweis, daß die Voraussetzungen nach § 2 Abs. 1 Nr. 2 dieses Gesetzes vorliegen, eine von der zuständigen Behörde des Heimat-oder Herkunftsstaates ausgestellte entsprechende Bescheinigung oder einen von einer solchen Behörde ausgestellten Strafregisterauszug oder, wenn ein solcher nicht beigebracht werden kann, einen gleichwertigen Nachweis vorlegen. Hat der Antragsteller den Beruf im Heimat- oder Herkunftsstaat bereits ausgeübt, so kann die für die Erteilung der Erlaubnis zuständige Behörde bei der zuständigen Behörde des Heimat- oder Herkunftsstaates Auskünfte über etwa gegen den Antragsteller verhängte Strafen oder sonstige berufs- oder strafrechtliche Maßnahmen wegen schwerwiegenden standeswidrigen Verhaltens oder strafbarer Handlungen, die die Ausübung des Berufs betreffen, einholen. Hat die für die Erteilung der Erlaubnis zuständige Behörde in den Fällen des Satzes 1 oder 2 von Tatbeständen Kenntnis, die außerhalb des Geltungsbereichs des in Satz 1 genannten Gesetzes eingetreten sind und im Hinblick auf die Voraussetzungen des § 2 Abs. 1 Nr. 2 dieses Gesetzes von Bedeutung sein können, so hat sie die zuständige Behörde des Heimat- oder Herkunftsstaates zu unterrichten und sie zu bitten, diese Tatbestände zu überprüfen und ihr das Ergebnis und die Folgerungen, die sie hinsichtlich der von ihr ausgestellten Bescheinigungen und Nachweise daraus zieht, mitzuteilen. Die in den Sätzen 1 bis 3 genannten Bescheinigungen und Mitteilungen sind vertraulich zu behandeln. Sie dürfen der Beurteilung nur zugrunde gelegt werden, wenn bei der Vorlage die Ausstellung nicht mehr als drei Monate zurückliegt.

(2) Antragsteller, die eine Erlaubnis nach § 1 des Gesetzes über den Beruf des pharmazeutisch-technischen Assistenten beantragen, können zum Nachweis, daß die Voraussetzungen nach § 2 Abs. 1 Nr. 3 des Gesetzes vorliegen, eine entsprechende Bescheinigung der zuständigen Behörde ihres Heimat- oder Herkunftsstaates vorlegen. Absatz 1 Satz 4 und 5 gilt entsprechend.

(3) Antragsteller, die eine Erlaubnis nach § 1 des Gesetzes über den Beruf des pharmazeutisch-technischen Assistenten beantragen, können ihre im Heimat- oder Herkunftsstaat bestehende rechtmäßige Ausbildungsbezeichnung und, soweit dies nach

dem Recht des Heimat-oder Herkunftsstaates zulässig ist, ihre Abkürzung in der Sprache dieses Staates führen. Daneben ist der Name und Ort der Lehranstalt, die die Ausbildungsbezeichnung verliehen hat, aufzuführen.

(4) Über den Antrag eines Staatsangehörigen eines anderen Mitgliedstaates der Europäischen Union oder eines anderen Vertragsstaates des Abkommens über den Europäischen Wirtschaftsraum auf Erteilung der Erlaubnis nach § 1 des Gesetzes über den Beruf des pharmazeutisch-technischen Assistenten ist kurzfristig, spätestens vier Monate nach Vorlage der Nachweise über das Vorliegen der Voraussetzungen dieses Gesetzes zu entscheiden. Werden Auskünfte nach Absatz 1 Satz 2 oder 3 von der zuständigen Stelle des Heimat- oder Herkunftsstaates eingeholt, so wird der Ablauf der in Satz 1 genannten Frist bis zu dem Zeitpunkt gehemmt, zu dem die Auskünfte eingehen oder, wenn eine Antwort des Heimat- oder Herkunftsstaates innerhalb von vier Monaten nicht eingeht, bis zum Ablauf dieser vier Monate. Werden von der zuständigen Stelle des Heimat- oder Herkunftsstaates die in Absatz 1 Satz 2 oder 3 genannten Bescheinigungen nicht ausgestellt oder die nach Absatz 1 Satz 2 oder 3 nachgefragten Mitteilungen innerhalb von vier Monaten nicht gemacht, kann der Antragsteller sie durch die Vorlage einer Bescheinigung über die Abgabe einer eidesstattlichen Erklärung gegenüber der zuständigen Behörde ersetzen.

Abschnitt 5
Übergangs- und Schlußvorschriften

§ 19 Übergangsvorschriften

Eine vor Inkrafttreten dieser Verordnung begonnene Ausbildung zur pharmazeutisch-technischen Assistentin" oder zum „pharmazeutisch-technischen Assistenten" wird nach den bisher geltenden Vorschriften abgeschlossen.

§ 20 Inkrafttreten, Außerkrafttreten

Diese Verordnung tritt am 1. August 1998 in Kraft. Gleichzeitig tritt, soweit sich nicht aus § 19 etwas anderes ergibt, die Ausbildungs- und Prüfungsordnung für pharmazeutisch-technische Assistenten vom 12. August 1969 BGBl. I S. 1200) außer Kraft.

Der Bundesrat hat zugestimmt.

Bonn, den 23. September 1997

Der Bundesminister für Gesundheit
Horst Seehofer

Anlage 1
(zu § 1 Abs. 2 Satz 1)

Teil A
Theoretischer und praktischer Unterricht für pharmazeutisch-technische Assistenten

		Stunden
1.	Arzneimittelkunde	280
2.	Allgemeine und pharmazeutische Chemie	200
3.	Galenik	140
4.	Botanik und Drogenkunde	100
5.	Gefahrstoff-, Pflanzenschutz- und Umweltschutzkunde	80
6.	Medizinproduktekunde	60
7.	Ernährungskunde und Diätetik	40
8.	Körperpflegekunde	40
9.	Physikalische Gerätekunde	40
10.	Mathematik (fachbezogen)	80
11.	Pharmazeutische Gesetzeskunde, Berufs kunde	80
12.	Allgemeinbildende Fächer (Deutsch einschließlich Kommunikation, Fremdsprache (fachbezogen), Wirtschafts- und Sozialkunde)	240
13.	Chemisch-pharmazeutische Übungen einschließlich Untersuchung von Körperflüssigkeiten	480
14.	Übungen zur Drogenkunde	120
15.	Galenische Übungen	500
16.	Apothekenpraxis einschließlich EDV	120
Stunden insgesamt		2600

Teil B
Praktische Ausbildung für pharmazeutisch-technische Assistenten

Die praktische Ausbildung in der Apotheke nach § 1 Abs. 4 einschließlich des Faches Apothekenpraxis erstreckt sich auf folgende Lerngebiete:

1. Rechtsvorschriften über den Apothekenbetrieb sowie über den Verkehr mit Arzneimitteln, Betäubungsmitteln und Gefahrstoffen, soweit sie die Tätigkeit des pharmazeutisch-technischen Assistenten berühren
2. Fertigarzneimittel, deren Anwendungsgebiete sowie ordnungsgemäße Lagerung
3. Gefahren bei der Anwendung von Arzneimitteln
4. Merkmale eines Arzneimittelmißbrauchs und einer Arzneimittelabhängigkeit
5. Notfallarzneimittel nach den Anlagen 3 und 4 der Apothekenbetriebsordnung
6. Prüfung von Arzneimitteln, Arzneistoffen und Hilfsstoffen in der Apotheke
7. Herstellung von Arzneimitteln in der Apotheke

8. Ausführung ärztlicher Verschreibungen
9. Beschaffung von Informationen über Arzneimittel und apothekenübliche Waren unter Nutzung wissenschaftlicher und sonstiger Nachschlagewerke einschließlich EDV-gestützter Arzneimittelinformationssysteme
10. Berechnung der Preise von Fertigarzneimitteln, Teilmengen eines Fertigarzneimittels, Rezepturarzneimitteln sowie apothekenüblichen Medizinprodukten
11. Informationen bei der Abgabe von Arzneimitteln, insbesondere über die Anwendung und die ordnungsgemäße Aufbewahrung sowie Gefahrenhinweise
12. Aufzeichnungen nach § 22 der Apothekenbetriebsordnung
13. Apothekenübliche Waren, insbesondere diätetische Lebensmittel, Mittel der Säuglings- und Kinderernährung, Mittel und Gegenstände der Körperpflege, Verbandstoffe und andere apothekenübliche Medizinprodukte sowie die Beratung zur sachgerechten Anwendung dieser Waren
14. Umweltgerechte Entsorgung von Arzneimitteln, Chemikalien, Medizinprodukten und Verpackungen sowie rationelle Energie- und Materialverwendung

Sachregister

A

B

D

E

H

I

M

N

O

P

Q

R

S

T

U

W

X

Y

Z

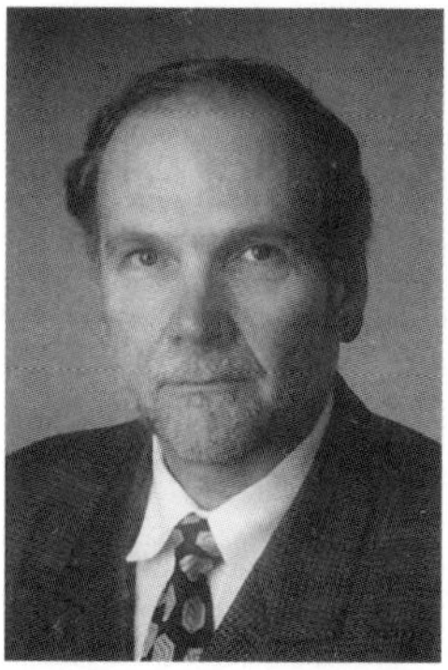

Josef Fischer

Studium der Pharmazie in München, 1974 Approbation als Apotheker.

Ab November 1974 hauptberufliche Lehrkraft an der Berufsfachschule für PTA in Augsburg für die Fächer Galenik, Galenische Übungen, Fachrechnen, Apothekenpraxis/EDV, daneben regelmäßige Vertretungstätigkeit in öffentlichen Apotheken.

Seit 1988 Fachapotheker für theoretische und praktische Ausbildung (BApÖD); seit 1997 Durchführung von Fort- und Weiterbildungsveranstaltungen für PTA und Apotheker im Auftrag der Bayerischen Landesapothekerkammer.

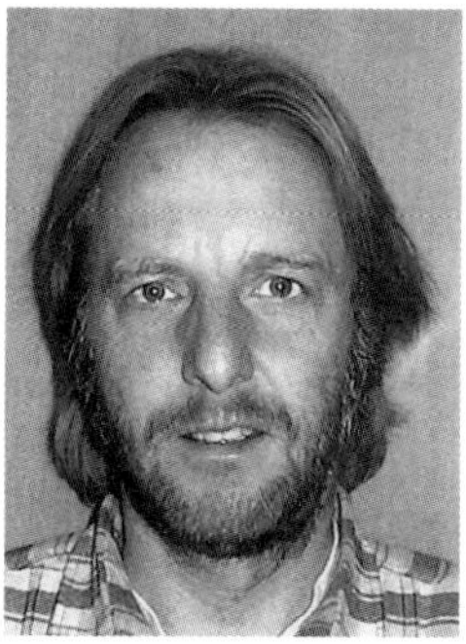

Dieter Kaufmann

Jahrgang 1957. Studium der Pharmazie in München 1982 bis 1986, danach Tätigkeit in öffentlichen Apotheken sowie der pharmazeutischen Industrie.

Seit 1990 Lehrtätigkeit an der PTA-Schule in Augsburg, zurzeit für die Fächer Gesetzes- und Berufskunde, Gefahrstoff-, Pflanzenschutz- und Umweltschutzkunde, Botanik und Drogenkunde, Übungen zur Drogenkunde, Fachlatein sowie Gerätekunde, daneben regelmäßige Vertretungen in Apotheken.

Seit 1996 Mitglied des PKA-Prüfungsausschusses in Augsburg und seit 2000 Dozent im dritten Abschnitt der Apothekerausbildung in München.
Autor des Buches „Gefahrstoffrecht für die Apothekenpraxis" und Mitautor der „DAV-Gefahrstoffsoftware".

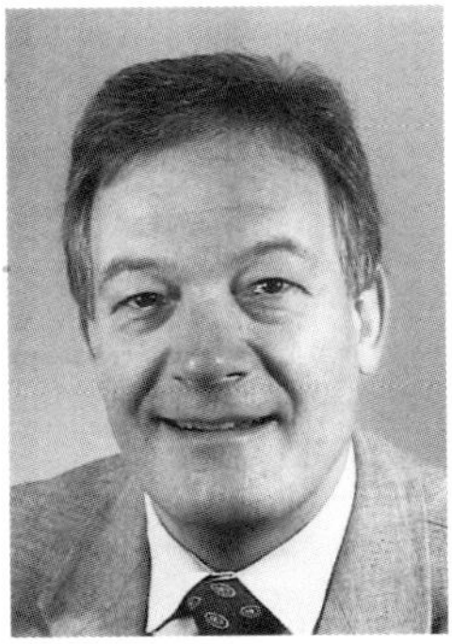

Dr. Wolfgang Kircher

Studium der Pharmazie an der Universität München, Promotion im Fach Pharmazeutische Technologie an der Universität Regensburg. Weiterbildung zum Fachapotheker für Offizinpharmazie und Arzneimittelinformation.

Seit 1980 Leiter der St. Barbara-Apotheke in Peißenberg, seit 1982 Dozent in den begleitenden Unterrichtsveranstaltungen zum 3. Prüfungsabschnitt und Mitglied der Prüfungskommission in München, seit 1993 ehrenamtlicher Pharmazierat bei der Regierung von Oberbayern.

Autor von „Arzneiformen richtig anwenden" und Mitautor von „Pharmazie für die Praxis" jeweils erschienen im Deutschen Apotheker Verlag.

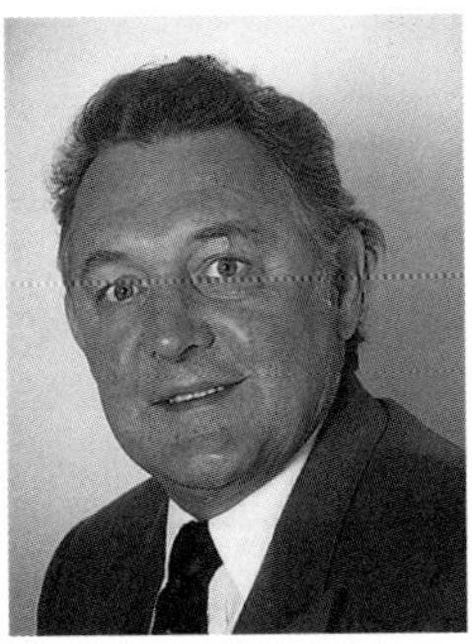

Dr. Horst Wunderer

Studium der Pharmazie in Würzburg, 1966 Promotion und 1973 Habilitation.

Von 1974 bis 1997 Leiter der Stadtapotheke in Rain am Lech, daneben Vorlesungstätigkeit an der Universität Würzburg über Arzneimittelwechselwirkungen.

Von 1978 bis 1998 Delegierter der Bayerischen Landesapothekerkammer, seit 1976 Mitglied des Fortbildungsausschusses der BLAK.

Autor von „Arzneimittel richtig einnehmen" und Referent zahlreicher Vorträge und Seminarreihen in der Fort- und Weiterbildung der Apotheker und PTA.